박람굴기

박람귤기(博覽橘枳)

2023년 10월 31일 초판 1쇄 발행

지은이　김태윤
펴낸이　김영훈
편집장　김지희
디자인　김영훈
삽화　　김연경
편집부　이은아, 부건영, 강은미
펴낸곳　한그루
　　　　출판등록 제6510000251002008000003호
　　　　제주특별자치도 제주시 복지로1길 21
　　　　전화 064 723 7580　전송 064 753 7580
　　　　전자우편 onetreebook@daum.net　누리방 onetreebook.com

ISBN 979-11-6867-122-5　(93510)

이 책의 출판비 일부는 제주학연구센터의 지원을 받았습니다.

값 30,000원

제주학연구센터
제주학총서 68

博覽橘枳

박람귤기

김태윤 著

한그루

책을 펴내며

           대한민국에 있어서 제주는 보물과도 같은 존재이다. 사계절 푸르면서 이국적인 풍경을 보여주는 남쪽의 섬, 제주가 존재하지 않았다면 아마도 많은 한국인들은 멀리 외국으로 발걸음을 옮겨야만 했을 것이다. 한반도와는 다른 제주도만의 특별함은 오래전 화산의 분출로 인해 생겨난 섬이라는 점과 더불어 태평양에서 불어오는 온난 다습한 바람의 영향을 받는 온화한 기후와 열대지방에서 올라오는 난류인 쿠로시오 해류 등의 영향이 어우러져 생겨난 것이다. 그래서 보물섬 제주가 자랑할 만한 또 다른 점이 생겨나는데, 다른 게 아니라 온갖 약용식물이 풍부하다는 점이다. 이러한 기후적 특성과 한반도 남쪽에서 가장 높은 한라산의 존재로 인해 제주도는 온대는 물론이고 난대와 아열대의 약용자원이 풍부할 수밖에 없다. 실제로 약용자원으로 활용 가능한 약 800여 종의 식물들이 서식하고 있는데, 말 그대로 약재의 보고라 할 수 있다.

그런데 제주를 대표하는 특산물 중의 하나인 감귤이 쓸모가 많은 약용식물이라는 점을 많은 사람들이 제대로 알지 못한다. 우리가 제대로 활용을 못 해서 그렇지 감귤류의 나무에서는 무척이나 쓸모 있는 약재가 생산된다. 바로 감귤의 껍질을 말려서 다양하게 사용하는 귤피(橘皮) 그리고 한약재로 널리 쓰이는 진피(陳皮)이다. 실제 감귤의 껍질은 지금도 한약의 처방에 있어서 녹용과 인삼의 사용량을 능가하고 있고, 감초의 사용량마저도 능가하려 하고 있다. 약재시장에서 현재 사용되는 한약재를 처방의 빈도와 사용량에 따라 순위를 매긴다면 여전히 5위 안에 든다.

물론 시장에서 볼 수 있는 감귤이 모두 훌륭한 약재인 진피(陳皮)가 되는 것은 아니다. 올바른 가공과정을 거치고 한의사의 적절한 처방을 통해 어떻게 쓰느냐에 따라 최고의 한약재가 되는 것이다. 그런데 아쉽게도 오랫동안 제주도 차원에서 한의학적 전통이나 자원에 대한 깊이 있는 조사 연구가 이뤄지지 못했다. 그런 배경에는 제주도민들 스스로 제주 한의학과 제주산 한의약 자원에 대한 관심과 이해의 폭이 좁았다는 것이 자리 잡고 있다. 독특하면서도 풍부한 약용식물을 바탕으로 발전해 온 제주의 한의약학이 지금까지 제대로 부각되지 않은 것은 상당히 안타까운 일이다.

지금도 한약재로 중요하게 쓰이는 진피가 감귤 껍질이라는 것조차 모르는 경우가 많다. 그러다 보니 진피가 도대체 어떠한 효능을 갖는지에 대해서도 무관심할 수밖에 없었다. 1970년대를 전후해 현재 우리가 즐겨 먹는 온주밀감이 대량으로 생산되면서 감귤산업이 과육 중심으로 이뤄지다 보니 자연스럽게 농약을 다량 사용해서 과피의 약효가 떨어지고 한약재로의 사용도 같이 줄어들게 된 것도 원인으로 볼 수 있을 듯하다. 약재로서 감귤이 가진 무궁무진한 가능성에 대한 무지에 기인한 그러한 악순환은 지금도 온전히 극복하지 못하고 있는 것이 사실이다.

하지만 고대부터 근대에 이르기까지 한의약학에서 말하는 감귤류를 이용한 약재는 과육이 아닌 과피(果皮) 중심의 활용이 더 일반적이었고 지금도 그러하다. 이는 감귤의 과육보다 그 껍질이 약효에 있어서 훨씬 더 뛰어나기 때문이다. 조선 시대에 임금이 제주에서 진상으로 귤이 올라올 때면 성균관 유생을 모아 황감제(黃柑製)라는 특별한 과거시험을 보게 할 정도로 제주의 감귤은 귀한 대접을 받았다. 제주 감귤이 중앙정부로 보내는 진상의 필수품목이었던 것은 당연히 궁중에서도 진피를 귀한 한약재로 여겼기 때문이다. 한편으로는 궁중이 아닌 민간에서도 감귤을 일상의 건강을 위해 적극적으로 사용했다. 제주에서는 껍질째 꿀로 졸인 귤을 주전부리로 먹고, 혹은 양념장을 만들고 김치도 담가서 먹고는 했을 것이다. 한의약학의 관점에서 보면 무척 지혜로운 것이었다고 할 수 있다.

이러한 역사적 사실을 볼 때 제주의 감귤산업도 과육의 맛에만 신경을 쓸 것이 아니라 차츰 과피의 효능에도 눈을 돌려 적극적으로 산업화에 나서야 할 필요가 있다. 즉, 향후 제주의 감귤산업은 과육과 더불어 과피를 감귤산업 성장의 새로운 동력으로 삼아야 한다고 생각한다. 이를 위해서는 오래전부터 연구되어온 감귤의 다양한 효능에 대해 보다 적극적으로 연구하고 발전시켜야 할 것이다. 제주 한의약학의 오래된 전통을 재발견하고 이를 통해 감귤산업에 헌신하고 있는 제주도민의 자긍심을 높이면서 현재보다 뛰어난 고부가가치를 창출할 수 있다는 공감대를 확산시킬 필요가 있다.

현재 제주에서는 진피를 기본 약재로 삼아서 비만이나 아토피와 같은 현대 질병의 치료에 나서고 있으며 눈에 띌 만한 성과 역시 거두고 있다. 이러한 연구와 임상을 바탕으로 감귤과 진피의 효능에 대해 과학적인 검증을 거쳐 성과를 축적해가면서 제주를 찾는 사람들로 하여금 다양한 효능을 체험하도록 한다면 이는 농가의 소득증대와 더불어 제주는 물론 대한민국 한의약학의 세계화에도 큰 도움을 줄 것이라 믿는다.

한약은 양약에 비해 중독성이 현저히 약하면서 효능 또한 과거와 달리 임상을 통한 경험과 과학적인 증명이 되고 있기 때문에 그 가치가 날로 높아져 가고 있다. 또한 감귤의 껍질이 단순히 한약의 원재료로만 머무는 것이 아니라 귤껍질을 이용한 약선 요리와 한방차 등 다양한 유형의 한의약 연관 식품의 창출 등으로 이어지고 있다. 다만 이를 위해서는 아직도 갈 길이 멀다.

단기적으로는 제주도에서 자체적으로 한의약식품의 품질인증제도를 만들어 소비자들의 신뢰를 얻는 것이 필요하다. 장기적으로는 진피의 생산과 활용에 있어서 단순 가공단계에 머무르지 말고, 더 멀리 나아가 제약산업으로 도약하겠다는 장기적 목표를 갖는 것이 필요하다. 그러한 장단기적인 전망 속에서 제주도민들이 힘을 합친다면 제주 한의약산업의 발전은 그리 어려운 일이라고 생각하지 않는다. 청년 일자리의 문제가 사회문제로까지 대두되는 현 상황에서 제약 관련 인재의 양성을 이뤄내고 안정적으로 산업화를 해나간다면 농림수산업과 관광산업에 편중되어 있는 제주 산업구조를 점차 고부가가치를 창출하는 방향으로 전환시켜 나갈 수 있을 것이다.

이 책은 감귤에 대해 제대로 알고자 하는 모두에게 미래 산업의 중요한 소재인 감귤에 대한 지식과 정보는 물론이고 나아가서 통찰과 영감을 주고자 했다. 감귤의 역사적 유래와 다양한 구분방법에 대해 중국과 우리나라의 옛 문헌은 물론이고 현재까지의 과학적 성과를 두루 참조했다. 무엇보다도 감귤의 껍질인 진피(陳皮)는 과연 어떠한 효능을 갖고 있으며 그것을 효과적으로 제대로 사용하기 위해 가공은 어떻게 해야 하는지에 대해 한의학 자료들을 토대로 상세하게 서술했다. 한의학에 종사하는 사람으로서 이 책을 쓰면서 제주감귤 진피의 효능에 대해 더욱 깊이 있게 알게 되었고 이를 토대로 제주도민들이 앞으로 해야 할 일은 무엇인지 새삼 깨닫게 되었다는 점에서 큰 보람을 느낀다. 이 책을 저술하는 과정에서 그동안 논란이 지속되어온 몇 가지 사안에 대해 나름의 해결책을 제시했다는 점에 대해서는 뿌듯함 또한 느끼고 있다. 다음은 이 책에서 중요하게 다루고 있는 것들인데 책의 내용을 이해하는 데 크게 도움이 될 것이다.

심층적인 연구를 통해 필자는 1,000년 가까이 이어져온 풋귤과 청귤을 어떻게 구분할 것인지에 대한 논쟁에 종지부를 찍을 수 있었다. 15세

기에 출간된 『향약집성방』에 기재된 청피는 제주청귤로 만들어진다고
보이듯이, 청피는 감귤의 미숙과가 아니고 제주에서 자생하는 청귤의 껍
질로 만들어야 한다는 점이 분명하다. 제주 특산의 청귤을 활용해서 청
피산업을 육성할 필요성이 있다. 물론 그와는 별개로 감귤의 미숙과를
활용한 풋귤의 활용 또한 지속적으로 발전시킬 필요성이 있다.

예전부터 제주에서 나는 '산물', '동정귤', '지(枳)', '탱자', '감자(柑子)',
'귤(橘)', '등(橙)'의 다양한 감귤류에 대해 한의약학 사서를 종합적으로 검
토해서 해당 감귤류의 정확한 명칭을 확인하고 잘못 전해져온 것들을 바
로잡았다. 옛 문헌의 표현이 정확하지 않다고 선인들을 탓할 것이 아니
라 저자가 바로잡은 해설을 참고 삼아 한의약의 고전들을 본다면 이해가
더욱 깊어질 것이다. 아울러 역사적으로 진피(陳皮)에 주되게 사용되어온
감귤류의 종류에 대해 검증과정을 통해 체계적으로 정리하였다. 이를 기
반으로 해서 앞으로도 약재로서의 효능이 보다 뛰어난 감귤류 나무를 골
라 키울 수 있다면 약재로서의 진피의 가능성은 더욱 풍부해질 것이다.

이러한 연구결과를 기반으로 해서 제주만의 독특한 한의약사(韓醫藥
史)를 재발견하고 그것을 체계적으로 정리하여야 한다. 아울러 제주에 일
부 간신히 남아있는 재래종 감귤류에 대한 유전자 조사 등이 체계적으로
이루어져야 하고, 이를 기반으로 보전의 방법이 강구되어야 할 것이다.
그리고 감귤류 껍질에 서식하는 유익한 미생물(microorganism)을 연구하여
야 한다. 이러한 과학적인 감귤류 연구를 바탕으로 삼아서 감귤 껍질 뿐
만 아니라 감귤류 나무에서 생산되는 여러 물질들을 이용한 다양한 한의

약품과 식품을 개발하고, 황감제를 재연하는 것과 같이 이를 제주의 관광산업과 결합하여 제주의 발전에 감귤이 다시금 역할을 하도록 하여야 할 것이다.

끝으로 이 책에 기술된 역대 임상자료들은 참고만 하길 바랄 뿐이다. 왜냐하면 실제로 100% 들어맞지 않아 힘들 것이기 때문이다. 따라서 실제 임상에 응용하려면 효과 좋은 약재를 선별하여 사용하여야 할 뿐만 아니라, 한의사의 정교한 진단과정이 아주 중요하다는 점도 일러둔다.

끝으로 이 한 권의 책이 만들어질 수 있는 환경을 가진 제주와 도움을 주신 여러분께 감사를 드리고, 특히 많은 영감을 주신 오경덕 선생님과 그래픽을 그려준 연경, 옆에서 끝까지 힘이 되어준 친구 문정근에게 깊이 감사드립니다.

2023년 10월
한라수목원에서

박람귤기

(博覽橘枳)

4장 귤피를 약으로 쓰기 위한 기초 지식

5장 감귤을 이용한 약재와 진피

6장 굴피의 가공

7장 감귤속 열매를 이용한 가공품

1장

감굴의 유래와
제주의 감굴

감귤이란
어떤 과일인가?

　　　　　　　　　제주도에 살면서 주변에 감귤이라는 명
칭이 정확히 무엇을 의미하는지 물어보면 제대로 아는 사람은 극히 드물
다. 제주도민이라고 할지라도 감귤이 "단맛이 나서 감귤인가?"라든지 아
니면 "감과 귤을 합쳐놓은 것인가?"라는 엉뚱한 대답을 하기 일쑤다. 제
주에서는 염색의 재료로 쓰기도 하고, 즐겨 먹기도 하는 감은 한자로 쓰
면 '시(柿)'이다. 당연하지만 '시(柿)'로 쓰는 먹는 감은 감귤과는 아무런 관
계가 없다.

　　우리가 감귤이라 하는 것은 감과 귤이라는 별개의 것을 합쳐서 부르
는 것이다. 즉 예전 사람들이 굳이 감(柑)과 귤(橘)을 다른 이름으로 불렀
던 것은 그 두 가지가 감귤류에 속하기는 해도 구별이 될 정도의 차이를
갖고 있었기 때문이다. 주로 야생에서 보이는 감귤류를 귤(橘)이라고 불
렀다면, 사람의 손을 거쳐 재배가 이뤄진 것은 감(柑)이라고 불렀다. 가을
부터 겨울까지 한국인들에게 사랑받는 제주의 감귤은 한편으로는 온주

밀감(溫州蜜柑)이라는 품종명을 갖고 있는데, 이를 두고 단지 '귤'이라고 부르기도 하지만 굳이 '밀감(蜜柑)'[1]이라고 '감'에 방점을 두고 부르는 것에는 나름의 이유가 있는 것이다.

이미 기원전에 중국에서 발간된 초기 한의약 책에서 귤(橘)이라 부르는 것은 모두 야생 상태의 귤나무 열매이다. 야생 상태의 귤이 변이를 일으키거나, 사람들이 접목을 하여 본격적으로 재배를 하면 감(柑)이라 불렀다. 초기에는 감귤류를 가리키는 용어의 사용이 엄격했지만 시간이 지나면서 한의약 책마다 귤(橘), 감(柑)의 용어를 혼용해서 쓰는 경우가 생겨났고, 그러한 과정이 거듭되면서 혼동의 여지는 커지게 되었다. 이와 같은 명칭의 변동과 혼동의 발생은 유자 종류를 부르는 명칭인 유(櫾)가 유(柚)로 변하는 경우에서도 마찬가지였다. 굳이 옛 문헌에서 감귤류의 명칭을 야생과 재배의 여부에 따라 구분한 것은 귤은 최대한 야생 상태에 가까워야 효능이 좋다는 것에 근거를 둔 것이기도 했다. 시간이 갈수록 야생의 귤을 보기 힘들어지고 대부분 재배를 통해 생산되면서 굳이 그런 식의 분류가 필요 없게 된 것도 혼동이 생겨난 이유가 되기도 했다.

우리가 지금 먹고 있는 다양한 감귤류는 예전부터 존재해 온 것이 아니다. 야생에서 채취하던 감귤류를 재배를 통해 품종개량을 거듭해온 결과로 생겨난 것이다. 현재 제주에는 주력으로 생산하는 온주밀감 외에도 천혜향, 황금향과 같은 이른바 만감류라 부르는 신품종 감귤도 많이 재

---

1   제주에서는 '밀감'이라고 부르기보다는 일본어의 발음에 따라 '미깡'이라고 부르는 경우가 더 많다.

배된다. 하지만 이전부터 재배해온 재래종 감귤을 제외한 나머지 감귤류는 재배의 역사가 그리 오래되지 않았다. 온주밀감 역시도 제주에 도입된 것이 100년 남짓이고, 만감류의 경우는 1980년대 이후에 일본을 통해 들여온 것들이 대부분이다. 감귤류는 원래부터 변이가 쉽게 이루어지기도 하거니와 접붙이기 등을 통해서 신품종을 개발하기도 쉽기 때문에 품종이 다양할 수밖에 없다. 따라서 옛 문헌에서 말하는 감귤류는 오늘날의 것과는 전혀 다른 성질을 갖는 경우가 많다. 예를 들면 우리나라 한의학에서 진피의 주재료가 되었던 동정귤은 열매의 옆 둘레가 지금 중간 크기 귤의 반 정도에 불과하고, 당도 역시 많이 떨어지는 감귤류의 일종이었다.

사람이 재배하는 많은 작물들이 그러하지만 감귤 역시도 사람의 손을 타지 않은 원형을 그대로 간직한 개체들이 야생에 존재한다. 인도의 동북부를 거점으로 해서 미얀마를 중심으로 한 동남아시아 일대와 운남성 일대의 중국 남부 지방은 물론이고 파푸아 뉴기니를 거쳐 호주 대륙에 이르는 드넓은 지역에서 야생의 감귤나무들이 자란다. 실제로 중국의 운남성에서는 대략 800만 년 전의 것으로 추정되는 감귤류의 화석이 발견되기도 했는데, 지금 볼 수 있는 다양한 감귤류에 유전형질을 제공한 이른바 원시종인 만다린과 포멜로는 대략 300만 년 전에 공통의 조상에서 분화되어 해당 지역에서 자생해온 것으로 여겨지고 있다. 현재 제주도에서 볼 수 있는 재래종 감귤은 바다를 통해 인도와 중국에서 출발해 제주에 도래했거나, 해당 지역의 해안가 인근에서 자라던 개체들이 쿠로시오 해류를 타고 바닷길을 통해 제주로 유입되었을 것으로 여겨진다. 그렇게 제주에 유입된 귤은 한편으로는 일본으로 건너가기도 했고, 한편으로는 현재 제주에서 재배하는 감귤류의 주종을 이루는 귤, 즉 온주밀감이 1900년경에 제주에 유입된 것처럼 일본에서 제주로 건너오기도 했다.

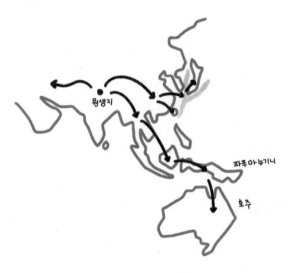

<그림 1> 감귤류 전파 경로

　예전에 우리나라로 들어오는 감귤류는 대부분 중국을 거쳐 바다를 통해 들어왔다. 그러다 보니 중국에서 재배하는 감귤류의 지리적 경계가 예전부터 중요하게 다뤄져 왔다. 넓은 영토를 가진 중국은 오래전부터 화북(華北) 지방과 화남(華南) 지방으로 지리적 구분을 하는 것이 보통이었는데, 북부와 남부가 기상 조건은 물론이고 문화적으로도 큰 차이를 보이기 때문이었다. 일부에서는 중국의 양자강을 경계로 강남과 강북을 나누기도 하는데, 그 경우보다는 중국의 중부를 가로지르는 큰 산맥인 진령(秦岭)산맥과 양자강과 황하의 중간에 있는 큰 강인 회하(淮河)를 경계로 화북과 화남으로 나누는 것이 더 보편적인 구분법이다. 이때 지리적

경계가 되는 진령산맥과 회하가 자연스럽게 만들어놓은 남북의 경계선을 이른바 진령회하선, 친링화이허선이라고 부른다. 남쪽의 귤이 북쪽으로 가면 탱자가 된다는 귤화위지(橘化爲枳)의 고사가 나오게 된 배경이 바로 이 진령회하선이다. 한편으로 진령회하선, 즉 친링화이허선은 연간 강수량이 대략 1,000㎜ 정도로 일치하는 경향이 있다.

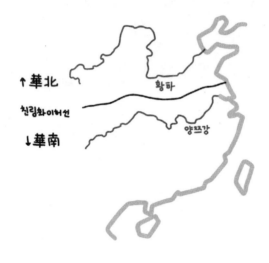

〈그림 2〉 진령회하선(친링화이허선, 秦嶺淮河線)

따라서 친링화이허선을 경계로, 감귤류는 환경적 변화에 의해 형태는 물론이고 맛과 기운, 즉 한의학에서 말하는 기미(氣味)가 달라진다는 것을 인식할 필요가 있다. 친링화이허선을 넘어 북쪽으로 가면 귤이라고 하기에도 어설픈 구귤(枸橘), 즉 탱자가 주로 자라고, 남쪽에서 건너간 귤과 유자는 충분한 강수량과 일조량을 얻지 못해 지(枳)가 되고 만다. 반면에 친링화이허선의 남쪽에는 귤, 유자는 물론이고 탱자 역시도 잘 자란다. 보다 남쪽인 동남아시아 방면으로 내려오면 귤보다는 감(柑)이 더 잘 자란다. 남쪽으로 내려올수록 감귤의 맛과 향이 뛰어난 게 보통이지만 북쪽에서 주로 자라는 탱자 역시 나름 쓸모가 있다. 요즘도 제주에서 감귤을 재배할 때 어린 가지를 탱자나무나 유자나무의 그루터기에 접붙이기를 통해 보다 고품질의 감귤 수확물을 얻는 것을 볼 수 있다. 이는 추운 곳에서 자라는 탱자나무가 냉해를 피하면서 병충해에도 강하기 때문에 그러한 것이다.

감귤은 언제,
어디에서 왔을까?

　　　　　　　　　기록에 남아있기도 하거니와 현재에도
제주에서 드물게나마 볼 수 있는 재래종 감귤류에는 '산물', '동정귤', '청
귤', '감자(柑子)' 등이 있다. 농민들이 상업적 목적으로 재배하는 경우는
거의 없지만 서귀포시에 있는 감귤박물관을 찾아가면 실물을 볼 수 있
다. 이러한 재래종 감귤들은 오래전에 원산지인 인도의 북부와 동부[2], 동
남아시아 미얀마의 북부의 넓은 지역에서 발생하여[3] 중국의 서쪽을 거쳐
양자강(揚子江, 長江)을 따라 동쪽으로 이동하여 바다를 건너 제주에 전파
된 것들이다. 주로 인간이 종자나 묘목을 갖고 이동한 것으로 여겨지는
데, 왜냐하면 코코넛열매의 경우처럼 쿠로시오 해류를 타고 바다를 통해

2　　인도의 북동부 지역을 아삼(Assam)이라 하고 그 동쪽에는 중국 운남성(윈난성, 雲南省)
　　이 자리한다.

3　　고정삼, 2007, 『제주감귤』, 제주문화, 26쪽.

자연적으로 유입되었다고 하기에는 재배의 역사가 비교적 짧기 때문이다. 1911년 일본에서 도입된 미장(尾張) 온주밀감과 이후 1960년대부터 본격적 재배를 해서 현재 주력품목으로 자리 잡은 미장온주의 아조변이로 육성된 궁천조생(宮川早生) 온주밀감[4]처럼 인간의 손을 거쳐서 유입되었다고 보는 것이 더 타당하다. 그렇다면 감귤이 인도와 중국을 떠나서 제주에 이르게 된 전파의 과정은 언제 어떻게 이루어진 것인지 각종 사료를 분석해서 알아보도록 하겠다.

중국 명나라 시대의 대표적 명의(名醫)인 이시진(리스쩐, 李時珍)의 저술 『본초강목(本草綱目)』에는 "만일 귤나무가 쥐의 사체를 얻으면 그 귤나무는 과실이 많이 열린다."[5]는 구절이 『열반경(涅槃經)』[6]으로부터 인용된 것으로 나온다. 사실 현재 전해지는 『열반경』에는 이러한 내용은 찾을 수 없다. 다만 '귤'이라는 표현만 찾아볼 수 있을 뿐이다. B.C. 7세기경 현재의 네팔 '룸비니'에서 태어난 부처는 인도 북동부 여러 곳[7]을 돌아다니면서 설법하였는데, 『열반경』에 부처가 "귤을 심는다."[8]는 구절을 남긴 것

4   고정삼, 앞의 책, 31, 32, 60쪽.

5   "涅槃經云 如橘見鼠其果實多", 李時珍, 1590, 『본초강목(本草綱目)』; 대성문화사, 1995, 흠정사고전서(欽定四庫全書) 자부(子部) 오(五) 의가류(醫家類) 권41 『본초강목』, 633쪽.

6   "석가모니 부처의 열반 전후의 이야기가 기록된 오늘날 전해지고 있는 『열반경(涅槃經)』에는 북본(北本)과 남본(南本)의 두 가지 이외에도 『대반니원경(大般泥洹經)』이 있다. (중략) 오늘날 『열반경』은 이 남본을 말한다.", 위키백과.
     https://ko.wikipedia.org/wiki/열반경.

7   '라지기르(라자그라하)', '가야', '바라나시', '바이살리', '쿠시나가르(열반지)' 등을 말한다.

8   佛言 "過去名有 譬如種橘 芽生子滅 芽亦甘甜 乃至生果 味亦如是 熟已乃醋 善男子!", 『열반경』 권28. https://kabc..dongguk.edu/content/view?dataId=ABC_IT_K0105_T_028.

이다. 이를 볼 때 당시 인도 북동부에는 흔하게 자생하거나 일부나마 귤[9]을 재배했던 것으로 보인다. 비록 한의학 서적이 아닌 불교의 경전에 등장한 것이기는 해도 이미 귤이라는 것이 부처(B.C. 624~544)가 살았던 시기인 B.C. 7세기경에 사람들이 관심을 갖는 과일의 한 종류였음을 알 수 있다.

한편으로 중국 춘추시대 제(齊)나라의 정치가로 관중(꽌종, 管仲)과 함께 훌륭한 재상으로 기록된 안자(옌쯔, 晏子)가 저술한 『안자춘추(晏子春秋)』[10]에 그 유명한 '귤화위지(橘化爲枳)'라는 구절이 나온다. 이를 보면 안자(晏子)가 살았던 B.C. 6세기경 춘추전국시대에도 귤은 이미 중국의 제(齊)나라가 있던 산둥(山東)반도까지 와 있었다는 것을 알 수 있다. 그 후의 기록으로 B.C. 3세기경에 발간된 『귤송(橘頌)』과 『주례(周禮)』에도 귤에 대한 내용들이 나오는 것을 보면 최소한 귤이라는 것이 문헌상으로 B.C. 7세기경에는 인도 북동부에, B.C. 6세기경에는 중국에 있었고 사람들이 적잖은 관심을 가졌음을 알 수 있다.

하지만 중국에서도 초기 한의약 자료를 보면 정확한 감귤 생산 지역의 장소는 정확히 제시되어 있지 않다. B.C. 2세기경에 출간된 『신농본

9　"인도귤(印度橘, 학명: *Citrus indica* 키트루스 인디카)은 운향과의 과일나무(상록관목 또는 소교목)이다. 오렌지 등 오늘날 재배되는 귤속 과일 작물의 조상이 되는 원생종 가운데 하나이며, 가장 원시적인 귤속 식물로 여겨진다. 원산지는 북동인도이다. 메갈라야주의 가로구릉에서 오랫동안 재배돼 왔으며, 가로족 사람들이 전통의학 및 주술의식에 사용해왔다.", https://ko.wikipedia.org/wiki/인도귤.

10　춘추시대 말기 齊나라 명재상 晏嬰(B.C. 578~501)의 언행을 後代人이 기록했다는 책. 작자 미상.

초경(神農本草經)』에도 "귤과 유자는 내와 골짜기에서 난다."[11]고 하였을 뿐이고. A.D. 3세기경의『명의별록(名醫別錄)』[12]에서도 귤유(橘柚)는 "산의 남쪽과 강의 남쪽에서 얻는다."[13]고 하였지만, 산과 강을 특정하지 않아서 이를 갖고서는 구체적 재배 지역 등을 알기 어렵다.

그런데 오히려 지리지나 시문(詩文) 등을 통해서는 감귤의 원산지가 나오는 것을 볼 수 있다. 한(漢)나라 초에 출간된 중국 최초의 지리서『산해경(山海經)』의「중산경(中山經)」[14]을 보면 "'형산(荊山)'[15], '윤산(綸山)'[16], '동산(銅山)'[17], '갈산(葛山)'[18], '동정산(洞庭山)'[19]에 귤나무가 많다."고 되어있는데, 그 주변의 동서남북 사방 어디에도 귤에 대한 언급이 없는 것을 볼 수 있다. 이는『산해경』에서 제시한 당시 귤의 생산 지역을 귤의 원산지로 봐도 될 여지를 제공한다. 물론 한편으로는 귤이 원산지를 출발해서 중국대륙의 중앙 방면으로 전래되었을 가능성도 있다. 귤이라는 것은 원

---

11 "橘柚(중략) 生川谷", 孫星衍 외, 중화민국 65(1976년),『신농본초경(神農本草經)』권1, 오주출판사(五洲出版社), 43쪽.

12 漢나라(B.C. 202~A.D. 220) 말기 또는 晉나라인 서진(西晉: 265~317)과 동진(東晉: 317~420) 때 成書됐다고 보이며 지금은 사라지고 없어진 작자 미상의 책.

13 "名醫曰 生南山江南 十月采", 孫星衍 외, 앞의 책, 43쪽.

14 중국 및 주변 지역을 다섯 방향으로 나눴을 때 중앙에 위치한 中山에 대한 내용을 서술한 지리서.

15 "荊山(중략) 多橘櫞", 정재서, 1993,『산해경(山海經)』, 민음사, 189쪽./ 荊山은 安徽省, 湖北省, 河南省에 걸쳐 있다.

16 "綸山(중략) 多柤栗橘櫞", 정재서, 앞의 책, 190쪽.

17 "銅山(중략) 其木多穀柞柤栗橘櫞", 정재서, 앞의 책, 192쪽.

18 "葛山(중략) 其木多柤栗橘櫞", 정재서, 앞의 책, 200쪽.

19 "洞庭之山(중략) 其木多柤梨橘櫞", 정재서, 앞의 책, 219쪽.

산지가 중국일 가능성과 인도북부일 가능성이 동시에 존재하는 것이다. 따라서 인도의 "원산지에서 불어나기 시작한 감귤들이 (중략) 동쪽으로는 중국을 거쳐, 우리나라와 일본 등지로 전파되었다."[20]고 보는 것은 충분히 타당해 보인다.

B.C. 3세기 중국 춘추전국시대의 정치가이면서 「어부사(漁父辭)」라는 유명한 시를 남긴 굴원(취위안, 屈原)은 「귤송(橘頌)」이라는 제목의 귤을 찬미하는 시에서 "천지간 아름다운 나무, 귤이 내려왔구나. 성품은 바뀌질 않아, 강남에만 자라네. 깊고 단단하여 옮기기 어려우니"[21]라고 하여 귤은 강남에서만 자란다고 말하고 있다. 춘추전국시대 주(周)나라의 관직제도와 전국시대(戰國時代) 각 나라별 제도를 기록한 책인 『주례(周禮)』를 보면, "귤이 회하(淮河)를 넘어 북쪽으로 가면 지(枳)가 된다."[22]고 하여 당시 회하가 귤 재배의 북방한계선으로 여겨지고 있음을 보여주고 있다. 또한 B.C. 2세기경에 발간된 중국최초의 한의약 서적인 『신농본초경』을 보면 "귤이 중국 남부에 펼쳐진 하천(河川)과 계곡(溪谷)에서 많이 자생한다."고 되어 있다. 이를 종합해보면, 오래전부터 중국 남부 지역 또한 야생 감귤류의 원산지 중 하나임을 알 수 있다.

B.C. 1세기경 중국 서한(西漢)시대의 역사가인 사마천(쓰마첸, 司馬遷)

---

20 고정삼, 앞의 책, 27쪽.

21 "后皇嘉樹 橘徠服兮 受命不遷 生南國兮 深固難徙", 『귤송(橘頌)』, https://baike.baidu. com/item/九章·橘頌./ 后皇은 皇天后土로, 하늘과 땅 사이에 귤이 가장 좋은 나무라 한 것이다.

22 "《周礼·考工记序》橘逾淮而北为枳 鸜鵒不逾济 貉逾汶则死 此地气然也", 『주례(周禮)』 「고공기(考工記)」, https://cidian.qianp.com/ci/淮橘为枳.

은 "사천성(쓰촨성, 四川省, 蜀), 섬서성(산시성, 陝西省, 漢中), 호북성(후베이성, 湖北省)의 강릉(장링, 江陵)현에 귤 1천 그루를 심은 농가는 천호의 제후와 같으니 이러한 것들은 부유함의 원천이다."[23]라 하였다. 기원전부터 이미 귤이라는 것이 사천성(쓰촨성, 四川省)과 진령(秦嶺, 친링)산맥[24]의 남쪽에서 자생단계를 넘어서 상품의 목적으로 재배된 것이다.

기원후의 기록을 보게 되면 재배의 양상을 보다 정확히 알 수 있다. A.D. 100년 후한 중기의 학자이면서 중국에서 가장 오래된 한자자전인 『설문해자(說文解字)』를 펴낸 허신(쉬선, 許愼)은 해당 책에서 귤이라는 단어를 설명하면서 "귤이란 과일은 강의 남쪽에서 난다."[25]고 하여 귤의 생산지를 강남(江南)이라 말하고 있다. 한편 한의학 서적인 『명의별록(名醫別錄)』에도 역시 "귤은 남산(南山)·강남(江南)에서 자라고 10월에 수확한다."라고 수확시기를 밝힘으로써 재배가 원활하게 이루어지고 있음을 보여준다. 『명의별록』에서 말하는 남산(南山)[26]은 현재의 친링산맥에 속하는 산이고, 강남(江南)은 회하(하이허)와 장강(창장, 長江)의 이남을 말한다. 친링의 북은 날씨가 추우나 산맥이라는 물리적 장벽의 존재로 인해 남쪽에는 아열대 기후를 보이면서 북쪽과 다른 식생을 보여주는데 친링화이

---

23 "蜀漢江陵千樹橘(중략) 此其人皆與千戶侯等 然是富給之資也", 『사기(史記)』 「화식열전(貨殖列傳)」, https://ctext.org/wiki.pl?if=gb&chapter=136056.

24 친링은 산시성[陝西省]남부와 후베이성[湖北省] 북부에 위치하며, 하이허[淮河]와 같이 춘추 시대부터 이미 중국대륙의 남쪽과 북쪽의 지리적 경계이다.

25 "橘果出江南", 孫星衍 외, 앞의 책, 43쪽.

26 "唐人李泰所撰《括地志輯校》卷一云 "終南山 一名中南山 一名太一山 一名南山 一名橘山 一名楚山", 『괄지지(括地志)』, https://fo.ifeng.com/chaosheng/200909/0911_19_57990.shtml.

橘柚味辛溫主胸中瘕熱逆氣利水穀久服去臭下
氣通神一名橘皮生川谷 舊非在果
名醫曰生南山江南十月采
柚條郭璞云橘似橙實酢生江南禹貢云厥包橘柚
案說文云橘果出江南柚條也似橙而酢爾雅云
僑孔云大曰橘小曰柚列子湯問篇云吳楚之國
有木焉其名爲櫨碧樹而冬生實丹而味酸食其
皮汁已憤厥之疾司馬相如賦有橘柚張揖曰柚
即橙也似橘而大味酢皮厚
右木上品二十種舊一十九種玫果部橘柚當入
此

〈사진 1〉『신농본초경』의 귤유조문(橘柚條文). 18세기 청대(淸代)의 손성연(쑨싱옌, 孫星衍)은『증류본초』를 근거로『신농본초경』을 고증(考證)하고 집록(輯錄)하였다. 그는 "『신농본초경』에 귤유(橘柚)가 과부(果部)에 있지 않았다(舊在果部非)."라 주를 달았고, 또 "고찰컨대『증류본초』에 과부(果部)로 분류된 귤유(橘柚)는 당연히『신농본초경』에서는 목부(木部) 상품(上品)에 있었던 것이 옳다(玫果部橘柚當入此)."고 하였다.

허선을 경계로 감귤류 야생종의 존재와 재배 여부가 갈라지게 되는 것을 볼 수 있다. 결국 이러한 사료를 바탕으로 유추해보자면 감귤의 초기 야생종은 중국의 친링화이허선, 즉 친링산맥과 회하의 남쪽 지역인 사천성(쓰촨성, 四川省)과 운남성(윈난성, 雲南省) 일대 그리고 미얀마, 부탄, 네팔, 아삼 지역을 포괄하는 인도의 북동부 지역에 걸쳐 분포했음을 알 수 있다.[27]

11세기 후반 송나라의 소송(쑤송, 蘇頌)이 중국 전역의 약초를 그려 발간한『본초도경(本草圖經)』에서는 감귤의 자생지를 더욱 구체화하고 있다. 즉, "산의 남쪽에 있는 하천과 계곡 그리고 강의 남쪽에 있는, 지금의 강절(江浙), 형(荊), 양(襄), 호(湖), 령(嶺)에 모두 자생한다."[28]라 하고 있다. 여기서 '강절'은 장강(창장, 長江) 이남의 강소성(장쑤성, 江蘇省), 상해(상하이, 上海), 절강성(저장성, 浙江省) 일대를 말한다. '형'은 호북성(후베이성, 湖北省) 남부의 형산(징산, 荊山)을, '양'은 호북성(후베이성)에 있는 현재의 양양(샹양, 襄阳)을, '호'는 중국 남부 지방에 있는 여러 호수, '령'은 진령(친링, 秦嶺)산맥

---

27 "감귤의 원산지는 아라비아 동부에서부터 필리핀까지, 그리고 히말라야 남부에서 인도네시아, 또는 호주까지를 포함한 동아시아와 남아시아의 열대 지역과 아열대 지역에서 야생 상태로 널리 분포되었던 것으로 여겨지고 있다. 인도의 북부와 동부, 미얀마의 북부까지 넓은 지역이 감귤 발생의 중심지로 믿어지고 있다. 그러나 중국 남부의 중앙에 위치한 윈난(Yunnan) 지역에서 다양한 감귤품종의 분포와 더불어, 남부에 펼쳐져 있는 하천이 감귤 발생의 중심지로서 관심을 끌고 있다. 그 후에 발생한 감귤아속(柑橘亞屬)인 탱자, 금감, 유자 등은 중국 양쯔강 상류 지대가 원생지(原生地)로 추정되고 있다.", 고정삼, 앞의 책, 26쪽.

28 "橘柚 生南山川谷 及江南 今江浙 荊 襄 湖 嶺 皆有之", 唐愼微, 1082,『증류본초(證類本草)』; 대성문화사, 1995, 흠정사고전서 자부 5 의가류 권8『증류본초』, 940쪽.

이하 남쪽에 있는 모든 령(嶺)을 말한다. 여기서 말하는 지역을 선으로 이어보면 현재의 진령(친링, 秦嶺)에서부터 회하(화이허, 淮河)를 잇는 선(線)[29]과 일치함을 알 수 있다.

그러한 친링화이허선은 연간 강수량이 1,000mm 정도가 되는 선과 거의 일치하고 그래서 친링화이허선의 남쪽은 강수량이 풍부하여 귤이 잘 자라게 된다. 한편 제주 역시 평균 강수량이 2,200mm 정도 되는데, 여름 장마철에 강수가 집중되고 감귤이 익는 가을부터 건조한 날씨가 이어지기 때문에 감귤이 잘 자라는 환경이 마련된다.

현재까지도 중국에서 감귤이 잘 자라는 지역이 친링화이허선의 남쪽이라는 점은 변하지 않고 있다. 감귤이 자라는 남쪽과 북쪽의 지리적 경계가 되는 중국의 강은 여전히 '화이허'이고, 산은 '친링산맥'이다. 이를 우리나라의 지도에 대입해보면 남해안보다 남쪽이 되는 것을 볼 수 있다. 그런데 감귤의 북방한계선은 기후의 온난화로 계속 북상하고 있는 것으로 보인다. 비록 시설재배이기는 해도 제주의 전유물로만 여겨지던 감귤이 어느새 남해를 건너 이미 중부 내륙까지 북상하고 있는 것이다.

---

[29] 화이허와 친링산맥을 연결하는 선을 경계로 하여 남북으로 나뉘는데, 북은 화베이[華北], 남은 화난[華南]이라 하며, 남북이 지리나 기상 조건 등이 달라진다. 친링화이허선을 경계로 강수량이 적은 북쪽은 밀 중심의 밭농사 지대가, 강수량이 많은 남쪽은 쌀 중심의 논농사 지대가 형성되어 있다. 또 화이허의 남쪽은 하천 교통이, 북쪽은 육로 교통이 발달하여 남선북마(南船北馬)라는 말이 생겼다.

감귤에서 비롯된
옛이야기

단일종목으로는 세계적으로 가장 많은 팬을 갖고 있는 운동종목이 축구다. 월드컵 경기를 보다 보면 네덜란드 국가대표팀을 종종 '오렌지군단'으로 부르는 경우를 보게 된다. 프랑스 파리의 유명한 미술관 중에는 '오랑주리 미술관'이 있고, 미국의 도시 중에서 한국인이 많이 사는 곳에 '오렌지카운티'가 있다. 인도와 중국에서 출발한 감귤의 여정이 유럽은 물론이고 미국으로 이어지면서 곳곳에 흔적을 남긴 것이다. 그만큼 세계 각국에서 감귤류는 매력적인 과일이다.

중국의 경우에도 예외는 아니다. 친링화이허선 아래에서만 자라는 진귀한 과일이었다. 이는 우리나라의 경우도 다르지 않아 역사적으로 감귤류는 귀한 과일로 대접받았다. 중국의 경우에 국가의 영역이 남쪽 지방까지 미치지 못했을 때에는 더욱 구하기 힘든 과일일 수밖에 없었다. 그래서인지 중국에서는 감귤과 관련된 고사들이 적지 않다. 역대로 중국과 밀접한 관계를 맺어온 우리나라의 입장에서도 낯설지 않은 경우가 많다. 그중에서 몇 개를 소개해볼까 한다.

귤화위지(橘化爲枳)
-감귤이 강을 건너면

B.C. 6세기 『안자춘추(晏子春秋)』에 보면 다음과 같은 이야기가 나온다. 춘추시대 초(楚)나라 영왕이 제(齊)나라에서 사신으로 방문한 안자(옌쯔, 晏子)를 접견할 때, 제나라 사람이 죄를 짓고 압송되어 가는 것을 보게 된다. 초나라 영왕은 제나라 사신 안자의 기선을 제압하고자 도발적인 말을 꺼낸다. 영왕이 "제나라 사람은 도둑질을 잘한다."고 한 것이다. 이에 대해 안자는 "귤이 회수(화이수이, 淮水)[30]의 남쪽에서 자라면 귤이 되고, 귤이 회수를 건너 북쪽으로 가서 자라면 지(枳)가 됩니다. '귤'과 '지'가 잎은 서로 비슷하지만 그 과실의 맛은 다릅니다. 그러한 까닭은 무엇이겠습니까? 물과 땅이 다르기 때문입니다."[31]라고 말한다. 제나라 사람이 죄를 지은 것은 초나라의 사회분위기 탓이 크다는 것을 둘러말한 것이다. 안자가 그와 같은 비유를 들어 말한 데에서 나온 고사성어가 바로 '귤화위지'이다.

우리말로 번역할 때 '지(枳)'를 보통 '탱자'로 알지만 사실 그렇지는 않다. 여기서 '귤화위지'는 사람도 주위 환경에 따라 달라지듯이 같은 종의

---

30 '황하'와 '양쯔강' 가운데 있는 '회수(회하)'는 중국을 강남과 강북으로 나누는 기준이다.

31 "橘生淮南則爲橘 生于淮北爲枳 葉徒相似 其實味不同 所以然者何 水土異也", 『안자춘추(晏子春秋)』 https://quidnunc.tistory.com/490.

식물이라도 서식 환경에 따라 모양과 성질이 달라져 맛도 달라진다는 뜻이라고 보아야 한다. 즉 귤이 회수를 건너면 전혀 다른 종으로 변하는 것이 아니라 볼품없어진다는 것으로 해석해야 한다.

그런데 귤화위지(橘化爲枳)의 고사에서 비롯된 탱자 논란은 그 후로도 계속된다. B.C. 4세기 전국시대의 도가사상가로 유명한 열자(리에쯔, 列子)도 "유(櫾)는 푸른 나뭇잎이 겨울이 되어도 그대로 푸르며 회하(화이허, 淮河)의 북쪽으로 건너가면 지(枳)로 변한다. 이는 땅 기운이 이처럼 같지 않음을 말한 것이다."[32]라는 말을 남겼다. 다시 말해 '유자'가 '지(枳)'로 변한다고 했으니 이번에는 귤화위지(橘化爲枳)가 아니라 유화위지(柚化爲枳)인 셈이다. '귤화위지'의 고사가 존재함에도 불구하고 '유화위지'라고 한 것을 보면, 한편으로는 예전 지(枳)의 분류에는 귤은 물론이고 유자 역시도 포함하는 것이 아닌가 생각된다.

A.D. 8세기 당나라의 한의사 진장기(천짱치, 陳藏器)는 지(枳)를 귤의 변이로 보는 것에 반대의 입장을 가졌다. 그의 저술 『본초습유(本草拾遺)』에서 다음과 같이 말한 적이 있는데 이는 논리적 추론을 통해 식물의 분류에 한걸음 더 다가간 셈이다. "『주례(周禮)』에 귤이 화이허를 건너서 북으로 가면 '탱자'가 된다고 하지만, 지금 강남에는 '탱자'와 '귤'이 모두 있고, 강북에는 '탱자'는 있고 '귤'은 없는데, 이것은 애초에 별종이지 변이와 관계가 없다."[33]고 말한다. 즉 원래 둘은 서로 종(種)이 다른 식물이라 말하

---

32 "『列子』云 (중략) 櫾 碧樹而冬靑 (중략) 渡淮而北 化而爲枳 此言地氣之不同如此", 李時珍, 1590, 『본초강목』; 대성문화사, 앞의 책 권41, 638쪽.

33 "藏器曰 舊云 江南爲橘 江北爲枳 『周禮』亦云 橘逾淮而北爲枳 今江南枳橘俱有 江北有枳 無橘 此自別種 非關變易也", 李時珍, 1590, 『본초강목』; 대성문화사, 앞의 책 권42, 100쪽.

고 있는 것이다. 종이란 자연상태에서 교배를 통해 생식능력을 가진 자손을 생산할 수 있는 개체들의 무리를 말하는데, 그러한 점에서 감귤과 탱자는 다르다는 것을 지적한 셈이다. 식물은 다배수체(多倍數體; polyploid)의 성질을 가져 교잡을 통한 새로운 종(種)의 탄생과 보존에 유리하여 품종개량을 할 수 있다. 그러나 동물은 염색체 수가 같아도 이종간교잡(異種間交雜)에서 탄생한 새로운 개체는 생식능력을 갖지 못한다. 예를 들어 호랑이와 사자가 만나 라이거, 타이곤이, 말과 당나귀가 만나 노새와 버새가 나오지만, 이렇게 다른 종과의 인위적 교잡은 당대에 대부분 생식능력을 상실하게 되는 것이다.

사람과 대다수의 동물은 염색체 세트(set)가 2개인 두배수체(diploid)이고, 무척추동물, 파충류, 양서류 또는 모든 식물의 절반 이상은 염색체 세트가 3개 이상인 다배수체(polyploid)이다.

한편 우리나라에서도 이러한 '귤화위지'의 고사를 거론한 예를 찾아볼 수 있다. 1704년 제주목사 이형상은 『남환박물(南宦博物)』에서 "대체로 감귤과 유자 종류는 반드시 모두 무더기로 자라며 혹은 지(枳)가 되기도 한다."[34]라 하였다. 원래 설탕을 만들기 위해 유럽을 중심으로 심었던 사탕무도 요즘 제주에서는 채소류로 먹기 위해 '비트'로 심고 있다. 캐나다의 단풍나무 수액은 시럽을 만들 수 있지만, 같은 단풍나무속(Acer屬)인 우

34　"大抵此類(중략) 必皆叢生而亦或爲枳", 이형상, 1704, 『남환박물(南宦博物)』; 현행복, 2016, 『귤록』, 민속원, 206쪽(원본 영인본 쪽).

리나라의 고로쇠는 시럽을 만들지 못하고 고로쇠 수액만을 만들어낸다. 또 귤만 보더라도 한라산 남쪽과 한라산 북쪽의 맛이 서로 미묘하게 다르다.

그런데 이러한 점은 한의약과 감귤의 관계에 있어서 중요한 점을 알 수 있게 해준다. 안타깝게도 한의서에 등장하는 '지(枳)'라는 것이 과연 무엇을 지칭하는지 정확하게 판명하기 힘들어 보인다. 이 또한 귤화위지의 고사와 무관하지 않다. 중국에서 사용되던 지(枳)가 우리나라로 오면서 지칭하는 것 자체의 모양과 습성이 변했을 가능성이 크기 때문이다.

감귤(*Citrus*)속에 속하는 과일로 한약을 처방할 때 지각(枳殼)을 쓰는 경우라면 한라산 북쪽에서 난 것이 더 좋고, 탱자의 효능을 말해주는 지표물질인 폰시린(poncirin)을 기준으로 따진다면 예전에 재배되었던 구귤이 현재의 감귤보다 더 좋다고 볼 수 있게 된다. 한편으로는 폰시린이라는 물질이 어린 미숙과일수록 함량이 높고 익을수록 함량이 떨어지게 된다는 점도 한약재로 사용하기 위해 수확을 할 경우 중요하게 참고할 만하다.

정리를 하자면 예전부터 내려오는 '남귤북지(南橘北枳)'라고 하는 고사에서 유래된 감귤 효능 여부에 대한 속설은 서식환경에 따른 모양의 차이로 봐야지 전혀 다른 종으로 변한다고 보면 안 된다는 것이다. 따라서 우리가 아직 정확하게 분류하고 파악하지 못하고 있는 지(枳)라는 용어의 함의에 귤과 유자가 환경의 변화로 인해 모양이 달라진 것도 포함해야 비로소 지(枳)라는 종류의 나무를 확정하고 찾을 수 있게 된다.

이형(李衡)의 고사(古事)
- 감귤과 살림살이

A.D. 252년[35] 오(吳)나라 단양(丹陽)[36]에 태수(太守)[37]로 부임한 이형(리형, 李衡)[38]은 청렴한 관리로 유명했다. 단양 태수를 지내는 동안 여러 차례 잘못을 저지른 손휴(쑨씨우, 孫休)[39]를 법에 따라 처벌하는 것을 그의 부인이 여러 번 말렸지만 이형은 충고를 듣지 않았다. 나중에 손휴가 왕이 되자 이형은 회계(후이지, 会稽)군(郡)으로 쫓겨 가게 된다. 그 후 이형은 손휴의 보복이 두려워 위(魏)[40]나라에 귀순하고자 했는데, 이형의 부인은

---

35   중국의 삼국시대(A.D. 220~280).

36   현재의 지명으로는 당도(당투, 當塗)이다. 예전에는 단양(丹楊) 또는 丹陽이라 불리기도
       했다. / https://baike.baidu.com/item/当涂县/3339723. 에서 "当涂县 : 安徽省 马鞍山市
       辖县", 백도백과.

37   https://www.wikiwand.com/zh-tw/丹楊郡. 에서, "李衡 字叔平 襄陽人 吳(나라) 孫亮
       (2대 황제) 建興元年(252年)見在任".

38   李衡은 三国 시대 孫吳 사람이다. 士兵 출신으로 孫權 재위 시 諸葛恪(203~253)의 司馬
       (官名)가 되고, 252년에 丹陽郡太守로 부임한다. 리형은 현재의 명칭으로 ①후베이성[湖
       北省] 샹양[襄阳]에서 태어나 ②안후이성[安徽省] 당투[當塗] ③후이지[会稽]는 春秋時代
       부터 저장[浙江]성 동쪽에 있던 도시로 현재 사오싱[紹興]市 상위[上虞]區 ④쓰촨성[四川
       省] 웨이위안[威遠]縣 ⑤후난성[湖南省] 한서우현[漢壽縣]으로 이사 다닌다.

39   "孙休(235~264年) 即吴景帝(258~264年在位) 字子烈 三国时期吴国的第三位皇帝 吴大帝
       孙权第六子. 十八岁时 受封为琅琊王 太平三年(258年) 孙綝发动政变 罢黜孙亮为会稽王
       迎立孙休为帝 孙休三让而受 改元永安 孙休登基 封孙綝为丞相 孙綝权倾朝野 孙休与张
       布丁奉合谋 遂除孙綝", 互动百科. https://www.baike.com/wikiid/837296485867053
       3529?prd=relation&view_id=40hy1ogylco000.

40   曹魏 또는 魏朝(220~265)라 한다.

"일개 평민에 불과한 당신이 선왕의 은혜를 입어 잘 살았는데, 보복이 두려워 다른 나라로 도망간다면 이는 예의에 어긋나는 일이다. 조국을 등져 적국으로 도망간다면, 어떻게 나중에 얼굴을 들고 살겠는가?"[41]라며 적극 말린다. 이형은 부인의 말을 듣고 나서 스스로 지난 잘못을 인정하고 용서를 빌며 감옥에 들어간다. 그래서인지 몰라도 왕좌에 오른 손휴는 이형을 관대히 석방하라는 조서를 내리고 그를 위원(웨이위안, 威遠)현(縣)의 장군(將軍)으로 임명하며 장군을 상징하는 무기류로 창의 일종인 계(棨)[42]를 하사한다.

그 후 얼마 지나지 않아 이형은 집안 형편을 좋게 하고자 부인에게 단맛이 나는 귤나무를 심으면 좋겠다고 말한다. 하지만 부인은 지나친 이익 추구라고 생각해 그 말을 듣지 않았고, 이미 늙은 나이가 된 이형은 가족 모르게 열 명의 노비를 용양(룽양, 龍陽)[43]의 범주(汎洲)[44]에 보내 집을

---

41 "妻子(习氏)说道:"不可 你本来是一介平民百姓 先帝破格提拔了你 你却不感念皇恩浩荡 你既然多次做下无礼之事 现在又因为担心新皇帝报复而逃亡敌国以求活命 这样子即使 到了北方 还有什么脸面见中原的人呢？", https://www.sohu.com/a/472551865_150958.

42 옛날 고위 관리가 행차할 때 쓰이던 의장용 창으로 나무로 만들어 윗부분을 적흑색의 비단으로 쌌다.(=棨戟).

43 현재, 둥팅후[洞庭湖]서쪽 湖畔에 있는 후난성[湖南省] 한서우현[漢壽縣]을 말한다./ "龍陽縣 三國吳赤烏十一年(248年)分吳壽縣地置龍陽縣 今漢壽縣地 縣治即今漢壽縣城. 晉屬荊州우링[武陵]郡. 南朝宋屬郢州武陵郡; 南齊因之; 隋屬荊州武陵郡; 唐屬山南道朗州; 北宋大觀年間(1107—1110年)改名辰陽縣. 南宋紹興三年(1133年)復名龍陽縣 紹興五年(1135年)升為龍陽軍 移縣治於黃城砦. 紹興三十年(1160年)降為龍陽縣. 又移縣治於今漢壽縣城. 屬常德府. 元元貞元年(1295年)升為龍陽州 屬常德路. 明洪武三年(1370年)復降為龍陽縣. 明清二朝屬常德府. 民國二年改名漢壽縣.", 유기백과./ 징조우[荊州]는 현재 후베이성[湖北省]에 있다. https://zh.wikipedia.org/wiki/龍陽縣_(武陵).

짓게 하고 그 곳에 천 그루나 되는 단맛 나는 귤나무를 심고 가꾸어 두었다. 이형이 죽을 때 아들을 불러놓고 "아들아, 내가 돈을 못 벌어서 가난하다고 탓하지 마라. 시골에 천 개의 나무노예(목노, 木奴)를 길러 두었으니 너희 가족들은 의식 걱정은 없을 것이며, 매년 비단 한 필이 올라올 테니 또한 충분히 쓸 수 있을 것이다."라고 말한다.[45]

이형이 죽고 나서 20여 일이 지나 아들이 아버지의 유언에 대해 궁금해하며 이형의 부인 즉 모친에게 묻자, 모친은 "그 말은 당연히 단맛 나는 귤나무를 심었다는 것이다. 가문에서 물려받은 많은 집을 잃고 객지에서 7~8년 돌아다녔으니, 반드시 너의 부친은 집을 지으려고 시골에 우리 몰래 사람들을 보냈을 것이다. 너의 부친은 항상 강릉(장링, 江陵)에 천 그루의 귤나무만 있으면, 봉지(封地)를 가진 귀족과 같다고 말한 태사공(太史公)[46]의 말을 찬양하고는 했다."라고 말했다.

그리고 나서 이형의 생전에 자신이 귤나무 재배에 대해 반대한 이유도 말해준다. 이형의 부인이 말하기를 "그때마다 나는 '사람은 덕과 의로움이 없음을 걱정해야지 가난을 걱정하면 안 된다. 만약 지위가 높으면

---

44 범주(汎洲)는 호반(湖畔)을 말한다. 泛(뜰 범), 洲(흙이나 모래가 수중에 퇴적하여 수면에 나타난 땅).

45 "[四五](중략)『양양기(襄陽記)』李衡(중략) 漢末入吳(중략) 衡每欲治家 妻輒不聽 后密遣客十人 於武陵龍陽 汎洲上作宅 種甘橘千株 臨死敕兒曰 '汝母惡吾治家故窮如是 然吾州里有千頭木奴 不責汝衣食 歲上一匹絹 亦可足用耳'."
『양양기』 http://agri-history.ihns.ac.cn/books/qmysxu.htm./『양양기』는 '양양(샹양, 襄阳)의 지방지'이다.

46 사마천(쓰마첸, 司馬遷; B.C.145~B.C.86).

가난도 견딜 수 있고 정직해지니 얼마나 좋은가! 그러나 그깟 귤나무로 무슨 소용이 있는가!'라고 했다."는 것이다. 어찌 보면 남편 이형보다 더 대장부같은 부인이었던 셈이다. 물론 오나라 말기에 이르러 이형이 심은 단 귤나무는 잘 자라 매해 수천 필의 비단을 얻는 원천이 되었고, 후손들의 가정형편도 넉넉해지게 된다. 그러나 그 후 50년 가까이 지나서 진(晉)나라 함강(咸康)[47]의 시절에 이르게 되면 이형이 귤나무를 심은 곳에는 말라죽은 나무만 있었다고 한다.[48]

A.D. 280년 이후에 간행된『삼국지(三国志)』[49]에 나온 이 이야기에서, 덕과 의가 없음을 걱정하지 가난을 걱정하지 않는다는 이형의 부인은 참으로 현명하다. 그리고 귤나무를 심어 생긴 이익으로 사람들을 착취하지 않은 이형의 삶 또한 현명하다고 할 수 있다. 그러나 결국 50년 정도 되는 세월 동안에 귤나무는 이미 말라 죽었으니, 나무를 심어서 얻는 이익에 대한 믿음이 인재를 키우는 것만 못 하므로, 선비로서 마땅히 힘써야 하는 것은 이익 추구가 아니라 인재의 양성임을 다시금 밝혀놓고 있다.

47　東晉(335~342) 때 연호.

48　http://www.guoxue123.com/shibu/0101/00sgz/047.htm.에 『襄陽記』(중략) 衡亡后二十余日 儿以白母 母曰 '此当是种甘橘也 汝家失十户客来七八年 必汝父遺为宅. 汝父恒称太史公言 '江陵千树橘 当封君家' 吾答曰 '且人患无德乂 不患不富 若贵而能贫 方好耳 用此何为' 吴末 衡甘橘成 岁得绢数千匹 家道殷足 晉咸康中 其宅址枯树猶在".

49　"《三國誌》記述的歷史從東漢末年的黃巾之亂發生後開始 直到西晉統一三國為止 也就是從漢靈帝中平元年(184年) 到晉武帝太康元年(280年) 九十六年的歷史 全書原共分為四部分 六十六卷:《魏志》三十卷,《蜀志》十五卷,《吳志》二十卷, 敍錄一卷. 后来叙录一卷缺失. 原是各自為書 一直到北宋才合而為一 改稱《三國誌》", 유기백과. https://zh.wikipedia.org/wiki/三國志.

이형이 감귤나무를 심어놓은 당시에 이미 야생 귤을 포함한 귤의 재배가 적극적으로 이루어지고 있었던 것을 알 수 있다. 이형(리형, 李衡)의 고사에서 비롯된 단어가 바로 '목노(木奴)'라는 것이다. 맛이 좋은 귤나무(甘橘)를 재배하면 이는 농사일에 도움이 되는 노비를 갖고 있는 것과 같다는 의미를 담고 있다. 1960년대에 제주에서 본격적으로 재배되기 시작하면서 한때 높은 소득을 올린 귤나무를 두고 '대학나무'라고 한 적이 있다. 이 점에서 보면 '목노'와 '대학나무'는 서로 맥이 통하는 단어라는 것을 알 수 있다. 예전에도 그랬지만 여전히 귤나무는 농가에 소득을 올리는 훌륭한 나무인 것이다.

감귤류 명칭의
유래

감귤의 원산지가 인도의 북동부와 중국의 남부 지방이라고 앞서 말한 바가 있다. 새로운 문물이 주변의 나라들로 전해질 때에는 실물과 더불어 그것을 지칭하는 명칭도 함께 전해지는 것이 보통이다. 우리가 현재 감귤이라고 부르는 것 역시 감귤의 원산지인 중국으로부터 전해진 단어를 쓰고 있는 것이다.

그렇기 때문에 다양한 감귤에 대한 지식을 전해받은 우리나라의 입장에서는 과연 각각의 감귤류에 대해 중국에서는 어떻게 분류하고 있는지가 매우 중요한 문제일 수밖에 없다. 중국과 한국은 지리적 특성은 물론이고 토양의 성질, 기후 등에서 차이가 나기 때문에 같은 감귤류를 재배하더라도 전혀 다른 성질의 열매를 수확하게 되는 경우가 많다. 그래서 중국에서 사용된 명칭이 한국에서의 사정과 맞지 않는 경우가 생겨난다. 이로 인해 감귤류 분류를 어렵게 하는 상황이 생겨난다. 하지만 중국에서 감귤류를 분류하는 것을 제대로 알고 있으면 흔한 혼동은 피할 수 있게 된다. 먼저 감귤의 원산지 중 하나인 중국에서 감귤류를 지칭하는 다양한 단어들을 살펴보고 우리나라에서 사용하는 명칭과 비교해 보자.

맛을 중심으로
- 귤(橘), 감(柑) 그리고 길(桔)

감귤이란 단어는 어휘를 한자(漢字)에서 가져왔기 때문에 글자의 구조를 살펴보면 모두 형성문자(形聲文字)[50]인 것을 알 수 있다.

먼저 우리에게 친숙한 귤(橘)부터 살펴보자. '귤(橘)'은 '목(木)'과 '율(矞)'이 합쳐져 만들어진 글자이다. 그 중 '율(矞)'[51]은 '모(矛)'[52]와 '경(冏)'[53]이 합쳐진 회의문자[54]이다. 그러므로 '귤(橘)'이란 글자는 날카로운 칼날로 열매를 쪼갰을 때 껍질 안쪽에서 경옥(璚玉)[55] 같은 알맹이가 빛나는 열매를 맺는 나무를 나타낸 글자라고 할 수 있다. 그래서인지 16세기 경 이시진(리스쩐, 李時珍)은 『본초강목(本草綱目)』에서 "다섯 가지 색을 내는 상서로

---

50   소리를 나타내는 한자와 의미를 나타내는 한자가 조합해 새로운 뜻을 나타내는 원리로 만들어진 문자로, 한자의 구조 및 사용에 관한 명칭인 육서(六書)의 하나이며 해성(諧聲)이라고도 한다.

51   矞은 중국어에서 (yù)로 발음되지만 (jué), (xù)로도 발음된다.

52   '칼날 달린 창, 자루가 긴 창'(모).

53   '빛날'(경).

54   會意文字는 이미 있는 글자를 합하여 새로운 뜻을 나타내는 원리로 만들어진 문자.

55   "璚玉(경옥)과 같이 文彩(문채)가 있다 하여 橘이라고 하였다.", 신재용, 1991, 『방약합편해설(方藥合編解說)』, 성보사, 592쪽./ 璚은 瓊과 同字로 reddish jade로 붉은색을 띠는 赤玉이다. 瓊은 간자체로 琼이고, 夐(형)은 '멀다' 또는 '바라보는 모양'을 뜻한다.

운 구름을 경운(慶雲)이라 하고, 두 가지 색을 내는 상서로운 구름은 율운 (矞雲)이라 한다. 율운은 겉은 붉고 속은 노랗고 연기도 안개도 아닌 것과 향기가 한데 섞인 모양이다. 귤나무의 열매가 겉은 붉고 속은 노라면서 잘라내면 향기와 안개 같은 것이 한데 섞여 무성한 것이 율운과 매우 비슷하다. 그래서 귤이 율(矞)이라는 글자를 따르는 것은 또한 이런 의미를 취한 것이다."[56]라고 어휘의 근원에 대한 해석을 제시하였다. 귤은 본래 귤나무를 뜻하지만 그 나무에서 열리는 열매를 뜻하기도 한다. 따라서 귤나무의 열매로 한정한다면 이를 귤자(橘子)라고 한다.

A.D. 732년에 발간되어 중국어 어휘의 음운에 대해 서술하고 있는 『당운(唐韻)』을 보면 '귤(橘)'의 발음을 '거율절(居聿切)'이라 설명하고 있다. 거(居)의 중국음은 [ju]이고, 율(聿)의 중국음은 [yu]이다. '거율절(居聿切)' 이라고 하면 '居聿'에서 중간발음을 없애고(切), 첫 단어 거(居)의 초성과 뒷 단어 율(聿)의 종성을 합하여 '쥐(ju)'라 발음된다고 설명한 것이다. 즉, 거(居, ju)와 율(聿, yu)의 음가 중에서 일부분을 합쳐 귤(橘, ju)이라 읽는다고 한 것이다.[57]

또한 A.D. 1037년에 발간된 또 다른 음운서인 『집운(集韻)』에서도 귤 (橘)의 발음을 이번에는 '결율절(訣律切)'이라고 하고 있다. 이 또한 결(訣,

---

56 "時珍曰 橘 從矞音鷸 諧聲也 又雲五色爲慶 二色爲矞 矞雲外赤內黃 非煙非霧 郁郁紛紛
    之象 橘實外赤內黃 剖之香霧紛郁 有似乎矞雲 橘之從矞 又取此意也", 李時珍, 1590,『본
    초강목』; 대성문화사, 앞의 책 41권 632쪽./ 矞은 '상서로운 꽃구름' 또는 '송곳질하다'의
    뜻을 갖는다. 鷸는 '도요새'로 (휼)이라고 한국에서는 발음한다.

57 切: 반절(反切). 한자 발음 표기법의 한 가지로, 예컨대 '東(东)'의 음을 '德紅反' 또는 '德紅
    切'라 표시하는 따위. Daum중국어사전.

jue)과 율(律, lu)이 합쳐져서 발음은 쥐(ju), 다시 말해서 귤(橘, ju)이 되는 것이다. 그러나 1375년에 발간된 또 다른 음운서인 『정운(正韻)』에서는 귤의 발음을 '궐필절(厥筆切)'이라고 하여 궐(厥, jue)과 필(筆, bi)이 합쳐져서 지(ji), 즉 길(橘, ji)이라 한다고 설명하면서 '지'로 발음하되 성조(聲調)는 입성(入聲)이라고 표시하고 있다.[58] 이렇게 귤이라는 단어의 발음에 대한 역사적 변화를 살펴보면 한결같지는 않고 때에 따라 '쥐(ju)'와 '지(ji)'가 섞여서 사용되고 있음을 알 수 있다. 따라서 한국에서도 귤(橘)을 '귤'과 '길'로 발음할 수도 있었겠다는 생각이 든다.

1590년 이시진(리스쩐, 李時珍)은 『본초강목』에서 "귤이라는 글자는 형태는 '율(矞)'을 따르고 소리는 '휼(鷸)'을 따른 것이다.(橘 從矞音鷸 諧聲也, 귤 종율음휼 해성야)"라 말하고 있다. 뒷부분에 해성(諧聲)이라는 것은 요즘 말로 하면 형성(形聲)문자를 말한다. 즉 이시진은 귤(橘)은 형성문자로 형태(形態)는 율(矞, yù)을 따르고 음(音)의 일부는 휼(鷸)(유, yù)을 따른다고 한 것이다.

그 후 청나라 시기에 발간된 『설문해자(說文解字)』[59]에 보면, 귤의 발음을 더욱 자세하게 다음과 같이 표시하고 있다. '从木矞聲 居聿切(종목율성 거율절)'이라 하여 "부수(部首)는 목(木)을 따르고 소리(聲)는 율(矞, yù)을 따라 쥐(jù)라 발음한다."고 한 것이다. 시기마다 변화는 있지만 현재 중국

---

58 "橘 厥筆切 鈞入聲", 『정운(正韻)』. https://zidian.bi0.cn/6A58_ _kx.html./ 鈞은 음조(音調: 소리의 높낮이와 강약, 빠르기의 정도)를 뜻한다.

59 『설문해자(說文解字)』(중략) [卷六](중략) [木部](중략) 居聿切(중략) 진창치각본(陳昌治刻本)(중략) 果 出江南 从木矞聲", http://shuowen.chaziwang.com/shuowen-477.html.

에서는 '귤(橘)'이라는 단어를 '쥐(jú)'라 발음한다.

감귤 원산지 중 하나인 중국에서는 귤(橘)에 대해서 일찍부터 관심을 갖고 관련지식을 넓혀온 것이 분명하다. 하지만 우리나라는 고려 시대인 1052년에 와서야 비로소 귤자(橘子)라는 기록이 보이기 시작한다. 물론 기록되기 이전에도 귤은 있었을 것이고 이를 지칭하는 단어 또한 있었을 것이다. 하지만 고려 시대를 지나 조선 시대에 이르러서야 '귤'이 본격적으로 여러 문헌에 기재되기 시작한다. 그렇다면 귤(橘)이라는 것은 어떻게 해서 우리나라에서 '귤'이라 발음하게 되었을까?

이 명칭에 대한 힌트는 바로 732년에 중국에서 발간된 음운서『당운(唐韻)』에 나와 있다. 앞서 살펴보았듯이 같은 책에서 귤(橘)의 발음을 '거율절(居聿切)'이라 한다고 해놓았다. 이러한 발음의 규칙을 우리나라의 한자발음에 대입하게 되면 중국에서와 마찬가지로 거(居)와 율(聿)의 중간 발음을 없애는 것이 된다. 물론 최종 결과는 중국의 것과는 사뭇 달라진다. 즉, 거(居)의 초성인 'ㄱ(기역)'과 율(聿)의 중성과 종성인 'ㅠ+ㄹ(유+리을)'이 합쳐져서 '귤'이라 발음하게 되는 것이다.

1527년 발간된『훈몽자회(訓蒙字會)』에서 '귤'을 [·귤], [·귨], 또는 [·귨]이라 표기하고 있다. 글자의 왼쪽 옆에 점 하나를 붙여놓은 것은 빠른 소리를 나타내는 성조인 입성을 표시한 것이다. 외래어인 '귤'을 발음할 때는 중국의 영향을 받아 입성(入聲)[60]으로 표기하고 있는 것이다. 물론 우리나라는 성조가 없기 때문에 그 필요성이 그다지 없다. 따라서 성조 '입

60　중세 국어의 사성의 하나. 끝소리가 'ㄱ', 'ㄷ', 'ㅂ'로 끝나는 받침 따위가 이에 속한다.; 한자음에서, 사성의 하나. 짧고 빨리 끝나는 소리이다. Daum한국어.

성'을 표시한 점(·)이 차츰 사라지게 되었고 결국 1611년 발간된『동의보
감(東醫寶鑑)』에 이르러 '귤'이라는 표기로 굳어져 현재까지 내려오고 있는
것이다. 이를 보면 우리나라에 감귤류가 도입된 것은 비교적 이른 시기
일지 몰라도, 이에 대한 명칭을 부여한 것은 중국에서 음운서들이 발간
된 한반도의 삼국 시대 무렵이라고 보는 것이 타당하다.

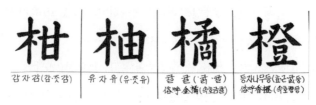

<사진 2> 16세기 언어로 쓴『훈몽자회』에 기록된 감(柑), 유(柚), 귤(橘), 등(橙).

다음으로는 감(柑)에 대해서 알아보도록 하자. '감(柑)'이라는 단어는
'목(木)'과 '감(甘)'이 합쳐져 만들어진 글자이고 '감'이라 읽는다.[61] 10세기
경 중국의 한의학자 마지(마즈, 馬志)는『개보본초(開寶本草)』에서 "감은 서
리가 내리기 전에는 오히려 시고, 서리 내린 후 매우 달아서 감자(柑子)라
한다."[62]고 정의를 내리고 있다. 여기서 자(子)는 열매를 뜻하므로 감자(柑
子)는 감(柑)나무의 열매가 된다. 물론 우리가 연시, 홍시로 먹는 감나무
는 아니고 이 역시 귤의 한 종류이다. 감(柑)은 야생(野生)귤의 변종이거

---

61   柑은 從木甘聲, 橘은 從木矞聲, 橙은 從木登聲, 柚는 從木由聲.

62   "柑未經霜時猶酸 霜後甚甜 故名柑子", 李時珍, 1590,『본초강목』; 대성문화사, 앞의 책 41
      권, 636쪽.

나, 야생 유자와 야생 귤의 교잡으로 생긴 것이다.

세 번째로 알아볼 것은 바로 길(桔)이다. 길(桔)은 귤의 다른 명칭으로 쓰이기도 하는데, 현재 중국에서는 길(桔)을 귤(橘)의 속자(俗字)로 여기고 있는 상황이다. 발음은 쥐(jú)라고 읽는다고 되어 있는데 다만 '탱자'를 말하는 중국어 단어 '취길(臭桔)'에서는 길(桔)을 '지에(jié)'라고 발음한다.

그러면 우리나라에서 '길(桔)'은 어떠한 연유로 '길'로 발음하게 되었을까? 당나라 시대에 '길(桔)'은 중국에서 '깃(git)'으로 발음했고, 남쪽 해안지역의 중국어 사투리의 일종인 객가어(客家話)에서도 마찬가지로 '깃(git)'이라 발음하고 있다. '길(桔)'은 우리나라에 와서 '桔'의 중국발음인 '깃(git)'이 '긷'으로 표기된다. 그 후 차츰 시간의 변화에 따라 '긷' → '긷' → '긷' → '길'로 발음이 변하게 된다. 이렇게 되는 원리는 『훈민정음해례』[63]에 설명되어 있다. 즉, 한자음 종성(終聲)에 'ㄱ, ㄷ, ㅂ, ㅅ'이 왔을 때 입성(入聲)이 되니, 이때 한국어에서는 발음이 '-ㄹ'로 변하게 되는 것이라는 설명이다. 예를 들어보자면 『훈몽자회(訓蒙字會)』에서 '귤(橘)'을 '·귤', '·귨', '·귨'이라

---

[63] 『훈민정음해례』 종성해(終聲解)에서 "且半舌之ㄹ 當用於諺 而不可用於文 如入聲之彆字 終聲當用ㄷ 而俗習讀爲ㄹ 蓋ㄷ變而爲軽也 若用ㄹ爲彆之終 則其聲舒緩 不爲入也 訣曰 (중략) 閭宜於諺不宜文 斗軽爲閭是俗習(또 반설음 ㄹ은 마땅히 우리말에만 쓰여야 한 문에는 쓰일 수 없다. 입성 彆 자의 종성은 마땅히 ㄷ으로 쓰여야 하며 세속에서 익히고 읽는 것은 ㄹ인데 아마도 ㄷ이 가벼이 변했을 것이다. 만약 ㄹ을 彆의 종성으로 쓰면 그 소리가 느려지니 입성이 되지 않는다. 결요를 말하자면(중략) ㄹ은 우리말에는 맞으나 한문에는 알맞지 아니하고 ㄷ을 가벼이 하여 ㄹ이 된 것은 세속의 습관이다.)", 위키백과, https://ko.wikisource.org/wiki/훈민정음. 예를 들어 중국에서 [biè]라 발음하는 彆(활 뒤틀릴)은 [벋]으로 발음해야 하는데, 한국에서는 [별]로 발음하고 있다.

입성으로 표기하나 현재에는 '귤'로 발음하고 있다. 또 부처를 뜻하는 '붇(佛, bud)'의 한국어 발음 역시도 현재 '불'로 되고 있음을 알 수 있다. 따라서 감귤을 말하는 '긷(桔)' 역시도 '긷'이라는 발음이 '길'로 변하게 된 것이라 할 수 있다.

크기를 중심으로
- 유(櫾.柚), 조(條), 등(橙), 주(椇)

중국 선진(先秦) 시대(B.C. 21세기~B.C. 221)에 저술되었다고 추정되는 중국 최초의 지리지인 『산해경(山海經)』에 '귤유(橘櫾)'[64]라는 표현이 처음 보이기 시작한다. 여기서 '유(櫾)'라는 글자는 어떤 뜻을 가질까?

기원전 4세기 『열자(列子)』에서는 '유(櫾)'를 "아주 키 큰 나무로 북쪽으로 건너가면 지(枳)가 된다."[65]고 하면서 '유(櫾)'에 대하여 자세히 기술하는 것이 보인다. 그러다가 기원전 2세기 『신농본초경』에서는 '유(櫾)'라는 단어 대신에 '유(柚)'가 쓰이는 것을 볼 수 있다.[66] 그 이후로 '유(櫾)'와 '유

---

64 정재서, 앞의 책, 119쪽에 의하면, "又北二百里 曰北嶽之山 多枳"라 나오고, 본 책의 중산경(中山經)에는 여러 쪽에 귤유(橘櫾)가 보이고 있는 한편, 219쪽에도 "又東南一百二十里 曰洞庭之山(중략) 其木多柤梨橘櫾"라 나온다.

65 "吳楚之國 有大木焉 其名為櫾 碧樹而冬生 實丹而味酸 食其皮汁 已憤厥之疾 齊州珍之渡淮而北 化為枳焉", 『열자(列子)』. https://www.qiongtui.com/book47/109156.html./『재선한어자전(在線漢語字典)』의 '강희자전해자(康熙字典解字)'에 보면 유(櫾)를 "곤륜산하의 깊숙한 곳에 자라는 아주 높고 큰 나무(崑崙山河隅之長木也)"라 하고 있다. http://xh.5156edu.com/kx/a99b20c12394.html.

66 孫星衍 외, 앞의 책, 권1, 43쪽에 귤유(橘柚)가, 권2, 23쪽에 지실(枳實)이 나온다.

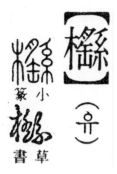

<사진 3> 『상해한자대전(詳解漢字大典)』에 실린, 도장에 새기는 글자체로 많이 사용되는 전서(篆書)의 하나인 소전체(小篆體)와 간략하고 빠르게 흘려 쓴 초서체(草書體)로 쓴 '유(櫾)'라는 글자.

(柚)'는 '유(柚)'라는 단어로 통일되어 기술된다. 복잡한 글자를 쉬운 글자로 대체한 셈이다.

한편, 1807년에 완성된 『설문해자주(說文解字注)』에 보면 "요목(櫾木)은 큰 나무이다. 고요(姑櫾)도 큰 나무이다. '고요' 역시 '유(櫾)'이다"[67]라고 기술하고 있다. 여기서 '유(櫾)'라는 글자는 '목(木)'과 '우거지다' 또는 '멀다'의 뜻을 갖는 '유(繇)'가 합쳐져서 만들어진 글자이다. '유(繇)'라는 글자를 자세히 살펴보면 '爪(손톱 조)', '缶(장군 부)', 그리고 '系(맬 계)'로 이루어진 글자임을 알 수 있다. 이를 토대로 살펴보면 '유(櫾)'라는 글자는 '실처럼 얽히다'라는 뜻을 나타내는 '絲(실타래)'의 부(部)이면서, 음(音)은 '요'이고 뜻은 매우 큰 나무를 의미하는 '요(櫾)'라는 글자가 합해진 글자이다. '고요(姑櫾)'에서 '고(姑)'는 오래되었다는 뜻도 가지고 있다. 한편 국내를 보면 1843년에 간행된 제주목사 이원조의 『탐라지초본(耽羅誌草本)』에도

---

67   http://shuowen.chaziwang.com/shuowen-2628.html. 에 "郭曰 櫾木大木 (중략) 郭云 姑櫾大木 姑櫾亦卽櫾也", 『설문해자주』.

"대귤은 크기가 유자처럼 크고 색은 노랗고 껍질은 주름이 잡혀 있다."[68] 라고 묘사하는 것이 나오는데 이것이 아마도 '유(櫾)'에 대한 설명이 아닐까 싶다.

이러한 유래들을 종합적으로 해석해보자면 '유(櫾)'는 현재 '포멜로(pomelo)'라 불리는 큰 유자나무의 야생종인 것으로 보인다. 높이 자라고 수명이 길다는 특징이 묘사된 것을 보면 충분히 타당해 보인다. 한편 열매의 모양은 '장군'의 일종인 '횡부(橫缶)'[69]라는 용기에 실을 감아서 얽어맨 것처럼 크고 주름이 많은 껍질무늬를 가지고 있으며 표면의 질감이 거칠다는 것도 알 수 있다. 그것이 바로 '유(櫾)'라는 감귤류가 갖는 특징인 셈이다. 이를 보면 야생의 '유(櫾)'를 사람들이 재배하기 시작하면서 '유(柚)'라고 지칭한 것으로 보인다.

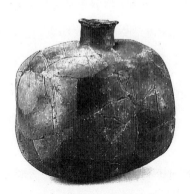

장군(橫缶^{횡부})
탐라삼국~남북국
제주시 월정리 용천동굴
높이 24.2cm

〈사진 4〉 유자 열매의 모양은 '장군'의 일종인 '횡부(橫缶)'라는 용기와 닮아 있다. 제주특별자치도, 2021, 『제주』 겨울 Vol. 25. 3쪽.

---

68 "大橘 大如柚子 色黃皮皺", 이원조, 1843, 『탐라지초본(耽羅誌草本)』; 현행복, 앞의 책, 188쪽(원본 영인본 쪽).

69 제주특별자치도, 2021, 『제주』 겨울 Vol. 25. 3쪽.

또 다른 감귤류에는 조(條)가 있다. 『강희자전』에 보면 『설문(說文)』에 "조(條)는 키 작은 나뭇가지"[70]라 하고, 『전(傳)』에는 "조(條)는 긴 나뭇가지"[71]라 하였다. 이러한 서술들을 살펴보면 조(條)라는 나무는 유(櫾)보다 작고, 길면서도 낮은 가지를 가진 나무라 한 것을 알 수 있다. 또한 『서경(書經)』에는 "조(條)라는 나무는 귤과 같은 종류의 나무에 속한다."[72] 하고, 『이아(爾雅)』에서는 "유(柚)는 조(條)"[73]라고 하였다. 결국 조(條)라는 나무는 감귤속(屬)에 속하는 유자(柚子) 종류 중 하나를 말하고 있는 것을 알 수 있다. 1125년에 간행된 『비아(埤雅)』를 보면 "유(柚)는 소유자(橙)와 비슷하나 귤보다 크다. 일명 조(條)라 한다."고 기록되어 있다.[74] 1590년 이시진도 『본초강목』에서 "유자는 2종류가 있는데 열매가 작은 유자는 등(橙) 또는 감(柑)과 비슷하다."[75]고 한다. 이러한 기록을 통해 보면 '조(條)'라는 나무는 그 형태적 특징이 유(櫾)보다 작으나 길면서도 낮은 가지를 가지고 있으며 통상적으로 유자라 불렀다. 그 열매는 소유자와 형태와

---

70   http://hy.httpcn.com/html/kangxi/27/PWTBILTBUYTBMETBCQ/.에서, "『설문(說文)』 小枝也", 『강희자전(康熙字典)』

71   http://hy.httpcn.com/html/kangxi/27/PWTBILTBUYTBMETBCQ/.에서, "『전(傳)』 枝曰 條 榦曰枚 又長也", 『강희자전』.

72   http://hy.httpcn.com/html/kangxi/27/PWTBILTBUYTBMETBCQ/.에서, "『書·禹貢』厥 木惟條 又木名 橘屬", 『강희자전』.

73   http://hy.httpcn.com/html/kangxi/27/PWTBILTBUYTBMETBCQ/.에서, "『爾雅·釋木』 柚條", 『강희자전』.

74   http://hy.httpcn.com/html/kangxi/27/PWTBILTBUYTBMETBCQ/.에서, "『埤雅』柚似橙 而大于橘 一名條", 『강희자전』.

75   "柚樹葉 皆似橙 其實有大小二種 小者如柑如橙", 李時珍, 1590, 『본초강목(本草綱目)』; 대성문화사, 앞의 책 41권, 638쪽.

크기가 비슷하나, 귤보다 크고 여러 갑으로 이루어지며 갑 속에 씨가 있는 것을 말한다. 이러한 설명을 토대로 종합해보면 조(條)라는 것은 소유자가 아닌, 즉 '작은 유(柚)'를 말한 것으로 보인다. 이를 학명으로 분류하면 아마도 '시트루스 그란디스 오스벡(*Citrus grandis* (L.) Osbeck)이라는 유자의 일종이 될 듯하다. 여기서 '작은 유(柚)'라는 것은 현재 한반도의 남부와 제주에서 재배하는 유자, 일명 소유자로 불리는 등(橙)과는 다른 것이다. 그렇다면 '조(條)'는 '유(柚)'의 일종으로 여기는 것이 타당해 보인다.

그렇다면 이번에는 등(橙)에 대해서 알아보도록 하자. A.D. 3세기 장읍(장이, 張揖)이 『광아(廣雅)』에서 "유자는 등(橙)이고 귤과 비슷하나 크고 맛은 시며 껍질이 두껍다."[76] 하고, A.D. 8세기 초반 맹선(멍센, 孟詵)이 『식료본초(食療本草)』에 '등(橙)'을 수록하면서 열매는 물론이고 껍질도 약으로 썼다고 밝히고 있다. 이와 같은 설명이 있은 다음부터 등(橙)이라는 것은 『사기(史記)』에서 나오는 등(橙)의 또 다른 종류인 '산등(酸橙)'과 구별되기 시작한다. 또 12세기 후반 한언직(한옌즈, 韓彦直)이 펴낸 귤에 대한 종합적인 저술인 『귤록(橘錄)』에서 소유자(小柚子)를 '등자(橙子)'[77]라는 용어 말고도 '정자(橙子)'[78]라는 단어를 사용한 다른 판본을 볼 수 있다. 감귤의 일종인 등(橙)[79]나무는 늘 푸른 작은 키나무로 높이 4~6m 정도로 자라서

---

76   "柚卽橙也 似橘而大 味酢皮厚", 孫星衍 외, 앞의 책 권1, 43쪽.

77   韓彦直, 1178, 『귤록(橘錄)』; 현행복, 앞의 책, 256쪽(원본 영인본 쪽).

78   韓彦直, 1178, 『귤록(橘錄)』; 현행복, 앞의 책, 287쪽(원본 영인본 쪽).

79   橙은 등자, 등(橙), 등상(凳床)으로 발판이나 걸상으로 쓴다.

사람이 타고 올라갈 정도로만 낮게 성장하기[80] 때문에 붙여진 이름이라고 할 수 있다.

1520년 김정(金淨)은『제주풍토록』에서 "오직 유자는 가시가 가장 많되, 열매껍질은 향기가 가장 뛰어나다"[81]라 하였다. 여기서 김정이 말하는 유자는 소유자인 등(橙)을 말하는데, 이는 한반도 남부와 제주에서 두루 재배되는 유자를 말한다. 그래서인지 1527년『훈몽자회(訓蒙字會)』에서는 등(橙)을 '효·근·귯' 또는 '향등(香橙)'[82]이라 말한 것을 볼 수 있다. 허준 역시『동의보감』에서 "소유자의 껍질인 등자피(橙子皮)는 향이 있는 두껍고 주름이 많은 껍질이다."[83]라 말하고 한약재로 처방하고 있다. 한편, '등자귤(橙子橘)'은 15세기 우리나라에 소개되었지만 잘 알려져 있지 않았고, 17세기 이후에야 잘 알려지기 시작하여, 향(香)이 뛰어난 소유자를 '등자(橙子)'라 하기도 하고, 향이 보다 강한 향원(香圓)을 '등자(橙子)' 또는 '등자귤(橙子橘)'이라 하기 시작했다. 그러한 이유로 우리나라에서는 소유자와 향원에 대한 명칭에 혼란이 일어난다.

또 다른 감귤류로는 '주(樳)'가 존재한다. B.C. 90년경 사마천(쓰마첸, 司

---

80 "橙柚屬也 可登而成之 故字從登又諸聲也", 李時珍, 1590,『본초강목』; 대성문화사, 앞의 책 41권, 637쪽.

81 "惟柚最多刺而實皮最香", 김정, 1520,『제주풍토록(濟州風土錄)』; 현행복, 앞의 책, 223쪽 (원본 영인본 쪽).

82 "등자나무(효·근·귯 등) 俗呼香橙", 최세진(崔世珍), 1527,『훈몽자회(訓蒙字會)』; 유덕선, 1998,『훈몽자회』49쪽.

83 "橙子皮(중략) 香皮厚而皺", 허준, 1613,『동의보감』; 대성문화사, 1981,『원본동의보감』「탕액편」, 187쪽.

馬遷)은 역사서 『사기(史記)』에서 "여기에 노귤(盧橘)처럼 여름에 열매를 맺어 겨울에 익는 것에는 황감(黃甘), 등(橙), 주(橘)가 있다."라고 말하면서, 기원전에 이미 감귤(*Citrus*)속의 맛이 달고 황금색을 띠는 귤인 황감(黃甘), 금감(金柑 *Fortunella*)속의 주(橘), 귤·유의 교잡으로 얻어지는 등(橙)[84]의 다양한 감귤류가 존재했음을 알려주고 있다.[85] '주(橘)'는 오늘날 보게 되는 금귤, 그러니까 속칭 '낑깡'이라고 부르는 것으로 보면 된다.

A.D. 3세기경에 장읍(장이, 張揖)은 『광아(廣雅)』에서 "'주(橘)'는 작은 귤로 무릉(우링, 武陵)에서 난다."[86]고 하여 '주'를 작은 귤이라 말하고 있다. 한편 A.D. 4세기 곽박(궈푸, 郭璞)은 '주'를 '노귤'이라고도 지칭한다.[87]

그 후 16세기에 와서야 이시진(리스쩐, 李時珍)이 『본초강목』에서 정확하게 '귤'과 '금귤'을 별개의 종류로 나누게 된다. 놀랍게도 이시진은 현대적인 분류체계와 마찬가지로 '금귤'을 금감(*Fortunella*)속으로 분류하고 있다. 또 당시에 혼용되던 금귤의 여러 가지 다른 명칭인 '금감(金柑)', '노귤(盧橘)', '하귤(夏橘)', '산귤(山橘)', '급객등(給客橙)'을 나열하면서, 각기 명칭

---

84 여기서 '등(橙)'은 소유자(小柚子)가 아닌 산등(酸橙) 또는 첨등(甛橙)을 말하나, 『사기(史記)』에서는 酸橙을 말하고 있는 것 같다.

85 "於是乎盧橘夏孰 黃甘橙橘", 司馬遷, 『사기』. https://ja.wikisource.org/wiki/史記/卷117.

86 https://m.xuite.net/blog/oscarsun72/twblog/133322056. 에서, "注引張揖: 橘 小橘也 出武陵", 『광아(廣雅)』. / 武陵은 현재 후난성[湖南省] 창더시[常德市] 우링구[武陵區]가 아닌 창더시 한서우현[漢壽縣]을 말한다.

87 "集解郭璞曰 '今蜀中有給客橙 似橘而非 若柚而芬香 冬夏華實相繼 或如彈丸 或如拳 通歲食之 卽盧橘也.' 『사기』卷一百一十七「司馬相如列傳」五十七", https://kchistory.tistory.com/8050672.

이 붙여진 이유에 대해서도 자세하게 설명하고 있다.[88] "처음에 열매가 맺힐 때는 푸르스름한 검은색을 띠다가, 노랗게 익으면 황금색처럼 되기에 '금귤', '노귤'이란 명칭이 붙여졌다. '노(盧)'는 흑색이다. 또 '노(盧)'란 술잔의 이름으로 그 형태가 비슷하기 때문에 붙여진 것이다. 금귤은 여름에 꽃이 피고 (자라 겨울에 열매가 익는다고) 하여 '하귤'이라 이르며, '급객등'은 향기가 소유자(小柚子) 같고 손님을 공손히 대접하는 데 좋아서 붙여진 이름이다."[89] 이시진은 자신의 경험은 물론이고 방대한 자료수집을 통해서 명칭의 혼돈을 쉽게 정리한 셈이다.

18세기에 들어서면 『고금도서집성(古今圖書集成)』에서 "무릉에 어떤 작은 귤이 있는데 이름을 '주'라 한다. 아마도 현재 사람들이 흔하게 얘기하는 '금귤'이 아닐까 의심된다."라고 쓰고 있다.[90] 이 역시도 타당한 추측을 제시한 셈이다.

---

88 李時珍, 1590, 『본초강목』; 대성문화사, 앞의 책 권41, 639쪽.

89 "此橘生時青盧色 黃熟則如金 故有金橘盧橘之名 盧黑色也 或云 盧酒器之名 其形肖之故也(중략) 此橘夏冬相繼 故云夏熟而 裵淵廣州志謂之夏橘 給客橙者 其芳香如橙 可供給客也", 李時珍, 1590, 『본초강목』; 대성문화사, 앞의 책 권41, 639쪽.

90 "武陵有一種小橘 名榛 疑卽今之金橘", https://zh.wikisource.org/wiki/欽定古今圖書集成/博物彙編/草木典/第286卷.

변이를 중심으로
- 구감(甌柑), 동정귤(洞庭橘), 유귤(乳橘)

앞에서는 고서에 종종 등장하는 대표적인 감귤류의 명칭들에 대해서 살펴보았다. 그런데 워낙 변이종이 많은 것이 또한 감귤류의 특성이다. 품종의 다양성과 더불어 재배하는 지역마다 조금씩 형태와 맛에서 차이가 나는 경우도 많다. 그럴 때에는 해당 지역의 명칭을 감귤 품종의 이름에 붙이곤 했다. 그래서 감귤 품종의 이름은 각각의 원산지, 혹은 도입지의 지명에서 온 것이 많다. 그중에서도 논의에서 제외하기 아까운 감귤류를 살펴보면 다음과 같은 것들이 있다.

먼저 구감(甌柑 *C. suavissima*)이 있다. 12세기 후반 한언직(한옌즈, 韓彦直)은 "온주(원저우, 溫州) 지역의 사람들은 그 곳에 있는, 작은 섬(嶼)처럼 생긴 진흙산(泥山)에서 나는 우유처럼 맛있는 유감(乳柑)을 진감(眞柑)이라 하며 최고로 쳤다."[91]고 그가 저술한 책에서 말한다. 여기서의 '유감'도 원산지인 원저우의 지명[92]을 따서 '구감(甌柑 *C. suavissima*)'[93]이라 이름을 붙였다. 유감의 학명에서 보이는 '시트루스 수아비시마(*Citrus suavissima*)'라는 학명 역시도 '溫'(부드러운)을 뜻하는 라틴어 '수아비스(suavis)'와 섬을 뜻하

---

91 "乳柑推第一 故溫人謂乳柑爲眞柑(중략) 溫四邑俱種柑 而出泥山者又傑然推第一 泥山蓋
    平陽一孤嶼 大都塊土 不過覆釜(중략) 一名乳柑謂 其味之似乳酪 溫四邑之柑 推泥山爲
    最", 韓彦直, 1178, 『귤록』; 현행복, 앞의 책, 290, 294쪽(원본 영인본 쪽).

92 원저우의 옛 이름은 '구월(甌越)' 혹은 '동구(東甌)'이다.

93) "2.구감[〈수식거음식보(隨息居飮食譜)〉] *Citrus suavissima* Tanaka. 乳柑[〈본초습유(本草
    拾遺)〉], 眞柑[〈橘錄〉]", 김창민 외, 1997, 『완역 중약대사전』 권1, 정담, 63쪽.

는 '시마(sima)'에서 유래된 것을 알 수 있다. 한편 우리나라의 한의약서에 자주 등장하는 동정귤은 동정산(둥팅산, 洞庭山)이 원산지이기 때문에 원산지인 동정의 이름을 따랐고, 복귤(福橘)은 원산지인 복주(푸저우, 福州)의 지명을 따랐다.

미국에서는 우리가 현재 즐겨 먹는 온주밀감을 '사쯔마 만다린(Satsuma mandarin)'이라고 부르기도 한다. 이를 학명으로 보면 '시트루스 운슈 마코비치(*Citrus unshiu* Marcovitch)'[94]이다. 여기에서 '사쯔마'라는 명칭은 일본 큐슈(九州) 가고시마현(鹿兒島縣)에 존재하던 작은 국가의 명칭인 사쯔마(薩摩)라는 것에서 유래했고, 이곳에서 나는 감귤인 관계로 '사쯔마 만다린'이라 했던 것이다.[95] 한편으로 사쯔마 만다린은 일본에서 개량된 종이기는 하지만, 학명에 운슈(unshiu)라는 지명이 있어, 원종의 경우에는 원산지로 추정되는 중국의 온주(원저우, 溫州)에서 처음 났거나, 또는 바다를 건너 도입된 품종이 우연히 변이를 일으킨 것으로 본다. 따라서 원산지로 추정되는 온주를 따라 '온주밀감'이라 부르기도 한다. 일본에서 유래된 감귤의 종류로는 '유귤(乳橘, *C. kinokuni*)'이라는 것도 있는데 이것 역시도 일본의 지방 이름인 키노쿠니(紀國)에서 온 것이다.

94　고정삼, 앞의 책, 43쪽. / "*Citrus unshiu* Markovich.", 이창복, 1989, 『대한식물도감』, 향문사, 504쪽. / "Markov.: V. V. Markovich, (1926~193?)", 이창복, 앞의 책, 859쪽. / "溫州蜜橘 *Citrus unshiu* Marcor.", 김창민 외, 앞의 책 권2, 682쪽. / "溫州蜜柑 *Citrus unshiu* Marc", (사)우리한약재되살리기운동본부, 2004, 『한약품질인증연구』, 보건복지부, 144쪽.

95　고정삼, 앞의 책, 51쪽.

감귤 재배의 역사와
감귤 예찬

인간이 현재와 같은 문명을 이룰 수 있었던 근본적인 원인을 따져보면 수렵과 채취에 머무르지 않고 농경을 통해 한 곳에 정착하면서 거주하는 집단의 규모를 키웠던 것에서 비롯된 것임을 알 수 있다. 감귤 또한 마찬가지의 상황이었을 것이다. 여전히 수렵과 채취에 머물던 시기에는 먹을 것을 찾아 수시로 이동하다가 감귤의 원시종이 분포하던 지역에서 맛좋은 과일을 발견하고 이를 채취하는 것에 머물렀을 것이다.

하지만 농경이 점차 확산되면서 야생의 과일나무들을 마을이나 자신의 집 근처에 옮겨 심고 수확하는 방식이 일상화되기 시작했다. 그러한 야생종의 도입과 재배과정을 거치면서 보다 열매가 크고 맛이 뛰어난 품종으로 개량하는 방향까지 나아갔다. 이는 감귤 또한 예외는 아니다. 이러한 감귤의 재배가 시작된 곳은 인도와 중국으로 보아야 한다.

중국과 우리나라의
감귤 재배 역사

『열반경(涅槃經)』에 "귤을 심는다."는 구절이 있는 것을 보면 부처께서 태어나서 활동한 B.C. 7세기 무렵에 이미 당시 인도 북동부에는 귤을 일상적으로 재배한 것으로 보인다. B.C. 6세기 중국의 안자(옌쯔, 晏子)도 "귤이 지(枳)로 변한다."면서 재배과정에서 엿보이는 귤의 변화를 기록한 것을 보면 중국에서도 귤 재배가 상당 부분 이뤄진 것으로 보인다.

대량으로 재배한 것을 알 수 있는 옛 기록으로는 먼저 사마천의 『사기(史記)』를 들 수 있다. B.C. 90년경 사마천(쓰마첸, 司馬遷)은 "사천성(쓰촨성, 蜀), 섬서성(산시성, 漢中), 호북성(후베이성)의 강릉(장링, 江陵)현에 귤 1천 그루를 심은 농가는 천호(千戶)의 제후와 같으니 이러한 것들은 부의 원천이다. 이를 소유한 자는 시장을 기웃거릴 필요가 없고 타향으로 바삐 뛰어다닐 필요 없이 가만히 앉아 수입을 기다리기만 하면 된다. 따라서 몸은 처사의 도리를 지키지만 수입은 풍부하게 된다."[96]면서 감귤의 대량재배와 상업적 판매를 통해 풍요로움을 추구하던 당시의 시대상을 보여주고 있다.

우리나라 감귤 재배 역사를 문헌을 통해 살펴보면 상당히 오래되었음을 알 수 있다. 가장 이른 시기의 문헌은 일본의 『일본서기(日本書記)』이

---

[96] "蜀漢江陵千樹橘(중략) 此其人皆與千戶侯等 然是富給之資也 不窺市井 不行異邑 坐而待 收 身有處士之義而取給焉", 『사기』「화식열전(貨殖列傳)」, https://kchistory.tistory.com/ 8050685.

다. "신라 초기인 A.D. 70년에 수인제(垂仁帝)의 명에 의해 '신라에서 일본으로 귀화한 다찌마모리(田道間守)[97]가 상세국(常世國)[98]에서 비시향과(非時香果)[99]를 구해가지고 왔다.'는 기록이 있다."[100] 여기서 말하는 비시향과가 감귤의 한 종류인 것으로 보이는데, 상세국은 아마 제주도를 지칭한 것으로 여겨진다. 이 밖에도 일본 구마모토현(현재 熊本市)의 오랜 전설에 의하면 신공황후(神功皇后; A.D. 169~269)가 삼한(三韓)에서 귤을 가지고 와서 그것을 심게 하였다는 것이 전해지는 것을 보면 제주를 포함한 한반도에서 감귤류가 전해진 것을 알 수 있다. 한편으로는 "476년 백제 문주왕 2년 4월에 탐라국으로부터 공물(貢物)을 받았다."[101]는 기록을 통해 간접적으로나마 당시 독립국가의 지위를 갖고 있던 제주로부터 특산물이 백제에 전해졌고 그중에 귤이 포함되었다고 추측해볼 수 있다. A.D. 696년 일본의 지통천황(지토덴쇼, 持統天皇) 10년의 『비후국사(肥後國史)』기록을 보면 통일신라와 발해 시대에 우리나라에서 일본으로 귤나무를 가져갔다는 기록도 있다.[102] 해당 귤나무는 아마 타치바나 귤나무(C. tachibana)가 아닐까 추측되는데 이를 보면 제주의 재래감귤이 중국만큼은

---

97 https://db.history.go.kr/item/compareViewer.do?levelId=jm_001r_0030_0040.에서 田道間守는 "垂仁天皇 3년 일본에 귀화한 신라 왕자인 天日槍의 高孫이다."

98 "常世國: 속인이 왕래할 수 없는 理想鄕으로서, 사물이 변하지 않고 사람들이 不老不死하는 樂土를 일컫는다.", https://db.history.go.kr/item/compareViewer.do?levelId=jm_001r_0030_0040.

99 "제때가 아니면 열리지 않는 향기로운 열매", 현행복, 2016, 『귤록』, 민속원, 168쪽.

100 고정삼, 앞의 책, 28쪽.

101 고정삼, 앞의 책, 28쪽.

102 고정삼, 앞의 책, 27쪽.

아니지만 상당히 오래전부터 재배되었을 것으로 추정할 수 있다. 아마도 제주의 재래감귤은 삼국 시대 이전부터 중국으로부터 유입되었을 것으로 보는 것이 타당하다는 생각을 갖게 된다.

고려 시대에도 감귤 재배의 정확한 기록은 보이진 않지만 대량으로 공물을 바치기 위해서는 대량 재배가 진행되었다고 봐야 하는데 그러한 사실을 고려 시대의 여러 기록에서 엿볼 수 있다. 고려 태조 8년인 925년 11월에 "탐라로부터 방물(方物)을 받았다."는 기록이 있고, 1052년 문종왕 6년에는 "탐라에서 세공(歲貢)하는 귤자(橘子)의 수량을 늘려 1백 포로 개정하였다."는 기록 또한 보인다. 고려는 건국 초기부터 지속적으로 탐라로부터 공납을 받은 것이다. 한편 1220년에 고려의 문신 이인로가 사망하기 전에 작성한 문서를 보면 귤(橘)과 정(棖)이 보이고, 그 후로 금귤, 청귤, 동정귤, 등(橙), 유자의 다양한 품종들이 우리나라의 옛 문헌에 등장하게 된다. 1236년에 편찬된 한의학 서적인 『향약구급방(鄕藥救急方)』에 감귤류의 약재 중 지사리(只沙里)가 서술되어 있는 것을 보면 한약의 처방에 있어서 탱자가 중요하게 사용되었음을 알 수 있다. 그리고 1282년 곽예(郭預)라는 신하가 왕에게 영귤수(詠橘樹)라는 시문을 지어서 바쳤다는 기록에, 동정귤과 더불어 감류(柑類)를 상징한 '천노(千奴)'라는 명칭이 나온다.

1323년 무렵에 침몰했을 것으로 추정되는 신안 해저 유물선에서 나온 물품의 확인서류인 배송증을 보면 이 무렵 고려, 중국, 일본의 동북아시아 국가들 사이에서 감귤의 껍질인 진피의 교역이 활발하게 행해졌다는 사실 역시도 확인되고 있다.

그런데 고려 시대에는 간접적인 추정이 가능할 뿐, 정확하게 진피의 존재가 확인되지는 않는다. 그러던 것이 조선 2대 임금 정종 시기인 1399년에 간행된『향약제생집성방(鄕藥濟生集成方)』에는 진귤피(陳橘皮)가 나오고 청피(青皮)는 보이지 않다가 1433년에 간행된『향약집성방(鄕藥集成方)』에 비로소 청피가 보이는 것을 보면 적극적으로 진피와 청피가 사용된 것은 조선 시대 이후로 볼 여지가 있다.

고려 때 감귤나무를 한반도 육지부에서 재배하려는 시도가 실패하고, 조선 시대에 와서 태종과 세종 시기에 한반도 남부에 이식사업을 하지만 역시 이루지 못한다. 그렇지만 제주에서의 감귤 재배가 국가적 사업으로 여겨져 꾸준히 진행되었기에 감귤의 종류가 상당히 다양해진 것을 볼 수 있다. 주로 진상[103]과 공납[104]의 과정에서 확인되는 것인데, 1454년『세종실록지리지』에 9종, 세조 때에는 12종[105]이 기록된다. 또 생산량을 증대하기 위한 과수원인 과원(果園) 조성이 1455년 세조 때부터 확인되고 계속 확장되어 간다. "1809년 대마도주와의 약정에서 왜관의 진피, 청피, 황련(黃連)은 늘 쓰는 물건이니 매점매석하지 말라는 약정"[106]이 있다. 이것은 그만큼 감귤나무의 약재가 많이 필요하였고 고가였음을 알 수 있

---

103 진상(進上)은 고을의 수령이 지방 특산물을 임금이나 높은 지위에 있는 사람에게 바치는 것.

104 공납(貢納)은 국가의 필요 품목을 지방민에게 현물로 바치게 하는 것.

105 고정삼, 앞의 책, 29쪽.

106 "순조실록 12권, 순조 9년 11월 15일 신미 2번째 기사 1809년 청 가경(嘉慶) 14년 대마도와의 폐단을 이정하는 약조의 내용; 對馬島釐弊約條(중략) 一, 和館之陳皮 青皮 黃連 是日用之物 更不可如是都買 己巳九月日奉行", https://sillok.history.go.kr/id/kwa_10911015_002.

다. 그 후 조선에서는 더욱 재배에 힘써 1824년에 편찬된 조정철(趙貞喆)의 『정헌영해처감록(靜軒瀛海處坎錄)』의 「귤유품제(橘柚品題)」에 감귤속의 나무가 제주에서 15종이 확인된다고 기록된 것을 보면 품종도 점차 다양해진 것을 알 수 있다. 하지만 안타깝게도 귤나무의 열매 숫자를 세어가면서 엄격하게 관리하고 수확시기만 되면 모조리 걷어가는 관리들의 횡포와 수탈이 조선 시대 내내 이루어졌다. 이로 인해 당시의 제주인들은 귤나무를 뽑거나 귤나무 뿌리에 뜨거운 물을 부어 고사시키고 후춧가루를 넣어 죽게 만드는 방식으로 수탈에 대항할 수밖에 없었다. 결국 구한말에 이르게 되면 제주의 귤나무 품종 상당수가 사라지게 된다. 이후 1894년 갑오개혁에 이르러 비로소 중앙정부에 감귤을 바치던 공납제도가 없어지자 제주의 감귤나무는 원래의 쓸모를 잃고 사실상 버려지는 상태에 놓이게 된다.

지금 제주에서는 일본에서 도입된 온주밀감과 온주밀감 교잡종이 주로 재배되고 있다. 재래종을 제외한 제주에서 볼 수 있는 감귤은 1911년 프랑스 출신의 에밀 타케(Emile J. Taque 한국명 엄택기) 신부가 일본에서 미장(尾張)온주밀감 14그루를 도입하여 서귀포 서홍동에 심은 것이 있고, 이것이 재배의 시초이다. 미장온주를 시작으로 제주에는 기주(紀州)밀감(小蜜柑, C. kinokuni)과 같이 일본에서 개량된 다양한 품종의 감귤이 유입되었다.[107] 다만 온주밀감 도입 이전인 1907년 "박영효가 제주도 구남동(九南洞)에 1년간 살며 일본에서 도입한 귤을 심어 농사지었다."[108]고 전해지

---

107   고정삼, 앞의 책, 31쪽.

108   고정삼, 앞의 책, 30쪽.

는 것을 보면 온주밀감의 도입이 보다 일찍 이뤄졌을 여지도 있다. 하지만 박영효가 심은 일본산 감귤은 온주밀감이 아닌 다른 품종일 것으로 보는 견해가 아직은 다수 의견이다. 한편으로는 이 무렵에 김병효가 일본에서 도입한 하귤 종자를 파종하여 번식시켰다는 기록도 나온다. 일제 강점기인 1920년대에는 일본에서 새로운 감귤 품종인 와싱톤네블 (washington navel), 기주(紀州)밀감, 문단(文旦), 금감자, 팔삭(八朔), 금감 등의 다양한 품종들이 도입되기 시작했고 이를 기점으로 제주 특산의 재래종은 소멸이 한층 앞당겨지게 된다.[109]

한국전쟁과 4·3사건을 거치며 다소 주춤했던 제주의 감귤 재배는 1950년대 말부터 다시 시작되고 1960년대에 이르게 되면 본격적으로 상업적 재배가 이루어지게 된다.[110] 당시 감귤 생산량은 매우 적었지만 감귤나무 한 그루에서 수확하는 감귤의 가치가 국립대학교 등록금과 비슷할 정도로 수익성이 좋았기 때문에 이른바 '대학나무'라 불릴 정도가 되었다. 지금 제주에는 소수의 제주 재래감귤을 빼고는 일본에서 도입된 온주밀감 혹은 온주밀감 교잡종이 주로 재배되고 있는 상황이다.[111]

한때 산남지역, 즉 한라산 남쪽의 서귀포 일대를 중심으로 재배되던 것이 차츰 산북 지역까지 재배영역을 넓히면서 현재 제주의 감귤재배면적은 농경이 가능한 제주 땅의 40%를 차지할 정도가 되었고, 2021년 현재 감귤류로 인한 농가 수입은 1조 원을 돌파하였다. 하지만 재배면적이

---

109   고정삼, 앞의 책, 30, 31쪽.
110   고정삼, 앞의 책, 31쪽.
111   고정삼, 앞의 책, 26쪽.

늘어나고 인건비가 상승하는 가운데 수입개방에 따라 외국에서 다양한 과일들이 수입, 유통되면서 감귤로 얻는 농가들의 실질소득은 사실상 하락하고 있는 것 또한 사실이다.

우리나라 역사 속의
감귤 예찬

역사적으로 보면 감귤은 제주 사람들에게는 비교적 친숙했던 과일이었겠지만 바다 건너 육지 사람들에게는 임금에게 진상되어 올 때 어렵게 만나볼 수 있는 과일이었다. 따라서 한반도 남쪽의 섬, 제주도의 특산물이면서 흔하게 만날 수 없는 과일인 감귤을 맛보고 나서는 이를 시문으로 남기는 경우가 적지 않았다.

중국에서는 굴원(취위안, 屈原)이 지은 시가 유명하다. 이른바『귤송(橘頌)』이다. 굴원의 시는 귤에 대해서 시로 읊은 걸작이라고 여겨진다.

한편 우리나라에는 고려 때 귤을 노래한 이규보의 시[112]가 전해지고 있다. 이는 고려 무인정권 시대에 인연을 맺은 최자가 제주목사로 있으면서 바다를 건너 어렵사리 보내온 동정귤에 대한 답례로 지어 보낸 시이다.

---

112 『동국이상국집(東國李相國集)』에 의하면, 이규보는 보광사 스님이 한밤중에 내놓은 금귤, 임금이 주시던 감귤, 그리고 제주태수(濟州太守) 최자(崔滋: 1188~1260)가 보내온 동정귤, 청귤 등을 맛보았던 것으로 보인다. 그는 그때마다의 감동과 소회를 시로 읊었다.

除却耽羅見尚難 탐라가 아니면 보기조차 어려운 것

遠來何況水程艱 더구나 먼 바닷길로 힘들게 왔다니

貴人門閥猶稀得 귀인의 집안에서도 얻기 어려운 것

最感年年及老殘 해마다 늙은 사람 생각해줘 고맙네.

圓於金彈粲堪珍 황금탄알보다 둥글고 찬란한 보배는

猶似霜林始摘新 마치 서리 내린 숲에서 바로 따낸 듯

呼作洞庭尤可喜 동정귤이라 부름이 더욱 기꺼운 것은

飮筵宜伴洞庭春 술좌석에 동정의 봄빛과 짝하기 좋다.

제주에서 보내온 귤에 대한 이규보의 답시는 동정귤에만 머무르지 않는다. 다른 시기에 최자가 보내온 청귤에 대한 답시도 있다. 바다 건너 제주와 육지를 오가며 정성과 감사를 주고받은 당대 문인들의 성품 또한 살펴볼 수 있다.

殷勤靑橘渡江淮 깊고 그윽한 청귤! 바다를 건너왔으니

不要滋脣重遠來 입맛에 맞기보다 멀리서 온 게 장하네.

二月離州今始到 이월 제 고향 떠나 이제 막 왔는데도

可憐猶帶暗香廻 그윽하고 탐스런 향기 아직도 감도네.

이렇듯 고려 시대에는 제주의 감귤이 만나기 힘든 과일인지라 수도 개성에서도 이를 재배하려는 시도가 종종 있었다. 1280년 고려 충렬왕 때, 임정기(林貞紀)라는 신하가 감귤 두 그루를 왕에게 바쳤으나 추위를 이기지 못하고 말라 죽었다는 기록이 전한다. 앞서 이규보의 시 말고도 1282년경 곽예(郭預)[113]가 귤나무를 노래한 「영귤수(詠橘樹)」를 지어 고려 왕에게 바친 기록도 전해진다. 이 시는 고려 시대에 처음 간행되었다가 조선 시대 중기인 1659년 중간된 『파한집(破閑集)』[114]에 전해진다. 다음은 곽예(郭預)가 지은 「영귤수(詠橘樹)」[115]이다.

誰把炎州種	누가 따뜻한 나라 씨앗 가져다
移栽禁御傍	금지된 궁궐 곁에 옮겨 심었나.
脫身辭瘴海	자유 몸으로 남쪽 바닷가 떠나
托地近宮墻	의탁한 곳 궁궐 담장 가깝구나.
玉瘦叢多刺	옥처럼 모여진 가지 가시 많고
雲繁葉有芒	구름같이 무성한 잎 까락 있네.
春葩渾帶白	봄꽃은 어지러이 흰 빛을 띠고
秋實漸含黃	가을 열매 점점 누런빛 머금네.
浩露凝爲腦	이슬 엉겨 여의주처럼 커 가면
生綃用隔瓤	명주실로 나눠~ 갑들을 이루네.
摘宜煩素手	열매 따는 하얀 손 번거롭지만

---

113 곽예(郭預 1232~1286)가 「詠橘樹」란 시를 지어 충렬왕에게 바치는데 『파한집(破閑集)』 에 나온다.

114 李仁老(1152~1220)가 지은 것을, 1260년 아들 이세황(李世黃)이 수집하여 발간한 초간 본은 전하지 않고, 1659년 간행된 중간본만 전한다.

115 芒 까끄라기(망), 葩 꽃 (파), 噗 물 뿜을 (손), 沾더할 (첨), 瓝 흙다리 (이).

熟必待淸霜 익기엔 서리 기다려야 한다네.

噀霧沾衣袖 쪼개면 안개 뿜어 소매가 젖고

飛泉沃肺腸 샘 솟아올라 폐와 장을 적시네.

縱經淮水遠 비록 회수를 건너 멀리 왔으나

不減洞庭香 동정향기 좀처럼 줄지 않으니.

氣味含仙界 향기와 맛은 선계를 머금었고

音塵隔古鄕 기별은 고향을 멀리 하였다네.

雖云非土性 비록 고향의 맛은 아니라 하나

只爲被恩光 다만 은혜로운 빛 입어서라네.

耻與千奴並 천노[116]와 함께 하길 부끄러워서

唯容四皓藏 오로지 사호[117]처럼 숨어 있다네.

君看圯上老 그대 보았는가 다리 위 노인[118]이

去楚佐高皇 초나라 버리고 황제[119]를 돕는 걸.

곽예(郭預)의 「영귤수(詠橘樹)」를 읽다 보면 고려 시대에 지속적으로 감귤을 육지에서 재배하려는 의도가 있었음을 알게 된다. 한편으로는 예전

---

116 천노(千奴)는 천두목노(千頭木奴)에서 나온 것으로 당시 재배하는 일반 보통 감귤을 말한다.

117 중국 진시황 때 난리를 피하여 섬서성(산시성, 陝西省) 상산(商山)에 들어가서 숨은 네 사람의 선비.

118 圯橋(흙으로 만든 다리) 위에서 張良에게 素書를 전하면서 劉邦을 도와 초나라와 싸우게 한 황석공(黃石公)을 말한다.

119 高皇은 漢나라 건국 창업군주로 초대 황제 劉邦을 말한다. '高皇帝, 漢高祖, 太祖'라고도 한다.

이나 지금이나 분명한 것은 감귤은 육지에서 맛보기 힘든, 제주에서 힘들게 가져와야 하는 귀한 과일이라는 점을 알 수 있다. 동정, 천노와 같이 중국의 고사를 인용하고 있지만 명주실 같은 속껍질이 과육을 감싼다든지, 서리가 내릴 때까지 수확을 기다려야 한다는 것과 같은 감귤의 재배 과정 전반에 대한 정보도 담고 있는 것을 볼 수 있다. 자세히 살펴보면 다음과 같은 당시 감귤에 대한 묘사를 확인할 수 있다.

시를 읽다 보면 습하고 열기가 많은 중국 남쪽 바닷가가 원산지인데 고려 시대에 수입이 되었고, 종자를 심어서 키운 후 궁궐 곁에 이식한 것을 알 수 있다. 가늘고 가는 가지가 모여 나고 가시가 많은 형태를 가지고 있으며 잎은 구름같이 무성하고 잎사귀에는 까끄라기가 나있는 것이 묘사되어 있는 것을 볼 수 있다. 봄에 하얀 꽃이 어지러이 많이 피면서 가을이 되면 열매가 서서히 황금빛으로 변한다고 되어 있으며, 열매의 모양은 크고 농후한 이슬이 엉긴 여의주 같으며 생명주실로 나눈 것처럼 여러 갑을 가지면서 열매가 많이 달려 수확하려면 손길이 많이 간다는 구체적 내용도 담고 있다. 또한 서리를 기다려야 맛있게 익는데 좋은 향기가 풍부하고 알맹이를 먹으면 과즙과 향기가 허파와 창자를 적시는 기분을 준다 하고 있다. 추가적인 정보로는 당시 알려진 감귤류의 종류에 동정(洞庭), 천노(千奴)가 있음을 밝히고 있다. 고려 시대의 시 한 편에서 당시에 재배하던 감귤의 구체적인 생육정보에 대해 알 수 있는 것이다.

알면 알수록 헷갈리는
감귤의 이름

중국과 한국에서 공히 감귤은 귀하게 대접받아온 과일이었지만 고려 시대부터 시작된 육지에서의 재배 노력이 실패를 거듭한 것에서 보듯이 생육의 북방한계선이 분명히 존재했다. 한편으로는 감귤나무를 심은 지역의 풍토와 기후에 영향을 받아 자라면서 모양이 달라지기도 하는 등 재배하기가 매우 까다로운 과일기도 했다. 그렇기 때문에 중국에는 있으나 한국에는 없는 감귤류가 있었고, 중국의 문헌에 나온 감귤에 대한 묘사가 한국에서 재배할 때는 적용되지 않는 경우가 종종 생겨났다. 그래서인지 같은 감귤을 두고 명칭을 달리 한다든지, 비슷한 품종의 자생 감귤류에 중국 문헌의 감귤 명칭을 적용하는 것과 같은 현상이 생겨났고, 이는 감귤 분류를 매우 까다롭게 만들었다.

먼저 우리나라 옛 문헌에 표기된 감귤류의 명칭을 살펴보자. 비교적 이른 시기에 등장하는 명칭은 1236년에 발간된『향약구급방(鄕藥救急方)』에 나온다. 지실(枳實)을 표현한 '지(枳)'를 향명(鄕名), 즉 우리나라식 명칭으로 '지사리(只沙里)' 또는 '지사이(只沙伊)'로 쓰고 아마도 '기사리'로 읽은 것으로 보인다.

1527년『훈몽자회(訓蒙字會)』에서는 '등(橙)'을 '효·근·귨' 또는 '향등(香橙)'이라 표기한 것이 보인다. 여기서 '효·근'이라는 표현은 한글 표기로 보이는데 그 뜻은 다른 문헌에서 살펴볼 수 있다. 1517년 간행되었다고 하는『번역박통사』[1]에 보면, "이바디ᄒᆞ시니 효근풍류와 굴근풍뉴를 다 히이시며"[2]를 "잔치하시니 세악(細樂)과 대악(大樂)들을 다 시키시며"[3]로 해석하고 있는 것을 볼 수 있는 것이다. 즉 이를 통해 유추해보면 '효근'[4]은 '굴근(굵은)'의 반대의 뜻으로 '작다' 또는 '잘다'는 뜻이 된다. 따라서 유자나무에 달리는 열매가 큰 것을 '유(柚)'라 하고, 작은 것인 '소유자'를 '등(橙)'이라 한 것으로 보인다. 또한 '유·ᄌᆞ'은 유자(柚子), '감·ᄌᆞ'은 감(柑), '팅·ᄌᆞ'는 탱자라 하였다. 그리고 1611년에 간행된『동의보감(東醫寶鑑)』에 다음과 같은 감귤류의 향명이 나온다. '동녕귤'은 동정귤(洞庭橘), '프른귤'은 청귤(靑橘), '유ᄌᆞ'는 유자(柚子), '감ᄌᆞ'는 유감자(乳柑子), '팅ᄌᆞ여름'은 지

---

1   『훈몽자회』를 지은 최세진이 고려 말 중국어 학습서인『박통사(朴通事)』에 한글로 독음을 달아 언해한 책. 위키백과. https://thewiki.kr/w/번역박통사.

2   https://akorn.bab2min.pe.kr/doc/57?p=15.

3   https://wordrow.kr/의미/효근풍류/.

4   "麞骨놀의쌔(중략) 麂肉효근노로(중략) 麂音紀獐類也 又小於獐但口 兩邊有長牙 性好鬪 山深處有之", 허준, 1613,『동의보감』; 대성문화사, 앞의 책「탕액편」, 124쪽./ 큰노루(놀)는 장(麞)이라 했고, 작은 노루(효근노로)는 궤(麂)라 했다. 제주에 사는 노루는 다른 곳에 서식하는 노루에 비해 크기가 작아서 궤(麂)라 한다.

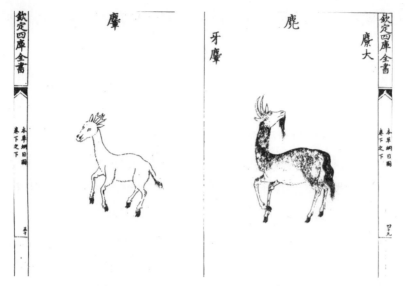

〈사진 5〉, 〈사진 6〉송곳니가 있으면 '고라니', 뿔이 있으면 '노루'라 한다. 예전에는 고라니와 노루의 구별이 정확하지 않다. 『본초강목』을 보면 큰 노루를 장(獐, 麞), 송곳니가 있으면 아장(牙麞), 수컷만 뿔이 있는 작은 노루를 궤(麂), 궤(麂) 중에서도 큰 것은 경(麖)이라 했다.

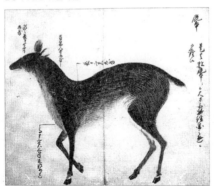

한명기가 만난 **조선사람**

조선 노루. 대마도가 '조선약재 조사' 당시 포획해 정교하게 그린 노루의 모습이다.
왜관은 이 같은 동물들을 포획해 반출하는 과정에서 많은 자금을 들여 조선인들을
매수해 활용했다.   [출처=가즈이 다시로, 『에도시대 조선약재 조사의 연구』]

〈사진 7〉https://www.joongang.co.kr/article/4768524#home을 보게 되면, 에도시대(江戸時代; 1603~1867)에도 장(麞)을 '조선노루'라 하고 있다.

실(枳實)을 말하는 것으로 되어 있다.

그런데『동의보감(東醫寶鑑)』에서 보이는 감귤류의 분류는 중국서적을 참고한 부분이 많고, 인용의 주된 목적은 약재로 사용하기 위해서인데 자세히 살펴보면 적지 않은 오류 혹은 논리적인 상충을 발견할 수 있다. 그러한 감귤 분류상의 문제는 중국에서 저술된 한의약서 자체가 가지고 있는 분류상의 오류 때문이라고 생각할 수 있다. 예를 들어『본초강목』이라는 저술은 그 자체로 내용이 상당히 광범위하여 생물, 화학, 천문, 지리, 지질, 역사 등에 이르기까지 당시뿐만 아니라 현재까지도 세계적으로 큰 영향을 주고 있는 박물학의 대작이라고 할 수 있으나, 저술의 주된 방법에 대해서는 여러 학자들이 비판을 하고 있는 실정이다.

1994년 일본학자 나가사와 모토오[長澤元夫]는『한방의 제문제(漢方の諸問題)』에서 이를 두고 "문헌(文獻)의 고증(考證)과 인용(引用)에 대하여 대단히 인색하다는 것이다. 극단적인 경우에는 후세의 많은 사람을 그릇되게 하는 점이 심한 것은 정말 유감이다."라는 평가를 내린 바 있다. 그것 말고도『본초강목』에 수시로 등장하는 자설(自說) 부분, 즉 이시진(李時珍)이 스스로 '시진왈(時珍日)'이라고 쓴 부분에 관해서는 "자설 부분에는 독단이 많고 신뢰하기 어려운 점이 있다고 하여 '심할 때는 고사(古事)를 개정하여 자설에 갖다 붙였다.'라는 지적설까지 있다."[5]고 비판하였는데, 이렇게 착오에 의해 기술된 사실은『본초강목』의 '감(柑)과 귤(橘)'의 항목에서도 여실히 잘 드러난다.

---

5   나가사와 모토오(長澤元夫), 1994,『漢方の 諸問題』; 김은하 외, 1998,『한방의 제문제』, 전파과학사, 222쪽.

역시 중국의 학자인 한언직(한옌즈, 韓彦直)은 이미 그의 저술『귤록(橘錄)』에서 감귤을 귤 14종[6]과 감 8종[7]으로 분류하였는데, 이시진(리스쩐, 李時珍)은 그중 '금귤'과 '금감'을 '금귤(金橘)'이란 항목으로 따로 분류하고, 자연귤(自然橘) 부분을 삭제하고, 새롭게 주귤(朱橘)과 만두감(饅頭柑)을 추가하여, 귤 13종, 감 8종, 금감 1종으로 체계적인 분류방법을 제시했다. 하지만 기존 서적의 원문을 그대로 쓰지 않고 자신의 의도대로 크게 축약해버려서 후학들이 책을 읽는 데 많은 혼동을 일으키게 한 것이다.

예를 들면 이시진은 "민간에서는 귤나무 아래에 쥐의 사체를 묻으면 열매가 곱절로 맺힌다고 전해진다. 그래서『물류상감지(物類相感志)』[8]에서는 귤나무가 사체를 얻게 되면 열매가 무성해진다.(橘見尸而實繁)"고 나와

---

6 韓彦直은『귤록』에서 귤을 '黃橘, 塌橘, 包橘, 綿橘, 沙橘, 荔枝橘, 軟條穿橘, 油橘, 綠橘, 乳橘, 금귤, 자연귤, 早黃橘, 凍橘'의 14개로 분류한 것을, 李時珍은 軟條穿橘을 穿心橘이라 개명하고, 금귤과 자연귤을 빼고는 朱橘을 넣어 귤 13종으로 분류한다.

7 韓彦直은『귤록』에서 柑을 '眞柑(乳柑), 生枝柑, 海紅柑, 洞庭柑, 朱柑, 금감, 木柑, 甜柑'의 8개로 분류한 것을, 李時珍은 '금감'을 빼고 饅頭柑을 추가하여 감 8종으로 분류한다.

8 11세기 후반 宋代 소동파(쑤둥포, 蘇東坡 또는 蘇軾)가 저술한 책으로, 物類는 '물질의 종류'를, 相感은 '교감'을 말한다. 이러한 '물류상감'에 대해『동의보감』에서는 "其氣象有相關感 多如此類 其理不可得而思之(그 물질의 氣運과 現象은 서로 관련하여 감응하기에 이와 같은 형태의 현상이 많이 일어나게 된다. 그러나 그 이치는 도저히 생각만으로는 알아 낼 수 없다.)"라고 설명하고 있다.『물류상감지』제일 앞장 총론(總論)에 나와 있는 "磁石引鍼 琥珀拾芥 蟹膏投漆 漆化爲水(중략) 豬脂炒槤皮自脫", https://baike.baidu. hk/item/物類相感志/907132. 라는 내용이『동의보감』「탕액편」「탕액서례(湯液序例)」'오미약성(五味藥性)'에는 "磁石引鍼 琥珀拾芥 漆得蟹而散"로 기술되어 있다. 두 책에 나온 글자의 순서와 내용을 비교해보면 서로 앞 두 구절은 같다가 세 번째 구절은 내용이 비슷하고 그 다음부터는 내용이 달라진다.

있다 하고, 또한『涅槃經(열반경)』을 인용하면서 "만약 귤나무가 쥐의 사체를 받으면 열매가 많아진다.(如橘見鼠 其果實多)"[9]고도 했다. 하지만 그의 인용과는 달리『열반경』에는『본초강목』에서 보이는 글귀는 전혀 보이지 않고, 단지 '귤(橘)'과 '서(鼠)'라는 단어만 보일 뿐이다.[10] 또『물류상감지』를 보더라도 감과 귤을 오래 저장하는 방법, 비료를 많이 주지 말라는 경고, 귤이 북쪽으로 가면 지(枳)로 변한다는 것과 같은 내용[11]은 있어도『본초강목』에 기술된 쥐의 사체를 받으면 열매가 많아진다는 것과 같은 문

---

9 "俗傳橘下埋鼠 則結實加倍 故《物類相感志》曰 橘見尸而實繁.《涅槃經》云 如橘見鼠 其果實多.", 李時珍, 1590,『본초강목』; 대성문화사, 앞의 책 권41, 633쪽. / 尸는 (shi)라 발음하고 鼠는 (shu)라 발음한다.

10 『열반경』은『大般涅槃經』이라고 한다.『열반경』권28에 부처님이 말하기를 "선남자여! '지나간 것을 있다.' 함은 가령 '귤'을 심어서 싹이 나고 씨가 없어졌으나 싹도 달고 풋과일 맛도 역시 달다가 익으면 시어지느니라. 선남자여! 이 신맛이 씨나 싹이나 풋과일 일 때는 전혀 없다가 뿌리나 줄기[本]를 따라 익을 때 색과 모양[相貌]을 드러낸 즉 신맛이 생기는 것이니 이 신맛은 본래 없었던 것이 지금 있는 것이다. 비록 본래 없었던 것이 지금 있는 것은 근본으로 근거하지 아니한 것이 없다. 이와 같이 본래 씨가 비록 다시 지나갔지만 고로 있었다고 말할 것이니 이런 이치로 지나간 것을 있었다고 말하느니라.(佛言 「善男子! 過去名有 譬如種'橘' 芽生子滅 芽亦甘甜 乃至生果 味亦如是 熟已乃醋. 善男子! 而是醋味 子芽乃至生果悉無 隨本熟時 形色相貌則生醋味 而是醋味本無今有 雖本無今有 非不因本 如是本子 雖復過去 故得名有 以是義故 過去名有」)" 또,『열반경』권5에 "해탈은 곧 평등이다. 비유하자면, 벌판에 있는 독사나 '쥐'나 이리는 모두 죽이려는 마음이 생기나, 해탈은 그렇지 아니하여 죽이려는 마음이 없다. 죽이려는 마음이 없음이 참 해탈이요, 참 해탈은 곧 여래니라.(又解脫者即是平等 譬如野田 毒蛇'鼠'狼俱有殺心 解脫不爾 無有殺心. 無殺心者即真解脫 真解脫者即是如來)", https://kabc.dongguk.edu/content/view?itemId=ABC_IT&cate=bookName&depth=3&upPath=Z&dataId=ABC_IT_K0105_T_005.라 한다. / 善男子는 불법에 귀의한 남자를 말한다.

장은 없다. 이렇게 이시진은 문헌에 나온 내용을 인용할 때 변형하여 기술함으로써 후대에 커다란 오해를 불러일으킬 수 있게 한 것이다.

또 다른 사례도 존재한다. B.C. 300년경에 무명의 이상주의자가 휘찬(彙撰)한 것으로 추측되는 『주례(周禮)』의 「고공기(考工記)」를 보면 "귤이 회수(淮水)를 건너 이북으로 가면 지(枳)로 변하는데, 이것은 땅의 기운이 그렇기 때문이다.(橘逾淮而北化爲枳 此地氣然也)"라고 한 것을 이시진은 "귤이 회수를 건너면 스스로 변하여 지(枳)가 되는 것은 땅의 기운이 그렇기 때문이다.(橘踰淮而自變爲枳 地氣然也)"라고 잘못 인용했다. 이와 같이 문헌의 글귀를 전부 정확하게 인용하지 않고 스스로 판단하여 축약시키며 인용한 것이 후대의 혼란을 초래한 이유로 작용했던 것이다.

이시진이 고사(古事)를 개정하여 자설(自說)에 갖다 붙인 경우를 또 보자면, A.D. 4세기경 『양양기(襄陽記)』에 소개된 이형(리헝, 李衡)의 고사(古事)에서 '종감귤(種甘橘)'이라 한 것을 『본초강목』에 '종감(種柑)'이라 기술한다. 이는 당시에 이미 보편적으로 인식되던 귤과 감의 차이를 무시한 것으로써 4세기 당시에 있었던 단맛의 귤을 감(柑)[12]이라고 스스로 정의해 버린다. 이왕이면 야생 상태에서 변이가 일어나 열매가 달게 된 귤인 감

---

11   https://dl.ndl.go.jp/info:ndljp/pid/2209061.에서, "橘樹不宜肥(중략) 綠橘過江北爲枳(중략) 藏金橘於菉豆中則經時不變. 藏柑子以盆盛用乾潮沙蓋之 土瓜同法. 收湘橘 用煮湯錫觧收之 經年不壞(중략) 橘柚樹澆肥 春分后多死", 『물류상감지』./ '藏柑子以盆盛用乾潮沙蓋之'은 '柑子는 盆에 담고 축축하게 젖은 모래를 말려 덮는다.', 盆은 '윗부분이 벌어지고 밑부분이 좀 좁은 원형그릇'이고, 土瓜는 '쥐참외'를, 湘은 湖南省을 말한다.

12   "柑(중략) 時珍日 漢李衡 種柑於武陵洲上 號爲木奴焉", 李時珍, 1590, 『본초강목』; 대성문화사, 앞의 책 권41, 636쪽.

귤(甘橘)을 감(柑)이라 정의하였으면 더욱 좋았을 것이라는 아쉬움이 존재한다.

이러한 『본초강목』의 아쉬운 점은 저자인 이시진이 『증류본초(證類本草)』를 모방하여 단방의 수집에 주력하였던 것에 큰 원인이 있다. 나름 자료수집은 방대하나 정밀한 선택이 모자라서 나중에 한의사가 임상에 사용하는 데 있어서 많은 불편을 초래한 측면이 적지 않다. 한편 이시진의 정보수집은 당시 농어민과 대화를 통해 간결한 처방, 즉 단방을 수집하다 보니 생겨난 것인데, 구어체(口語體)가 상당히 섞여 있어서 정확한 해석에 많은 혼란을 준다는 점도 함께 지적할 수 있다.

이처럼 문헌에서 잘못 인용하여 서술한 내용들은 우리나라에 전해져 여러 서적에서 그대로 보이게 된다. 이러한 내용들을 후학들 역시도 역사적인 고증방법을 통해 자세히 교정하려는 노력이 없었기 때문에 현재에도 한의학계에서 많은 착오를 일으키게 되는 근본적인 원인으로 작용하고 있다. 따라서 중국과 우리나라의 옛 문헌을 두루 살펴서 오류를 바로잡는 것이 절실히 요구되고 있는 상황이다.

강력한 분류의 원칙,
학명

같은 종류의 감귤류를 두고 생태에 대해 다른 기술을 한다든가 아니면 전혀 다른 명칭을 붙이는 것과 같은 현상은 어찌 보면 스웨덴의 학자 카를 폰 린네(Carl von Linné; 1707~1778)에 의해 학명에 대한 원칙이 제시되기 전에는 불가피한 현상이었다. 요즘에도 종종 볼 수 있는 것이지만 동일한 식물의 명칭이 나라별로 혹은 국가별로 지역별로 달리 말해지는 상황이 없지 않기 때문에 그에 따르는 혼동은 피할 수 없다. 그래서 린네가 제시한 동식물 명칭 부여의 원칙이 바로 학명이다.

그런데 아이러니하게도 학명의 원천은 어찌 보면 중국으로부터 기원했다고 볼 여지가 충분히 있다. 기원전 중국의 기록인『상서(尙書)』의「우공편(禹貢篇)」을 보면 "상하기 쉬운 귤유(橘柚)는 싸서(包) 바치라."는 내용이 나온다.[13] 여기서 귤유는 감귤속(柑橘屬)의 나무들을 통칭하는 것으로 볼 수 있다. 시큼하면서 단 과일이자 감귤의 일종인 산물(酸物)들이 고대의 그리스(Greece)를 비롯한 서양으로 건너갈 때, 그 산물들은 대개 상자(箱子)로 유통되었다. 그리스에서 '상자'는 '키트론(kitron)'으로 불리는데, 키트론이라는 말에서 매우 신 과일, 즉 감귤을 뜻하는 시트론(citron)이 나오고 감귤류를 통칭하는 시트러스(citrus)가 생겨나게 된 것이다. 이를 보면 시트러스(Citrus)라는 용어가 애초에 중국의 한자 '포(包)'에서 유래되었음을 알게 된다.

한편 이시진은 『본초강목』에서 귤껍질의 무늬형상을 "귤피문세(橘皮紋細)"[14]라 했다. 이는 껍질문양이 촘촘한 그물 같다는 것이다 이를 라틴어로는 레티쿨라타(reticulata)라 하는데 이 역시 '가는 그물'을 뜻한다. 이를 보면 감귤의 대표적 품종인 '만다린'의 학명에 쓰이는 단어인 레티쿨라타(reticulata) 역시도 중국에서 유래된 것으로 추정할 여지가 있다. 린네의 학명 분류에 따르면 우리가 요즘에도 흔하게 보는 감귤류가 바로 시트루스 레티쿨라타, 즉 알파벳으로 표기하면 *Citrus reticulata*인 것이다.

간단하게나마 린네가 주창한 학명 표기의 원칙들을 살펴보면 다음과 같다. 일단 학명의 표기에는 라틴어[15]를 사용한다. 만다린의 학명 뒤에

---

13 "島夷는 卉服이로소니 厥篚는 織貝요 厥包橘柚는 錫貢이로다(중략) 包, 裹也. 小曰橘, 大曰柚", 조선도서주식회사(朝鮮圖書株式會社), 昭和18 (1943년), 『원본비지 서전집주(原本備旨 書傳集註)』上, 163쪽./ 海島(바다 가운데 섬)의 오랑캐는 풀로 만든 옷을 입고 있고, 그들이 광주리에 담아서 바치는 예물은 직물(織物)과 장신구이며, 귤과 유자는 바치라는 명령을 내리면 싸가지고 와서 바칩니다.

14 "橘皮紋細 色紅而薄 內多筋脈 其味苦辛 柑皮紋粗 色黃而厚 內多白膜 其味辛甘", 李時珍, 1590, 『본초강목』; 대성문화사, 앞의 책 권41, 633쪽.

15 학명을 라틴어로 짓거나 라틴어化하는 이유는 라틴어가 死語이므로 후대에도 그대로 전해질 확률이 높기 때문이다.

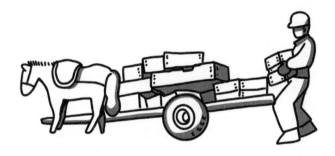

<그림 3> 제주감귤박물관에 전시된 자료 사진 중 예전에 귤을 운반하는 마차와 감귤보관용 나무상자를 나르는 인부를 그린 것

새로운 단어가 붙은 *Citrus reticulata* Blanco라는 학명을 볼 수 있는데 이는 블랑코라는 이름을 가진 스페인의 식물학자가 학명을 붙였다는 것을 나타낸다. 가만 보면 학명의 글자가 옆으로 눕혀진 것을 알 수 있는데, 이는 학명은 반드시 기울여 표기한다는 원칙에 따른 것이다. 하지만 학명을 붙인 명명자의 이름은 기울이지 않고 있다. 학명은 반드시 정명(正名: Correct name)을 표준[16]으로 하고 있으며 앞부분의 속명은 시작하는 첫 알파벳을 언제나 대문자로 시작한다. 즉 대문자로 시작하는 시트루스(*Citrus*)는 감귤류의 속(屬, genus)을 나타내고 소문자로 시작하는 레티큘라타(*reticulata*)는 종(種, species)을 나타낸다. 속과 종을 함께 표기하는 방법이 바로 이명법[17]이다. 속의 뒤에 붙는 종의 명칭을 다른 말로는 종소명(種小

---

16   나머지는 이명(異名: synonym)으로 한다.

17   二名法(binominal nomenclature). 예) 속(屬: genus) 명칭 + 종소명(種小名)

名)[18]이라 하기도 한다. 간혹 학명을 붙인 사람의 이름에서 유래한 종소명이 있는데 그때에는 사람 이름이니만큼 예외적으로 대문자로 표기를 하는 것이 보통이다.

학명 뒤에 이름을 붙인 사람과 이름을 붙인 연도를 밝히기도 하거나[19] 명명자와 명명연도에 괄호를 표기하는 경우도 있다.[20] 속명과 종소명은 서로 동일하게 중복되지 않도록 하는 것이 원칙이지만 식물명명자목록(Authors of Plant Names)에 따라 축약이 허용되기도 한다.[21] 감귤류처럼 변이(variety)가 심한 다형종이 있는 경우에 각각의 독립, 분화된 종을 별도로 명명해야 하는 경우가 생기는데 이때에는 이명법을 따르지 않고 변종명이나 품종명을 추가하는 삼명법(三名法)[22]을 사용하기도 한다. 변종의 경우에는 종명+'var.'+변종명의 형식으로 이름을 붙이고 품종의 경우에는 종명+'f.'+품종명(cultivated variety) 형태로 표기를 하는데 품종명을 나타내는 약자인 'cv.'를 사용하기도 한다. 재배종인 경우에는 기울이지 않고 정자체로 쓰며 대문자로 시작한다.

이러한 학명의 사용법을 대표적인 옛 감귤류인 동정귤을 통해 보면 다음과 같다. 동정귤의 학명은 '*Citrus reticulata* (Blanco) var. *erythrosa*

---

18   종소명: 보통 그 종(種)의 특징을 나타내는 말로, 관계 있는 지명, 인명, 토어(土語) 따위를 쓴다.

19   신종을 찾아 비교하고자 할 때, 이 정보를 보고 문헌을 찾고 비교 고찰할 수 있다.

20   해당 종은 어떠한 이유로 학명이 바뀌었다는 뜻이다.

21   린네(Carolus Linnaeus)는 식물분류학에서 'L.'로, 'Takenoshin Nakai(中井猛之進)'는 'Nak.'로 축약할 수 있다. 하지만 마음대로 축약해서는 안 되며 Authors of Plant Names에서 정한 대로만 한다.

22   동물분류학에서는 '속명+종소명+아종명'으로 명명하는 삼명법을 쓴다.

H.H.Hu'[23]라 표기한다. 이는 동정귤이 감귤나무의 변이종(變異種)이므로 그 원래 학명에 변종을 뜻하는 variety의 약어인 'var.', 또한 열매가 붉은 색을 띠므로 적색을 의미하는 'erythro', 그리고 명명자인 중국의 식물학자 후시엔쑤[胡先驌 Hu Hsien Hsu]의 첫 글자를 따서 'H.H.Hu'라 붙인 것이다.[24] 그런데 동정귤은 일본의 식물학자인 다나카(田中)도 명명한 바가 있기에 'C. erythrosa Tanaka' 또는 'C. reticulata var. erythrosa Tanaka'라 표기하기도 한다. 만약 감귤의 학명을 'Citrus spp.'라고 표기했다면 spp.는 종(species)의 복수를 뜻하는 약자로 Citrus 속에 속한 모든 식물을 총칭하는 것이 된다.

생물을 분류하는 방법 역시도 린네가 제시한 것인데, 중고등학교 생물시간에 배운 것처럼 계(界, Kingdom)-문(門, Division, 동물의 경우에는 Phylum)-강(綱, Class)-목(目, Order)-과(科, Family)-속(屬, Genus)-종(種, Species)으로 이어지는 위계를 따른다.

이에 따라 감귤류를 분류해보면 먼저 식물계(植物界, Plantae)로 분류되고, 피자식물문(被子植物門)에 속하는 속씨식물(Angiospemae)로서 쌍떡잎식물강(Eudicots)에 속하는 것을 알 수 있다. 그 아래부터는 구체적인 식물의 특징을 엿볼 수 있는데, 약재로 사용되면서 이를 즐겨 사용하면 질병의 걱정이 없다는 뜻을 담은 무환자나무목(無患子나무目, Sapindales)에 속하면

23　"Citrus reticulata var. erythrosa (Tanaka) H.H.Hu = C. erythrosa Tanaka", 신대풍출판공사 (新大豐出版公司), 중화민국 71년 (1982년), 『신편중약대사전(新編中藥大辭典)』「색인 (索引)」, 196쪽.

24　"Hu: Hsien Hsu Hu, (1894~?), China(Dendrology), 胡先驌.", 이창복, 앞의 책, 857쪽.

서, 늘푸른나무 즉 상록수로 향이 매우 강한 꽃이 핀다는 뜻을 가진 운향과(蕓香科, Rutaceae)에 속하게 되는 것이다. 워낙 종류가 많은 운향과라서 좀 더 세분하여 귤아과(橘亞科, Aurantiodeae)를 따로 나누기도 하는데, 감귤류가 들어가는 귤아과에는 여러 개의 속(屬, genus)이 있는 것으로 분류가 이루어져 있다. 여러 개의 속에 포함되는 종(種, species)의 개수는 현재 수천 종 이상에 이르는 것으로 추정되고 있다.

여기에서 중요한 것은 헤스페리디움(hesperidium)이라고 하여 표면이 거칠고 가죽처럼 단단한 껍질을 가진 운향과의 감귤나무라고 할 수 있다. 이는 우리가 직관적으로 보더라도 감귤의 일종이라고 여기게 되는 모양을 가진 감귤류의 열매를 말한다. 그런데 귤아과의 식물 속(屬) 중에서 감귤류인 헤스페리디움(hesperidium)이라고 분류가 되는 것은 6개이다. 각각을 보면 감귤속(橘屬, Citrus), 금감속(金柑屬, Fortunella), 탱자속(탱자屬, Poncirus), 호주라임이라고 불리우는 마이크로시트러스(Microcitrus), 사막라임이라고 불리는 에레모시트러스(Eremocitrus), 그리고 클리메니아(Clymenia)[25] 가 이에 속한다.

그런데 6개의 속을 각각 서로 다른 속으로 분류한 방법은 최근 들어 상황이 변했다. 클리메니아(Clymenia)를 제외한 나머지 5개 모두 감귤속(橘屬, Citrus)으로 분류되고 있다. 이는 클리메니아를 뺀 나머지는 모두 적절한 조건과 환경 속에서 교잡을 통해 번식이 가능하기 때문이다.

---

25   고정삼, 앞의 책, 42쪽.

헤스페리디움과
감귤의 분류

'헤스페리디움'은
무엇을 말하는가?

감귤류를 학명으로 분류할 때는 모양으로 분류하는 것이 아니고 유전적인 계통을 따져서 교잡 가능성도 봐야 하고 품종별로 각각 다르게 나타나는 특징들도 살펴야 한다. 그런데 린네가 제시한 분류법을 따르는 경우에 '운향과 감귤아과'에는 통칭 감귤류라고 부르는 것에 속하지 않는 것들이 생긴다. 분명 감귤과 겉으로 유사한 모양을 가졌지만 유전학적으로 '감귤류'에 속하지 않는 것이 있기 때문이다. 그래서 유전학적으로 계보를 같이 하며 감귤과 비슷한 모양을 가진 열매가 맺는 식물들을 가리켜서 '헤스페리디움'이라고 말한다. 즉 '헤스페리디움'은 '귤 모양의 열매를 맺는 식물'이라는 뜻이다.

헤스페리디움이라는 단어는 그리스신화에서 비롯되었다. 세상의 서쪽 끝에서 황금사과나무를 돌보는 존재들, 헤스페리데스(Hesperides)에서 기원하는 것이다. 동양에서 전해진 노란 감귤이야말로 서양 사람들에게는 '황금사과'에 다름없었을 것이다. 참고로 감귤류에 많이 들어있는 건강에 좋은 항산화물질의 이름도 헤스페리딘이다. '헤스페리디움'과 같은 모양에 의한 식물분류법은 오류가 발생할 여지가 크기 때문에 잘 사용하지 않는 방법이다. 하지만 감귤아과의 경우에 워낙 종류가 다양하다 보니 '헤스페리디움'으로 묶는 것이 오히려 요긴할 때가 있다.

식물의 열매는 꽃잎이 떨어지면서 암술의 씨방이 자란 것이다. 열매는 보통 안쪽 깊숙이 자리 잡고 있는 종자. 즉 씨앗과 이를 싸고 있는 과피(果皮), 즉 열매껍질로 이루어져 있다. 과피는 외과피(겉열매껍질), 중과피(가운데열매껍질), 내과피(속열매껍질)의 세 부분으로 구분된다.

헤스페리디움이라고 불리우는 귤꼴 열매, 즉 귤의 모양을 가진 열매는 우리가 먹는 부분인 과육(果肉)을 여러 개의 방으로 이루어진 '내과피'가 나누고 있는 열매를 말한다. 비록 '헤스페리디움'이라는 서구의 단어를

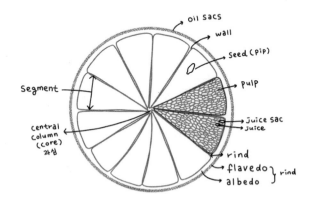

〈그림 4〉 귤꼴열매 단면의 과심(果芯)을 비롯한 각부 명칭

사용하고는 있지만, 감귤 모양 열매의 내부구조를 구분하는 명칭은 감귤의 원산지인 중국에서는 예전부터 사용하던 방법이었다. 때문에 현재 감귤의 세부 명칭에 대해서 알고자 할 때에도 크게 도움이 되기도 한다.

『본초강목』의 저자 이시진(리스쩐, 李時珍)이 감귤 과실의 '알맹이'를 설명한 것을 풀어보면, '판(瓣)'은 바깥에서 둘러싸고 있는 외과피와 중과피가 합쳐진 포(苞) 속에 있으며, 과육을 바깥에서 싸고 있는 내과피인 외막(外膜)과 중간을 나누는 격막(膈膜) 그리고 과육, 씨로 구성되는 것이라 설명하고 있다. 여기서 판(瓣)은 우리말로 '쪽' 또는 '갑'이다. 즉, 포(苞) 속에 판(瓣)이 있고, 판막(瓣膜)은 '외막(外膜)'과 '격막(膈膜)'으로 이루어지며, '갑' 속에는 씨가 있다고 한 것이다. 이해가 어려운 듯 보이지만 "껍질인 포(苞)를 벗기면, 그 안에 '갑'이 있고 '갑' 안에 씨가 있다."[26]고 한 것이다.

자세한 내용을 군이 알 필요는 없겠으나 나중에라도 한문으로 쓰인 한의약의 고서들을 보게 될 경우를 대비해서 조금 더 설명하면 다음과 같은 내용을 알고 있는 것이 필요하다.

과육은 한자로 양(瓤)이라고 표기한다. 양을 겉과 속으로 둘러싸고 있는 얇은 막이 바로 양낭막(瓤囊膜)[27]이다. 판(瓣, 갑, 쪽, 조각, segment, section)은 양낭막이 나눠져 만들어낸 각각의 방(房), 소방(小房)을 말한다.[28] 과육

---

26 "包中有瓣 瓣中有核", 李時珍, 1590, 『본초강목』; 대성문화사, 앞의 책 41권, 633쪽.

27 "양낭피", 고정삼, 앞의 책, 65쪽

28 1257년 謝維新의 『사류합벽(事類合璧)』에서 일반적 귤의 특징을 기술한다. "가지는 많다.(중략) 둥근 열매가 큰 것은 술잔만 하며, 알맹이는 여러 갑(쪽)으로 이루어지고, 갑 속에는 씨가 있다.(枝多(중략) 圓苞大者如杯 瓤數瓣 瓣中着核)" 하여 양(瓤)인 "과육은 수(數)개의 갑(瓣)으로 이루어졌다."고 하였다. https://zh.m.wikisource.org/zh-hans/古今合璧事類備要_(四庫全書本)/別集卷46.

을 나누는 막이 격막(膈膜), 갑막(갑膜), 판막(瓣膜, septum, wall)이고, 포(包)라는 것은 감귤류의 껍질이다. 이를 두고 청나라 후기의 박물학자 추주(쪼우수, 鄒澍)는 그의 저작 『본경소증(本經疏證)』에서 '갑'의 모양을 서로 마주하고 횡으로 놓인 섬돌과 같다고 표현한 바 있다.[29]

고서에서 감귤류의 열매를 묘사하는 것을, 귤을 과실의 밖에서부터 안으로 들어가며 살펴보면 다음과 같다. 먼저 껍질(皮, rind)이 있는데 이는 외과피(外果皮)에서 중과피(中果皮)까지 이르는 껍질을 말한다. 외과피(外果皮, 귤홍(橘紅), epicarp, exocarp, flavedo, zest)는 가장 바깥 부분의 적황색 조직으로 약간 단단하고 감귤 특유의 기름진 유포(油胞; 유낭(油囊); oil sac)를 가진 유선(油腺)이 풍부하다. 영어로 제스트(zest)는 조리과정에서 일부러 감귤류의 겉껍질을 긁어서 만든 것을 말하며 음식에 풍미를 더하는 데 많이 사용한다.

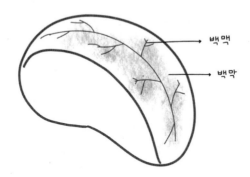

〈그림 5〉 갑(segment)의 외막(外膜)에 붙어 있는 백막과 백맥

29   "包中有瓣 相向橫砌 瓣中有核", 『본경소증(本經疏證)』, https://jicheng.tw/tcm/book/本經疏證/index.html.

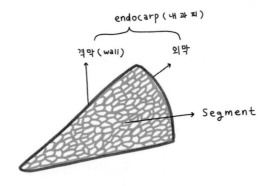

<그림 6> 갑(segment)을 둘러싸고 있는 외막(外膜)과 격막(膈膜)

중과피(中果皮, 귤백(橘白), mesocarp, albedo)는 외과피 안쪽의 흰 부분을 말하는데 먹을 수 있지만 약간 맛이 쓰고 부드러우면서 스펀지 같은 느낌을 준다. 그리고 귤락(橘絡)은 맥(脈)[30], 근맥(筋脈), 귤사(橘絲), 귤근(橘筋), 귤낭상근막(橘囊上筋膜), 귤양상근막(橘瓤上筋膜)이라고도 하는데, 열매의 꼭지 부근에 비교적 빽빽이 자리 잡고 있는 짧고 가느다란 관다발의 흔적을 말한다. 또 더욱 분류하면, 감귤 알맹이 위에 자리 잡고 있는 굵은 실처럼 보이는 부분은 귤낭상근(橘囊上筋) 또는 백맥(白脈)이라고 말하며, '귤낭상근' 주위에 붙어 있는 얇은 막(膜)은 귤낭상백막(橘囊上白膜) 또는 백막(白膜)이라고 말한다.

내과피(內果皮, endocarp)는 귤낭(橘囊), 과육주머니, 양낭(瓤囊, 穰囊), 속껍질, 귤막(橘膜), 양낭막(瓤囊膜, 穰囊膜), 양낭피(瓤囊皮)라고도 하는데 바깥

---

30   한언직은 "眞柑…脉不黏瓣"이라 하여 "진감은 맥이 갑 쪽에 달라붙지 않는다.", 韓彥直, 1178, 『귤록』; 현행복, 앞의 책, 290쪽(원본 영인본 쪽).

을 둘러싸고 있는 막부분인 외막(外膜)과 중간을 나누는 격막으로 구성된다. 그 속에는 과육이 차 있다.

과육은 양(穰, 양(瓤), 양아(穰兒), flesh, pulp, bowl)이라 말하고, 씨를 둘러싸고 있는 살(肉)인 과립의 모임으로 귤속(橘之瓤)[31] 즉, 橘肉(귤의 속살)으로 내과피 속에 들어 있다. 따라서 '귤속'은 내과피인 귤막(橘膜)과 과육을 모두 말하기도 한다. 즉 내과피와 과육(果肉)을 합쳐서 말하기도 하는 것이다. 하지만 감귤과 관련된 여러 문헌에서 귤피를 뜨거운 물에 담가 거양(去瓤)한다고 한 것으로 볼 때, 여기서 양은 중과피에 붙어있는 제거해야할 섬유질인 귤락, 내과피인 귤막, 내과피 속 과육의 일부 찌꺼기를 함께 이르는 것[32]으로 볼 수도 있다. 과즙을 둘러싼 주머니를 사낭(砂囊), 과립(顆粒) 주머니, 즙낭(汁囊, sac, juice sac, juice vesicle)이라고 하는데 말 그대로 과즙이 차 있는 과립이다. 우리가 맛있게 먹는 가장 작은 크기이기도 하다.

왜 감귤은
그토록 다양해졌을까?

헤스페리디움(Hesperidium)에 들어가는 것은 이전 분류로는 별개의 속이지만 현재는 같은 감귤속으로 분류되는 예전의 5개 속(屬), 즉 감귤속

---

31 "肉 性冷味甘酸 止消渴開胃 卽橘之瓤也", 허준, 1613, 『동의보감』; 대성문화사, 앞의 책 「탕액편」, 182쪽. / "如枳實枳殼一種 "實"小而輕 未穰 ; "殼"大而黃紫色 已穰", 王好古, 1280, 『탕액본초(湯液本草)』; 대성문화사, 1995, 흠정사고전서 자부 5 의가류 권13 『탕액본초』, 992쪽.

32 "橘皮一兩 湯浸去瓤 (중략) 『식의심경(食醫心鏡)』", 신대풍출판공사, 앞의 책 下권, 2514쪽.

(*Citrus*), 금감속(*Fortunella*), 탱자속(*Poncirus*), 호주라임속(*Microcitrus*), 사막라임속(*Eremocitrus*)과 클리메니아(*Clymenia*)[33]까지 모두 6개의 속을 말한다. 그런데 헤스페리디움에 속하는 감귤 모양의 열매들은 그 종류가 매우 다양한 것으로 유명하다.

다양한 감귤 모양의 열매인 헤스페리디움에 대해서는 오래전부터 분류의 노력이 있어왔다. B.C. 7세기경의 불교경전『열반경』에는 다만 '귤(橘)'이라는 것이 등장하지만, 중국의『산해경(山海經)』에서는 '귤유(橘欒)·지(枳)'[34]로 세분화하고 있다. B.C. 6세기경 안자(옌쯔, 晏子)는 '지(枳)'를, B.C. 4세기에는 열자(리에쯔, 列子)가 '유(欒)'를 따로 구분하는 것을 볼 수 있다. 그 후 B.C. 3세기경『여씨춘추(呂氏春秋)』[35]에는 '귤'과 '유'로 구분이 정착되어 있음을 확인할 수 있다.

시간이 갈수록 중국에서의 헤스페리디움 분류는 보다 정교해진다. B.C. 1세기경『사기(史記)』에는 야생귤(橘), 재배귤(橘), 주(樣), 야생귤·야생유의 교잡으로 황감(黃甘), 등(橙)으로 분류의 가지를 넓혔다.[36] 여기서 등(橙)은 매우 신맛을 가진 산등(酸橙)을 말한다. 감귤 모양의 열매, 즉 헤스페리디움 종류는 기원전부터 이미 씨앗을 통한 실생(實生)번식, 곧 종자번식 뿐 아니라 다른 종과의 자연교잡 또는 돌연변이로 품종이 나뉘고

---

33 고정삼, 앞의 책, 42쪽.

34 정재서, 앞의 책, 119, 219쪽.

35 『여씨춘추(呂氏春秋)』는 진나라의 재상인 루뿌웨이[呂不韋]가 주도하여 편집한 백과사전이다. "果之美者 江浦之橘 雲夢之柚.", 李時珍, 1590,『본초강목』; 대성문화사, 앞의 책 권41, 638쪽.

36 "於是乎盧橘夏孰 黃甘橙樣", 司馬遷,『사기』, https://ja.wikisource.org/wiki/史記/卷117.

〈표 1〉 헤스페리디움(Hesperidium)에 속하는 열매들이 최초로 기록된 시기

본초강목분류	과일(山果類)			관목류(灌木類)		시대
예전학명분류	Fortunella	Citrus		Papeda	Poncirus	인물
독립종	금귤(낑깡)	향연	귤, 유자, 등류(橙類)	의창지	탱자	책명
			야생귤유	지(枳)		BC 12 산해경
			야생귤			BC 7 부처(佛)
			야생유			BC 4 열자
			야생귤 / 야생유			BC 3 여씨춘추
			야생동정굴			BC 3 취위안
					지실	BC 2 소문
	주(椺)		야생귤유		지실	BC 2 신농본초
			귤, 黃甘, 등(酸橙)			BC 1 쓰마첸
			감(柑)			03C 류씨
				實殼으로 나누기 시작		220년(六朝~)
		구연	소유자(橙)			03C 장이
						03C 양푸
			감귤(甘橘)			03C 리헝
			유감(乳柑)			04C 위안홍
					지실, 지각	05C 레이궁
			변감(만다린변종)			09C 똰꿍루
			청감(靑柑), 商州枳殼			10C 마즈
			중국청귤, 지각, 지실		취귤	11C 쑤송
		향원				11C 쑤동포
			녹귤(綠橘)			12C 한옌즈
		불수감	제주청귤			13C 최자
			첨등(오렌지)			15C 란마오
			자몽			18C
			사쯔마감귤			19C
			흥진온주(만다린변종)			20C 초반
			만감			20C 후반

〈표 2〉 헤스페리디움(Hesperidium)의 시대적 분류(한국)

	학명 / 책명	고려代	향약구급방	세종실록지리지	세조실록	동국여지승람	제주풍토록	남명소승	남사록
金柑屬	*Fortunella*								
금감	*japonica*				金柑?				
柑橘屬	*Citrus*								
香櫞類	*Citron*								
枸연	*medica*								
香圓	*wilsonii*				橙子橘				
佛手柑	*medica var.sarcodactylis*								
橘類	*reticulata*	橘(子)							
(小)金귤	극조생	金橘		金橘		金橘	金橘	小金橘	小金橘
石金귤	만생종				石金橘				
唐金귤					唐金橘			大金橘	大金橘
洞庭귤	*erythrosa*	洞庭橘		◉	◉	◉	◉	◉	◉
小귤	동정귤류								
瓶귤	*platymamma*								
山귤	*sunki*			山橘	○	○	○	○	○
靑귤	*nippokoreana*	靑橘		●	●	●	●	●	●
黃귤	*tangerina*								
唐귤									
霜귤									
柑類	*reticulata*	千奴							
감(子)	*benikoji*			柑子	柑子	黃柑	柑子	柑	(黃)柑
唐감子									
乳감(子)	*suavissima*			乳柑	◎	◎	◎	◎	◎
	(출판)년도	고려代	1236	1454	1455~	1481	1520	1578	1602
橙類	pomelo (王橘)								
唐유(자)	*maxima*	柚			唐柚子		唐柚子	唐柚	唐柚(子)
유(子)	大귤								
소유자	*junos*	橙		柚子	柚子	柚子	柚子	柚	柚子
苦橙(귤X유)類 *aurantium*									
酸橙	*aurantium*								
廣橘	var. *amara*			枳殼	倭橘	枳殼	倭橘		倭橘
夏橘	var. *natsudaidai*								
枸橘屬	*Poncirus*								
枳귤	*trifoliata*	根	只沙里	枳實		枳實			
	인명	고려代	고려 고종	세종	세조	성종	김정	임제	김상헌
Total		7	1	9	12	9	9	9	10

감귤屬	동의보감	탐라지	탐라순력도	남환박물	제주풍토기	탐라귤보	재물보	탐라직방설	여유당전서	정헌영해처감록	탐라지초본	완당전집
金柑屬												
금감							金柑		橄			
柑橘屬												
香櫞類												
구연							枸櫞		枸櫞			
향원		橙子		橙子橘		橙子橘				橙子橘	橙子橘	
불수감							佛手柑					
橘類									橘			
(小)금귤		金橘	金橘	金橘	金橘	金橘	小金橘	金橘		金橘	金橘	金橘
석금귤			○			○				○	○	○
당금귤			唐金橘	唐金橘	唐金橘	唐金橘	大金橘			唐金橘	唐金橘	唐金橘
동정귤	◉	◉	◉	◉	◉	◉		◉		◉	◉	◉
소귤						小橘				小橘	○	○
병귤						倭橘				別橘	別橘	別귤
산귤		○	○	○	○	山橘		○		○	○	○
청귤	●	●	●	●	●	●	●	●		●	●	●
황귤				黃橘								
당귤								唐橘				
상귤								霜橘				
柑類									雜柑			
감(子)		柑	柑子	柑子	柑子	柑子	柑	柑子		柑子	柑子	柑子
당감자							金輪藏	唐柑子				
유감(子)	◎	◎	◎	◎	◎	◎	◎	◎		◎	◎	◎
	1611	1653	1702	1704	1712	1732	1798	1819	1822	1824	1843	1849
柚橘類												
당유자	柚子	唐柚子	唐柚子	唐柚子	唐柚子	唐柚子	香欒	唐柚子	椵	唐柚子	唐柚子	唐柚子
유(子)						大橘	朱欒			大橘	大橘	
소유자	橙子	柚	柚子	柚子	柚子	柚子	橙		橙	柚子	柚子	橙子
苦橙類												
산등												
광귤	倭橘	倭橘				枳殼		枳殼		枳橘	枳橘	枳殼
하귤											倭橘	
枸橘屬												
구귤	枳實							枳				
	허준	이원진	이형상	이형상	이건	정운경	이만영	이강회	정약용	조정철	이원조	김정희
Total	藥7	10	封進9	11	10	15	12	12	6	15	16	13

있었던 것인데, 이는 아직 1차적 분화에 속한다. 당시에도 감귤류의 접붙이는 법을 알고는 있었지만 본격적으로 대중화가 진행되지는 않았기 때문이다.

3세기에 이르러서는 장읍(장이, 張揖)이 "유자는 등이다."[37]라 하였는데, 여기서 '등(橙)'은 '소유자(小柚子)'를 말하는 것으로 '유(柚)'와는 현대의 식물분류학으로 보면 다른 종류라고 할 수 있다. 이형(리형, 李衡)은 천 그루의 단맛이 나는 귤이라고 할 수 있는 감(柑)을 심었고, 중국 한나라 때의 학자 양부(양푸, 楊孚)는『이물지(異物志)』에서 구연(枸櫞)이라는 새로운 종류의 감귤류에 대해 언급하기도 한다. 또한 4세기 전반에 진(晉)나라의 혜함(지한, 嵇含)이 저술한 중국 최초의 지방 식물지인『남방초목상(南方草木狀)』을 보면 감(柑)을 감귤류(mandarin)에 넣었고, 4세기경 중국 동진 시대의 저명한 문학가이자 사학가인 원굉(위안훙, 袁宏)은 '유감(乳柑)'[38]도 거론하고 있는 것을 볼 수 있다. 하지만 현대의 식물분류학상으로 보면 감(柑)과 귤(橘)을 나누기는 매우 힘든 것이라는 게 솔직한 생각이다.

감귤류의 돌연변이를 종종 발견하게 된 것도 기록에 나온다. 9세기경 단공로(돤궁루, 段公路)가 저술한『북호록(北戶錄)』을 보면 "광동(광둥)성 신흥현(신싱현, 新興縣)에서 변감(變柑)이 나온다."[39]고 한 것을 볼 수 있다. 이

---

37 "張揖曰 柚卽橙也", 孫星衍 외, 앞의 책 권1, 43쪽.

38 "晉人袁宏《羅浮記》說:「乳柑産四會上林者佳」這種乳柑 今稱皇帝柑 意卽御柑 貢柑 真正作爲御柑", https://kknews.cc/history/y38oak.html./四會柑을 *C. suhoiensis*. Tanaka.이라한다.

39 "唐段公路《北戶錄·變柑》: 新州出變柑 有苞大於升者 但皮薄如洞庭之橘 餘柑之所弗及 傳雲 自高要移植 不數百里 形味俱變 因以爲名", https://www.easyatm.com.tw/wiki/變柑.

미 이른 시기부터 감귤의 변이종도 존재한다는 것을 알고 있었던 것이다. 동정귤과 제주에서 흔하게 볼 수 있는 '산물'[40] 역시도 자연교잡에 의한 자연변이종에 해당한다고 할 수 있다.

접붙이는 법은 기원전부터 행해졌지만[41] 10세기에 발간된『사시찬요(四時纂要)』를 보면 당시에 이미 접붙이기가 성행했음을 잘 알 수 있다.[42] 12세기 후반 한언직은『귤록(橘錄)』에서 "감귤의 품종은 대부분 접붙여 낸다. 씨를 심어서 낸 것만이 기미가 더욱 뛰어나다."[43]고 말한 바 있다. 아울러 말하기를 "가지를 가지고 접붙이기로 감, 혹은 귤을 만듦으로 품종은 다양해지나 모두 자연번식은 아니다. 감과 귤의 좋은 점을 취한다."[44]고도 했다. 한언직의 시기에는 접붙이기를 통한 재배보다는 종자를 이용한 재배가 더 효능이 좋다고 여겨지고 있는 것과 더불어 이처럼 이미 품종개량에도 힘을 써왔음을 함께 알 수 있다. 16세기 후반 이시진도 "오직 종자로서 자란 것이 기(氣)와 맛이 더욱 강하다."고 했고, 또 "남쪽 사람들

---

40 "산귤나무(중략) 제주어로는 '산물'이라고 한다.", 제주특별자치도 제주문화예술재단, 2009,『화산섬, 제주문화재탐방』, 광문당, 342, 343쪽./ 산귤(*C. sunki*)은 '시트론 X *C. reticulata*'의 교잡종으로 본다.

41 사단법인 제주학회, 2021년 8월,『제주도연구』제56집, 선진인쇄사, 224쪽.

42 "接樹之法載之 四時纂要中", 韓彦直, 1178,『귤록』; 현행복, 앞의 책, 276쪽(원본 영인본 쪽).

43 "多是接成 惟種成者 氣味尤勝", 李時珍, 1590,『본초강목』; 대성문화사, 앞의 책 권41, 633쪽.

44 "以枝接之 爲柑爲橘 爲多種 俱非天也(중략) 取諸柑之佳與橘之美者", 韓彦直, 1178,『귤록』; 현행복, 앞의 책, 277, 280쪽(원본 영인본 쪽).

45 "南人種其核 長成以接柑橘 云甚良也", 李時珍, 1590,『본초강목』; 대성문화사, 앞의 책 권 41. 638쪽./ 유자씨를 심어 묘목(墓木)으로 키우고, 그것을 대목(臺木)으로 삼아 감자나 귤을 접붙인다.

은 그 유자 씨를 심어 키워서 감자나 귤을 접붙이기 하는데, 매우 좋다고 한다."[45]고도 했다. 우리나라의 17세기 편찬 『탐라지(耽羅志)』를 보면, 감귤속의 열매가 중국보다 덜 다양하고, 맛도 떨어졌던 것 같다.[46] 그럼에도, 실생묘(實生苗)로 키워서 대부분 수세가 좋고 노화도 느리고 병도 적어 약효는 제주 자생귤이 더 좋았을 듯싶다.

15세기 중반에 접어들면서 비로소 중국은 서남쪽의 운남(윈난, 雲南) 지역을 영향권 안에 둘 수 있었다. 이 시기부터 아열대의 감귤류이면서 약재로 사용하는 '첨등(甛橙)'이 『전남본초(滇南本草)』에 수록된다.[47] 이후 더욱 새로운 종들이 하나둘 출현하게 된다. 18세기에 들어서면서 첨등(orange)과 당유자(pummelo)의 자연교잡으로서 '자몽'도 출현하게 된다.[48] 한편 유럽에서도 1805년에 이르면 중국산 감귤을 재배하는 노력이 시작된다.[49] 일본에서도 만다린 감귤의 인위적인 품종개량을 지속적으로 해왔는데 1878년부터 사쯔마감귤(Satsuma)이라고 지역명을 붙인 품종이 널리 인정받을 정도가 되었다.[50] 일본에서는 인위적인 교잡을 한층 발전시켜서 20세기 초반에 이르게 되면 흥진(興津)온주[51]를 시작으로 20세기 후

---

46 "柑 柚 金橘 乳柑 洞庭橘 靑橘 山橘 唐柚子 倭橘 橙子", 李元鎭, 1655, 『탐라지(耽羅志)』;
    현행복, 앞의 책, 209, 210쪽(원본 영인본 쪽)./ 이원진(李元鎭)은 감귤속(Citrus)의 열매를 10종으로 나눈다.

47 김창민 외, 앞의 책 권9, 5427쪽.

48 고정삼, 앞의 책, 107쪽.

49 고정삼, 앞의 책, 72쪽.

50 고정삼, 앞의 책, 51쪽.

51 고정삼, 앞의 책, 61쪽.

반에 들어서면서 잡감(雜柑) 혹은 만감에 속하는 청견, 한라봉[52], 천혜향 등의 품종을 만들어냈다. 이러한 품종의 다변화는 이식 후의 자연교잡, 돌연변이, 인위교잡 등으로 이루어졌다. 이는 과학기술의 진전에 따른 것이기도 하는데, 이러한 경우는 2차적 분화에 들어간다고 볼 수 있다. 결국 헤스페리디움, 즉 감귤 모양의 열매를 가진 과실수들은 1차와 2차의 분화를 통해 그 종류가 현재와 같이 2,000여 종에 이르게 된 것이다.

동서양의 헤스페리디움
분류

앞서 밝힌 대로 고대로부터 중국에서의 감귤 분류는 헤스페리디움, 즉 '감귤 모양의 열매'의 외형적인 특징을 갖고서 분류하는 것이었다. 뒤에 자세히 서술하겠지만 일단 간략하게나마 소개를 하면 『산해경(山海經)』에서는 '귤유(橘櫾)·지(枳)', 『신농본초경(神農本草經)』에서는 '귤유(橘柚)·지실(枳實)', 송대(宋代)의 『귤보(橘譜)』[53]에서는 '감(柑), 정자(橙子)[54], 귤, 란(欒), 향원(香圓), 구귤(枸橘)' 등의 27종으로 '감귤 모양의 열매'를 분류했다. 명대(明代)에 오면 이시진(리스쩐, 李時珍)이 『본초강목』에서 "산과류(山果類)

---

52   고정삼, 앞의 책, 76쪽.

53   '韓彥直, 1178, 『귤록(橘錄)』'을 말한다.

54   "橙子", 韓彥直, 1178, 『귤록』; 현행복, 앞의 책, 287쪽(원본 영인본 쪽). 와 "橙子", 韓彥直,
      1178, 『귤록』; 현행복, 앞의 책, 256쪽(원본 영인본 쪽). 에서 "橙子와 橙子는 같은 것으로
      기술되고 있다.

에는 귤, 감, 등(橙), 유(柚), 구연(枸櫞), 금귤(金橘)을 넣고, 관목류(灌木類)에 지(枳)와 구귤(枸橘)을 넣어 분류"하고 있다.

현대에 와서 일본학자 타나카(田中)[55]는 헤스페리디움을 야생종이나 개별 품종이 자라는 지리적 격리성으로 분류하였다. 점차 지역적인 특색보다는 유전적인 친화성으로 분류하고자 하는 시도들도 있었는데 스윙글(Swingle)[56]이 바로 그러한 경우라고 할 수 있다. 한편으로는 워낙 종의 다양성이 풍부하고 상업적인 가치를 높게 가지고 있다 보니 손트(Saunt)[57]의 경우처럼 산업적인 가치로 분류하고자 하는 부류도 생겨났다. 하지만 이들 모두 헤스페리디움이라는 생김새에 일차적인 중점을 두고 분류하고자 한 학자들이라고 할 수 있다. 일단 이들의 노력에 의해 감귤 모양의 열매 분류, 즉 헤스페리디움(Hesperidium)의 분류가 감귤속(*Citrus*), 금감속(*Fortunella*), 탱자속(*Poncirus*), 호주라임속(*Microcitrus*), 사막라임속(*Eremocitrus*), 그리고 클리메니아속(*Clymenia*)으로 구체화된 것이다.

현재 감귤류는 유전자의 결합이 워낙 다양하게 이루어져서 원래의 유전형질을 찾아볼 수 없는 지경에 이르렀지만, 인도와 중국의 원산지 인근에서는 아직도 감귤류의 원시종을 발견할 수 있다. 당연한 말이지만 현재 우리가 보는 감귤의 다양성은 몇 가지 원시종, 원종이 교잡을 거듭해서 얻어진 품종들이다. 현대에 와서 학자들의 연구를 통해 감귤속(*Citrus*)에는 다른 교잡종이 생겨나는 바탕을 제공하는 3가지 원시종, 즉

55　"Yoshio Tanaka, 1838~1916, Japan, 田中芳男", 이창복, 앞의 책, 863쪽.
56　"Walter Tennyson Swingle(1871~1952) U.S.A. (*Citrus*)", 이창복, 앞의 책, 862쪽.
57　고정삼, 앞의 책, 42쪽.

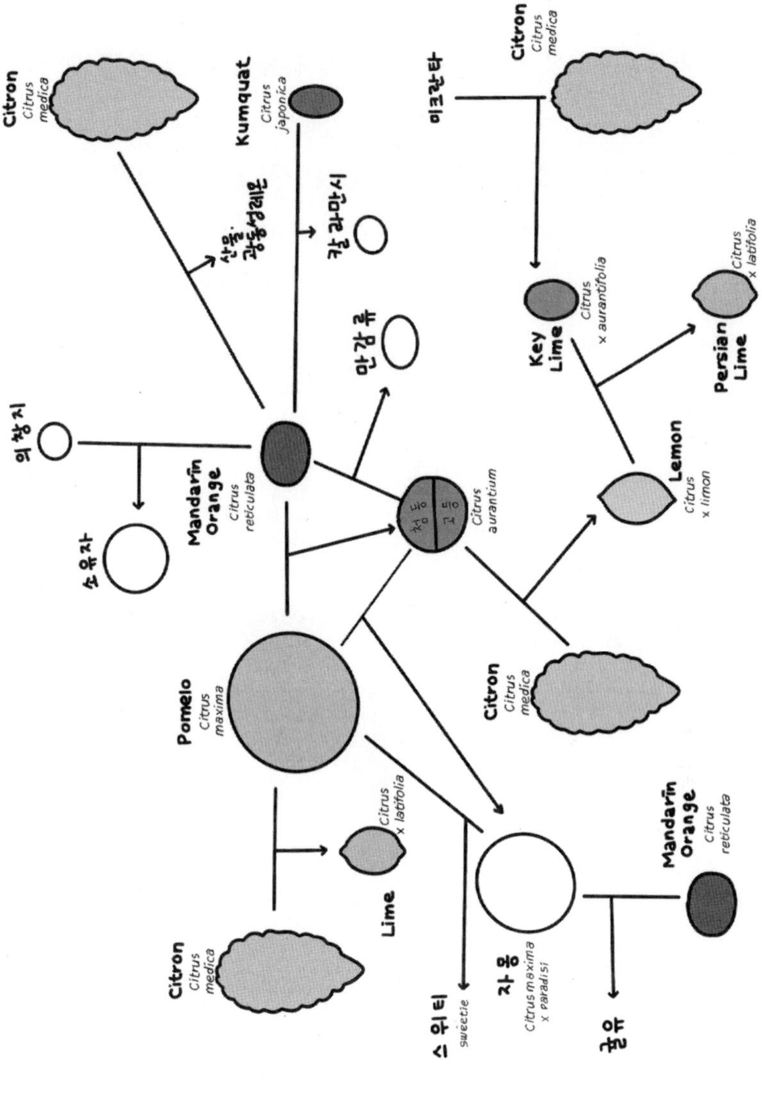

Citron *Citrus medica*

Kumquat *Citrus japonica*

산용 금감류에는

광귤속에서

만다린

의창지

소유자

Mandarin Orange *Citrus reticulata*

Citrus aurantium

광귤 선귤

Pomelo *Citrus maxima*

Citron *Citrus medica*

Lime *Citrus x latifolia*

Citron *Citrus medica*

스위티 sweetie

자 몽 *Citrus maxima x paradisi*

Mandarin Orange *Citrus reticulata*

향유

이크런타

Citron *Citrus medica*

Key Lime *Citrus x aurantifolia*

Persian Lime *Citrus x latifolia*

Lemon *Citrus x limon*

〈**그림 7**〉 헤스페리디움의 분화도(分化圖)

2장 감귤의 분류 방법 **103**

'3대 원종'이 있다는 것이 확인되었다.

하나가 '귤(橘)', 즉 '만다린(Mandarine)'인데 현재 우리가 먹는 귤이 아니고 그보다 앞선 야생이거나 야생에서 갓 재배에 들어선 귤을 말한다. 학명은 *C. reticulata*인데 중국에서는 야생에서 보게 되는 귤 그리고 야생귤(橘)이 자연변이된 감(柑)으로 나눴는데 지금은 모두 감귤이라 부른다. 다른 하나는 한자로 '유(櫾)', 영어로는 '포멜로(Pomelo)'인데 학명은 *C. maxima*이고 야생의 유가 변이를 일으켜서 생긴 당(唐)유자와 재배한 유(柚)로 나뉜다. 나머지 하나가 단맛보다는 신맛을 내는 '향연(香櫞)', 즉 서

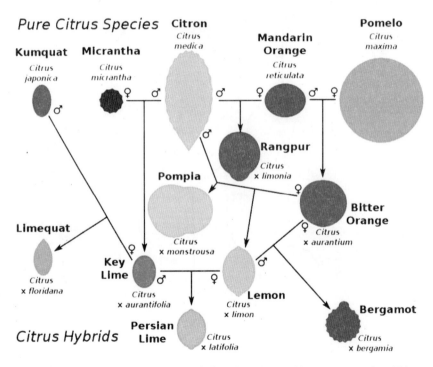

〈사진 8〉 Curk et al. (2016)에 기반한 귤속 식물의 계통도(系統圖). https://ko.wikipedia.org/wiki/귤속.

구의 용어로 '시트론(Citron)'이다. 현재 제주에서도 볼 수 있는 불수감(佛手柑)이 이에 속한다. 달리 말하자면 감귤(柑橘)나무, 유자(柚子)나무, 향연(香櫞)나무가 바로 감귤속(*Citrus*)의 3대 원종인 셈이다.

한편 감귤속의 3대 원종을 제외한 기타의 품종을 서구에서는 파페다(Papeda)라고 부른다. '낑깡'이라고 부르는 금귤(*C. japonica*), 탱자(枸橘, *C. trifoliata*) 등이 모두 파페다에 속한다.

감귤속이면서 우리가 재배해서 즐겨 먹는 감귤류는 앞서 말한 감귤(만다린), 포멜로, 시트론의 3대 원종의 교잡을 통해 만들어진다.

교잡을 통해서 감귤류가 다양해졌다고 했는데 3대 원종에 속하는 만다린 역시도 순종이라고 볼 수는 없다. 따져보면 야생귤(橘)과 야생유(橙)의 유전자가 섞여 있기 때문이다. 예를 들어 우리가 익히 잘 알고 있는 만다린에 속하는 동정귤(*erythrosa*), 병감(*ponkan*), 유감(*suavissima*), 온주밀감(*unshiu*), 청귤(*nippokoreana*), 하귤(*natsudaidai*), 황귤(*tangerina*) 등이 대부분 교잡을 통해 생겨났다.

야생귤(橘)과 유(橙)가 교잡을 하면 만다린 종류만 생기는 것이 아니다. 미국산이 더 유명해진 오렌지 또한 야생귤(橘)과 유(橙)가 교잡해서 생긴 것인데 예전에는 '첨등(甛橙)'이라고 불렸다. 신맛 때문에 찾게 되는 레몬(lemon)의 경우에는 중국에서는 양영몽(洋檸檬)이라고 부르는데 이것은 조금 쓴맛과 신맛이 있는 산등(酸橙, bitter orange)과 '시트론'의 유전자가 합쳐져서 생겨난 것이다. 자몽의 경우에는 유(橙)와 오렌지(sweet orange)가 교잡해서 만들어진 품종이다.

제주에서 주로 재배하는 온주귤, 온주밀감은 교잡에 의해 생겨났지만 씨가 없기 때문에 탱자, 유자 등의 씨를 심어서 키운 어린 묘에 기존의 온주밀감 가지를 접붙여서 얻는 것이 보통이다. 온주밀감보다 늦게 수확하는 감귤류인 이른바 '만감류'의 경우는 대부분 교잡을 통해 생겨난 것인데 특히 '만다린'과 오렌지가 결합하는 경우가 많다. 우리가 즐겨 먹고 있는 레드향, 천혜향[58], 한라봉, 황금향 같은 경우가 모두 그러한 경우라고 보면 된다. 그 외로 교잡종이 더 많이 있는데, 제주 사람들이 예전에 먹었던 팔삭이나 하귤 같은 품종 뿐만 아니라 홍팔삭, 황금하귤 등의 신품종들이 수시로 생겨나고 있다. 게다가 만다린과 금귤이 교잡해서 생긴 '칼라만시'나 만다린과 유자가 교잡해서 생긴 영귤(靈橘; *C. sudachi*)에서 보듯이 사실상 품종의 다양성은 무궁무진하다고 할 수 있을 정도이다.

---

[58] "세토카(瀬戶香) (중략) 국내에서는 '백록향', '천혜향' 등의 상품명으로 시판", 고정삼, 앞의 책, 75쪽.

감귤속(*Citrus*屬) 열매의
구별 방법

기원전 한대(漢代)의 공안국(콩안꿔, 孔安國)은 "열매 크기가 작은 것은 귤이고, 큰 것은 유자(柚子)이며, 이들은 모두 감(柑)이다."[59]라 하여 크기로 분류했다. 여기서, '감'이란 용어는 감귤 모양의 열매 중 '감귤속(*Citrus*屬)'에 속하는 것을 말한다.

4세기 초반 진(晉)의 혜함(지한, 嵇含)은 "*Citrus*屬에 있는 것 중, 특별히 달콤한 맛을 가진 감(柑)은 귤에 속한다.(柑乃橘之屬)"고 함으로써 감귤속 열매 중 맛있는 것을 따로 감귤, 즉 만다린(mandarin)으로 분류했다. 또 그는 이러한 감귤속 열매를 "황색과 적색으로 나누고 적색은 따로 호감(壺柑)"[60]이라 하여 색깔로도 분류했다.

---

[59] "孔安國云 小曰橘 大曰柚 皆爲柑也", 李時珍, 1590, 『본초강목』; 대성문화사, 앞의 책 권 41, 632쪽.

[60] "柑[编辑] 柑乃橘之屬 滋味甘美特異者也 有黃者 有赬者 赬者謂之壺柑", 嵇含, 『남방초목상(南方草木狀)』 https://zh.wikisource.org/wiki/南方草木狀/卷下.

7세기에 소공(쑤공, 蘇恭)은 『당본초(唐本草)』에서 "유자는 과육의 맛이 귤과 같이 단 것과 신 것이 있는데 신 것을 호감(胡甘)"[61]이라 하여 '호감(胡甘)'을 '유자'라 하고 감귤속 열매를 맛으로 분류하고 있다.

여기서 혜함이 감귤종류의 명칭으로 사용한 '호감(壺柑)'[62]을 소공은 유자(柚子)의 명칭으로 사용하여 분류하고 있는데, 이를 보면 예전에는 감귤속 열매의 분류가 정확히 이루어지지는 않다가 소공의 시기에 이르러 '호감(壺柑, 胡甘)'을 '유자류'의 범주에 넣어 감귤과 유자를 정확히 분류하게 되었음을 알 수 있다.

한편 감귤류(*Citrus reticulata*)를 차츰 감과 귤로 엄밀하게 분류하는 것이 보이기 시작한다. 당나라 시기인 8세기 초반에 진장기(천짱치, 陳藏器)는 『본초습유(本草拾遺)』에서 감귤류 10종을 감(柑) 5종과 귤(橘) 5종으로 나누어 분류하고 있는데,[63] 특히 송대(宋代)인 12세기 후반에 이르면 감 8종, 귤 14종으로 세분하기도 하는 것을 볼 수 있다.[64]

현재 우리가 보는 감귤류에서는 식물학적으로 감과 귤로 구별하는 것이 별로 의미가 없어 보인다. 하지만 야생귤속이라는 것이 별도로 존재

---

61 "唐本注云柚(중략) 其肉亦如橘有甘有酸 酸者名胡甘", 唐愼微, 1082, 『증류본초』; 대성문화사, 앞의 책, 939쪽.

62 "柚(중략) 壺柑 唐本", 李時珍, 1590, 『본초강목』; 대성문화사, 앞의 책 권41, 637쪽.

63 "陳藏器云 橘柚(중략) 其類有 朱柑 乳柑 黃柑 石柑 沙柑 橘類有 朱橘 乳橘 塌橘 山橘 黃淡子", 唐愼微, 1082, 『증류본초』; 대성문화사, 앞의 책, 939쪽.

64 "柑自別爲八種 橘又自別爲十四種", 韓彦直, 1178, 『귤록』; 현행복, 앞의 책, 294쪽(원본 영인본 쪽).

하는 것 또한 사실이다. 기원전 4세기 이전의 기록[65]에 의하면 동양에서는 야생귤속(wild *Citrus*속)의 3대 원종은 야생귤(橘), 야생유(櫞), 야생지(枳)가 된다. 그 후로 재배한 귤(橘), 재배한 유(柚)뿐 아니라, 변이 또는 교잡에 의한 황감(黃甘)·산등(酸橙)의 다양한 종이 만들어지고 나타나기 시작한다. 그리고 주(橞)도 기록에 보이기 시작한다. 또 그 후 계속하여 당유자(唐柚子), 소유자인 등(橙), 감(柑), 청귤(靑橘) 등이 나타난다. 또, 야생 상태의 구연(枸櫞)과 더불어 구연의 변종인 불수감(佛手柑)도 나타난다,

앞서 말한 바 있지만, 감귤류에는 보통의 감귤보다 맛이 덜하고 천천히 생장하지만 척박한 환경에서도 잘 자라는 파페다(Papeda)라는 종류가 있다. 파페다는 한때 감귤속(*Citrus*)의 주요 원종으로 여겨지기도 했지만 지금은 교잡에 의해 생겨난 품종으로 보고 있다. 그래서 현대에서는 감귤속(*Citrus*)의 3대 원종을 귤, 유, 향연이라 한다. 파페다에 속하는 감귤류의 일부는 지금도 여전히 야생성을 가지고 있지만, '금귤'이나 '탱자'는 인간이 재배하면서 야생성을 잃어버린 재배종이라고 볼 수 있다. 하지만 재배하지 않은 자연 상태에 가까운 것들은 여전히 야생성을 가지고 있기 때문에 약효가 예전의 야생귤속 식물에 가깝다고 여겨진다. 그러한 종류로는 미크란타(*C. micrantha*)[66], 의창지(宜昌枳; *C. cavaleriei*), 호주라임속, 클리메니아(*Clymenia*)속 등이 있다. 이러한 관점에서 본다면 옛 문헌에 기록

---

65 『산해경』은 '귤유(橘櫞)·지(枳)', 『열반경』은 '귤(橘)'을, B.C. 6세기경 옌쯔[晏子]는 '지(枳)'를, B.C. 4세기에는 리에쯔[列子]는 '유(櫞)'를 말한다.

66 "The micrantha is a wild citrus from the papeda group, native to southern Philippines, particularly islands of Cebu and Bohol.", wikipedia.

된 재배종 감귤속인 귤(橘), 감(柑), 유(柚), 탱자 등도 현재 상품으로 재배되는 감귤류에 비해 야생성이 크다고 할 수 있을 것 같다. 그러므로 현재 우리가 접하는 여러 가지 귤속 식물들도 야생성을 가지도록 재배한다면 현재의 재배귤에 비해 약효가 더 향상되어 예전 문헌의 기록과 점차 비슷한 수준에 달할 수 있을 것이다.

이를 토대로 귤(橘), 감(柑)의 용어에 대해 해석을 해보면 다음과 같다. 감귤속(Citrus) 기타종(種)인 파페다(Papeda) 그룹과 교잡종을 제외하고는, 감귤속 3대 원종의 하나인 귤의 명칭은 예전부터 귤(橘), 감(柑)으로 불려왔다.

역사적으로 보면 기원전에 저술된 『산해경』에는 귤이라 기록하고 있고, 이것은 자연 상태의 와일드 시트러스(wild Citrus), 즉 야생귤(野生橘)을 말한다. 그 후로 야생에서 귤을 채취하게 되는데, B.C. 7세기경 부처는 "귤을 심는다."고 했고, B.C. 90년경 사마천(쓰마첸, 司馬遷)이 말한 바대로 "쓰촨성, 산시성, 후베이성에 심은 귤"은 재배귤이어도 귤이라고 불렀다.

그 후 3세기 이형(리헝, 李衡)은 야생귤이 자연변이되거나 재배되어 껍질과 과육이 맛있어진 감귤(甘橘)나무 천 그루를 심었다 한다. 그 후부터는 이러한 달고 맛있는 귤을 감(柑)이라 한 것이다. 이렇게 야생귤을 재배하게 되면서 야생성이 사라진 귤을 감(柑)이라고 불렀다.

이와 같이 인간이 재배하면서부터 지속적으로 변이와 교잡이 일어나게 되어 송나라 때에 이르면 모두 27종에 이르게 된다. 당시에도 감과 귤로 구분하고 있지만, 야생의 귤(橘)과 재배한 귤(橘), 야생의 귤이 자연변이된 감(柑), 이 모두를 감귤이라 부른다. 그렇기 때문에 그러한 종류들은 'C. reticulata'라는 동일한 학명으로 분류된다.

맛에 따른 감귤속(Citrus屬)
열매의 분류

감귤속 열매를 구분함에 있어서는 먼저 귤(橘), 감(柑)과 유(柚)의 구별법을 알아둘 필요가 있다. 구종석(코우쭝스, 寇宗奭)은 『본초연의(本草衍義)』에서, 그리고 이시진(리스쩐, 李時珍)은 『본초강목』에서 귤, 감, 그리고 유자는 서로 유사하지만 같지는 않다고 하면서 구별법을 다음과 같이 제시한다.[67]

구종석과 이시진은 공히 귤은 열매의 크기가 작고 맛은 약간 시다고 말하고 있다. 귤의 껍질은 얇고 붉으며 맛은 매우면서 몹시 쓰고 여물어도 쓰다고 하면서 또한 껍질을 까기가 감보다 힘들다고 분석한다.[68] 귤피의 성질은 따뜻하고, 문양은 가늘며, 안쪽에는 근맥이 많다고 보았다.[69]

한편 감은 귤보다 크고 맛은 달다고 여겼다. 감의 껍질은 약간 두꺼우면서 노랗고 맛은 매우면서 크게 쓰지 않고 달다고 했는데, 지역의 토질에 따라 다르지만 껍질을 까기가 귤보다 쉽다는 설명을 덧붙였다.[70] 감피

---

67 "夫橘柚柑三者相類而不同 橘實小 其瓣味微酢 其皮薄而紅 味辛而苦 柑大於橘 其瓣味甘 其皮稍厚而黃 味辛而甘 柚大小皆如橙 其瓣味酢 其皮最厚而黃 味甘而不甚辛 如此分之 卽不誤矣", 李時珍, 1590, 『본초강목』; 대성문화사, 앞의 책 권41, 632쪽.

68 "宗奭曰 (중략) 柑皮不甚苦 橘皮極苦 至熟亦苦 或以皮之緊慢分別 又因方土不同 亦互有緊慢也", 李時珍, 1590, 『본초강목』; 대성문화사, 앞의 책 권41, 633쪽.

69 "時珍曰 橘皮紋細色紅而薄 內多筋脈 其味苦辛 柑皮紋粗色黃而厚 內多白膜 其味辛甘 柚皮最厚而虛 色黃 內多膜無筋 其味甘多辛少 但以此別之 卽不差矣 橘皮性溫 柑柚皮性冷 不可不知", 李時珍, 1590, 『본초강목』; 대성문화사, 앞의 책 권41, 633쪽.

70 "宗奭曰 (중략) 柑皮不甚苦 橘皮極苦 至熟亦苦 或以皮之緊慢分別 又因方土不同 亦互有緊慢也", 李時珍, 1590, 『본초강목』; 대성문화사, 앞의 책 권41, 633쪽.

의 성질은 귤과는 반대로 차가우며, 문양은 거칠고, 안쪽에는 흰 막이 많다는 것[71]으로 구분한다고 했다.

두 사람 모두 귤(橘), 감(柑)의 구별에 특히 주의를 기울였는데, 특히 이시진(리스쩐, 李時珍)은 "감(柑)은 남방 지역의 과일로, 민주(閩州)[72], 광주(광저우, 廣州), 온주(원저우, 溫州), 태주(타이저우, 台州)[73], 소주(쑤저우, 蘇州), 무주(푸저우, 撫州)[74], 형주(징저우, 荊州)에서 많이 나고, 천촉(川蜀)[75] 지역에도 있지만 앞의 여러 주에서 나는 것에 미치지 못한다. 나무는 귤나무와 다름없고, 가시가 적을 뿐이다. 감피(柑皮)는 귤껍질보다 색이 노랗고 조금 두꺼우며, 결이 조금 거칠면서 맛이 쓰지 않다. 귤은 오래 둘 수 있지만 감(柑)은 쉽게 부패한다. 감나무는 얼음과 눈을 두려워하지만 귤나무는 그럭저럭 견딜 수 있다. 이것이 감과 귤의 차이이다. 감피와 귤피는 지금 사람들이 대부분 혼용하고 있으니, 잘 분별해야 한다."[76]라면서 길게 기술하고 있다. 즉, 감귤은 '친링화이허선'의 남쪽인 강남에서 잘 자라는데,

---

71 "時珍曰 橘皮紋細色紅而薄 內多筋脈 其味苦辛 柑皮紋粗色黃而厚 內多白膜 其味辛甘 柚皮最厚而虛 紋更粗 色黃 內多膜無筋 其味甘多辛少 但以此別之 卽不差矣 橘皮性溫 柑柚皮性冷 不可不知", 李時珍, 1590, 『본초강목』; 대성문화사, 앞의 책 권41, 633쪽.

72 지금의 福建省 福州市.

73 浙江省 沿海中部에 있는 台州市.

74 장시성[江西省]의 동쪽에 위치한 市.

75 지금의 쓰촨성[四川省].

76 "時珍曰 柑南方果也 而閩廣溫台蘇撫荊州爲盛 川蜀雖有不及之 其樹無異於橘 但刺少耳 柑皮比橘色黃而稍厚 理稍粗而味不苦 橘可久留 柑易腐敗 柑樹畏冰雪 橘樹略可 此柑橘之異也 柑橘皮 今人多混用 不可不辨", 李時珍, 1590, 『본초강목』; 대성문화사, 앞의 책 권41, 636쪽.

귤은 감보다 추운 곳인 북쪽에 자라고, 감은 남쪽에서 더욱 잘 자란다고 한 것이다.

또, 이시진은 유자에 대한 구별법도 제시하는데, 유자는 열매가 가장 크고, 작은 유자는 크기가 소유자와 같고 맛은 시다고 했다. 유자껍질은 귤, 감, 유 셋 중에서 가장 두꺼우면서 노랗고 맛은 달면서 크게 맵지는 않다고 했는데, 유피의 성질은 차가우며, 속이 비어 있고 문양도 더욱 거칠며, 안쪽은 막(膜)이 많고 근(筋)은 없다고 덧붙였다.[77]

생김새에 따른 감귤속(Citrus屬)
열매의 분류

먼저 감귤, 유자, 탱자를 구분하는 방법이다. 귤과 유자, 탱자는 자라는 정도와 가지를 뻗는 생김새, 나무의 수형을 보고 구별할 수도 있다. 예를 들면 귤나무의 높이는 3미터에서 6미터 정도이고, 가지가 많고 가시가 줄기 사이에 나는 것을 특징으로 하고 있다. 잎의 모양은 양쪽 끝이 뾰족한 피침형(披針形) 또는 넓은 피침형이고, 녹색을 띠면서 표면이 반질반질하며, 잎의 너비는 3cm 남짓, 길이는 5~6cm 정도가 된다. 『본초강목』을 보면 "초여름인 음력 4월에 작은 흰 꽃이 피며 매우 향기로운데, 음력 6, 7월에 열매가 맺혀 겨울이 되면 노랗게 익는데 먹을 만하다. 음력 10

---

[77] "時珍曰 橘皮紋細色紅而薄 內多筋脈 其味苦辛 柑皮紋粗色黃而厚 內多白膜 其味辛甘 柚皮最厚而虛 紋更粗 色黃 內多膜無筋 其味甘多辛少 但以此別之 卽不差矣 橘皮性溫 柑柚皮性冷 不可不知", 李時珍, 1590, 『본초강목』; 대성문화사, 앞의 책 권41, 633쪽.

월에 채취한다. 크기는 술잔만 하며 포(包) 속에 갑이 있고, 갑 안에 씨가 있다"[78, 79]고 하였다.

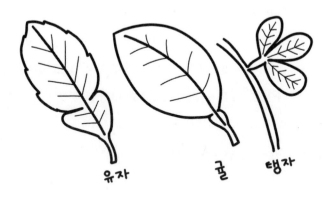

〈그림 8〉 귤과 유자, 탱자 잎의 다른 점

현재 제주도에서 일반적으로 하우스가 아닌 노지에서 키우는 온주밀감은 4월 상순에 새순이 나오고 5월에 작은 흰 꽃이 피며 6월에 꽃이 지고 열매를 맺기 시작한다. 9월 하순이 되면 예쁘게 색깔이 들기 시작하고, 10월부터 12월 사이에 노랗게 익는데 먹을 만하게 되면 수확한다. 대체적으로 일반 재래종 귤나무와 비슷하나, 가지에는 가시가 없고, 열매

---

78 "橘柚(중략) 木高一二丈 葉與枳無辨 刺出於莖間 夏初生白花 六月七月而成實 至冬而黃
    熟 乃可啖(중략) 又云一名橘皮 又云十月採 都是今黃橘也", 唐愼微, 1082,『증류본초』; 대
    성문화사, 앞의 책, 940쪽.

79 "按『事類合璧』云 橘樹高丈許 枝多生刺 其葉兩頭尖 綠色光面 大寸餘 長二寸許 四月著小
    白花甚香 結實至冬黃熟 大者如盃 包中有瓣 瓣中有核也", 李時珍, 1590,『본초강목』; 대성
    문화사, 앞의 책 권41, 632, 633쪽.

에는 씨가 없다.

유자나무는 귤보다 높게 자라는 특징을 갖지만, 높이는 3미터에서 6 미터 정도이고, 가지가 많으며 가시가 줄기 사이에 많이 나고 가시가 세 다는 것이 특징이다. 초여름인 음력 4월에 작은 흰 꽃이 피면 매우 향기 롭고, 이 역시도 음력 6, 7월에 열매가 맺혀 겨울이 되면 노랗게 익는데 먹을 만하고, 보통 음력 10월경에 채취하게 된다. 『본초강목』을 보면 "잎 은 양쪽에 파진 틈이 있어 양쪽으로 끊어진 모양이다.[80] 나무의 가지는 높게 자라고, 잎은 귤과 크게 닮지는 않았으며, 가시가 있다."[81]고 설명하 고 있다.

탱자의 경우에는 잎사귀 주변을 볼 필요가 있다. 탱자의 잎은 돌쩌귀 모양처럼 한 잎자루에 세 개의 낱 잎이 붙어 겹을 이룬 작은 삼출복엽(三 出複葉)의 형태를 갖는데 보통 어긋나기의 형태를 보인다. 탱자는 가을에 열매를 맺고 열매의 결실기는 비교적 일러서 보통 양력으로 8월부터 10 월 사이에 수확한다.[82] 탱자에 대해 『본초강목』에는 "나무와 잎은 귤과 같지만 줄기에 가시가 많다. 음력 3월인 봄에 흰 꽃이 피는데, 꽃술은 푸

---

80 "葉有兩刻缺如兩段", 李時珍, 1590, 『본초강목』; 대성문화사, 앞의 책 권41, 637쪽./ 刻缺 狀은 톱니 모양을 뜻하고, 如兩段은 계단과 같다는 것으로 즉, 익엽(翼葉) 또는 날개잎이 라 한다.

81 "橙樹高枝 葉不甚類橘 亦有刺", 李時珍, 1590, 『본초강목』; 대성문화사, 앞의 책 권41, 637쪽.

82 "枳實 팅ᄌ여름(중략) 木如橘而小 葉如根多刺 春生白花 至秋結實 七八月採", 허준, 1613, 『동의보감』; 대성문화사, 앞의 책 「탕액편」, 312쪽./ "成州枳實 (중략)如橘而小 高亦五七 尺 葉如根多刺 春生白花 至秋結實 九月十採月採陰乾", 唐愼微, 1082, 『증류본초』; 대성문 화사, 앞의 책, 650쪽.

르고 향기가 나지 않는다. 열매는 탄환만 하며 모양은 '산등지실'과 같지만 껍질이 얇고 향기가 나지 않는다."[83]라고 했다. 한편 탱자는 추위에 매우 강하여 -26℃ 저온에서도 견디며 병에 특히 강해서 감귤을 접붙이는 중요한 대목의 하나로 쓰인다.

한편 감귤, 만감, 오렌지는 외형적으로 비슷하여 혼동하기 쉽다. 우리가 자주 접하게 되는 만다린 감귤은 예전부터 이어져온 감귤의 기본종으로 종류가 많고 다양한 것이 특징이다. 감귤은 꽃이 작으며 껍질은 대체로 까기 쉽다. 종자의 배아(胚芽)는 짙은 녹색을 띤다.

만감(晚柑)은 감귤과 오렌지, 포멜로 등을 교배하여 새로 만든 품종으로 교잡종(hybrids)이다. 예전에는 잡감류(雜柑類)로 불렸으나, 당도가 높아도 산도가 높으면 맛이 떨어지므로, 완전히 익도록 오래 두었다가 온주밀감보다 늦게 수확하기에 요즘은 만감류로 불린다. 이 역시도 종류가 많고 다양하다.[84] 대표적인 것이 한라봉(漢拏峰)이다. 만감류는 꽃이 상대적으로 큰 것이 특징이다. 껍질은 대체로 까기 쉽지만 그렇지 않은 경우도 있다. 종자의 배아(胚芽)는 옅은 녹색이다.

오렌지의 경우에는 과실이 원형이거나 장원형(長圓形)이고 감귤에 비해 크다는 특징을 보인다. 껍질이 감귤에 비해 두꺼우며 표면이 빛이 나

83　"時珍曰 枸橘處處有之 樹葉並與橘同 但幹多刺 三月開白花 青蕊不香 結實大如彈丸 形如枳實而殼薄不香 人家多收種爲藩籬 亦或收小實 僞充枳實及青橘皮售之 不可不辨", 李時珍, 1590,『본초강목』, 대성문화사, 앞의 책 권42, 102쪽.

84　상품종류로는 청견(온주밀감×오렌지), 한라봉(청견×ponkan), 진지향(청견×온주밀감), 황금향(천혜향×한라봉) 등이 있고, 천혜향은 [(청견×감귤)×감귤]의 교잡으로 만들어졌다.

고 매끄럽다. 하지만 감귤에 비해서 껍질을 까는 것이 쉽지는 않다. 과육의 당산도가 적당하고 향기가 풍부해서 인기가 많다.

옛 문헌의 감귤속
식물과 학명

귤류(橘類)와 감류(柑類)는 모두 'C. reticulata Blanco'라는 동일한 학명을 사용한다. 껍질은 까기가 쉬워 관피귤(寬皮橘), 송피귤(鬆皮橘)이라고도 하며, 동서양 공히 만다린(Mandarin)이라는 이름으로 통칭하고 있다. 여러 종류의 감귤속 열매 중에서 특히 우리나라의 옛 문헌에 기록된 감귤의 종류와 더불어 이 책에서 소개하는 감귤 종류를 학명으로 표현하면 다음과 같다.

1. 변종감귤 *C. reticulata* var.

① 금귤(金橘) = 소금귤(小金橘)

② 당금귤(唐金橘) = 대금귤(大金橘)

③ 동정귤(洞庭橘) *erythrosa* = 주귤(朱橘)

④ 병귤(甁橘) *platymamma* = 별귤(別橘), 벤줄

⑤ 병귤(椪橘) *ponki* = 첨귤(甛橘)

⑥ 빈귤(檳橘) *leiocarpa*

⑦ 산귤(山橘) *sunki* = 진귤(陳橘), 산귤(酸橘), 산물(山物), 산물

⑧ 석금귤(石金橘) - 1974년 멸종?

⑨ 소귤(小橘)?

⑩ 유귤(乳橘) *kinokuni* = 기주(紀州)밀감

⑪ 진귤(陳橘) ?

⑫ 청귤(靑橘) *nippokoreana*

⑬ 홍귤(紅橘) *tachibana* = 입화귤(立花橘)

⑭ 황귤(黃橘) *tangerina* = 복귤(福橘), 조주감(潮州柑), 편귤(扁橘)

⑮ 감자(柑子) *benikoji*

⑯ 금감자(金柑子) *obovoidea*

⑰ 다지감(茶枝柑) *chachiensis*

⑱ 당감자(唐柑子) ?

⑲ 병감(椪柑) *poonensis* = 뽕깡, ponkan

⑳ 온주밀감(溫州蜜柑) *unshiu* = 온주밀귤, 온주감귤, 사쯔마 만다린

㉑ 유감(乳柑子) *suavissima* = 진감(眞감), 구감(甌감)

㉒ 황감(黃柑) *vessucosa*

2. 만감류 *C. reticulata* var.

① 삼보감(三寶柑) *sulcata* = 호랑이깡

② 팔삭(八朔) *hassaku*

3. 유류(柚類) pummelo

1) *C. grandis* = *C. maxima*

① 당유자(唐柚子) = 당유(唐柚), 향란(香欒)

② 大귤 *pseudogulgul* = 사두감(獅頭감), 주란(朱欒), 大柚, 獅子柚

2) *C. junos*

등(橙), 등자(橙子), 소유자(小柚子), 산유자(山柚子)

4. 등류(橙類) = 귤 X 유

1) 고등(苦橙) *aurantium* = bitter orange

① 산등(酸橙) *aurantium* = 지(枳)

② 광귤(廣橘) *aurantium* var. *amara* = 玳玳, 枳橘, 枳殼

③ 하귤(夏橘) *aurantium* var. *natsudaidai* = 나쓰미깡, 枳殼

2) 첨등(甛橙) *sinensis* = 오렌지, sweet orange

① common orange(甛橙)

② navel orange(臍橙)

③ blood orange(血橙)

④ sugar orange(糖橙)

5. 향연류(香櫞類) *Citron*

1) 구연(枸櫞) *medica*

2) 불수감(佛手柑) *C. medica L.* var. *sarcodactylis*

3) 향원(香圓) *wilsonii* = 등자귤(橙子橘)

6. 영몽류(檸檬類)

1) 레몬(Lemon)

① 서양레몬 *C. limon* - 양녕몽(洋녕몽) = 구연 X 산등(酸橙)

② 여몽(黎檬) *C. limonia* - 광둥성[廣東省]레몬 = 구연 X 감귤

2) 청몽(靑檬) *aurantifolia* = 라임(Lime), 래모(萊姆)

① acid 라임, ② sweet 라임

7. 자몽 *paradisi* = 포도유(葡萄柚), grapefruit

8. 금감, 낑깡(예전의 금감屬, *Fortunella*)

① 금귤(金橘) ② 금탄(金彈) ③ 금감(金柑) ④ 산귤(山橘)

9. 탱자(예전의 탱자屬, *Poncirus*)

탱자 = 구귤(枸橘), 취귤(臭橘), 지실(枳實)

3장

감귤의 명칭에 대한 이해

만다린
유자
구연, 향연, 등자귤
금귤(낑깡)
고등과 첨등(오렌지)
영몽(레몬, 라임)류

감귤의 명칭에 대한
이해

　　　　　중국의 상황을 보면 당나라부터 명나라
에 이르기까지 새로운 종류의 발견과 인간에 의한 품종개량 등으로 점차
감귤류의 품종이 늘어나고 있는데, 각 시기별로 생산된 대표적 품종은
다음과 같다.

먼저 당대(唐代)의 감귤류는 『본초습유(本草拾遺)』에서 확인 가능한데
모두 10종으로 분류했다. 귤은 주귤(朱橘), 유귤(乳橘), 탑귤(塌橘), 산귤(山
橘), 황담자(黃淡子)의 5가지로 감은 주감(朱柑), 유감(乳柑), 황감(黃柑), 석
감(石柑), 사감(沙柑)의 5가지로 분류했다.

송대(宋代) 중에서도 북송 시절에는 분류가 다소 줄어든다. 이는 외부
와의 교역이나 교류가 활발해서 제국을 표방했던 당나라 시기에 비해 외
적의 침략으로 인해 교류가 줄어들었기 때문으로 보인다. 이 시기의 『개
보본초(開寶本草)』에서는 감(柑)을 유감(乳柑), 사감(沙柑), 산감(山柑), 청감(靑
柑)의 4가지로 분류하는 게 보이고, 『본초도경(本草圖經)』에서는 귤은 황귤

(黃橘), 청귤(靑橘)로 감은 유감(乳柑)으로 3가지만 언급한 것이 특이하다.

그러던 것이 남송대에 이르러서는 다소 종류가 다양해진다. 이는 왕조가 남쪽으로 이동하면서 귤의 원산지와 가까워진 때문으로 보인다. 이는 『귤록(橘錄)』에서 확인할 수 있는데, 감귤을 총 22종으로 분류하였다. 귤은 황귤(黃橘), 탑귤(塌橘), 포귤(包橘), 면귤(綿橘), 사귤(沙橘)[1], 여지귤(荔枝橘), 연조천귤(軟條穿橘), 유귤(油橘), 녹귤(綠橘), 유귤(乳橘), 금귤(金橘), 자연귤(自然橘), 조황귤(早黃橘), 동귤(凍橘)의 14종으로, 감은 유감(乳柑), 생지감(生枝柑), 해홍감(海紅柑), 동정감(洞庭柑), 주감(朱柑), 금감(金柑), 목감(木柑), 첨감(甜柑)의 8종으로 분류하였다.

명대(明代)에도 이러한 전통이 이어진다. 『본초강목』을 보면 감귤을 총 21종으로 분류한 것이 보인다. 귤은 황귤(黃橘), 주귤(朱橘), 탑귤(塌橘), 포귤(包橘), 면귤(綿橘), 사귤(沙橘), 여지귤(荔枝橘), 천심귤(穿心橘), 유귤(油橘), 녹귤(綠橘), 유귤(乳橘), 조황귤(早黃橘), 동귤(凍橘) 13종[2]으로 감은 유

---

1 "沙橘은 얻어 보면 가늘고 감미로운데, 그래서 붙여진 이름이다. 혹은 이르기를, "그 종자를 沙洲 위에 심었는데 토지가 허한데도 귤의 성장이 합당하기에, 그 맛이 특별히 진귀하게 보인다."라고 한다. 고향 사람들은 물건을 호칭하면서 작고 감미로운 것에는 반드시 沙자를 붙여 말하곤 한다. 이를테면 沙瓜, 沙蜜, 沙糖 같은 부류의 말로서 독특한 방언일 따름이다.", 현행복, 앞의 책, 63쪽.

2 "宋韓彦直著橘譜三卷甚詳 其略云 柑橘出 蘇州 台州 西出荊州 南出閩廣撫州 皆不如溫州者爲上也 柑品有八 橘品十有四 黃橘扁小而多香霧 乃橘之上品也 朱橘小而色赤如火 綠橘紺碧可愛 不待霜後 色味已佳 隆冬采之 生意如新 乳橘狀似乳柑 皮堅瓤多 味絶酸芳 塌橘狀大而扁 外綠心紅 瓣巨多液 經春乃甘美 包橘外薄內盈 其脈瓣隔皮可數 綿橘微小 極軟美可愛 而不多結 沙橘細小甘美 油橘皮似油飾 中堅外黑 乃橘之下品也 早黃橘秋半已丹 凍橘八月開花 冬結春采 穿心橘實大皮光 而心虛可穿 荔枝橘出橫陽 膚理皺密如荔子也", 李時珍, 1590, 『본초강목』; 대성문화사, 앞의 책 권41, 633쪽.

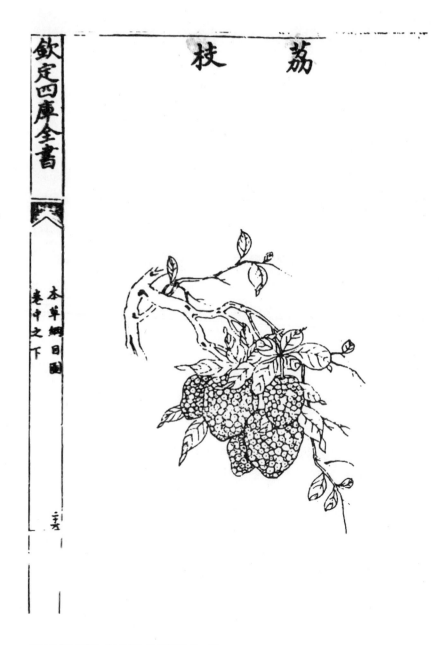

〈사진 9〉『본초강목』에 그려진 여지(荔枝)의 그림.

감(乳柑), 생지감(生枝柑), 해홍감(海紅柑), 동정감(洞庭柑), 주감(朱柑), 목감(木柑), 첨감(甛柑), 만두감(饅頭柑) 8종으로 분류한 것이다. 『본초강목』에는 21종에 대한 간략한 설명도 덧붙여져 있는데 이를 간단히 언급하면 다음과 같다.

먼저 귤 중에서 황귤(黃橘)은 납작하고 작으면서 향이 가득한 최상품의 귤이다. 주귤(朱橘)은 작으면서 색이 불처럼 붉은 것이고, 녹귤(綠橘)은 청귤과 유사한 것이다. 유귤(乳橘)은 유감(乳柑)과 비슷한 모양이고 단단한 껍질에 속은 가득하며 맛이 매우 시고 향기로운 것이 특징이다. 탑귤(塌橘)은 모양이 크면서 납작하고, 겉은 푸르고 속은 붉으며, 갑이 크고 과즙이 많으며, 봄이 지나면 달고 맛있어지는 귤을 말한다. 포귤(包橘)은 겉껍질은 얇고 속 알맹이는 꽉 차 있으며, 맥과 갑이 겉껍질과 떨어져 있어 얇은 보자기로 싼 것처럼 갑의 개수를 셀 수 있어서 이름이 붙여졌다. 면귤(綿橘)은 약간 작고, 매우 부드러운 맛이 있고 예쁜 모양이지만 열매가 적게 열린다. 사귤(沙橘)은 매우 작고 달며 맛있는 귤을 말하고, 유귤(油橘)은 기름이 번지르르한 껍질에 속은 단단하고 겉은 검어서 하품의 귤로 친다. 조황귤(早黃橘)은 비교적 이른 시기인 가을 중반에 붉게 되어 이름이 붙여졌다. 동귤(凍橘)은 8월에 꽃이 피고, 겨울에 열매가 맺혀 봄에 수확하는 추위에 강한 귤이다. 천심귤(穿心橘)은 크고 껍질은 광택이 나지만 속은 뚫린 듯이 비어 있는 것이다. 여지귤(荔枝橘)은 표면에 쭈글쭈글한 문양이 빽빽하여 여지라는 식물과 유사하다 해서 그와 같은 명칭이 붙여졌다.

다음으로 감 종류에 대해 알아보면 다음과 같다. 감(柑) 중에 일반 감(柑)은 감자(柑子) 또는 황감(黃柑)이라 했다. 감(柑) 중에 아주 맛있는 감(柑)

은 유감(乳柑)이라고 했다. 생지감(生枝柑)은 모양이 둥글지 않고 푸르면서 표면이 거칠며, 약간 신맛을 띠고 있고, 가지에 붙어 있으면서 오래 견딜 수 있는데, 단맛으로 변하기를 기다리면 곧 열매가 잎이 달린 채 끊어져서 떨어지는 것이 특징이다. 해홍감(海紅柑)은 나무가 작으면서 열매가 매우 큰데, 둘레가 1자(尺) 가까이 되고, 껍질은 두껍고 색은 붉으며, 오래 보관할 수 있다. 지금의 사두감(獅頭柑)도 이 종류에 속한다. 동정감(洞庭柑)은 동정산(洞庭山) 인근에서 많이 나는데 껍질은 얇고 맛이 좋으며 가장 일찍 익는 감을 말한다. 첨감(甛柑)은 동정감과 비슷하게 큰 감인데 열매마다 반드시 8개의 갑이 있고, 서리가 내리지 않아도 노랗게 되는 것이 특징이다. 목감(木柑) 역시도 동정감과 유사한데 표면은 거칠고 단단하며 갑이 크면서 과즙이 적어서 나무 목(木)자가 붙여졌다. 주감(朱柑) 또한 동정감과 유사하다. 열매가 크고 색은 매우 옅은 홍색이며, 신맛이 나므로 사람들이 중요시하지 않는다고 했다. 만두감(饅頭柑)은 만두 끝부분 같은 것이 꼭지 근처에서 봉긋하게 솟아올라와 있는데 맛과 향이 매우 좋은 것이 특징이다.[3]

그런데 우리나라의 경우를 보면 1602년에 이르러 조선의 경우에 김상헌이 한국에 자생하는 감귤을 귤은 5종, 감은 2종, 총 7종으로 거론한 것을 볼 수 있다. 같은 시기 중국의 문헌에 비해 현저하게 적은 숫자이

---

[3] "生枝柑 形不圓 色靑膚粗 味帶微酸 留之枝間 可耐久也 俟味變甘 乃帶葉折 故名 海紅柑 樹小而顆極大 有圍及尺者 皮厚色紅 可久藏 今獅頭柑亦是其類也 洞庭柑 種出洞庭山 皮細味美 其熟最早也 甛柑 類洞庭而大 每顆必八瓣 不待霜而黃也 木柑 類洞庭 膚粗頑 瓣大而少液 故謂之木也 朱柑 類洞庭而大 色絶嫣紅 其味酸 人不重之 饅頭柑 近蒂起如饅頭尖 味香美也", 李時珍, 1590, 『본초강목』; 대성문화사, 앞의 책 권41, 636쪽.

다. 이는 중국에서만 볼 수 있고 우리나라에서는 볼 수 없는 종류가 있었기 때문이라 생각한다.

우리나라 옛 문헌에 등장하는 감귤속 열매들을 린네가 고안한 현재의 식물분류법의 학명으로 연결 짓기 위해서는 다음과 같은 참고사항을 알지 못하면 혼동을 일으켜 구분할 수가 없다. 이는 감귤속 열매들의 명칭이 중국으로부터 전해지는 과정에서의 혼동, 시간이 흐르면서 점차 정확하지 않은 명칭이 혼용되면서 생겨난 혼동 등이 복합적으로 얽혀서 생겨난 것이기 때문에 세심한 주의가 필요하다. 다소 복잡하기는 해도 다음의 사실들을 염두에 둔다면 혼동의 여지는 많이 사라질 것이라고 본다.

한편으로는 등(橙)에 대해서도 알아둘 필요가 있다. 귤자(橘子)를 귤, 감자(柑子)를 감(柑)이라 하듯이 등자(橙子)는 등(橙)이라고 했는데, 등자는 소유자(小柚子 *C. junos*)를 말한다. 크기가 크면 당(唐)이라 붙여, 당금귤, 당감자, 당유자라 했다. 산유자(山柚子)와 산귤(山橘)처럼 산(山)이라는 접두어가 붙으면 자연에 가까우나 품질이 떨어진다는 뜻을 갖는다. 제주에서 말하는 유자는 대부분이 '소유자'의 종류인데 유자 중에서 크기가 가장 작다. 그러므로 유자 중에서 당유자는 가장 큰 것이고, 그다음으로 큰 것은 대귤 또는 사두감(獅頭柑)이고, 가장 작은 것이 소유자이다.

고려 때까지 감귤속의 열매는 귤 3가지(금귤, 동정귤, 청귤)와 감, 유자, 등자, 탱자를 합쳐 7개로 분류하였는데 조선에 와서는 그 종류가 더욱 많아진다. 향연류(香櫞類)가 대표적인 데, 이는 비교적 늦은 시기인 조선 시대 세조 때 처음으로 문헌에 나타난다.[4] 향연류(香櫞類)에 속하는 둥근 모

---

4   고정삼, 앞의 책, 29쪽.

양의 열매인 향원(香圓; *C. wilsonii*)을 '등자귤(橙子橘)'이라 했다.

귤은 잘 익었을 때 외과피의 색에 따라 황금색을 띠는 황귤(黃橘), 붉은색을 띠는 동정귤, 푸른색을 띠는 청귤, 누런색을 띠는 산귤로 크게 나눈다. 황금색을 띠는 귤은 금귤(金橘)이라고도 하고, 크기에 따라 대금귤, 소금귤 둘로 나눈다. '대금귤'은 '당(唐)금귤'이라고도 한다. 황귤에 들어가는 금귤, 당금귤을 이름이 같다 하여 금감속(*Fortunella*)의 일본식 명칭인 '낑깡'으로 보면 안 되고, "음력 9월 초열흘과 보름이 되면 이미 노랗게 익기"[5]에 현재의 극조생감귤로 봐야 한다. 현재 '낑깡'이라고 부르는 금감(金柑)은 옛 문헌인『세조실록』에 처음 보이고 그 후 기록에 보이지 않다가 300년이 지난 후에 출간된『재물보(才物譜)』에 다시 보이지만 자세한 설명이 없다. 따라서『세조실록』에 보이는 금감(金柑)은 금귤(金橘)을 지칭하는 것이 아닌가 한다. 한편 황귤은 일반 귤이 익은 것의 총칭으로 사용되기도 하지만 복귤(福橘) 또는 편귤(扁橘)이란 구체적인 품종을 말하기도 한다. 옛 문헌의 제주 청귤은 설익은 귤이 아니고 감귤류의 품종 중 하나를 말한다. 돌밭에서 주로 나며 황금빛을 띠는 석금귤(石金橘)은 음력 11월에 익으니 만생종에 가까운 품종인데 현재는 멸종된 상태로 추정된다.

우리나라에서는 '기각'이라고도 부르는 한약재 지각(枳殼)을 원래 산등(酸橙; *C. aurantium*)류에 속하는 광귤(廣橘)인 대대등(玳玳橙; *C. aurantium* var *amara*)으로 만들었다. 그래서 광귤을 지귤(枳橘)이라 하기도 했다. 일반적으로 탱자의 열매를 지실로 보았지만 지각은 꼭 탱자 열매가 아니다. 다

---

5   "金橘(중략) 此果九月旬望已爛黃橘柚之最先熟者也", 조정철, 1824,『정헌영해처감록(靜軒瀛海處坎錄)』; 현행복, 앞의 책, 194쪽(원본 영인본 쪽).

만 지귤을 구하기 힘든 상황에서 현재는 탱자의 미숙과를 지실로 완숙과는 지각으로 사용하고 있을 뿐이다.

이런 몇 가지를 알고 있으면 혼동의 여지는 다소 줄어들 수 있을 것이다. 하지만 품종이 워낙 다양한 감귤류이기 때문에 복잡하기도 하거니와 오랜 세월 동안 고쳐지지 못하고 지낸 측면이 있어서 당연히 헷갈릴 수밖에 없다. 크게 감과 귤을 합쳐서 만다린 그리고 유자, 구연산이라는 명칭의 단초를 제공한 구연, 금귤, 등류, 크게 레몬을 말하는 영몽류, 이렇게 6가지의 분류를 토대로 명칭에 대해서 알아보기로 한다.

만다린

만다린이라는 감귤 품종에는 현재 우리
가 즐겨 먹는 대부분의 감귤류가 포함되어 있다. 야생귤(橘)과 야생유(櫾)
의 주요 교잡종이기 때문이다. 만다린은 크게 다음과 같이 분류[6]하기도
한다. 대표적으로 일본의 지명을 따서 사쓰마 만다린(satsuma mandarin)이
라고 부르기도 하는 온주밀감(*C. unshiu*)을 비롯해 탠저린(tangerine)[7]이라
부르는 품종도 여기에 포함된다. 역사적으로 보면 감자(*C. benikoji*), 기주
귤(*C. kinokuni*), 동정귤(*C. erythrosa*), 병감(*C. ponkan*), 유감(*C. suavissima*), 청귤
(*C. nippokoreana*) 등이 모두 만다린에 속한다.

---

6   고정삼, 앞의 책, 43쪽.

7   "모로코의 지명인 '탕헤르(Tanger)'에서 따왔다. 과거에는 탕헤르 지역에서 재배되는 감
     귤을 부르는 이름이었으나, 현대에는 붉은빛을 띠는 감귤품종을 두루 일컫기도 한다.",
     위키백과.

한편 만다린에는 감귤의 교잡종인 만감류(晚柑類)도 포함되는데, 이는 보통 만다린과 스위트 오렌지(sweet orange)를 교잡해서 만들어진다. 또 만다린에는 탠저린(tangerine)과 오렌지가 교잡된 탄골류(tangor), 그리고 탠저린(tangerine)과 포도유 또는 포멜로(pommelo)가 합쳐져 만들어진 탄젤로류(tangelo)가 모두 여기에 속한다. 그 밖에도 시트론과 감귤(*C. reticulata*)이 합쳐진 진귤(*C. sunki*), 유자와 감귤(*C. reticulata*)이 합쳐진 영귤(靈橘; *C. sudachi*), 금귤과 감귤(*C. reticulata*)이 합쳐진 칼라만시 등도 있다.

만다린에 속하는 품종 중에서도 역사적으로 볼 때 우리나라에서도 즐겨 먹어왔던 품종들, 즉 황귤, 동정귤, 온주밀감, 청귤, 산물, 감(柑)에 대해 자세히 알아보도록 하자.

황귤(黃橘)

'황귤'에는 두 가지 의미가 있다. 하나는 '황귤'이란 별개의 품종명을 말할 때가 있고, 다른 하나는 귤이 잘 익었을 때 외과피의 색이 노란색을 띠면 모두 황귤(黃橘)[8]이라 하기도 했다.

먼저 품종의 명칭으로 사용된 '황귤'을 보자, 소철(쑤저, 蘇轍)은 "초산(楚山)[9]의 황귤(黃橘)이 동정귤보다 약간 크다"고 한 바 있다. [10]『귤록』에는 "황귤의 모양은 감(柑)과 비교해 차이가 별로 없으나 흩어지는 향기는 감

---

8   "橘柚(중략) 木高一二丈 葉與枳無辨 刺出於莖間 夏初生白花 六月七月而成實 至冬而黃熟 乃可噉(중략) 又云一名橘皮 又云十月採 都是今黃橘也", 唐愼微, 1082,『증류본초』; 대성문화사, 앞의 책, 940쪽.

9   형산(荊山)으로 湖北省의 서쪽에 있다.

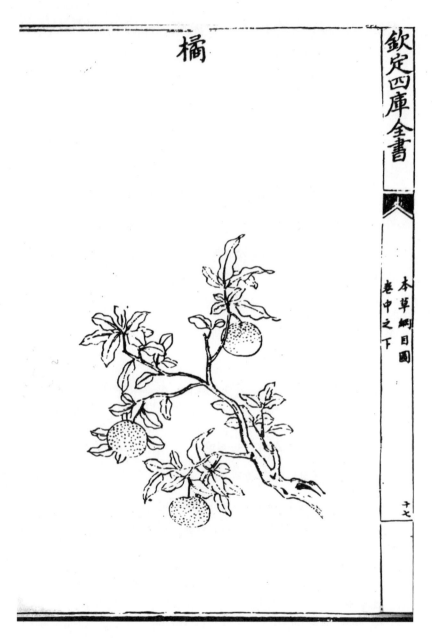

〈사진 10〉『본초강목』에 그려진 황귤(黃橘) 그림.

보다 많다. 알맹이는 충실하며 맛은 달고 둘레길이는 4촌이다."[11]라고 기술되어 있다. 『본초강목』에서는 "둥글고 납작하며 작고 향이 가득한 좋은 귤이다."[12]라 하고 있다. 여러 문헌의 내용으로 볼 때 황귤은 일반적인 감귤보다 향기가 강하고 맛도 좋고 크기가 감보다 약간 작은 납작한 원형, 즉 편구형(扁球形)의 귤을 말하고 있다. 이 황귤은 한때 제주에 존재했다. 그래서 이건(李健)도 황귤[13]이라는 품종을 거론한다. 이 품종의 학명으로는 'C. tangerina'라 하고 복건성(푸젠성, 福建省)의 귤인 관계로 복귤(福橘), 광동성 조주(차오저우, 潮州)에서도 나기 때문에 조주감(潮州柑)이라고도 하며 납작한 모양으로 인해 편귤(扁橘)이라 하기도 한다.

또한 노란색을 띠기 때문에 황귤(黃橘)이라 한 경우도 있는데, 우리나라에서는 특히 황금색을 띠는 귤은 금귤(金橘)이라 하였다. 이 금귤은 극조생의 귤인데 황귤 중에서 만생종의 귤로는 석금귤(石金橘)[14]이라는 것

---

10   蘇東坡의 동생인 소철(蘇轍; 1039~1112)은 「毛君惠溫柑荔支二絶」이란 시를 읊었다. "楚山黃橘彈丸小 未識洞庭三寸柑 不有風流吳越客 誰令千里送江南", https://www.baike.com/wikiid/毛君惠溫柑荔支二絶. 의 시에서 당시 소포환(小砲丸)의 직경은 8.4cm 정도였다.

11   "黃橘狀 比之柑差褊小 而香霧多於柑(중략) 肌充而味甘 其圍四寸", 韓彦直, 1178, 『귤록』; 현행복, 앞의 책, 284쪽(원본 영인본 쪽).

12   "黃橘扁小而多香霧 乃橘之上品也", 李時珍, 1590, 『본초강목』; 대성문화사, 앞의 책 권41, 633쪽.

13   "柑子種名甚多 有柑子 柚子 洞庭橘 金橘 唐金橘 黃橘 山橘 柚柑 唐柚子 青橘 不可盡知", 李健, 1712, 『제주풍토기』; 제주문화원, 2007, 『譯註 濟州古記文集』, 경신인쇄사, 67쪽(원본 영인본 쪽).

14   "石金橘 大如鳩卵味極甘無酸十一月熟時", 이형상, 1704, 『남환박물』; 현행복, 앞의 책, 206쪽(원본 영인본 쪽).

이 있었다. 『본초강목』에서는 '황귤'이라는 품종도 거론하지만, 익은 귤을 모두 황귤이라 말하고도 있다. 허준도 『본초도경(本草圖經)』의 말을 그대로 동정귤에 인용[15]함으로써 제주의 동정귤도 사실은 황귤의 종류에 포함되게 되었다. 그러한 연유인지 제주도 애월읍 광령리에서 자라는 동정귤은 익어도 붉지 않고 노랗게 보인다. 그러나 현대 식물학 분류에서는 동정귤이 다른 귤에 비해 더 붉기도 하고 유전학적으로 다른 성질을 가지므로 동정귤이라는 별개의 품종으로 분류한다.

이와 같은 복잡한 사정을 반영해서인지 20세기에 발간한 『중약대사전』에서는 "복귤, 동정귤인 주귤, 밀귤(蜜橘), 유귤(乳橘), 첨귤(甛橘)을 모두 황귤"[16]이라 하고 있고, 열매의 껍질들을 모두 귤피로 쓰고 있다.

---

15 "木高一二丈 葉與枳無別 刺生莖間 夏初生白花 六七月而成實 至冬黃熟 乃可啖 十月採 以陳者爲良生南方 本草 ○ 我國惟産濟州", 허준, 1613, 『동의보감』; 대성문화사, 앞의 책 「탕액편」, 182쪽.

16 "[異名]黃橘(중략) 1. 복귤 [《泉南雜誌》] Citrus tangerina Hort. et Tanaka. (중략) 2. 주귤 [《本草拾遺》] Citrus erythrosa Tanaka. (중략) 이외에 다음과 같은 몇 가지 같은 과 식물도 약용으로 쓴다. ① 溫州蜜橘 Citrus unshiu Marcor. (중략) ② (浙江省 黃巖縣의) 黃巖蜜橘 C. subcompressa Tanaka(중략) ③ (浙江省) 天台蜜橘 C. succosa Tanaka(중략) ④ 乳橘 C. kinokuni Tanaka(중략) ⑤ (廣東省) 甛橘 C. ponki Tanaka", 김창민 외, 앞의 책, 680~682 쪽.

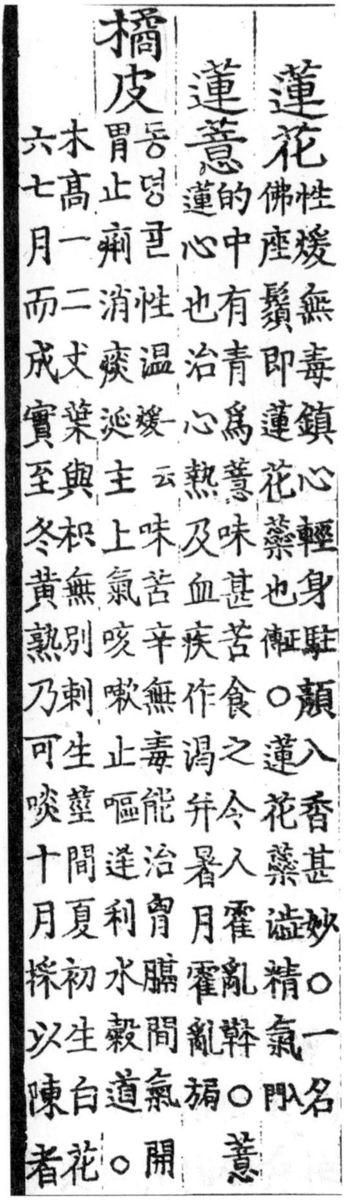
蓮花 性煖無毒鎭心輕身駐顔入香甚妙○一名佛座鬚即蓮花蘂也[illegible]○蓮花蘂澁精氣入門

蓮薏 的中有青爲薏味甚苦食之令人霍亂[illegible]○薏蓮心也治心熱及血疾作渴幷暑月霍亂[illegible]

橘皮 동뎡귤 性温煖一云味苦辛無毒能治胷膈間氣開胃止痢消痰涎主上氣咳嗽止嘔逆利水穀道○木高一二丈葉與枳無別刺生莖間夏初生白花六七月而成實至冬黃熟乃可啖十月採以陳者

〈**사진 11**〉『동의보감』에 최고의 귤피(橘皮)로 기록하고 사용한 동뎡귤(洞庭橘)

동정귤

우리나라에서 재배한 감귤 중에서 온주밀감 이전에 가장 인기가 있었던 것은 이른바 '동정귤'이었다. 동정홍귤(洞庭紅橘), 동정홍(洞庭紅)[17], 주귤(朱橘) 등의 명칭으로 불리기도 했던 동정귤은 'Citrus reticulata (Blanco) var. erythrosa H.H.Hu'라는 학명으로 표기된다.[18] 동정귤을 주귤(朱橘)이라고도 한 것은 잘 익으면 주홍색을 띠기 때문이었다. 중국에서는 동정귤이라는 것이 재배 역사가 매우 오래된 전통적인 우량종이었다. 예전부터 제주에서는 '돈 맛', 곧 '단맛'이 난다고 해서 '돈진귤'이라고 했다.[19]

먼저 동정귤이 과연 어떤 귤인지에 대해 알아볼 필요가 있는데, 무엇보다 동정귤이라고 하면 대표적으로 껍질이 얇고 맛이 좋으며 빨리 숙성하고 색깔은 붉은 것을 말하는 경우가 많다.[20] 이러한 사실은 중국의 문

---

[17] "洞庭红橘是吴县东西洞庭山的特产 洞庭的橘子品种很多 有早红 朱橘 了红 福橘 橙子 香圆 黄皮橘 西山大橘 温柑等等(중략) 2.朱橘 因果实颜色朱红而得名 因成熟最晚 俗称晚桔子 古称洞庭红 栽培历史极悠久 为传统地方良种", https://baike.baidu.com/item/洞庭红橘.

[18] "Citrus reticulata var. erythrosa (Tanaka) H.H.Hu = C. erythrosa Tanaka", 신대풍출판공사, 앞의 책 「색인」, 196쪽.

[19] "현지 부락민들에 의해 '돈진귤' 또는 '진귤'이라 불리는 바와 아울러, 과실의 특징이나 나무의 식물학적 조사결과에 의해 고문헌에 나오는 동정귤洞庭橘[Citrus erythrosa Hort. ex Tanaka]로 밝혀졌다.", 제주특별자치도 제주문화예술재단, 앞의 책, 360쪽./ 여기서의 '돈진귤'은 '돈진귤'로 표기되어야 맞지 않을까?

[20] "洞庭柑皮細而味美 比之他柑 韻稍不及 熟最早 藏之至來歲之春 其色如丹 鄉人謂其種自洞庭山來 故以得名", 韓彥直, 1178, 『귤록』; 현행복, 앞의 책, 289쪽(원본 영인본 쪽).

헌은 물론이고 국내의 문헌에서도 공히 확인된다.

중국의 경우에는 일단 소송(쑤송, 蘇頌)이 『본초도경』에 "귤나무의 높이는 약 3~6m, 잎은 '지(枳)'[21]의 잎과 구별이 어렵고, 가시가 줄기 사이에 난다. 초여름에 흰 꽃이 피며, 음력 6~7월에 열매 맺고, 겨울에 노랗게 익으니, 먹을 수 있고 음력 시월에 수확한다."[22]라 했다. 우리나라의 허준은 이를 『동의보감』에 거의 그대로 옮겼고 거기에다가 다만 "우리나라에는 오직 제주에 난다."[23]는 내용을 덧붙였다. 이로써 송대(宋代)의 귤이 제주로 이식됐음도 함께 엿볼 수 있다. 한 가지 더 여기서 알 수 있는 사실은 동정귤의 잎 모양은 탱자 잎과 같지 않고 '산등(酸橙)'[24]과 같다는 점이다.

열매의 크기를 보면, 송대(宋代)의 정해(정셰, 鄭獬)는 "열매는 붉은 금빛

---

21 "頌曰 今洛西江湖州郡皆有之 以商州者爲佳 木如橘而小 高五七尺 葉如橙 多刺 春生白花 至秋成實 七月八月采者爲靑 九月十月采者爲殼 今醫家以皮厚而小者爲枳實 完大者爲枳殼 皆以翻肚如盆口狀陳久者爲勝 近道所出者 俗呼臭橘 不堪用", 李時珍, 1590, 『본초강목』; 대성문화사, 앞의 책 권42, 100쪽.

22 "橘柚(중략) 木高一二丈 葉與枳無辨 刺出於莖間 夏初生白花 六月七月而成實 至冬而黃熟 乃可啖(중략) 又云一名橘皮 又云十月採 都是今黃橘也", 唐愼微, 1082, 『증류본초』; 대성문화사, 앞의 책, 940쪽.

23 "木高一二丈 葉與枳無別 刺生莖間 夏初生白花 六七月而成實 至冬黃熟 乃可啖 十月採 以陳者爲良生南方 本草○我國惟産濟州", 허준, 1613, 『동의보감』; 대성문화사, 앞의 책 「탕액편」, 182쪽.

24 "枳實(來源) 爲芸香科植物酸橙 *Citrus aurantium* L. (중략) 枳殼(來源) 爲芸香科植物酸橙 *Citrus aurantium* L.", 潘綱, 1987, 『이혼효적중약재감별(易混淆的中藥材鑑別)』, 江蘇科學技術出版社, 265, 266쪽.

25 https://www.cidianwang.com/mingju/6/642b61116930.htm 에서, "我思洞庭橘 赤金三寸圓(중략) 我欲涉洞庭 採橘秋雲邊", 『감추육수(感秋六首)』.

이고 지름은 3cm 정도며 둥글다."[25]라 했다.[26] 그러나 이 정도의 크기는 현재 제주에서 감귤을 크기를 나눌 때 1번과의 크기에 속하는 것으로, 당시 귤의 크기는 지금처럼 크지 않았던 것으로 보인다.

열매의 맛에 대해『귤보』에는 "맛은 좋다. 최고로 일찍 익으며 저장하면 다음 해 봄까지 간다."[27]고 했다. 또『본초강목』을 보면 동정귤은 "작고 껍질이 얇으며 색이 붉은 극조생감귤"이라고 말하고 있다.[28]

이러한 문헌상의 기록에 의거해 1977년에 중국에서 간행된『중약대사전(中藥大辭典)』에는 동정귤을 "가지에 가시가 있거나 없다. 잎은 타원형으로 길이가 9cm 너비가 4cm이며 양 끝이 점차 뾰족해지며 가장자리가 밋밋하거나 물결 모양의 톱니가 있다. 잎의 앞면은 짙은 녹색이고 뒷면은 연한 녹색이다. 잎자루에 날개처럼 달린 익엽(翼葉)은 선처럼 가늘고 길다."[29]라고 묘사했다.

우리나라의 문헌을 보면『정헌영해처감록(靜軒瀛海處坎錄)』에 "열매의

---

26   송대(宋代) 도량형(度量衡)으로 길이 단위 1척(尺)은 현재 30.72cm에 해당한다. 1척은
      10촌(寸)이므로 3촌은 9.216cm가 된다. 원(圓)은 원둘레의 길이를 말하므로 3.14(π)로
      나누면 지름(2r)이 약 2.93cm 정도가 된다.

27   "洞庭柑 皮細而味美 比之他柑 韻稍不及 熟最早 藏之至來歲之春 其色如丹 鄉人謂其種 自
      洞庭山來 故以得名 東坡 洞庭春色賦", 韓彦直, 1178,『귤록』; 현행복, 앞의 책, 289쪽(원본
      영인본 쪽).

28   "朱橘小而色赤如火(중략) 洞庭柑 種出洞庭山 皮細味美 其熟最早也 甜柑 類洞庭而大 每
      顆必八瓣 不待霜而黃也 木柑 類洞庭 膚粗頑 瓣大而少液 故謂之木也 朱柑 類洞庭而大
      色絶嫣紅 其味酸 人不重之", 李時珍, 1590,『본초강목』; 대성문화사, 앞의 책 권41, 633,
      636쪽.

29   김창민 외, 앞의 책, 681쪽

지름은 3cm 정도[30], 껍질은 얇고, 과육은 신맛이 단맛보다 강하지만 상쾌하다. 그러나 색깔이 푸른빛이 도는 노란색을 띤다."[31]고 하는 것으로 보면, 붉은색을 띠는 중국의 주귤과는 차이가 있다. 이를 통해 중국의 동정귤과 우리나라의 동정귤은 유사성과 더불어 나름의 차별성도 있었던 것으로 보인다. 그런데 후대에 이르러 이강회(李綱會)는 『탐라직방설(耽羅職方說)』에서 "먹을 수 없을 정도로 신맛이 강하다."[32]라고도 했다. 아마도 이는 조선 후기 감귤 재배 기술이 저하되면서 품질이 낮아진 동정귤을 보고 말한 것인지도 모르겠다.

그런데 동정귤에도 여러 가지 분화된 품종이 함께 수입된 기록이 있다. 바로 '소귤(小橘)'이라는 것이다. 1690년 조선 숙종때 중국에서 들여와 제주과원에 심어진 귤을 말하는데 동정귤처럼 붉은빛을 띠는 귤이다. 심고 나서 20년이 지난 1710년에 처음으로 열매를 맺어 특별히 궁중에 진상하게 되었다고 하는데,[33] 지금은 어떤 귤인지 정확히 알 수는 없으나

---

30 청대(淸代) 도량형으로 길이 단위 1척은 현재 32cm에 해당한다. 1척은 10寸이므로 3촌은 9.6cm가 된다. 원은 둘레의 길이를 말하므로 π로 나누면 지름이 약 3.0cm 정도가 된다. 당시 조선은 길이를 재는 데 여러 가지 척(尺)을 가지고 있었는데, 그중 황종척(黃鍾尺)을 기준으로 많이 삼았다. 황종척으로 1척은 약 34.48cm 정도가 되니 3촌은 10.344cm가 된다. 따라서 지름은 약 3.29cm가 된다.

31 "其五 離離三寸實 猶帶洞庭名 何似瑤臺女 慇懃月下迎 右洞庭橘 大小同唐金橘 色淡黃而微有靑意 皮薄核小一如唐金 但酸味多於甘味 香氣不及唐金 然如絶代佳人傾國之色", 조정철, 1824, 『정헌영해처감록』; 현행복, 앞의 책, 196, 197쪽(원본 영인본 쪽).

32 "酸不堪食", 이강회, 1819, 『탐라직방설(耽羅職方說)』; 현행복, 앞의 책, 191쪽(원본 영인본 쪽).

33 "肅廟庚午以燕京大柑子五箇小橘十箇下送本道栽植果園庚寅始結實別封進", 이원조, 1843, 『탐라지초본(耽羅誌草本)』; 현행복, 앞의 책, 187쪽(원본 영인본 쪽).

아마도 동정귤의 유사종일 것으로 추정되고 있다.

소귤에 대해 1732년 정운경(鄭運經)이 지은 『탐라귤보(耽羅橘譜)』에는 열매의 형상에 대해 "작은 복숭아 열매에 비해 조금 크다. 색깔은 연한 붉은색으로 단풍잎이 반쯤 물든 것 같이 무르익는다. 맛은 순전히 달아서 서리 맞은 진액이 우유처럼 윤기가 있다. 다만 맑고 고운 맛이 적다."[34]고 처음으로 자세히 기록하고 있다. 그 후로 1824년에 편찬된 조정철(趙貞喆)의 『정헌영해처감록』에는 열매의 "크기는 작으나 오리 알만 하다. 색깔은 자줏빛 금색인데, 만약 바람서리를 겪고서 한겨울을 맞닥뜨리게 되면 점차 주사(朱砂)와 같이 붉어지게 된다. 껍질은 두껍지도 얇지도 않고, 알맹이에 찰싹 붙어있지도 않다. 맛은 달기만 하고 물은 많지 않고 향기도 작다."[35]라고 조금 다르지만 분명 동정귤에 대한 묘사와 유사하게 서술하고 있다. 이러한 문헌들의 내용으로 보면 『본초강목』에서 말하는 크기가 작으면서 붉은색을 띠는 동정귤 류[36]와 많이 유사하다는 것을 알 수 있다.

그렇다면 현재 동정귤은 제주에 여전히 남아있을까? 추사 김정희(金正喜)의 『완당전집(阮堂全集)』을 보면 "고씨 집안 과수원에 두 그루, 관청에 한 그루가 있다."[37]라는 기록이 보인다. 제주에는 현재에도 제주시 애월읍 광령리 1165번지에 동정귤이 자라고 있는 것을 볼 수 있다. 추사가 말한 나무가 혹시 광령리에 소재한 수령 300년 된 동정귤나무가 아닌가

34   현행복, 앞의 책, 130, 131쪽.

35   현행복, 앞의 책, 143쪽.

36   朱橘, 洞庭柑, 甜柑, 木柑, 朱柑.

37   "洞庭橘 高家私園 只二樹 官園 只一樹", 김정희, 1849, 『완당전집(阮堂全集)』; 현행복, 앞의 책, 185쪽(원본 영인본 쪽).

싶기도 하다. 최근 제주도 농업기술원에서 나온 자료를 보면 동정귤, 즉 제주말로 '돈진귤'은 수입된 것이 아니고 오래전부터의 자생종이라 한 것도 보인다. 최근에는 제주한의약연구원에서 유전자조사까지 실시했다고 하는데 여전히 결론이 나지 않은 상태이다. 이와 관련해서 좀 더 체계적이고 과학적인 검토와 분석이 있어야 할 것으로 보인다.

동정귤이 인기가 있었던 것은 맛과 더불어 동정귤의 귤피가 가지는 효능이 매우 뛰어났기 때문이다. 좋은 귤피는 잘 익은 감과 귤의 껍질 가운데 맵고 쓴 게 최상품이라는 속설이 있는데 이에 가장 잘 부합하는 것이 동정귤이었다. 허준과 이시진 두 사람 모두 귤피의 최상품으로 각각 동정귤(洞庭橘)과 황귤(黃橘)을 거론하기도 했다. 왜 그러한 평가가 생겨나게 되었는지 중국과 한국의 기록을 모두 살펴보자.

8세기 초반 중국의 진장기(천짱치, 陳藏器)는 감귤 품종 중 주귤(朱橘)을 가장 훌륭하다고 했고, 12세기 후반의 한언직(한옌즈, 韓彦直)은 황귤을 가장 최고라고 말한 바 있다. 한편으로 16세기 후반 이시진은 황귤, 주귤 순으로 등급을 매기면서도 익은 귤은 모두 황귤이라 하며 귤피로 사용했다.

그런데 우리나라의 경우에는 중국의 경우와는 달리 황귤과 주귤을 최상의 감귤로 여긴 기록은 찾아볼 수 없다. 그 대신 15세기 중반에 이르러 "여러 감귤 모양의 열매 중 동정귤을 최고라 한다."[38]는 기록이 보인다. 조선의 임금 정조(正祖)도 제주 동정귤을 두고서 "동정귤 좋은 종자 심어 또 머나먼 고장에서 자란다."[39]라고 읊은 바가 있듯이 동정귤을 최고의

---

[38] "諸菓之中(중략) 洞庭橘爲上", 『세조실록』 권2, 세조1년 12월 25일(병인)조.

감귤로 여겼다.

20세기에 발간된 『중약대사전』을 보면 "광동성 조주(차오저우, 潮州)의 복귤(福橘, *C. tangerina*), 절강성 동정산(둥팅산, 洞庭山)의 동정귤인 주귤(朱橘, *C. erythrosa*), 온주밀귤(*C. unshiu*), 유귤(乳橘, *C. kinokuni*), 첨귤(甛橘, *C. ponki*)" 순으로 거론하며 모두 황귤[40]이라 하고 있다.

다시 예전의 기록을 보자면, 5세기 말 타오홍징은 "귤은 장강(창장, 長江)의 서쪽보다 동쪽이 좋다."[41]고 했고, 한언직은 "온주(원저우, 溫州)의 귤이 최고다."[42]라고 했다. 한편, 중국의 조주 지역은 동서로 볼 때 온주보다 서쪽에 위치하고 있지만 남북으로는 훨씬 남쪽에 위치한다. 이는 곧 조주의 귤이 온주의 귤보다 당도(Brix)가 높을 수밖에 없는 상황을 말해준다. 이는 귤화위지(橘化爲枳)의 고사를 통해서도 알 수 있는 것이다. 이시진의 경우에도 "귤피는 광서성, 광동성의 것이 강서성보다 낫다."[43]라고 말한 바 있다.

결국 허준과 이시진은 각각 자신이 구할 수 있었던 감귤류 중에서 가

---

39 "洞庭佳種又幽鄉", cafe.daum.net/heartwings/Jztq/803 漢詩속으로, 「詠橘」 지은이 正祖大王.

40 김창민 외, 앞의 책, 권2 680~682쪽.

41 "以東橘爲好 西江亦有而不如", 唐愼微, 1082, 『증류본초』; 대성문화사, 앞의 책, 939쪽.

42 "已不敢與溫橘齒", 韓彦直, 1178, 『귤록』; 현행복, 앞의 책, 294쪽(원본 영인본 쪽).

43 "橘皮 (중략) 以廣中來者爲勝江西者次之", 李時珍, 1590, 『본초강목』; 대성문화사, 앞의 책 권41, 633쪽.

장 맛있는 귤을 택해 귤피의 최상품으로 쳤을 것으로 생각된다. 그래서 좋은 귤피라는 것을 알맹이가 맛있는 잘 익은 감과 귤의 껍질 중 맵고 쓴 걸 최상품으로 내세우게 된 것이다. 제주에서는 그러한 조건에 맞는 것이 바로 동정귤이었다.

그렇다면 동정귤이라는 귤의 명칭이 붙여지게 된 이유를 살펴보자. 귤의 명칭을 정할 때 원산지의 이름을 종종 사용한다고 했는데 동정귤 또한 지명에서 유래된 것이다. 그렇다면 동정귤의 원산지인 동정은 과연 어디일까?

동정(洞庭)이란 것의 뜻을 보면 "신(神)들이 제사를 지내는 신령이 영험을 보이는 산(山)"[44]을 말하기도 하고 달리는 '신선이 사는 정원'이란 의미를 갖기도 한다. 지명으로 보면 굴원(취위안, 屈原)의 시[45]에서 연유한 동정호(둥팅후, 洞庭湖)[46]를 말하기도 한다. 따라서 동정이란 지명은 중국에 위치하고 있는 동정산(둥팅산, 洞庭山)과 동정호(둥팅후, 洞庭湖) 모두를 지칭했던 것임을 알 수 있다. 그런데 중국의 지명은 시간이 지나면서 종종 변화하기도 한다. 그렇다면 현재 동정은 어디에 위치하며, 산과 호수 중 어

---

[44] "洞庭 榮余 山神也 其祠", 정재서, 앞의 책, 222쪽. / 동정은 신선동부지정(神仙洞府之庭)의 뜻으로 신선이 사는 정원이란 의미일 것이다.

[45] 屈原(B.C.340~B.C.278, 이름은 핑[平])의 『굴송』, 『구가(九歌)』등을 말함. 屈原은 湘江과 洞庭湖사이에 있는 멱라수(汨羅水)에 투신자살한다.

[46] "둥팅후'는 과거에 '운몽(云梦)', '구강(九江)', '중호(重湖)'라고 불렸고, '장강(长江)' 중류의 '형강(荊江)' 남안(南岸)에 위치한다. (중략) '둥팅후'의 명칭은 춘추전국 시기에 시작되었는데, 호수안에 '둥팅산'(洞庭山: 지금의 君山)이 있어서 그렇게 불렸다.", https://baike.baidu.com/item/洞庭湖.

느 것을 말하는 것일까?

기원전에 쓰인 『산해경』에는 "동정산에 귤이 많이 나고, 구강에 있다."[47]라고 하고 있다. 기원전 3세기의 시인 굴원(취위안, 屈原)은 "산들산들 가을바람 불어오니, 동정호(둥팅후)에 물결이 일고 나뭇잎은 떨어진다."[48]고 했다. 이 무렵에 구강은 이미 동정호(둥팅후)[49]로 명칭이 바뀌었는데, 여기에서 '동정'은 '동정호(둥팅후)' 안에 자리 잡고 있는 산, '동정산(둥팅산)'을 말하고 있는 것이라는 생각을 하게 된다.

굴원이 지은 또 다른 시문, 『구가(九歌)』에서는 '상군(湘君)'과 '상부인(湘夫人)'을 노래하고 있는데, 이를 두고 후대의 사람들은 동정산(둥팅산)에 상군과 상부인[50]이 지낸다 하여 산의 이름을 군산(쥔산, 君山)이라 부르기도 했다. 그러한 변화가 반영된 때문인지 5세기에 발간된 지도책인 『형주도부(荊州圖副)』에서도 동정호(둥팅후)에 있는 동정산(둥팅산)은 이미 군산(쥔산)으로 이름이 바뀌어 있었다는 기록이 있다.[51] 그렇다면 동정산은 역사에서 완전히 사라져버린 것일까? 아니면 다른 곳의 지명을 동정산이라고 부르게 된 것일까?

---

47 "洞庭之山(중략) 其木多柤梨橘櫠(중략) 是在九江之閒", 정재서, 앞의 책, 219쪽.

48 취위안의 『구가』 중 「상부인(湘夫人)」에 "帝子降兮北渚 目眇眇兮愁予 嫋嫋兮秋風 洞庭波兮木葉下(중략)."라고 나온다. 湘水는 湘江을 말하고 이곳에서 아황(娥皇)과 여영(女英)이 익사한다.

49 "九江 卽今之洞庭也(중략) 今 沅水 漸水 元水 辰水 叙水 酉水 澧水 資水 湘水 皆合於洞庭 意以是 名九江也", 조선도서주식회사(朝鮮圖書株式會社), 앞의 책 上, 165, 166쪽.

50 "상군은 순(舜) 임금이고 상부인은 제지이녀(帝之二女)이다. 제지이녀는 요(堯) 임금의 두 딸로 순(舜)의 왕비였던 아황(娥皇)과 여영(女英)을 말한다.", 정재서, 앞의 책, 219쪽.

51 "荊州圖副曰 湘君所游 故曰君山", https://ctext.org/taiping-yulan/49/zh.

문헌상으로 확인이 가능한 단초를 제공하는 것은 6세기 초반의 지리서『수경주(水經注)』이다. 그 책에는 "서산도(西山島)에 동산(둥산, 洞山)과 정산(팅산, 庭山)이 있어서 이를 동정산(둥팅산)이라 불렀다."는 기록이 있다. 이를 보면 6세기에는 굴원이 말한 원래의 동정산은 군산으로 바뀌었지만 새롭게 동정산(둥팅산)이라는 명칭이 태호(타이후, 太湖)에 있는 서산도(西山島)를 지칭하는 것으로 바뀐 것을 볼 수 있다. [52] 위응물(웨이잉우, 韋應物)이 789년부터 3년간 소주(쑤저우, 蘇州) 지방의 수령을 지낼 때 쓴 『위소주집(韋蘇州集)』에서 "동정에 있는 귤나무 숲에 서리가 가득 내릴 때까지 기다려야 한다오."[53]라고 읊은 바 있다. 이때의 동정은 태호(타이후)에 있

---

[52] "洞庭山位于江苏省苏州市西南 太湖东南部 洞庭山不是一座山 而是东洞庭山 西洞庭山两地的统称 一般也称作洞庭东山 洞庭西山 俗称东山 西山 洞庭山归苏州太湖国家旅游度假区管辖 分属于吴中区 (东山镇) (金庭镇).

(东洞庭山)——因在西洞庭山之东 称东洞庭山 洞庭东山 后简称为东山 相传隋莫厘将军居此 故旧称莫厘山 位于吴中区(东山镇) 据隋书《十道志》记载 隋时东山岛与陆地相隔30余里 宋代 东洞庭山是湖岛 清道光十年(1830) 东山与陆地(今渡村)相隔缩至50米 100多年前 山东北面的连岛沙嘴和陆地相接而成半岛

(西洞庭山)——明《姑苏志》载: "洞庭山 在太湖中 一名包山 以四面水包之 故名 或又谓包公尝居之(陶隐居云包公为句容人鲍靓)"《水经注》作苞山 岛东北有洞山 庭山 故称洞庭山 因与东山相对 称西洞庭山 洞庭西山 简称西山 岛因山名 称西山岛 位于苏州古城西南45公里处太湖中 属吴中区西山镇 2007年7月起更名为(金庭镇)", http://baike.baidu.com/item/洞庭山/3818272./ 句容市는 江蘇省 鎭江市 서남부에 위치한다. 포정(바오징, 鮑靚)은 4C 晉나라의 문신, 도사, 갈홍(葛洪)의 장인으로, 南海太守로 있으면서 낮에는 정사를 돌보고 저녁이면 신발을 제비가 되게 하여 나부산(羅浮山)의 葛洪에게 날아가 신선술을 함께 연구하였다고 한다.

[53] "怜君卧病思新橘 试摘犹酸亦未黄 书后欲题三百颗 洞庭须待满林霜", www.haoshici.com.

는 동정산(둥팅산)을 말하는 것이다.

현재에도 태호의 동정산은 여전히 같은 이름으로 불리고 있다. 다만 예전과 다르게 서산도(西山島)에 있는 동정서산(洞庭西山)과 반도(半島)에 해당하는 동산도(東山島)의 동정동산(洞庭東山)을 통틀어 동정산(둥팅산)으로 칭하고 있는데 이 또한 시대적 변화를 반영한 것이라고 할 수 있다.

그렇다면 동정귤은 어떠한 경로를 거쳐 제주로 유입된 것일까? 8세기 위응물(웨이잉우, 韋應物)이 태호의 동정산에 있는 귤을 말하고 있고, 9세기 초반 백거이(바이쥐이, 白居易)의 시에도 "가을에도 시들지 않는 푸르고 푸른 나무 강북에 심었구나. 이름하여 동정귤나무! 훌륭하고 아름다운 사람이 특별히 옮겨 심었구나!"[54]라고 하였다. 16세기 전반 이몽양(리멍양, 李夢陽)은 "동정산에 구름이 일어나니/ 태호에 산 그림자가 물결 위에 비추지 않는다."[55]라고 읊은 바 있다. 이로써 동정산이 동정호 말고도 태호에도 있었음이 더욱 분명해진다. 근래에 천진(톈진, 天津)중의약대학에서 보낸 자료에서도 현재 태호에 있는 동정산의 귤을 동정귤이라 한다고 정의 내리고 있다. 동정귤이 원산지인 동정호(둥팅후, 洞庭湖)를 떠나 태호(타이후, 太湖)로 옮겨갔으며 그 과정에서 인위적인 노력이 동원되었다는 사실도 알 수 있다. 원래 동정호 부근이 원산지인 동정귤이 장강(창장, 長江)

---

54 "有木秋不凋 青青在江北 谓为洞庭橘 美人自移植 上受顾眄恩 下勤浇溉力 实成乃是枳 臭苦不堪食 物有似是者 真伪何由识 美人默无言 对之长叹息 中含害物意 外矫凌霜色 仍向枝叶间 潜生刺如棘", http://www.chinakongzi.org/kzsf/wxxs/zuozhe/baijuyi/2007 05/t20070525_42075.htm. 「有木詩八首」

55 http::/www.kanripo.org/text/KR4e0150/034 에서, "洞庭有興雲 太湖無落波 登臺問農者 下勤將如何", 李空同詩集.

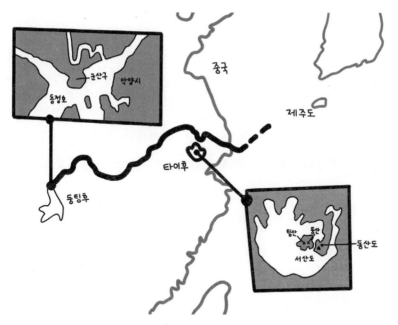

<그림 9> 동정귤의 원산지인 동정호(洞庭湖)의 외곽에 군산구(君山區)와 악양시(岳陽市)가 있다.

의 서쪽으로부터 태호로 유입되었는데 이동해간 태호의 동정산의 귤 역시도 동정귤이라고 한 것이다.

　우리나라의 경우에는 중국에서 이동을 거친 것과 마찬가지의 경로를 통해 유입된 것으로 보인다. 고려 시대에 발간된『파한집(破閑集)』[56]을 보

56　"李仁老(1152~1220)가 죽기 직전 지은 것을, 1260년 아들(李世黃)이 수집하여 발간하나 초간본은 전하지 않는다. 1659년 중간본이 남아있다. 그는 "세상사에 마음을 두지 않고 산림에 은둔하며 온전한 한가로움을 얻음은 장기·바둑 두는 일보다 낫기에 '파한'이라고 이름 붙인다."고 하였다.", 『한국민족문화대백과사전』「파한집(破閑集)」. http://encykorea.aks.ac.kr.

면 동정귤 나무에 대해 자세한 묘사를 해놓은 것이 보인다. "귤나무는 따뜻한 남쪽에 있으면 귤(橘)로 자라고, 추운 북쪽에 자라면 정(根)[57]이 되는 성질이 있다. 나무의 높이는 한 길(3m 남짓)이나 되고, 가는 나뭇가지에 비해 열매는 매우 많이 열린다. 아침마다 뿌리에 소금물을 뿌려주니 아주 무성하게 잘 자란다."[58]라고 구체적인 묘사를 한 것이다. 그러면서 "동정호에서 북쪽으로 회하를 지나 멀리 고려에 건너왔으나, 동정향은 줄어들지 않았다."[59]고 했다. 동정귤이 중국에서 고려로 이동해 온 사실을 적시하고 있는 것이다. 이를 근거로 조선 시대 임금 정조(正祖)는 18세기 후반에 "동정귤을 제주에 심었다."[60]고 말하기도 했다. 이러한 기록들을 보면, 동정귤이 최소한 고려 시대부터 중국에서 고려로, 특히 제주로 유입되고 재배되었던 것을 알 수 있다. 누가 보더라도 동정귤의 명칭은 중국의 지명인 동정산(둥팅산)에서 온 것이다. 그런 점을 본다면 허준이 말한 동정귤은 동정호(둥팅후)를 거쳐 장강(창장), 태호(타이후), 회하(화이허) 등을 잇는 선을 따라서 중국의 내륙을 이동하다가 결국에는 바다 건너 제주로 유입된 귤이라는 점이 명백하다고 할 수 있을 듯하다.

---

57   여기서 정(根)은 귤이 성질과 모양이 변한 지(枳)라 보면 된다.

58   "傳曰 在南爲橘 在北爲根(중략) 見橘樹高一丈 結實甚多(중략) 旦旦以塩水沃其根 故得盛茂", 『파한집』, https://ko.wikisource.org/wiki/파한집/권하.

59   "縱經淮水遠 不減洞庭香 氣味含仙界 音塵隔古鄕 雖云非土性 只爲被恩光", 『파한집』 권하-23. https://leeza.tistory.com/archive/20201230.

60   "洞庭佳種又幽鄕 十月霜風箇箇黃 海外遙傳千里色 盤中新供一包香 親頒璧水君恩大 每薦丹門聖孝長 瓊實也從南極至 退邐長享各分嘗", 부영근, 2007, 『조선시대 제주관련 한시(漢詩)의 연구』, 영남대학교대학원, 박사학위논문, 85쪽.

그렇다면 동정귤은 과연 언제부터 최고의 감귤로 인정받게 된 것일까? 기원전에 쓰인『산해경』에는 "동정산(둥팅산)에 귤나무가 난다."[61]고 했다. 굴원(취위안)도 동정호(둥팅후, 洞庭湖) 부근에 살면서 동정산의 귤을 그리워하는 시를 남겼다. 굴원의 시『귤송(橘頌)』에서 노래하는 귤이 바로 동정귤이다. 그리고 그 시에 담긴 내용은 후대에 꾸준히 영향을 미치게 된다.

　3세기 부현(푸쉬안, 傅玄)은 "굴원이 주귤을 보면서 충신의 도리를 노래했다."[62]고 했는데, 그가 말한 주귤(朱橘)은『귤송』에서 얘기한 동정귤을 말하는 것이었다. 8세기 위응물(웨이잉우, 韋應物)도 동정귤 먹기를 학수고대하며 그리워했다는 기록을 남겼다.[63] 9세기의 유명한 시인 백거이(바이쥐이, 白居易)가 쓴 시를 보면 동정귤이 당시에도 좋은 품종이라 여겨져 재배가 성행했음을 알 수 있다. 11세기 정해(쩡셰, 鄭獬)도 동정귤을 그리워하며 "동정산(둥팅산)에 가서 귤을 따고 싶다."고 동정귤을 노래했다. 귤과 관련된 중국의 시는 소동파(쑤둥포)의『동다송(東茶頌)』및『동정춘색부(洞庭春色賦)』이래로 계속 사람들의 인식에 영향을 미쳤다. 어찌 보면 중국

61　『산해경』에 "동정산에 귤이 나고 요 임금의 두 딸이 長江을 노닐 때 풍파가 이는데 그곳은 구강(九江)의 근처라 한다. (洞庭之山(중략) 橘(중략) 帝之二女居之 是常遊于江淵(중략) 九江之間)", 정재서, 앞의 책, 219쪽.

62　http://www.zdic.net/hant/朱橘.에 "晉傅玄《橘賦》: 詩人覩王雎而詠后妃之德 屈平見朱橘而申直臣之志".

63　韋應物이 쓴『위소주집(韋蘇州集)』에서 '동정'은 태호의 둥팅산을 말하고 있다./ "書後欲題三百顆(편지 말미에 삼백과라고 적고 싶으나)/ 洞庭須待滿林霜(동정산림 많은 서리 기다려야 한다오.)", http://www.haoshici.com/zh-tw/541clm.html.

의 지식인들 사이에서는 오랫동안 좋은 맛을 가진 감귤의 대명사가 동정 귤이었던 것이 아닌가 싶기도 하다. 처음 동정귤이 소개된 이후로 지속 해서 동정귤과 주귤이 혼용되면서 역사적으로 좋은 귤을 일컫는 용어가 된 셈이다.

반면 우리나라 문헌에서는 중국과 달리 주귤과 관련된 기록을 찾아볼 수 없고 오직 동정귤만이 고려 때부터 등장하는 것을 볼 수 있다. 13세기 에 동정귤이 우리나라에 소개되기 시작한 것이 조선 시대에 이르면 문종 (1450~1452년)이 「귤시(橘詩)」에서 "향기롭고 달아서 최고로 사랑하는 동정 귤"[64]이라고 동정귤을 예찬하는 것이 나타난다. 최고의 권력을 가진 왕조 차도 동정귤을 사랑한 것으로 묘사되고 있다.

이는 제주에서 조선의 조정으로 진상된 동정귤이 쓰임새가 많았기 때 문이다. 동정귤은 12월 종묘제사 때 천신품목(薦新品目), 즉 중요한 제수 용품의 하나로 사용됐다. 이와 관련해서 『탐라순력도(耽羅巡歷圖)』에는 감 귤을 진상하기 위해 수확하는 현장의 기록화가 나온다. 더욱이 '황감제 (黃柑製)'라는 제도가 1564년 명종 때부터 시행되어 그 후로도 300여 년 가 까이 유지되었다. 이는 제주에서 동정귤을 비롯한 감귤류, 즉 산물(酸物) 이 진상되어 올 때 성균관의 명륜당(明倫堂)에 관학 유생들을 모아 놓고 감귤을 나눠준 뒤 시제(試題)를 내려 과거를 치르게 했던 것을 기념해서

64　"旃檀偏宜鼻 脂膏偏宜口 最愛洞庭橘 香鼻又甘口", 『필원잡기(筆苑雜記)』 卷之一 서거정 (徐居正)撰, https://m.blog.naver.com/PostView.naver?isHttpsRedirect=true&blogId =wonpa5&logNo=220239159535. / 전단(旃檀)은 인도 특산으로 높은 향기를 가진 식물 을 말한다.

만들어진 제도인데 이는 역사상 유례를 찾아볼 수 없는 일이다.

　궁중에 진상된 여러 감귤류 중에서 맛의 측면에서 최고로 여겨진 동정귤을 또한 최고의 약재로 보았기에 먹고 남은 귤껍질을 잘 처리해서 약재로 사용하기도 했다. 17세기 초반에 허준은 그의 역작『동의보감(東醫寶鑑)』에서 최고 품질의 귤피로 사용된 감귤류는 '동뎡귤'[65]이라고 기록했다.

온주밀감

　제주에서 오래전부터 자생하거나 재배해온 재래감귤의 경우 삼국 시대 이전부터 원산지에서 유입되었지만 지금은 거의 재배하지는 않고 있다. 그런데 온주밀감의 경우에는 씨가 없고 생산량이 많으며 맛이 좋아서 종이 유래한 일본 말고도 한국과 중국에서 공히 널리 재배하고 있다. 그래서 지금 제주에서는 소수의 제주 재래감귤과 일본에서 1911년에 도입된 온주밀감[66], 그리고 온주밀감의 다양한 교잡종이 주로 재배되고 있다.[67] 온주밀감나무의 특징은 가지에 가시가 없고, 잎은 호생(互生)하며 피침형(披針形) 또는 넓은 피침형이고 가장자리가 밋밋하거나 물결 모양의 잔톱니가 있으며 엽병(葉柄)의 날개가 좁거나 없다는 것이다.

65　　"橘皮 동뎡귤", 허준, 1613,『동의보감』; 대성문화사, 앞의 책「탕액편」, 181쪽.

66　　"엄탁가(Esmile J. Taque) 신부가 도입해 서귀포에 식재한 尾張온주밀감", 고정삼, 앞의 책, 31쪽.

67　　고정삼, 앞의 책, 26쪽.

12세기 한언직(한옌즈, 韓彦直)은 온주(원저우, 溫州)에서 나는 감(柑)을 유감(乳柑), 진감(眞柑)이라 한다고 묘사했다. 또 유감은 원산지인 온주(원저우)의 지명을 따서 구감(甌柑 C. suavissima)이라고도 불렸다. 한편 온주밀감은 "일반적으로 온주(원저우)에서 도입된 품종을 일본에서 가지변이 등을 통하여 육종한 것"[68]으로 생각하고 있는 것이 통설이다.

그런데 일본의 학자들은 정작 온주(원저우)에는 온주밀감의 유사품종이 전혀 발견되지 않는다는 이유로 온주밀감이 중국으로부터 도입된 것이 아니라, 중국과 교역이 빈번하였던 일본 사쓰마(薩摩)라는 지역에서 돌연변이에 의해 발생한 것으로 보았고 따라서 일본을 원산지로 보고 있다.[69] 일부에서는 중국에서 가져온 종자로부터 발아하여 우연 발생에 의한 변이로 생겼다고도 한다.[70] 만다린의 한 종류인 온주밀감은 1805년 유럽으로도 옮겨가서 재배되기 시작하였고 1878년경에는 유럽에서도 원산지 일본의 이름을 따라 '사쓰마 만다린(Satsuma mandarin)'이라 부르기 시작했다. 그러한 온주밀감, 즉 사쓰마 만다린의 학명은 'Citrus unshiu Marcovitch'로, 그 학명에는 온주(unshiu)란 표기가 있어 온주(원저우)에서 도입된 것으로 볼 여지도 있어 보인다.

그런데 재미있게도 일본에서 개량된 홍진(興津)온주계(系)[71]의 온주밀감이 1966년부터 중국으로 들어가서 대량으로 재배되기 시작했다. 해당

---

68   고정삼, 앞의 책, 51쪽.
69   고정삼, 앞의 책, 51쪽.
70   고정삼, 앞의 책, 51쪽.

품종이 중국 등지에서 유통되는 과정에 중국 토종인 '구감'과 섞여 판매되면서, 홍진온주계의 온주밀감을 일본이 아닌 중국에서 유래한 감귤로 보게 됨으로써 혼동을 더욱 부채질한 측면이 있다.

청귤

앞서 '황귤(黃橘)'은 감귤나무의 열매가 익었을 때 그 껍질이 노랗거나 붉게 되는 걸 말한다고 했다. 감귤류 대부분의 특징인데, 그래서 황귤의 껍질은 '황귤피(黃橘皮)', '홍피(紅皮)' 또는 일반적인 보통명사로 '귤피(橘皮)' 라고 한다. 반면에 익더라도 껍질이 여전히 푸른색을 띠는 감귤은 청귤이 라 했다. 그런데 『동의보감』을 지으면서 허준은 익어도 푸른 귤이 아니라 익지 않은 귤을 '프른귤'이라 했고, 그 껍질은 '청귤피(青橘皮)'라 했다.

허준은 익어도 푸릇한 색을 가진 제주 청귤의 존재를 정확히 몰랐던 것으로 보인다. 하지만 예전부터 제주에 자생하고 있는 제주 청귤이 따로 존재한다. 제주 청귤과 유사한 감귤은 중국과 일본에도 있으며 문헌 상으로 보면 중국 송나라 때의 기록으로도 전해진다. 마지(마즈, 馬志)가 청감(青柑)이라 했고 소송(쑤송, 蘇頌)이 청귤(青橘)이라 한 것, 그리고 한언

---

71   "1937년 일본 흥진원예장(興津園藝場)에서 궁천(宮川)온주밀감을 모본(母本)으로 하고, 부본(父本)의 탱자꽃가루를 교배하여 얻는다. 1963년 흥진온주밀감으로 명명되고 일본에 널리 재배되었다. 1966년 중국으로 수출되었고, 1967년 일본에서 한국으로 도입되었다. 고정삼, 앞의 책, 61쪽. / 돌연변이에 의한 온주밀감의 계통분화를 보면 伊木力 (1912~1926)系 → 尾張(오와리)系 → 미장계의 눈돌연변이로 생긴 宮川온주 → 흥진온 주를 만든다.", 고정삼, 앞의 책, 52쪽.

직(한엔즈, 韓彦直)이 녹귤(綠橘)이라 칭했던 것이 바로 제주 청귤과 유사한 것이라고 할 수 있다.

현재 제주청귤나무의 생태를 다음과 같이 설명하고 있다. "수세는 양호하고 내한성, 내병성이 강하지만 열매가 열리는 착과성은 비교적 나쁘다. 나무의 모양은 타원형이고 높이가 7m 정도까지 자란다. 가지는 가늘고 밀생(密生)하며 작은 가시가 약간 있으며 잎은 피침형이고 길이 65㎜, 폭 26㎜이다. 엽병은 10㎜ 정도이고 익엽은 작으며 거의 없고 꽃은 6월에 피며, 과실은 편구형(扁球形)으로 종경(縱徑) 3~4㎝, 횡경(橫徑) 4~5㎝이다. 열매의 무게는 나무의 토양 비옥도에 따라 다르나 보통 개당 20~30g 정도이며, 쪽은 7~10실 정도이다. 과피(果皮)는 거칠며 과경부는 凹 형태이다. 수확기는 3~4월인데 1월 상순의 당도는 12.4bx에 이르고 산함량은 4.19% 정도 된다. 열매가 작고 수량도 적으며 해거리가 심하여 지금은 재배가 이루어지지 않고 있다. 껍질의 굴곡이 심하여 유자나 뭉갠 귤 같은 느낌을 준다."[72]

그렇다면 예전 우리나라의 문헌에는 제주 청귤이 어떤 식으로 묘사되었을까. 이를 다양한 문헌을 통해 알아보면 일단 청귤은 고려 시대인 1234년 이규보의 한시(漢詩)에 처음 나오는 것을 알 수 있다. 그 내용을 보면 "은근한 정 머금은 청귤, 바다를 건너 왔으니, (…) 2월 제주를 떠나, 이제 비로소 도착했는데도, 사랑스럽구나! 그윽한 향기 아직도 감도네."[73]라고 기록에 남아있다. 이로써 당시의 청귤은 제주에서 나고 음력

---

72   디지털제주문화대전 http://jeju.grandculture.net/jeju/toc.

2월이면 먹을 만했음을 알 수 있다.

실제 청귤은 고려 때부터 제주에서 육지로 공물의 명목으로 보내졌고 조선 시대에 와서는 국가에서 관리하고 식재하였다. 조선 시대 『탐라지』에 의하면, 1520년(중종 15) 관청에서 청귤을 식재하도록 하였고, 1653년(효종 4)에는 제주목 관내 66본, 정의현 관내 11본, 대정현 관내 4본 총 81본의 청귤식재 상황 기록이 남아 있다. 1704년 이형상의 『남환박물』에는 청귤나무가 "지금 있는 나무가 255그루이고, 열매는 70,438개이다."[74]라고 하여 청귤나무가 증가하고 있고, 열매의 수를 셀 정도로 관리가 충실하였다고 기록하고 있다.

조선 시대에 청귤은 각종 사서에 수시로 등장한다. 이를 연대순으로 보면 다음과 같다. 1520년에 김정은 "청귤은 가을·겨울에는 매우 시어서 먹을 수 없으나, 겨울 지나 음력 2~3월에 이르면 시고 단맛이 적당하고, 음력 5~6월 되면 묵은 열매는 노랗게 푹 익고, 새 열매는 푸르스름해 고운데, 묵은 귤과 새 귤이 한 나뭇가지에 매달려 있는 모양이 꽤 볼 만하다. 이때는 맛이 달아 마치 꿀을 식초에 버무린 것 같다. 음력 7월에 와 열매 속의 씨는 모두 녹아 물이 되지만 맛은 오히려 달다. 음력 8~9월을 지나 겨울에 이르면 열매는 또다시 푸르스름해지고 씨가 다시 맺히고 맛

73   "殷勤靑橘渡江淮... 二月離州今始到, 可憐猶帶暗香廻", 「차운제주수최안이전소기시운문신겸황청귤삼수(次韻濟州守崔安以前所寄詩韻問訊兼貺靑橘三首)」(『동국이상국후집』권3).

74   "時存二百五十五株 結實七萬四百三十八箇", 이형상, 1704, 『남환박물』; 현행복, 앞의 책, 206쪽(원본 영인본 쪽).

은 매우 시다."[75]고 했다. 1578년에 임제는 "청귤의 껍질이 당유자의 그
것과 유사하다."고 기록했다.[76] 1732년에 정운경은 "청귤은 겨울에서 봄
으로 바뀔 때 노래지기 시작한다. (…) 꼭지가 단단해서 낙과하지 않고,
음력 4월 꽃이 피고 음력 5월 열매가 맺는다. 예전 열매는 노란빛이 차츰
사그라지면서 도로 푸르러지고 맛도 점차 시고 매워지기 시작한다. 겨울
이 되면 햇귤과 예전 귤을 판별키 어렵다. 한 개의 꼭지가 몇 년을 지나는
동안 색깔과 맛이 수시로 변한다."[77]고 묘사했다. 1811년에 조정철은 "음
력 3~4월에 이르면 충분히 익는데 먹을 수 있다."[78]고 했고, 1843년에 이
원조는 "크기가 산귤(山橘)만 하다."[79]고 적었다.

현재에도 서귀포시 상효동에는 수령 120년 정도로 추정되는 청귤나
무가 자라고 있다. 감귤연구소에서도 볼 수 있는데, 현재 해당 나무들이
보여주는 형질과 문헌들에 수록된 서지학적 내용을 두루 참작하면 제주

---

75 "青橘 此品秋冬則極酸不可食 經冬到二三月 酸甛適中 五六月 舊實爛黃 新實靑嫩 同在一
    枝 實爲奇絶 至此時味甘如蜜 和于醋 至七月則實中之核皆化爲水而味仍甘 至八九月至冬
    實還靑 核更成 味極酸 與新實無異 方其酸時 人賤之而不食", 김정, 1520, 『제주풍토록』;
    濟州文化院, 앞의 책, 9, 10쪽.(원본 영인본 쪽).

76 "靑橘 皮類唐柚 而小如洞庭橘 色靑 味大酸 經冬入夏 味甘多液", 임제, 1578, 『남명소승
    (南溟小乘)』; 濟州文化院, 앞의 책, 57쪽.

77 "靑橘冬春之交入黃(중략) 蔕固不落 四五月花開結子則 舊顆退黃染蒼 味漸辛辣 入冬新
    舊難辨 一蔕過數年 色味隨時而變換", 정운경, 1732, 『제주귤보』; 현행복, 앞의 책, 201쪽
    (원본 영인본 쪽).

78 "靑橘 大小如山橘 色靑 味全酸 至三四月爛熟可食 乾取其皮爲靑皮", 조정철, 1811, 『정헌
    영해처감록』; 앞의 책, 193쪽(원본 영인본 쪽).

79 "靑橘 大如山橘 秋冬則色靑 味全酸 至二三月酸稍適中", 이원조, 1843, 『탐라지초본』; 현
    행복, 앞의 책, 187쪽(원본 영인본 쪽).

전통의 청귤나무는 다음과 같이 묘사할 수 있을 듯싶다.

청귤은 수세(樹勢)가 좋고 꼭지가 몇 년을 지탱할 만큼 추위와 병에 강하다. 음력 4월에서 5월에 걸쳐 꽃을 피우고 열매를 맺지만 다른 감귤과는 달리 꽃이 핀 이듬해 음력 1월까지 껍질이 푸른 상태를 유지한다. 음력 2월이 돼야 조금씩 노래지기 시작한다. 열매가 음력 3~4월이 되면 충분히 익고 이를 따지 않으면 음력 5월에서 6월경에는 익어버린 노란 귤이 새로 생겨난 열매와 같이 있게 된다. 음력 7월이 되면 예전 열매는 씨가 모두 녹아 없어지고 맛이 더욱 달게 된다. "음력 8월부터 겨울까지의 시기 동안 예전의 노란 열매는 또다시 파래지기 시작하고 씨가 다시 생겨나며 맛은 매우 시어져서 새로 열린 열매와 다름이 없어지게 된다."[80] 껍질은 굴곡이 매우 심하고 두꺼우며 뭉그러져 있어 당유자 껍질과 비슷하고 열매의 크기는 보통 감귤보다 작다.

한편 청귤이 중국과 일본에서도 자생 재배돼 왔는데 중국에서는 이를 고뢰입화귤(高雷立花橘)[81]이라 부르고 있으며 일본에서는 코우라이 타치바나(Korai Tachibana)[82]라 말한다.

---

80   "至八九月至冬 實還靑 核更成 味極酸 與新實無異", 이원진, 1655, 『탐라지』; 현행복, 앞의 책, 209쪽(원본 영인본 쪽).

81   高雷立花橘: 가오레이[高雷]는 하이난따오[海南島]가 보이는 중국 남부에 위치한 가오저우시[高州市]와 레이저우시[雷州市]를 말하고, 현재 마오밍시[茂名市], 잔장시[湛江市]도 포함한 구역을 이른다. 입화귤(立花橘)은 오래전부터 자생되고 재배한 일본 최초의 외래귤의 한자 이름이고, 타치바나(tachibana)라 한다. 이러한 이유로 중국 자생의 청귤은 타치바나와 닮고 가오레이[高雷]에 자생하여 명명된 것이다.

82   일본 자생의 청귤은 타치바나와 닮고 중국 가오레이[高雷]에 자생하여 일본이름으로 코우라이타치바나(koraitachibana)라고도 한다.

일본에서 전해진 온주밀감과 달리 일본 자생의 청귤은 제주에서 전래되어 자생했다고 하는 것이 정설로 여겨진다. 구체적으로는 일본인 마쯔세 유이찌(松瀨雄一)가 조선총독부에 재직할 때 제주도에서 채취하여 일본에 가지고 갔다는 일화가 전해지고 있다. 그렇게 제주에서 일본으로 전래된 제주의 청귤은 1950년 가을 일본의 원예학회(園藝學會)에서 식물학자 타나카(田中)에 의해 'Citrus nippokoreana Tanaka'라는 학명을 부여받기에 이른다. 1953년에는 이들 청귤의 일본 내 서식지가 '카사야마 코우라이 타치바나 자생지(笠山 korai tachibana 自生地)'라 하여 국가적으로 천연기념물에 지정, 보존되는 조치가 취해[83]졌다.

여타의 감귤과 달리 푸른색을 띠는 녹귤 혹은 청귤은 과연 어떤 것을 한약재로 쓸 수 있는지에 대해 적지 않은 논란을 만들어냈다. 846년 전후 린도인(린다오런, 藺道人)은 청피를 약으로 사용했다. 반면에 973년 마지(마즈, 馬志)의 경우에는 청감(青柑)을 약에 사용하지 말라고 한다. 또한 1061년 소송(쑤송)은 황귤과 다른 품종인 청귤(青橘)을 약으로 쓰고 있는[84] 것

---

83 "コウライタチバナはミカン科の植物で, 笠山の林中で散見されるが, 国指定の自生地は虎ヶ崎の東南約600mに位置する. 昔は数多く自生していて, 山みかんと呼ばれ正月の飾りに用いていたが, 現在では6本しか残っていない. 樹齢は100年程度と思われるものがあり, 高さ, 7m, 枝張4.5m, 根廻り周囲 1mに達している. 本種はタチバナに似ているが, 果実はユズに似て強い香気を持っている. 自生地は大正15年の指定当初には「笠山タチバナ自生北限地」といわれていたが, 後にコウライタチバナであることが判明したので, 我が国唯一の自生地として昭和28年11月14日付けで「笠山コウライタチバナ自生地」と改称された", 笠山コウライタチバナ自生地 : 萩の文化財.

84 "今醫方 乃用黃橘青橘 兩物不言柚 豈青橘是柚之類乎", 唐愼微, 1082, 『증류본초』; 대성문화사, 앞의 책, 940쪽.

을 볼 수 있다. 1116년 구종석(코우쭝스, 寇宗奭)은 소송(쑤송)의 영향을 받아 청귤을 쓴 것으로 추정된다.[85]

그러던 것이 1178년 한언직(한옌즈)은 황귤의 익지 않은 미숙과를 '청감' 또는 '청귤'이라 말하며 약으로 사용하고 그와 다른 별개의 품종으로 '녹귤(綠橘)'을 소개하고 있다. 중국의 경우와 달리 우리나라의 경우에는 녹귤에 대한 기록을 전혀 찾아볼 수 없는 것이 사실이다. 그런데 한언직이 묘사한 녹귤의 특징을 자세히 살펴보면, 그 생태와 모양이 제주 청귤과 거의 유사하다는 점이 드러난다.[86] 중국의 한언직(한옌즈)과 조선의 김정이 각각 말한 내용을 차근차근히 비교 분석해 보면 그러한 결론에 이르게 된다.

먼저 크기로 보면 한언직은 녹귤은 "다른 감귤 종류에 비해 약간 작다."[87]고 한다. 이는 제주 청귤에 대해 이원조와 김정이 각각 말한 "청귤의 크기는 산귤과 같고, 산귤 열매는 작다."[88]와 대동소이할 듯싶다.

다음으로 색깔을 보면 한언직은 녹귤이 "약간 검은빛을 띤 청색인 감파랑색이어서 애착이 간다."[89]고 했다. 이는 김정이 제주 청귤에 대해 "새

---

85 "『본초연의』曰 (중략) 青橘與黃橘治療尙別 枳柚爲別種也", 唐愼微, 1082, 『증류본초』; 대성문화사, 앞의 책, 940쪽.

86 "綠橘 比他柑微小 色紺碧 可愛 不待霜食之 味已珍 留之枝間 色不盡變 隆冬採之 生意如新 橫陽人家 時有之 不常見也", 韓彦直, 1178, 『귤록』; 현행복, 앞의 책, 281, 282쪽 (원본 영인본 쪽).

87 "比他柑微小", 韓彦直, 1178, 『귤록』; 현행복, 앞의 책, 282쪽 (원본 영인본 쪽).

88 "青橘大如山橘", 이원조, 1843, 『탐라지초본』; 현행복, 앞의 책, 187쪽 (원본 영인본 쪽). 및 "山橘實小", 김정, 1520, 『제주풍토록』; 현행복, 앞의 책, 224쪽 (원본 영인본 쪽).

89 "色紺碧 可愛", 韓彦直, 1178, 『귤록』; 현행복, 앞의 책, 282쪽 (원본 영인본 쪽).

열매는 푸른색을 띠어 예쁘다."⁹⁰라고 말한 것과 맥을 같이한다.

맛에 대해서 한언직은 녹귤이 "서리 맞길 기다리지 않더라도 맛이 이미 진귀하다."⁹¹라고 했다. 이는 김정이 제주 청귤에 대해 "묵은해에 달린 열매가 2, 3월에 당산도가 적당하고 5, 6월이면 노랗게 푹 익어 꿀에 초를 버무린 것 같이 달고, 7월이면 열매 속의 씨가 녹아 물이 되나 맛은 계속 달다."⁹²라고 얘기했던 것과 다르지 않다. 곧, 김정은 제주 청귤도 서리 내리기 전에 이미 최고의 맛을 지닌다고 품평했던 것이다.

더구나 열매 색깔의 변화를 보면 한언직은 "녹귤은 열매를 따지 않고 가지에 남겨두면, 색깔은 계속하여 끊임없이 변한다."⁹³라고 했다. 이는 김정이 청귤에 대해 "5, 6월이면 묵은 열매는 노랗게 푹 익고 햇 열매는 푸른색을 띠어 예쁘다. 한 가지에 새 열매와 묵은 열매가 동시에 매달린 것을 보면 실로 놀랍다. 8, 9월이 되고 겨울이 되면 열매는 다시 푸르고, 씨는 다시 생겨 맛이 아주 시어 새 열매와 다름이 없다."⁹⁴고 얘기했던 것과 일맥상통한다.

열매의 생동감과 관련한 품평을 보면 한언직은 녹귤이 "한창 추운 겨

90 "新實靑嫩", 김정, 1520, 『제주풍토록』; 현행복, 앞의 책, 224쪽(원본 영인본 쪽).

91 "不待霜食之 味已珍", 韓彦直, 1178, 『귤록』; 현행복, 앞의 책, 282쪽(원본 영인본 쪽).

92 "到二三月 酸甛適中 五六月舊實爛黃(중략) 至此時味甘如蜜和于醋 至七月則 實中之核 皆化爲水 而味仍甘", 김정, 1520, 『제주풍토록』; 현행복, 앞의 책, 224쪽(원본 영인본 쪽).

93 "留之枝間 色不盡變", 韓彦直, 1178, 『귤록』; 현행복, 앞의 책, 281쪽(원본 영인본 쪽).

94 "五六月 舊實爛黃 新實靑嫩 同在一枝 實爲奇絶(중략) 至八九月至冬 實還靑 核更成 味極酸 與新實無異", 김정, 1520, 『제주풍토록』; 현행복, 앞의 책, 224쪽(원본 영인본 쪽).

95 한겨울은 일평균 기온이 0℃ 이하이고 일최저 기온이 -5℃ 이하의 겨울을 말한다. 통상, 가장 추울 때는 소한(小寒, 양력 1월 5일)과 대한(大寒, 양력 1월 20일) 사이로 본다.

울[95]에 그것을 따면, 활발하고 생생한 기운이 새로워지는 것 같다."[96]라고 했다. 한언직(한옌즈)이 살았던 온주(원저우, 溫州)는 가장 추웠을 때가 양력 1월이다. 이에 녹귤은 양력 1월에 따면 푸른색이 갖는 생생한 기운과 함께, 약간 새콤한 맛이 입맛을 돋움으로써 몸을 활기차게 하고, 심신에 새로운 기운을 불어넣는 것과 같은 기분을 갖게 한다고 했을 것이다. 김정의 경우에는 제주 청귤에 대해 "5, 6월이면 묵은 열매가 노랗다."라고 했거니와, 그것의 햇 열매는 푸르다고도 했다. 이로 봐, 그 열매의 색이 한겨울에도 푸를 것이다. 현재 제주의 재래청귤도 양력 2월까지 녹색을 띠고 있다가 3~4월 착색되고 나서 거둔다.[97] 이에 제주 청귤도 양력 1월까지 기다렸다가 수확하면 한언직(한옌즈)이 녹귤 열매에 대해 품평을 내렸던 것과 같은 느낌을 갖지 않았을까 싶다.

한편 생산지에 대해 한언직은 녹귤이 "횡양(헝양, 橫陽)[98] 마을의 민가에 때때로 보이긴 하나, 항상 있는 것은 아니었다."[99]라고 했다. 이는 제주 청귤이 제주 지역에서 흔하지 않았던 것과 유사하다고 할 수 있겠다. 한언직(한옌즈)이 녹귤을 봤던 횡양 지역은 소송(쑤쑹)의 고향인 복건성(푸젠성, 福建省)과도 가깝다. 또한 녹귤은 흔하지 않아서 드물게 눈에 띄는 품종이었다.

96　"隆冬採之 生意如新", 韓彦直, 1178, 『귤록』; 현행복, 앞의 책, 281쪽(원본 영인본 쪽).

97　https://blog.naver.com/happyjejudo.

98　헝양(현재 중국 저장성 원저우시 핑양현[浙江省 溫州市 平陽縣])은 원저우[溫州]에서 더 남쪽에 위치하고, 또한 바다에 보다 가깝게 자리 잡고 있다.

99　"橫陽人家 時有之 不常見也", 韓彦直, 1178, 『귤록』; 현행복, 앞의 책, 281쪽(원본 영인본 쪽).

명칭의 사소한 차이이기도 하지만 한언직(한엔즈)이 청귤을 황귤의 미숙과로 여긴 것을 생각한다면 그가 말한 녹귤이야말로 제주 청귤을 지칭한다고 할 수 있을 듯싶다. 보다 심도 깊은 비교·검토가 필요하겠지만 다양한 문헌을 통해 유추해볼 때 제주 청귤과 중국 녹귤을 사실상 같은 종으로 보아도 무방할 것으로 보인다. 중국 녹귤에 대해 서술한 한의약 문헌들을 참고하여 제주 청귤의 효능에 대해 연구를 할 필요가 있는 것이다.

제주 청귤은 오늘날에는 좀처럼 찾아보기 힘든 편이지만 문헌상의 기록을 토대로 충분히 대량생산해 낼 수 있다고 본다. 더구나 청귤은 해당 품종이 여전히 감귤연구소, 농업기술원, 감귤박물관, 삼양동, 도련동, 일도1동, 애월 상귀리동산 등에 있기도 하다.[100] 최근 들어서 청귤, 풋귤이라는 이름으로 덜 익은 감귤이 인기를 끌고 있는 상황이니만큼 덜 익은 풋귤이 아닌 진정한 제주 청귤의 대량재배를 이제부터라도 시도해보면 좋을 것이다.

산물과
진귤

제주 사람에게 '산물'이 무어냐고 물어보면 아마도 산에서 물이 솟아나는 '샘'이라고 할 것이다. 제주는 화산섬이라 물이 땅속에 스며들었다

---

100   디지털제주문화대전. http://jeju.grandculture.net/jeju/toc.

가 적당한 지점에서 분출하는데 이를 용천수라 말한다. 요즘에 휴양림으로 유명해진 절물이라는 지명은 절 옆에 물이 있어 만들어진 것이다. 제주에서 사용되는 용어 중에서 '산물'은 또 다른 뜻을 가지고 있는데, 하나는 어떤 지방에서 나오는 물건을 의미하는 것으로 토산(土産) 또는 물산(物産)이라고도 부르는 제주 지역에서만 난다는 지역특산물의 뜻을 갖는 산물(産物)이 있고, 다른 하나는 신맛을 내는 과일을 뜻하는 산물(酸物)이 있다. 한편으로는 귤의 일종이면서 척박한 산에서 주로 나는 산물(山物)[101]이라는 감귤 종류도 있다. 산에서 자란 귤은 학명으로 보면 '*Citrus sunki* (Hayata) hort ex. Tanaka'이다. 이를 제주도 한림 지역에서는 '정귤'이라고도 불렀다고 한다. [102]

그러면 신맛의 과일을 뜻하는 산물(酸物)은 제주에서 어떻게 사용되었는지 살펴보도록 하자. 1554년 이문건(李文健)의 『묵재일기(黙齋日記)』 기록을 보면 "제주도 사람도 또한 와서는 신 과일인 산물(酸物), 소주, 수단 등 여러 물건을 늘어놓았다."[103]는 기록이 있다. 1653년 조선 효종 당시에는 산물(酸物)이라는 것이 금귤, 유감, 동정귤, 감자, 산귤, 당유자와 같은 감귤속의 과일을 말하는 것이라 한 것이 전한다. 당시 제주에서 중앙

---

101   고정삼, 앞의 책, 47쪽.

102   김한주, 2004년 6월, 「제주도 약용자원식물에 관한 조사연구」, 제주대학교 대학원 생명과학과 박사학위논문, 93쪽.

103   https://www.ycg.kr/open.content/ko/participate/free.bulletin/?i=85493&p=3 에서, "嘉靖32年(중략) 州人亦來設酸物 燒酒 水丹等物", 李文健(1494~1567)의 『묵재일기(黙齋日記)』상 6冊: 1553. 癸丑. 7 .3./ 州人은 州胡人으로 제주도 사람을 뜻한다. 水丹은 석회에 동백기름을 섞어서 만든 방수도료로 선박용 목재가 트는 것을 막는다.

정부로 보내는 세초(歲抄)[104]에는 '진피, 청피, 귤핵, 귤엽, 지각, 지실' 등 감귤류를 말린 약재가 들어가고 있는 것이다.[105] 따라서 여기서 산물(酸物)은 신맛을 내는 생과일을 말한다. 다만 꼭 알아두어야 할 것이 본초학 분류에 따르면, 싱싱한 지(枳)의 열매라 할지라도 지(枳)는 과일에 들어가지 않고, 키 작은 나무인 관목(灌木)에 들어가기에 지각과 지실은 산물(酸物)에 포함되지 않는다는 점이다.

산에서 자라는 산물(山物), 산귤(山橘)에 대한 기록이 또한 남아있다. 1653년 이원진(李元鎭)의 『탐라지』를 보면 "공헌조(貢獻條) 산물(酸物)에 산귤(山橘) 760개, 당유자는 열매가 맺히는 수에 따라 진상한다."[106]고 했고, 어떤 기록에는 장원서(掌苑署)[107]에 들일 "산물(酸物)을 밀봉하여 올린 것이 물에 떠내려가 잃어버리는 경우"[108]가 비일비재하였다는 기록도 보인다. 즉 산물(酸物)을 진상하지 못하게 되는 상황이 닥치면 이를 대신한 것

---

104   해마다 12월에 공헌하는 물품.

105   "貢獻條중략) 酸物 初運金橘八百八十箇(중략) 八運 乳柑一千四十箇 洞庭橘九百八十箇 柑子一千二百九十箇(중략) 山橘七百六十箇 唐柚則隨其結實數封進(중략) 封進歲抄(중략) 陳皮四十八斤 青皮三十斤 橘核七兩 橘葉六斤 枳殼二十二斤(중략) 枳實六斤", 이원진, 1653, 『탐라지』.

106   "貢獻條(중략) 酸物(중략) 山橘七百六十箇 唐柚則隨其結實數封進", 이원진, 1653, 『탐라지』.

107   "조선 시대, 대궐 안에 있는 정원의 꽃과 과일 나무 따위를 관리하는 일을 맡아보던 관아. 1466년(세조 12)에 상림원(上林園)을 고친 기관으로, 연산군 때에 잠시 없어졌다가 중종 때에 다시 설치하였고, 1882년(고종19)에 아주 없어졌다.", Daum한국어.

108   "則以爲宗廟薦新次柑橘所載船 相失於海中 不知去處云", https://sjw.history.go.kr. 숙종 5년 2월 1일.

이 바로 산귤(山橘)인 것이다.[109] 따라서 이는 일반적 귤유(橘柚)의 산물(酸物)보다 다소 품질이 떨어지는 저급한 물품임을 알 수 있다.

보통 '산(山)'자가 붙으면 작으면서 맛이 없다는 의미를 포함하게 된다. 아마도 산귤이라는 것은 산감(山柑)을 말하는 듯한데, 이는 한의서인 『개보본초』에 나온다. 그 껍질인 산감피(山柑皮)는 인후통을 치료하는 데 사용했다고 전한다. 그래서 산귤은 시트론 종류와 감귤류(C. reticulata)가 섞인 기타 교잡종으로 볼 수 있을 듯하다.

중국의 문헌을 보면 "중국에서는 산귤은 맛이 시어서 생식하지 않으며 접목하는 용도로 사용하며, 객가인(客家人)들은 가공하여 길자장(桔仔醬)[110]을 만들어 육류의 첨가제로 이용한다."[111]고 했다. 아무래도 저급품이기 때문일 것이다. 이러한 산귤은 중국 대륙에 자생했다고 믿어지며, 주로 중국과 대만에서 접붙이기를 할 때 대목(rootstock)으로 널리 사용되고 있었던 것으로 여겨진다. 산길수(酸桔樹)가 있는 타이완 신죽(신주, 新竹)의 농원에서는 길자장(桔仔醬)을 만들어 판매하는 것을 지금도 볼 수 있다. 일본에서는 산귤(山橘)이 늪이나 덤불에서 자란다 하여 수감자(藪柑

---

109 "당금귤과 감자는 매번 대봉(代封)이 행하여졌다. 즉 수효가 부족하여 액수를 채우지 못하였을 경우 다른 품목으로 대봉(代捧)되었는데, 주로 당금귤은 금귤로, 감자는 산귤로 대봉되었다." 장윤희, 2008, 2월, 「조선후기 제주도 진상에 관한 연구」, 제주대학교 대학원 석사학위 논문, 38쪽.

110 커자[客家] 집단은 버려지는 자연자원인 시큼한 산귤을 가공해 음식에 곁들이는 sauce인 쥐장[桔醬]을 만든다. 쥐장의 짙은 과일 향기와 맛은 커자 요리가 갖고 있는 기름기의 느끼함을 덜어줄 뿐 아니라 조미료의 소모를 줄이게 해준다. '酸桔醬'이라고도 한다.

111 許增謙, 1995, 「Research on Essential Oil Constituents of Leaves of Citrus sunki Hort. Ex Tanaka」, 대만 중원대학 석사학위논문.

子)[112]라 한다. 1849년 김정희도 『완당전집(阮堂全集)』에서 산귤을 제주도에서 "제일 많으나 제일 좋지 않다."[113] 하였다. 이와 같이 산귤은 제주, 중국, 일본 등 섬 지역에 많이 분포하고 있는 감귤류이다.

산귤에 대해 『제주풍토록』에는 "열매는 작으나 씨가 유자와 같이 많고 맛은 달다."[114]라고 기록되어 있고, 『남명소승』에는 "하나같이 청귤과 비슷하고 색은 누렇고 씨가 많으며 맛은 시큼하다."[115]라 기록하고 있다. 그런데 『동의보감』에 산귤을 약재로 사용한다는 내용이 없는 것을 보면 우리나라에서는 임진왜란 이전 귤이 모자라는 경우에 한해 진상의 대용품으로 여긴 듯하다. 다만 국가적으로 혼란기를 겪은 임진왜란 이후에는 산귤도 중앙정부에 진상을 하고 진피로도 사용한 것이 기록에 보인다.

산귤 껍질을 진피로 사용했다는 기록은 우선 1704년 이형상이 저술한 『남환박물』에 "이것으로 진피를 삼는다. 맛은 달콤 시큼하며 음력 11월에 익는다."[116]고 한 바가 있다. 1732년 정운경의 『제주귤보』에서는 "모

---

112 예전에 제주에서는 '곶자왈'을 '수(藪)'라 기록하고 있다. 따라서 '수감자'는 '곶자왈' 같은 곳에서 자연스럽게 잘 자라는 품종의 귤일 것이다. / 수(藪)는 풀이 무성한 호수인 소택지(沼澤地)로 늪을 말하고, '덤불'은 어수선하게 엉클어진 수풀을 말한다. / '곶'은 수풀 또는 숲을, '자왈'은 자갈돌을 뜻하니, '곶자왈'은 나무, 덩굴, 돌, 돌멩이 등이 뒤섞여 어수선하게 엉클어진 수풀이나 숲을 뜻한다.

113 "山橘最多最下", 김정희, 1849, 『완당전집』; 현행복, 앞의 책, 185쪽(원본 영인본 쪽).

114 "山橘 實小 子如柚而味甘", 김정, 1520, 『제주풍토록』; 현행복, 앞의 책, 224쪽(원본 영인본 쪽).

115 "山橘 一如青橘而色黃多核味酸", 임제, 1578, 『남명소승』; 현행복, 앞의 책, 219쪽(원본 영인본 쪽).

116 "山橘 此爲陳皮 (중략)味甘酸十一月而熟時", 이형상, 1704, 『남환박물』; 현행복, 앞의 책, 206쪽(원본 영인본 쪽).

난 껍질에 옹이가 박힌 볼품없는 열매가 맺히고, 맛은 달콤 시큼하여 먹을 만하지만, 맛이 없고 떫어 뒷맛이 좋지 않다. 약을 만들 때 진피로 삼는다."[117]고 했다. 정약용의 제자 이강회도『탐라직방설』에서 "산귤로 진피를 삼는다."[118]고 했으며, 1824년 조정철의『정헌영해처감록』에서는 "껍질은 두껍지도 않고 얇지도 않다. 젖꼭지같이 생긴 뿔이 많은 것도 있고 뿔이 없는 것도 있어 형용하기가 일정치 않다. 뿔이 많은 게 맛은 뛰어나다. 껍질을 취해 말려 진피로 삼는다. 맛 또한 신맛이 많은 것, 단맛이 많은 것, 물이 많은 것, 물이 적은 것 일정치가 않다. 씨는 많아서 한 알에서 30여 개까지 들어있다. 이 귤은 아주 많아서 공물을 바치는 여러 진귀한 과일[119] 중에 만약 결실을 보지 못해 원래 수효를 채우지 못할 경우엔 이것으로써 대신 채워 올린다."[120]며 산귤이 대체품으로 사용된다는 점을 강조하고 있다. 1843년 이원조가『탐라지초본』에서 "이것으로 귤피를 삼는다."[121]고 함으로써 약효가 뛰어난 동정귤 대신 저급품인 산귤의 껍

---

117 "山橘 稜殼壅腫纇結 味甘酸可食 然短澁無餘味 入藥爲陳皮", 정운경, 1732,『제주귤보』; 현행복, 앞의 책, 201쪽(원본 영인본 쪽).

118 "山橘爲陳皮", 이강회, 1819,『탐라직방설』; 현행복, 앞의 책, 191쪽(원본 영인본 쪽).

119 조정철은 6개의 진과를 "유감, 별귤, 대귤, 소귤, 당금귤, 동정귤"이라 했다. / "乳別大小唐金洞庭六橘幷謂之珍果", 조정철, 1824,『정헌영해처감록』; 현행복, 앞의 책, 196쪽(원본 영인본 쪽).

120 "山橘(중략) 皮不厚不薄 有多角如乳者 有無角者 形容不一 而多角者味勝 取皮以乾爲陳皮 味亦有多酸多甘多水少水之不一 核甚多一顆或至三十餘箇 此橘甚多 故進貢諸珍果若不結實未充元數 則以此代封", 조정철, 1824,『정헌영해처감록』; 현행복, 앞의 책, 193쪽(원본 영인본 쪽).

121 "山橘(중략) 是爲橘皮", 이원조, 1843,『탐라지초본』; 현행복, 앞의 책, 187쪽(원본 영인본 쪽).

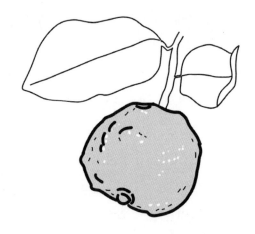

<그림 10> 모난 껍질에 옹이가 박혀 볼품없을수록 맛이 좋은 산귤

질로 진피를 만드는 것이 어느새 정당화되어 버린다.

1960년대 온주밀감이 대량으로 생산되지 않을 때만 해도 약재로 사용할 귤껍질이 모자랐다. 따라서 제주의 장터에서는 산귤껍질을 까낸 다음에 알맹이만 좌판에서 팔았던 적이 있다. 껍질이 벗겨진 산물의 알맹이는 제주 사람들에게 요긴한 간식거리였고 그 산물의 껍질은 말려서 한약재로 요긴하게 썼던 것이다.

이러한 사정에 따라 산귤의 껍질은 제주에서는 진피를 만드는 귤이라 하여 진귤(陳橘)이라 하였던 것이다. 그러던 것이 부산에서 태동한 소문학회(素問學會)에서 1985년경부터 온주밀감으로 만든 진피 대신 농약을 사용하지 않고 야생성이 강한 산물의 껍질을 사용하기 시작하였고 그래서 지금은 산귤을 많이 사용하는 상황으로 되어버렸다.

그런데 산귤 껍질이 진짜 진피라고 오해하면 안 될 듯하다. 동정귤은 진피를 만든다고 해서 진귤(陳橘)이라 부르기도 했고 진정한 귤, 진짜 귤이라 해서 진귤(眞橘)이라고도 했다. 특히 동정귤(洞庭橘)은 진피(陳皮)를 만드는 보통 귤인 진귤(陳橘)보다 달아서 '돈진귤' 혹은 '돈진귤'이라고 한 것이다. 상대적으로 달기 때문이다. 제주시 도련동에 가면 진귤나무를 볼 수 있다. 바로 도련 귤나무[122]인데, "진귤은 향기와 맛이 독특하여 재래귤 중에서 상품에 속한다. 열매 무게는 50~80g 정도이며, 과실의 껍질은 다소 거칠고 신맛과 향기가 강한 것으로 알려져 있다."[123] 따라서 "산물(山物)과 진귤(陳橘) (그리고 동정귤은) 원래 서로 다른 나무이다. 일부에서는 중문실생을 진귤로 분류하기도 하지만, 이 품종이 변이에 의한 것인지에 대한 검증작업이 필요하다."[124]는 의견은 전적으로 타당해 보인다.

이와 같이 진피를 만드는 귤로 동정귤, 진귤, 산귤 등이 있는데, 동정귤의 진피가 모자라면, 그다음으로 맛있는 진귤의 껍질을 쓰고 또 모자라면 산물의 껍질을 진피로 만들었던 것 같다.

감(柑)

다음으로 살펴볼 것이 바로 감(柑)이다. 원래 지구상에 처음 나타난 귤속식물은 순서로 보면 귤과 유자가 가장 먼저 나타났다. 그 후로 사람

---

122 진귤나무는 제주도 기념물 제20-7호로 지정되어 있다.

123 제주특별자치도·제주문화예술재단, 앞의 책, 342쪽.

124 고정삼, 앞의 책, 47쪽. / '중문실생'이란 품종은 2016년 2월 24일 '국립원예특작과학원'이 「감귤 유망품종의 기능성 DB화 및 이용성 연구」에 사용된 품종 중 하나이다.

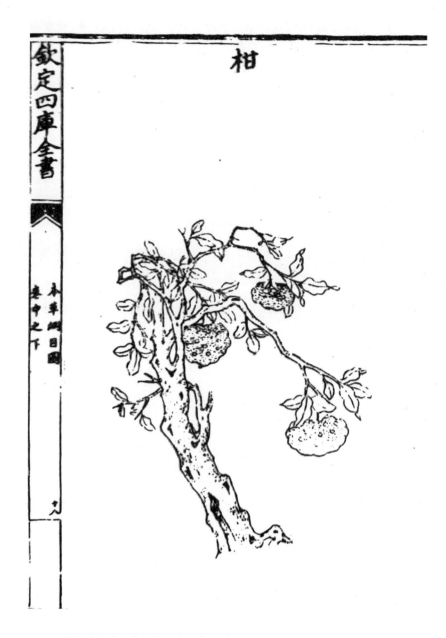

<사진 12> 『본초강목』에 그려진 감(柑)의 그림.

들은 야생의 귤을 자신들 주변에 심어 재배하기 시작하였다. 그런데 야생귤은 자연변이되거나 같은 귤속식물끼리 자연교잡을 통해 변이종이 상당히 다양하게 나타나게 되었다. 그래서 기원전 학자 공안국(콩안꿔, 孔安國)[125]은 감(柑)이라는 용어를 쓰면서 귤과 감으로 별도로 구분하지 않고 모든 감귤속(屬) 열매를 이르는 통칭으로 사용했다.

감(柑)은 다른 이름으로 감자(柑子) 또는 목노(木奴)라 불렀다. 감자라는 것은 "서리가 내리기 전에는 오히려 신맛이 나다가, 서리를 맞은 후에는 매우 달게 되므로 감자(柑子)라 한다."[126]는 것이 그 유래이고, 목노라는 것은 "한(漢)나라 이형(리헝, 李衡)이 감자(柑子)나무를 심고는 나무노예(木奴)를 기른다고 말한"[127] 것에서 명칭이 유래되었다. 감(柑)은 원래 더운 동남쪽에서 잘 자라고 추운 서북쪽에서 자란 것은 좋지 않은 것으로 여겨진다[128]. 그리고 열매는 대체로 귤과 비슷하지만 둥글고 큰 것이 특징이다.[129]

---

125 孔安國(B.C.156~74) 前漢 때 학자. / "孔安國云 小曰橘 大曰柚 皆爲柑也", 李時珍, 1590, 『본초강목』; 대성문화사, 앞의 책 권41, 632쪽.

126 "志曰 柑未經霜時猶酸 霜後甚甜 故名柑子", 李時珍, 1590, 『본초강목』; 대성문화사, 앞의 책 권41, 636쪽.

127 "時珍曰 漢李衡種柑於武陵洲上 號爲木奴焉.", 李時珍, 1590, 『본초강목』; 대성문화사, 앞의 책 권41, 636쪽.

128 "時珍曰 柑南方果也 而閩 廣 溫 台 蘇 撫 荊州爲盛 川蜀雖有不及之", 李時珍, 1590, 『본초강목』; 대성문화사, 앞의 책 권41, 636쪽.

129 "志曰 柑生嶺南及江南 樹似橘 實亦似橘而圓大 皮色生靑熟黃", 李時珍, 1590, 『본초강목』; 대성문화사, 앞의 책 권41, 636쪽.

문헌에 등장하는 감의 종류만 해도 "다지감(茶枝柑), 사회감(四會柑), 유감(乳柑), 초감(蕉柑), 통감(桶柑)"130, "산감(山柑), 사감(沙柑), 청감(靑柑)"131, "주감(朱柑), 황감(黃柑), 석감(石柑)"132, "진감(眞柑)인 유감(乳柑), 생지감(生枝柑), 해홍감(海紅柑), 사두감(獅頭柑), 동정감(洞庭柑), 첨감(甜柑), 목감(木柑), 만두감(饅頭柑)"133 등으로 매우 많다. 하지만 유감(乳柑)의 약효가 최고로 좋다.

감(柑)이란 용어가 처음 보이는 것은 기원전 2세기경에 간행된『춘추공양전』이다. 비슷한 시기에 저술된『신농본초경』에는 귤(橘)이라는 용어가 등장하는데, 이때의 '귤'은 현재와 같은 '귤'을 의미하지만 '감(柑)'이라는 것은 나무로 만든 '겸(鉗)'134을 말하고 있다. 기원전 90년경에 이르러 사마천(쓰마첸, 司馬遷)이『사기(史記)』에서 감귤을 뜻하는 용어로 '귤(橘)'이란 글자를 사용하지만, '감(柑)'이란 글자는 사용하지 않는 것을 볼 수 있다. 사마천이 사용한 '황감(黃甘)'135이란 글자를 혹자는 '黃柑(황감)'이라 주장하기도 하는데 그다지 설득력이 없어 보인다. 공안국(쿵안궈, 孔安國)이

---

130 김창민 외, 앞의 책 권1, 63, 64, 84쪽.

131 "惟乳柑皮入藥 山柑皮療咽痛 餘皆不堪用 又有沙柑靑柑 體性相類", 李時珍, 1590,『본초강목』; 대성문화사, 앞의 책 권41, 636쪽.

132 "藏器曰 柑有朱柑 黃柑 乳柑 石柑 沙柑 橘有朱橘 乳橘 塌橘 山橘 黃淡子", 李時珍, 1590,『본초강목』; 대성문화사, 앞의 책 권41, 636쪽.

133 李時珍, 1590,『본초강목』; 대성문화사, 앞의 책 권41, 636쪽.

134 "柑者 以木銜其口 不欲令食粟 示有畜積", https://iccie.tw/q/柑馬.(柑은 나무로 만든 재갈을 말한다. 감을 말(馬)의 입에 물려 사료를 먹지 못하게 하여 사료를 비축하는 법을 가르치고 다룬다.), 재갈(銜) 가위(鉗).

135 『史記』「司馬相如列傳」에 나오는 "於是乎盧橘夏孰 黃甘橙楱"를 혹자는 "여기에 盧橘은 여름에 익고, 黃柑, 橙, 楱"로 해석하고 盧橘를 金柑이라 한다.

말년에 이르러 비로소 감(柑)이라는 용어를 귤과 감을 구별하지 않고 모든 감귤속(屬) 열매를 이르는 통칭으로 사용하였던 것으로 생각된다.

3세기 유희(류씨, 劉熙)가 『석명(釋名)』에서 감(柑)을 목노(木奴)라 정의한다.

4세기에 이르면 혜함(지한, 嵇含)이 『남방초목상』에서 "감(柑)은 귤에 속한다." 하여 감귤류(mandarin)에 속하는 열매로 분류하고, 단맛이 나는 귤을 감이라고 하였다. 그리고 당시 습착치(시짜오츠, 習鑿齒)[136] 역시도 『양양기(襄陽記)』에서 "A.D. 254년에 태수를 지낸 이형(리헝, 李衡)은 '단 귤나무' 천 그루를 심었고, 그는 '단 귤나무(甘橘)'를 목노(木奴)"라 했다."고 말하면서 감과 귤을 따로 분류하지는 않고 단 귤나무를 목노라 하고 있다. 그러나 이시진(리스쩐, 李時珍)은 이형(리헝)이 심은 단 귤나무를 감(柑)나무라고 단정지으면서 귤과 감으로 분류하게 된다.[137]

이를 보면 3세기에 이르러 감(柑)이라는 글자를 새로 변이된 귤에 사용한 것을 볼 수 있다. 그러다가 감과 귤을 본격적으로 크게 나누기 시작한 것은 8세기 초반 진장기(천짱치, 陳藏器)의 『본초습유』에서이다. 10세기 후반의 마지(마즈, 馬志)는 그의 저작 『개보본초』에서, 익을수록 더욱 달아지는 것을 감(柑)이라 한다고 구체적으로 구별법을 말하고 있고, 이시진(리스쩐)도 남방과일이라 하며 별개의 과일처럼 말하고 있다.

하지만 감과 귤은 사실 유전학적으로 보면 별개의 품종으로 잘 나눠지지 않는 것이 사실이다. 귤과 등(橙)의 교잡으로 감이 되고 귤과 감이 만나도 감이 되며 다시 감과 감이 만나 감이 되는 것이다. 그렇기 때문에

---

136   시짜오츠[習鑿齒](?~383년): 東晉 때 역사가.

예전에는 같은 품종이라도 알맹이가 달면 감이고 덜 달면 귤이라 분류한 것으로 여겨진다. 즉 재래종으로 전해져 내려오는 귤은 모두 귤로 인정되지만 최근의 모든 귤은 잡종이기 때문에 정확한 명칭으로 보자면 감(柑)으로 여기는 것이 타당한 명칭이라고 생각한다.

감(柑)이 본격적으로 문헌에 등장하면서 종종 눈에 띄는 것이 바로 유감자(乳柑子)이다. 7세기에 최우석(추이위시, 崔禹錫)[138]은 유감자의 껍질을 약으로 쓰고 있는데, 8세기에 이르러 맹선(멍셴, 孟詵)은 일반적인 귤의 껍질은 약으로 쓰면서도, "유감자는 과일로 먹을 수는 있지만 껍질은 약으로 쓸 수 없다."[139]고 반대되는 주장을 하였다. 그러다가 10세기에 마지(마즈, 馬志)가 『개보본초』에서 "유감 껍질과 산감 껍질만을 약으로 사용이 가능하다."[140]고 하면서 "감자의 나무는 귤나무와 비슷하고, 열매의 형태는 귤과 같으나 둥글면서 크며, 껍질의 색은 설 때는 푸르나 익으면 노랗게 되고 더 익으면 붉게 된다. 상강(10월 말) 전에는 시나 상강 후에는 매우 달다."[141] 하여 수확 시기를 늦출수록 달다는 주장을 덧붙였다.

---

137 "漢李衡種柑於武陵洲上號爲木奴焉", 李時珍, 1590, 『본초강목』; 대성문화사, 앞의 책 권 41, 636쪽.

138 7세기 초반 隋代(581~618)때 추이위시[崔禹錫]의 『崔氏食經』 「藥性論」에 "主上氣煩滿", 김창민 외, 앞의 책 권1, 106쪽.

139 "乳柑子 寒 堪食之 其皮不任藥用 食多 令人肺燥 冷中 發痃癖", 孟詵, 8세기, 『식료본초(食療本草)』; 張鼎, 1992, 『식료본초』, 중국상업출판사, 215쪽.

140 "志曰(중략) 惟乳柑皮入藥 山柑皮療咽痛 餘皆不堪用 又有沙柑青柑 體性相類.", 李時珍, 1590, 『본초강목』; 대성문화사, 앞의 책 권41, 636쪽.

141 "樹若橘樹 子形似橘而圓大 皮色生青熟黃赤 (未經霜時尤酸) 霜後甚甛 故名柑子", 허준, 1613, 『동의보감』; 대성문화사, 앞의 책 「탕액편」, 183쪽.

12세기에 들어서 한언직(한옌즈, 韓彦直)은 유감자가 "온주(溫州)의 여러 고을에서 나며, 이산(泥山)[142]에서 나는 것만을 최고로 여기는데, 그 맛이 유제품과 비슷하여 이름 지어졌다. 그 지역 사람들은 진감(眞柑)이라 부르는데, 다른 지역의 감을 가짜로 여기기 때문이다. 그 나무는 춤을 추듯 하늘하늘하고 잎은 가늘고 길며, 꽃은 향기롭고 운치가 있으며, 열매는 매우 둥글둥글한데, 표면의 문양은 매끄러운 밀랍 같고, 크기는 6~7촌이며, 껍질은 얇으면서 맛이 좋다. 맥은 갑과 붙어 있지 않고 먹어도 찌꺼기가 남지 않는다. 열매 한 개에 겨우 2~3개의 씨가 있거나 전혀 없는 경우도 있으며, 열매를 쪼개면 향이 사람에게 확 퍼지는데, 이것을 감 가운데 가장 좋은 품질로 여긴다."[143]고 자세히 기록하고 있다.

이를 보면 유감(乳柑)은 당시 가장 달게 개량된 품종으로 최고의 감을 지칭한다는 것을 알 수 있다. 이러한 문헌의 기록으로 보면 야생귤이 점점 개량화되어 가면서 감이 되고 있는 것을 알 수 있다. 이러한 현상은 "유귤(乳橘)을 훗날 진감으로 삼기도 했다"[144]는 것을 봐도 알 수 있다.

---

142 "泥山蓋平陽一孤嶼", 韓彦直, 1178,『귤록』; 현행복, 앞의 책, 249쪽(원본 영인본 쪽)./ 平陽은 北宋때 平陽縣를 말하고, '一孤嶼'는 '한 개의 외로운 작은 섬'이란 뜻으로 乳柑의 학명은 섬을 뜻하는 '-sima'가 붙어 'C. suavissima'가 된다.

143 "案韓彦直橘譜云 乳柑出溫州諸邑 惟泥山者爲最 以其味似乳酪故名 彼人呼爲眞柑 似以佗柑爲假矣 其木婆娑 其葉纖長 其花香韻 其實圓正 膚理如澤蠟 其大六七寸 其皮薄而味珍 脈不粘瓣 食不留滓 一顆僅二三核 亦有全無者 擘之香霧噀人 爲柑中絶品也.", 李時珍, 1590,『본초강목』; 대성문화사, 앞의 책 권41, 636쪽.

144 "他日有以乳橘爲眞柑者", 韓彦直, 1178,『귤록』; 현행복, 앞의 책, 249쪽(원본 영인본 쪽)./ 유귤(C. kinokuni)은 일본의 키노쿠니(紀國) 즉 기주(紀州)에서 생산된 감귤을 말한다.

유자

유자

감귤은 제주에서만 자라는 것이 보통이지만 유자(柚子)는 한반도의 남부 지방에서도 자라는 감귤속의 나무이다. 유자나무는 열매의 크기에 따라 2가지로 크게 분류되는데, 큰 것은 학명이 '*Citrus grandis* (L.) Osbeck'이고, 작은 것은 '*C. junos* Tanaka'이다. 중국에서는 유(柚)의 큰 것을 '향란(香欒)', '주란(朱欒)'의 2개로 다시 분류했고, 작은 것은 '등자(橙子)'라 하여 모두 3가지로 분류하였다.

우리나라의 유자 관련 기록을 보면 제일 작은 유자를 중국과 같이 '등자'라고 용어를 통일적으로 사용하지 않았던 것을 볼 수 있다. 부분적으로 '등(橙)' 또는 '등자'라는 용어가 나타나지만, 전반적으로는 '소유자(小柚子)'를 뜻하는 '유자(柚子)'라는 명칭을 대신 사용하였는데, 이렇게 동일한 식물에 대해 중국과 명칭 부여가 달라짐으로 인해 후대의 사람들이 정확

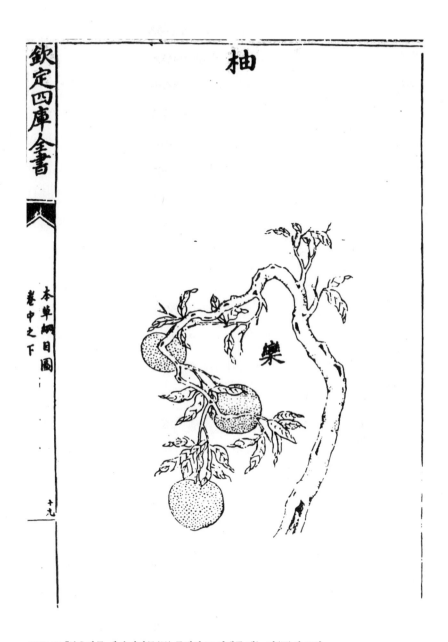

〈사진 13〉『본초강목』에 유자나무(柚) 중에서 큰 열매를 맺는 란(欒)의 그림.

하게 유자를 분류하는 것에 있어서 어려움을 겪게 했다. 우리나라의 유자 관련 기록을 시대 순으로 나열해보면 다음과 같다.

유자는 고려 때부터 유(柚) 또는 등(橙)이라고 기록에 보이지만, 1454년『세종실록지리지』에 '유자', '돌유자나무(山柚子木)'가 중앙정부에 진상하도록 하는 공물로 기록되면서 정확한 분류가 이루어진다. 15세기『세조실록』에 제주에 나는 '유자' 가운데 큰 것을 '당유자(唐柚子)'라 하고, 작은 것을 '유자(柚子)'라 정의한 바 있다. 1527년에 간행된『훈몽자회』에서는 큰 것을 '유(柚)'라 하고, '소유자'를 '등(橙)'이라 한다고 했다. 1611년에 허준도 큰 것을 '유자'라 하고, '소유자'의 껍질을 '등자피(橙子皮)'라 함으로써 '소유자'를 '등'으로 인식하고 있다.

1702년에 이르러 이형상은 크기에 따라 '당유자', '유자'로 분류하고, 제주도 유자가 "전라도 연안에 있는 유자에 비해 크다."[145]고 서술하였다. 1732년에 정운경은 크기에 따라 '당유자', '대귤', '유자' 순으로 3가지로 분류한다.[146] 1798년에 오면 '이만영'은 큰 것을 '향란', 중간 것은 '주란', 작은 것을 '등'이라고 중국 명칭에 따라 분류했다. 1824년에 '조정철'도 크기에 따라 정운경처럼 분류한다. 그러나 우리나라에서는 중간 크기의 유자가 잘 자라지 않아서인지, 1849년 추사 김정희는 큰 것은 '당유자',

---

[145] "柚子(중략) 比全羅沿海所在尤大", 이형상, 1704,『남환박물』; 현행복, 앞의 책, 206쪽(원본 영인본 쪽).

[146] "唐柚子(중략)類壺瓠 大如酒鐘(중략), 大橘(중략) 小如兒拳(중략), 橙子橘(중략) 狀如瓠苦(중략) 柚子", 정운경, 1732,『제주귤보』; 현행복, 앞의 책, 200, 201, 203, 204쪽(원본 영인본 쪽).

작은 것은 '등자'라 분류하면서도 기존의 '대귤'[147]에 대하여는 자신이 보지 못하여서 적지 않는다고 했다.

한편, 1884년 황도연은 『동의보감』에 기술된 내용을 충실히 따랐지만, 『방약합편』에서 그는 『동의보감』에서 허준이 가장 큰 유자를 유자라 한 것에 반해, 중간 크기의 대귤[148]을 유자라 하고 있다. 그렇게 된 것은 아마 대귤이 조선 숙종(1674~1720) 때 도입된[149] 후, 당시에는 대귤이 많이 재배되고 쉽게 구할 수 있게 되면서일 것 같다.

지금 제주에서는 유자나무를 분류하여 말할 때, 일본에서 도입된 '문단(文旦)'[150]이라는 품종을 '왕귤'이라 하고 있으며, '당유자'는 '댕유지' 또는 '뎅우지'라고 부른다. 유자 중에서 가장 작은 것인 '소유자'를 다만 '유자'라고 부르고 있다.

유자에 대한 분류는 간단하지만 명칭을 부여할 때는 생육의 특성과 맛, 향기에 따라 세분한 것을 볼 수 있다. 귤은 자연변이나 교잡에 의해 별개의 종(種)이 많이 생겨난 반면에 유자는 종(種)의 숫자는 상대적으로 적으나 부르는 명칭이 다양했다. 다양한 명칭을 살펴보면 먼저 '유(櫾)'는 유자나무의 야생종으로 키가 큰 것을 말한다. 그리고 '유(柚)'라는 것은

---

147 "大橘未見", 김정희, 1849, 『완당전집』; 현행복, 앞의 책, 185쪽(원본 영인본 쪽).

148 "柚子味甘卽大橘", 황도연, 1884, 『방약합편』; 남산당, 『대역증맥 방약합편』, 1985, 남산당, 269쪽.

149 "大橘(중략) 可是橘柚之聖者 耽羅舊無此橘 肅宗朝以赴燕使所貴來者 入送島中取種云", 조정철, 1824, 『정헌영해처감록』; 현행복, 앞의 책, 197쪽(원본 영인본 쪽).

150 고정삼, 앞의 책, 109쪽.

"유자외과피의 색이 기름을 칠한 것 같다."[151]는 의미에서 다른 한자를 사용하고 있다. '폐(欐)'는 큰 유자를 말하는데, "열매 크기는 술잔만 하고 껍질의 두께는 2~3촌이며, 씨는 지(枳)와 같고, 과육은 먹으면 약간 맛있다."[152]는 기록이 보인다. 유자가 매우 크게 자라 평상이나 책상을 만들 수 있는 큰 나무가 되면 이를 '가(椵)'[153]라고 부르기도 했다. '낮으면서 가늘고 긴 나뭇가지'를 가진 유자나무는 '조(條)'라고 불렀다. 열매가 술병 모양과 비슷하다고 해서 "『광아』에서는 '뇌유(鐳柚)'라고 했다. 여기서 '뇌'는 술병을 말한다."[154] 비슷한 맥락에서 "모양이 술병과 같다."고 해서 '호감(壺柑)'이라 부르기도 했다.[155] 그런데 호(胡)자를 붙여서 '호감(胡柑)' 또는 '호감(胡甘)'이라 말할 때는 "신맛이 나는 유자"라는 의미를 가지고 있다.[156] 한편 '취유(臭柚)'라는 것도 있는데 이는 냄새 나는 유자를 말한다. "광남(廣南)[157] 지역에서 나는 것으로, 크기는 오이만 하고 먹을 수 있고, 껍질은 매우 두꺼워서 비석의 탁본을 뜰 때 먹물을 들여서 양모솔[양모전(羊毛氈)]로 대신 쓸 수 있는데 종이를 손상시키지 않는다."[158]고 했다. 유

151 "柚色油然", 李時珍, 1590, 『본초강목』; 대성문화사, 앞의 책 권41, 637쪽.

152 "郭璞云 欐 大柚也 實大如盞 皮厚二三寸 子似枳 食之少味", 李時珍, 1590, 『본초강목』; 대성문화사, 앞의 책 권41, 638쪽.

153 "『說文解字注』椵木 可作牀几", https://www.cidianwang.com/shuowenjiezi/jia6665.htm.

154 "廣雅謂之鐳柚 鐳亦壺也", 李時珍, 1590, 『본초강목』; 대성문화사, 앞의 책 권41, 637쪽.

155 "其狀如卣 故名 壺亦象形", 李時珍, 1590, 『본초강목』; 대성문화사, 앞의 책 권41, 637쪽.

156 "恭日 柚(중략) 有甘有酸 酸者名胡柑 今俗谓橙为柚 非矣", 李時珍, 1590, 『본초강목』; 대성문화사, 앞의 책 권41, 632쪽.

157 중국 남부와 베트남 북부.

자의 명칭에 또한 '주란(朱欒)'이라는 것도 있다. 주란은 유자 중에서도 "큰 것을 말하는데, 둥글둥글 단란하게 모여 있는 모양을 취하였다."[159]고 전한다. 주란은 "모양과 특색이 아주 둥글고 감자(柑子)나 등자와 매우 유사하다. 다만 껍질이 두꺼우면서 거칠고, 맛은 다나 냄새가 나며, 갑은 단단하고 신맛이 나서 좋지 않아 먹지 못하나, 그 꽃은 매우 향기롭다."[160]고 묘사되어 있다. 유자의 모양이 참외같이 생겨서 '밀통(蜜筒)'[161]이라는 이름을 붙이기도 했다. 이와 관련해 "지금 사람들은 노랗고 작은 것을 '밀통'이라 하는데, 바로 이런 의미이다."[162]라는 기록이 있다. 한편 '향란(香欒)'이라는 유자의 종류도 있다. 유자 중에서 "가장 큰 것을 '향란'이라 한다.[163] 큰 것은 오이나 됫박만 한 것으로 둘레가 1자 정도 되고 또한 등자 종류이다."[164]라는 기록을 보면 대단히 큰 유자의 종류임을 알 수 있다.

---

158 『계해지(桂海志)』를 지은 판청다[范成大]가 말하기를 "廣南臭柚大如瓜 可食 其皮甚厚 染墨打碑 可代氈刷 且不損紙也", 李時珍, 1590, 『본초강목』; 대성문화사, 앞의 책 권41, 638쪽.

159 "其大者謂之朱欒 亦取團欒之象", 李時珍, 1590, 『본초강목』; 대성문화사, 앞의 책 권41, 637쪽.

160 "今人呼爲朱欒 形色圓正 都類柑橙 但皮厚而粗 其味甘 其氣臭 其瓣堅而酸惡不可食 其花甚香", 李時珍, 1590, 『본초강목』; 대성문화사, 앞의 책 권41, 638쪽.

161 참외의 다른 이름.

162 "今人呼其黃而小者爲蜜筒 正此意也.", 李時珍, 1590, 『본초강목』; 대성문화사, 앞의 책 권41, 637쪽.

163 "其大者謂之朱欒 亦取團欒之象 最大者謂之香欒.", 李時珍, 1590, 『본초강목』; 대성문화사, 앞의 책 권41, 637쪽.

164 "大者如瓜如升 有圍及尺餘者 亦橙之類也.", 李時珍, 1590, 『본초강목』; 대성문화사, 앞의 책 권41, 638쪽.

투석전(投石戰)을 할 때 쓰는 포환(砲丸) 크기의 둥근 모양의 유자는 포(抛)라고 부르기도 했는데, '포'라는 이름의 다른 유자도 존재한다. 보자기처럼 생겼다 하여 붙여진 '포(笆)'가 있고 또한 방광(오줌보)처럼 생겼다 하여 붙여진 '포(胖)'도 있다. 제주에서 종종 보이는 '문단(文旦)'이라는 유자의 한 종류는 일본에서 이름이 붙여진 것으로 자몽(zamboa)의 한 품종으로 보면 된다.

이러한 유자 명칭의 다양성은 1590년에 간행된 이시진(리스쩐, 李時珍)의 『본초강목』에 잘 설명되어 있다. 이시진은 유자에 대해 "색깔은 기름을 칠한 것 같고, 모양이 술병과 같아 '호(壺)'라 이름 붙여진 상형자이다. 지금 사람들은 노랗고 작은 것을 '밀통'이라 하는데, 바로 이 의미이다. 큰 것을 '주란'이라 하는데, 둥글둥글 단란하게 모여 있는 모양을 취하였다. 가장 큰 것을 '향란'이라 하고, 『이아』에서는 '폐' 또는 '가'라고 하였다. 또, 『광아』에서는 '뇌유'라 하였는데, '뇌(鐳)'도 술병이다. 『계해지』에서는 '취유'라고 하였는데, 모두 같은 것이다. 다만 크기와 고금의 방언에서 부르는 것이 같지 않을 따름이다."[165]라고 그 특징에 대해 상세히 기술했다.

그렇다면 유자(C. grandis (L.) Osbeck)는 어디에서 유래된 것일까? 『산해경』을 보면 '귤유(橘櫾)'가 중국의 북쪽이 아닌 중원과 남쪽 특히 동정산(둥팅산)에서 난다[166]고 하면서 '귤유(橘櫾)'가 같이 기술되어 있는 것을 볼 수

---

[165] "柚色油然 其狀如卣 故名 壺亦象形 今人呼其黃而小者爲蜜筒 正此意也 其大者謂之朱欒 亦取圍欒之象 最大者謂之香欒 『爾雅』謂之櫾音廢 又曰椵音賈 『廣雅』謂之鐳柚 鐳亦壺也 『桂海志』謂之臭柚 皆一物 但以大小古今方言稱呼不同耳", 李時珍, 1590, 『본초강목』; 대성문화사, 앞의 책 권41, 637쪽.

있다. 『열자(列子)』에서는 '오초지국(吳楚之國)'[167]에 난다고 하면서 '유(櫾)'를 따로 기술한 것을 볼 수 있다. 또한 『여씨춘추(呂氏春秋)』에서는 "과일 가운데 가장 맛있는 것은 강포(江浦)의 귤과 운몽(雲夢)의 유자이다."[168]라는 기록이 있는데 이는 귤과 유자를 서로 다르게 보고 있음을 알려준다. 『신농본초경』에는 "귤(橘)과 유(柚)가 천곡(川谷)에서 난다."고 하며 '귤'과 '유'의 생산지가 같다는 기록도 보이는데 자세히 살펴보면 귤유(橘柚)를 따로 분리하지 않고 기술한 것을 알 수 있다. 이는 후일에 간행된 『본초연의』에서 『신농본초경』에 기술된 '귤유(橘柚)'는 '유(柚)'자가 없는 '귤(橘)'로 교정되어야 한다고 지적을 받는다.[169] 한편 소송(쑤송, 蘇頌)은 "민중(閩中), 영외(嶺外), 강남(江南)에 유자가 다 있고, 귤에 비해 황백색이면서 크다. 양(襄)과 당(唐) 지역 사이[170]에서 나는 유자는 청황색이면서 열매는

---

166   정재서, 앞의 책, 119쪽에 의하면, "又北二百里 日北嶽之山 多枳"라 나오고, 본 책의 중산경(中山經)에는 여러 쪽에 귤유(橘櫾)가 보이고 있는 한편, 219쪽에도 "又東南一百二十里 日洞庭之山(중략) 其木多枏梨橘櫾"라 나온다.

167   吳縣은 秦나라 때부터 1995년까지 縣의 명칭이고, 현재 江蘇省 蘇州市이다. 楚는 처음 湖北省 서쪽 荊山 일대에서 건국하였기에 荊으로 부르다가 楚로 고쳤다.

168   "果之美者 江浦之橘 雲夢之柚", 李時珍, 1590, 『본초강목』; 대성문화사, 앞의 책 권41, 638쪽. / 강포(江浦)는 창장[長江]의 가장자리를 말하는 '강빈(江濱)'의 뜻. 운몽(雲夢)은 후베이성 징저우구[荊州市] 장링[江陵]과 치춘[蘄春] 사이에 있던 큰 호수, 또는 둥팅후를 말하기도 한다.

169   12세기 전반 코우쫑스[寇宗奭]의 『본초연의』에 "衍義曰 橘柚自是兩種 故曰一名橘皮 是元無柚字也 豈有兩等之物 而治療無一字別者 即知柚字為誤. 後人不深求其意 為柚字所惑 妄生分別 亦以過矣", 唐愼微, 1082, 『증류본초』; 대성문화사, 앞의 책, 940쪽.

170   '襄唐間'에서 襄은 후베이성[湖北省] 상양[襄阳]현을, 唐은 허베이성[河北省] 탕[唐]현을 말하는 것 같으니 허난성[河南省] 부근이 아닌가 한다.

작으며, 맛은 모두 시고 껍질은 두꺼우며, 약에 넣기에는 적합하지 않다."[171]고 하였다. 이러한 문헌을 토대로 분석해보면 애초 유자의 생산지는 장강(창장, 長江)의 상류 남쪽에서 시작해서 하류인 남부 지방[172]뿐만아니라 장강의 북쪽까지 확대되어 자라고 있음을 알 수 있다.

기원전에 이미 공안국(콩안꿔, 孔安國)은 '유(櫾)'를 감귤(Citrus)속(屬)에 넣고 귤보다 크기가 큰 것을 유자라 한다고 했다. A.D. 1세기 허신(쉬선, 許愼)은 그의 저작 『설문(說文)』에서 "유자는 '조(條)'이고 등(橙)과 비슷하게 맛이 시다."[173] 하고, 3세기 장읍(장이, 張揖)은 『광아(廣雅)』에서 "유자는 등(橙)이고 귤과 비슷하나 크고 맛은 시며 껍질이 두껍다."[174]고 했다. 4세기의 곽박(꿔푸, 郭璞) 역시도 "강남에서 자란다."[175]고 하여, 유자는 강남에 자라고 귤과 모양은 비슷하나 크고 맛은 시며 껍질이 두껍다는 특징을 지적했다. 다만 한편으로는 '소유자(C. junos Tanaka)인 등(橙)'과 '산등(酸橙; C. aurantium)의 등(橙)'을 잘 나누지 못하고 있음을 알 수 있다.

7세기에 이르러 소공(쑤공, 蘇恭)은 『당본초(唐本草)』에서 유자를 과육의 맛에 따라 분류한다. 소공은 "과육이 단 것과 신 것이 있는데 신 것이 호감(壺柑)이다. 그런데 요즘 사람들이 등(橙)을 유자라 하는데 이것은 틀렸

---

171 "頌曰 閩中 嶺外 江南皆有柚 比橘黃白色而大 襄唐間柚 色靑黃而實小 其味皆酢 皮厚 不堪入藥", 李時珍, 1590, 『본초강목』; 대성문화사, 앞의 책 권41, 638쪽.

172 "郭璞云 柚出江南", 李時珍, 1590, 『본초강목』; 대성문화사, 앞의 책 권41, 638쪽.

173 "柚條也 似橙而酢", https://www.zdic.net/hans/%F0%A3%A0%A1. / 여기서 조(條)는 '가늘고 긴 나뭇가지'를 뜻하고, 유자나무는 조(條)라 하였다.

174 "柚卽橙也 似橘而大 味酢皮厚", 孫星衍 외, 앞의 책 권1, 43쪽.

175 꿔푸[郭璞] 중국 진나라의 시인 겸 학자. / "似橙實酢 生江南", 孫星衍 외, 앞의 책 권1, 43쪽.

다."[176]고 한다. 그가 말하고자 한 것은 소유자(C. junos)를 당유자(C. maxima)와 같은 것으로 혼동해서 보지 말라는 것이다.

11세기가 되면 소송(쑤송, 蘇頌)은 그의 저술『본초도경』에서 "껍질의 색깔이 황백색이면서 귤에 비해 큰 유자와 청황색이면서 작은 유자가 있는데, 모두 과육의 맛은 시고 껍질은 두꺼우며, 약에 넣기에는 적합하지 않다."[177]라고 하여 유자가 생산되는 지역에 따라 색깔과 크기가 서로 다름을 기술하고 있다 그는 또한 감귤의 껍질인 '귤피'나 '진피' 대신에 유자의 껍질인 '유피(柚皮)'를 약으로 사용하지 말라고 권고하기도 했다. 그렇지만 16세기 리쓰쩐(李時珍)에 와서는 유자를 임상에 다양하게 활용하는 상황에 이른다.

여러 가지 종류의 유자를 학명에 따라 분류한 것에 대입시켜보면 다음과 같은 특징들을 볼 수 있다. 유자의 학명은 'C. grandis (L.) Osbeck[178]' 또는 'C. maxima (Burm.) Merr.'이다. 이시진(리스쩐, 李時珍)은 열매의 크고 작음으로 유자나무를 두 종으로 나눈다. 즉 주란(朱欒)과 향란(香欒)으로 구분했는데 "주란은 열매의 크기가 감귤이나 소유자와 비슷하게 작고, 향란(香欒)은 참외 크기이거나 됫박만큼 커서 둘레가 1자가 넘기도 한

---

176 "恭曰 柚皮厚味甘 不似橘皮薄味辛而苦 其肉亦如橘 有甘有酸 酸者名壺柑 今俗谓橙为柚 非矣", 李時珍, 1590,『본초강목』; 대성문화사, 앞의 책 권41, 638쪽.

177 "頌曰(중략) 比橘黃白色而大 襄唐間柚 色青黃而實小 其味皆酢 皮厚 不堪入藥", 李時珍, 1590,『본초강목』; 대성문화사, 앞의 책 권41, 638쪽.

178 김창민 외, 앞의 책 권7, 4298쪽.

179 "時珍曰 柚樹葉皆似橙 其實有大小二種 小者如柑如橙 大者如瓜如升 有圍及尺餘者", 李時珍, 1590,『본초강목』; 대성문화사, 앞의 책 권41, 638쪽.

다."[179]고 했다. 두 종류 중에서 "향란은 주란보다 크다."[180]고 했는데, 가장 큰 향란(香欒)을 당유자라 부르기도 했다. 따라서 등(橙)이라는 명칭이 붙은 소유자는 주란보다는 좀 더 작은 것이 된다. 이런 식으로 유자의 변종도 적지 않은데 대표적인 것을 식물학적 분류에 따라 보면 다음 몇 가지가 있다.[181] 유자 중에서 가장 크기가 큰 문단유(文旦柚)(*C. grandis* (L.) Osbeck var. *wentanyu* Hort.)가 있는데 문단유에는 만백유(晚白柚, banpeiyu)와 평호문단(平戶文旦)[182]이 있다. 그리고 단맛이 나는 사전유(沙田柚)(*C. grandis* (L.) Osbeck var. *shatinyu* Hort.), 평산유(坪山柚)(*C. grandis* (L.) Osbeck var. *pinshanyu* Hort.), 사계포(四季抛)(*C. grandis* (L.) Osbeck var. *szechipow* Hort.), 대홍포(大紅抛)(*C. grandis* (L.) Osbeck var. *tahungpow* Hort.), 그리고 화주유(化州柚)(*C. grandis* (L.) Osbeck var. *tomentosa* Hort.)가 있다.[183] 제주에서 말하는 유자는 학명을 보면 *C. junos* Tanaka라는 품종이므로 이를 달리 부를 때에는 소유자, 등자(橙子), 향등(香橙)이라고 하는 것이 타당하다.

그런데 유자(*C. grandis* (L.) Osbeck) 중에서 주란(朱欒)이라는 것은 별도로 자세히 살펴볼 필요가 있어 보인다. 유자는 열매의 크기 순으로 당유자(唐柚子), 유자(柚子), 등자(橙子)로 나눴는데, 제일 큰 당유자는 향란(香欒), 중간 크기의 유자는 주란(朱欒), 그리고 가장 작은 등자는 소유자라고도 불렀다.

---

180   "香欒大於朱欒", 韓彦直, 1178,『귤록』; 현행복, 앞의 책, 278쪽(원본 영인본 쪽).

181   김창민 외, 앞의 책 권7, 4299쪽.

182   고정삼, 앞의 책, 109쪽.

183   김창민 외, 앞의 책 권10, 6371쪽.

기원전 4세기에 간행된『열자(列子)』에서는 "유(櫾)라는 나무는 푸른 나뭇잎이 겨울에도 그대로 푸르며, 열매는 붉고 과육의 맛은 시다. 껍질을 즙 내어 먹는다. '회수(화이수이, 淮水)'이북으로 건너가면 지(枳)로 변한다."[184]라고 유자나무에 대하여 설명하고 있다. 여기서 유(櫾)는 아마도 야생의 유자나무로 보이며 당유자(唐柚子)처럼 큰 종류를 말하는 것으로 이해해도 무방해 보인다.

두 번째로 큰 주란에 대해서는『본초강목』에 자세한 설명이 나와 있다. "유자는 나무와 잎이 모두 등자(橙子; *C. junos* Tanaka)와 비슷하다. 열매는 크고 작은 두 종이 있다. 작은 것은 지금 사람들이 주란(朱欒)이라 부르는 것으로 모양이 아주 둥글고 감자나 등자와 매우 유사하다. 다만 껍질이 두꺼우면서 거칠고 맛은 달고 냄새가 나며, 갑은 단단하고 과육은 신맛이 나서 먹지 못하며, 그 꽃은 매우 향기롭다. 남쪽 사람들은 그 씨를 심어 자라나면 감자나 귤과 접붙이기를 하는데 매우 좋다고 한다. 유자는 감자에 속하므로 껍질이 거칠고 두꺼우면서 냄새가 나고 맛은 달면서 맵다."[185]고 했다.

『본초강목』에 나온 것처럼 주란(朱欒)은 중간 크기의 유자로 폭이

---

184   『열자(列子)』에서는 "吳楚之國有木焉 其名爲櫾 碧樹而冬生 實丹而味酸 食其皮汁 已憤厥之疾 (渡淮而北 化而爲枳 此言地氣之不同如此)", 孫星衍 외, 앞의 책 권1, 43쪽.

185   "時珍曰 柚樹葉皆似橙 其實有大小二種(중략) 今人呼爲朱欒 形色圓正 都類柑橙 但皮厚而粗 其味甘 其氣臭 其瓣堅而酸惡不可食 其花甚香 南人種其核 長成以接柑橘 云甚良也 (중략) 柚乃柑屬 故其皮粗厚而臭 味甘而辛", 李時珍, 1590,『본초강목』; 대성문화사, 앞의 책 권41, 638쪽.

12.71~13.69cm[186] 정도 되는 것으로 보인다. 그러나 우리나라의 기록에서는 '주란'이라는 명칭을 따로 사용하지 않고 있다. 다만 이만영이 『재물보(才物譜)』에서 또 다른 감귤류의 한 종류인 구연(枸櫞)을 『본초강목』을 인용해 기록하면서 '주란'을 '유(柚)'[187]라 한 것이 나올 뿐이다.

애써 '주란'에 부합하는 우리나라의 유자 종류를 찾아보기란 쉽지 않다. 이형상은 『남환박물』에서 당유자, 유자로 분류하면서 제주 유자는 "전라도 연안에서 재배하는 유자에 비해 크다."라 하고 있으나, 이형상이 말하는 '제주 유자'는 아마도 환경적 영향에 의한 크기의 변화에 불과한 것이고 중국 문헌에서 보이는 주란은 아닐 것으로 생각된다. 그런데 1732년에 정운경(鄭運經)이 저술한 『탐라귤보』에 중간 크기 유자인 대귤(大橘)이 처음 실리게 된다. 아마도 이것이 중국 문헌에 나오는 주란이 아닌가 한다.

『탐라귤보』에서 정운경은 "대귤은 생김새가 당유자와 쏙 빼닮았지만 작아서 어린애 주먹만 하다. 색깔은 붉은 빛깔이면서도 짙은 적색을 띠는데, 껍질은 단단하고 두껍다. 영험한 과즙은 꿀물처럼 짙고 그윽하며 상쾌하면서도 시원하다. 맛의 품질로 치면 당유자의 다음 차례라 하겠

---

186 "朱欒(중략) 其大有至尺三四寸圍者摘之", 『귤록』, 민속원, 279쪽(원본 영인본 쪽)./ 宋代 度量衡에서 길이 1尺은 30.72cm에 해당한다. 圍은 원둘레의 길이를 말하므로 3,14(π)로 나누면 지름(2r)이 폭이 된다.

187 『본초강목』에 "枸櫞 木似朱欒而葉尖長 枝間有刺"라고 기록된 것을 『재물보(才物譜)』에는 "枸櫞 木似柚而葉尖長 枝間有刺"이라 기술한다,

188 "大橘 酷似唐柚子 而小如兒拳 色赤然深赤 殼堅厚 靈液如蜜漿 濃深爽洌 味品可爲唐柚子之次也", 정운경, 1732, 『제주귤보』; 현행복, 앞의 책, 202, 203쪽(원본 영인본 쪽).

다."[188]라고 기술하고 있어서 중국 문헌의 주란과 유사한 묘사를 보여주고 있다. 1824년에 이르러 조정철(趙貞喆)은『정헌영해처감록』에서 대귤에 대해 "크기는 유자만 하고 색은 누렇다. 껍질이 두껍고 주름이 심하게 울툭불툭하여 몹시 기이하게 생겼다. 과즙은 지극히 많고 씨는 매우 적다. 단맛은 많고 신맛이 적은데, 맑고 상쾌하며 향기롭고 시원하기에 말로 다 형언하기 어렵다. 귤유 가운데 성자라 할 만하다. 탐라에는 예전에 이 귤이 없었는데, 숙종 때 연경에 갔던 사신이 가지고 온 것을 섬 안으로 들여보내 종자를 심었다고 말한다."[189]라 기술한 바 있다.

그 후 이원조는『탐라지초본』에 대귤에 대해 간략히[190] 서술하고 있다. 그러다가 1884년에 이르러 황도연은 그의 역작『방약합편』에서 이러한 "유자를 대귤"이라고 정확히 기술하게 된다. 이로써 주란이라는 것이 숙종 때부터 제주에 존재하는 것이었음에도 불구하고 중국과 전혀 다른 명칭을 부여해왔다는 것을 알 수 있다.

소유자(등, 橙)

소유자(小柚子)는 등(橙)이라고 부르는 것이 타당하지만 등자(橙子)라고 부르기도 하는데 학명은 *Citrus junos* Tanaka이고, '의창지'와 감귤의 교

---

189   "大橘大小如柚子 色黃 皮厚而皺磅礴甚寄 水極多 核甚少 味多甘 少酸 淸爽香洌 難以形言 可是橘柚之聖者 耽羅舊無此橘 肅宗朝以赴燕使所賷來者 入送島中取種云", 조정철, 1824,『정헌영해처감록』; 현행복, 앞의 책, 197쪽(원본 영인본 쪽).

190   "大橘大如柚子色黃皮皺 味甘小酸 核小水極多", 이원조, 1843,『탐라지초본』; 현행복, 앞의 책, 188쪽(원본 영인본 쪽).

잡종으로 알려져 있다. 우리나라에서는 주로 제주와 남부 지방 해안가에 많이 자라는데,[191] 중국에서는 대륙의 남쪽에서 두루 잘 자란다.[192]

소유자는 상록관목(常綠灌木)으로서 높이는 4m 안팎이고[193] 나무의 가지는 높게 자라며 잎은 귤과 크게 닮지는 않고 크다는 특징을 가진다. 줄기에는 길고 뾰족한 가시가 있는 게 보통이다.[194] 잎을 보면 양쪽에 파진 틈이 있어 양쪽으로 끊어진 모양을 갖고 있다.[195] 대개 양력 5~6월에 백색의 꽃이 피고[196] 양력 9~10월에 열매가 성숙[197]되는 것을 특징으로 한다. 그리고 소유자의 열매는 유자와 비슷하나 향기로우면서 열매 중에 큰 것은 사발만 하여 주란(朱欒)과 비슷한 크기를 보인다. 서리가 내린 뒤에 일찍 익으며 색깔은 노랗고, 껍질은 두껍다. 눌러서 짜내면 물이 끓듯이 솟아나오고 향기가 매우 그윽하고 향기로워지는 특징[198]을 가지고 있다.

조선 시대 중앙정부로 보내는 감귤류의 진상은 열매가 익는 정도에 따라 음력 9월에서 이듬해 음력 2월까지 이루어졌다. 보통의 경우에 유

---

191 "柚兩南海邊多有之", 김상헌, 1602, 『남사록』; 현행복, 앞의 책, 213쪽(원본 영인본 쪽).

192 "時珍曰 橙産南土", 李時珍, 1590, 『본초강목』; 대성문화사, 앞의 책 권41, 637쪽.

193 김태정, 1998, 『한국의 자원식물Ⅱ』, 서울대학교출판부. 271쪽.

194 "橙樹高枝 葉不甚類橘 亦有刺", 李時珍, 1590, 『본초강목』; 대성문화사, 앞의 책 권41, 637쪽.

195 "葉有兩刻缺如兩段", 李時珍, 1590, 『본초강목』; 대성문화사, 앞의 책 권41, 637쪽./ 익엽(翼葉)으로 엽병(葉柄)에 있는 날개잎을 말한다.

196 김태정, 앞의 책, 271쪽.

197 김태정, 앞의 책, 271쪽./ "志曰 橙樹似橘而葉大 其形圓 大於橘而香 皮厚而皺 八月熟", 李時珍, 1590, 『본초강목』; 대성문화사, 앞의 책 권41, 637쪽.

198 "其實似柚而香(중략) 案『事類合璧』云(중략) 其實大者如碗 頗似朱欒 經霜早熟 色黃皮厚 蹙衄如沸 香氣馥郁", 李時珍, 1590, 『본초강목』; 대성문화사, 앞의 책 권41, 637쪽.

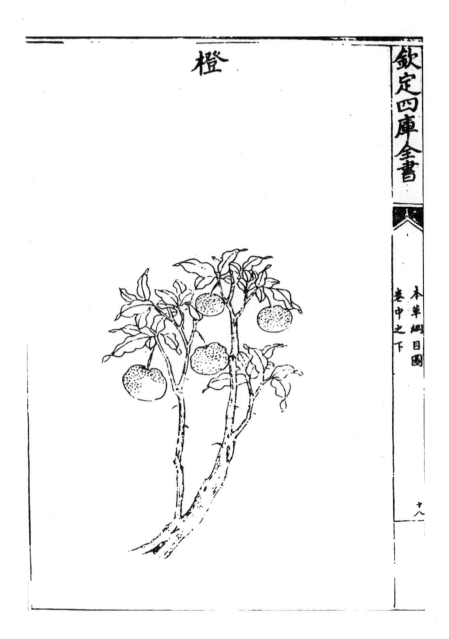

橙

欽定四庫全書

本草綱目圖

卷中之下

十八

〈사진 14〉『본초강목』에 유자나무(柚) 중에서 작은 열매를 맺는 소유자(橙)의 그림.

자는 빨리 익기 때문에 음력 9월이 되면 제일 먼저 봉진되고 음력 10월에 감자와 동정귤을 보내고 늦게는 산귤이 봉진되는 것이 순서였다.

소유자(小柚子)라는 것은 쉽게 말해서 우리나라의 제주와 남부 지방에 자라는 '유자'를 말하는 것이라고 보면 된다. 그런데 소유자에 대해서도 혼동의 여지가 있다. 이는 허준이 『동의보감』을 저술하면서 자세한 추가 설명 없이 유자(柚子)[199]와 등자피(橙子皮)[200]를 기재함으로써 『동의보감』 속의 '유자'가 현재 우리가 말하는 '유자'라고 잘못 인식하도록 한 것에 비롯된 측면이 크다. 그러나 『동의보감』에 기재된 '등자(橙子)'야말로 현재의 '유자'라 불리는 '소유자'인 것이다. 역사적으로 분류하여 보면 쉽게 알 수 있다.

3세기 장읍(장이, 張揖)은 『광아(廣雅)』에서 "유자는 등(橙)이고 귤과 비슷하나 크고 맛은 시며 껍질이 두껍다."고 했다. 그 후 8세기 초반 맹선(멍셴, 孟詵)은 『식료본초(食療本草)』에 '등(橙)'[201]을 따로 수록하고, A.D. 934년에 진사량(천스량, 陳士良)도 『식성본초(食性本草)』에서 '등자(橙子)'[202]를 수록한다. 1178년에 한언직(한옌즈, 韓彦直)은 『귤록(橘錄)』을 지으면서 소유자를 '정자(棖子)'[203]라고도 기록한다.

우리나라에서는 1454년 『세종실록지리지』에 보면 '유자', '돌유자나무

---

199   허준, 1613, 『동의보감』; 대성문화사, 앞의 책 「탕액편」, 183쪽.

200   허준, 1613, 『동의보감』; 대성문화사, 앞의 책 「탕액편」, 187쪽.

201   孟詵, 8세기, 『식료본초』; 張鼎, 앞의 책, 493쪽.

202   김창민 외, 앞의 책 권3, 1471쪽.

203   韓彦直, 1178, 『귤록』; 현행복, 앞의 책, 287쪽(원본 영인본 쪽).

[山柚子木]'가 기록되어 있다. 1520년에 김정(金淨)은『제주풍토록』에서 '소유자'를 '유자'로, 중국에서 유자로 부르는 'C. grandis (L.) Osbeck'의 학명을 갖는 유(柚)를 '당유자'로 나눈다.[204] 김정이 기록한 '당유자'라는 명칭이 지금까지도 이어져오고 있는 셈이다.

1527년에 간행된『훈몽자회』에는 등(橙)을 한글로 적어서 '효근귤(효·근·귨)'이라 했는데, 속칭 향등(香橙)이라 부른다고 했다.[205] 이는 작은 유자인 '소유자'를 등(橙)이라 하고 있는 것이다. 1590년에 간행된『본초강목』에서는 "등(橙)을 '금구(金毬)', '곡각(鵠殼)', '향등(香橙)'[206]이라" 하고, 1611년의『동의보감』에서는 소유자 껍질을 '등자피(橙子皮)'라 하고 있다.

최근에 들어서는 1998년에 발간된『한국의 자원식물』에서 소유자를 '유자', '산유자', '향등(香橙)', '해등(蟹橙)' 그리고 '향등유(香橙油)' 등 여러 명칭으로 사용하고 있는 것을 볼 수 있다.[207]

---

204 "柑子柚子 二品人皆知之 唐柚子 實大如木瓜 可容一升餘而味及柚子", 김정, 1520,『제주풍토록』; 현행복, 앞의 책, 224쪽(원본 영인본 쪽)./ 윗글에서 당유자부분이 "唐柚子 實大如木瓜 可容一升餘而味不及柚子"로 교정된다, 김상헌, 1602,『남사록』; 현행복, 앞의 책, 214쪽(원본 영인본 쪽).

205 '효근'은 '굵다'에 반대되는 뜻이므로, 큰 것을 柚라 하고, 작고 적은 것은 등(橙)이라 한 것이다.

206 李時珍, 1590,『본초강목』; 대성문화사, 앞의 책 권41, 637쪽.

207 김태정, 앞의 책, 271쪽.

구연(枸櫞), 향연(香櫞),
등자귤(橙子橘)

우리가 즐겨 먹는 건강음료 중에서 이른
바 '구연산'이 들어있다고 광고하는 것을 종종 볼 수 있는데, 그때 말하는
것이 바로 구연(枸櫞)이고 학명으로는 *Citrus medica* L.라고 표시한다. 구
연의 열매 모양은 타원형이면서 주름져 있고 끝이 튀어나와 있는 '뭉개진
귤'의 모양을 갖고 있다. 구연은 영어로 시트론(Citron)이라고 부르는 식
물류에 속하는데, 그러한 식물류를 향연류(香櫞類)라 한다. 이 향연류(香櫞
類)에는 향원(香圓)[208]이라는 품종도 있으며 학명은 *Citrus wilsonii* Tanaka
로 표기한다. 향원은 11세기 『물류상감지(物類相感志)』[209]에 처음 보이며

---

[208] "香圓(중략) 其長如瓜 有及一尺四五寸者", 韓彦直, 1178, 『귤록』; 현행복, 앞의 책, 245쪽
(원본 영인본 쪽)./『귤록』에서 말하는 향원(香圓)은 길쭉한 모양으로 '*Citrus medica* L.'
이다.

[209] 김창민 외, 앞의 책 권10, 6135쪽.

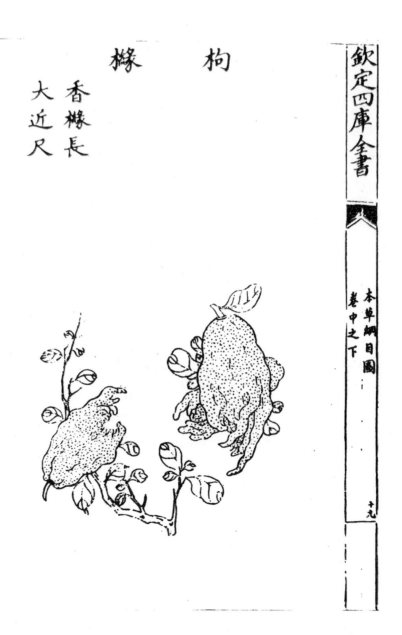

枸　櫞

香櫞長
大近尺

<사진 15>『본초강목』에 그려진 구연(枸櫞)의 그림. 구연이 속한 향연류(香櫞類, Citron)의 열매는 길이가 1자(30.3cm) 정도로 자란다(香櫞長大近尺).

구연과 달리 열매의 모양이 둥글다. 향원은 '의창지'라는 품종과 '포멜로'라는 품종의 교잡종으로 알려져 있다. 또 향연류 중에는 불수감(佛手柑)이라는 것도 있는데, 15세기『전남본초(滇南本草)』[210]에 처음 보이며, 보통 납작하거나 둥근 감귤류의 일반적인 특징에서 벗어나 '부처님의 손'이라는 명칭에서도 알 수 있듯이 손가락과 같은 모양의 것이 과피에서 솟아난 형태를 갖고 껍질색은 노랗다. 불수감(佛手柑)은 그 학명이 *C. medica* L. var. *sarcodactylis* (Noot.) Swingle로 표기된다.[211]

『중약대사전』에는 구연에 대한 자세한 설명이 제시되어 있다. 내용을 살펴보면 "고대의『본초』에 기재되어 있는 향연(香櫞)은, 대부분 구연(*C.*

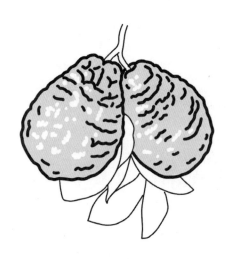

〈그림 11〉 향연류(香櫞類, Citron)의 하나인 보통의 구연(枸櫞)

---

210   김창민 외, 앞의 책 권5, 2422쪽.
211   李時珍, 1590,『본초강목』; 대성문화사, 앞의 책 권41, 638쪽.

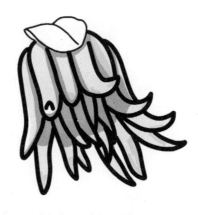

〈그림 12〉 향연류(香櫞類)에 속하는 부처님 손가락 모양을 한 불수감(佛手柑)

medica)을 말한다. 또한 불수감(*C. medica* L. var. *sarcodactylis*)도 내재한다. 그러나 현재 상품으로서의 '향연'은 '구연'과 '향원'의 2종이고 생산량은 후자 쪽이 많고 또한 널리 사용되고 있다. 이것의 싱싱한 과실과 익기 직전의 과실은 소수의 지역에서는 '지실', '지각'으로써 약용한다."²¹²고 기술하고 있다. 즉 향연이 더 큰 개념 단위이고 그 아래로 구연, 향원, 불수감으로 분화된다고 말하고 있다.

향연(香櫞)이란 식물에 대해 3세기의 박물학자 양부(양푸, 楊孚)는 『이물지(異物志)』에서 '구연'이라 칭하고 있으며 4세기경에 혜함(지한, 嵇含)은 『남방초목상(南方草木狀)』에 '구연자(枸櫞子)'라 하고 있다. 8세기경에 이르면 진장기(천짱치, 陳藏器)가 『본초습유』에서 "구연은 친링산맥 남쪽에서 나고, 감귤속(屬)에 속하나 잎이 크고 열매는 술잔만 하며 맛은 맵고 시

---

212   김창민 외, 앞의 책 권10, 6135, 6136쪽.

다."[213]라 하여 감귤류와 다른 것으로 분류하고 있다. 11세기에 소송(쑤송, 蘇頌)은 "지금은 복건성(푸젠성, 福建省), 광동성(광둥성, 廣東省)[214], 장강(창장, 長江) 이남 지역에 다 있고, 그 지역 사람들은 '향연자'라 부른다. 모양은 작은 참외같이 길쭉하고, 껍질은 '소유자'같이 광택이 나고 예쁘다. 육질은 매우 두껍고, 무처럼 희면서 무르고 속이 비어 있다. 맛은 나쁘지만 아주 향기로워서 옷상자 속에 넣어두면 며칠 동안 그 향이 가시질 않는다. 북방 지역에 보내면 사람들이 매우 귀중히 여긴다. 옛날에는 다섯 가지 식재료와 곡식을 섞어서 끓여 만든 탕인 '오화삼(五和糝)'[215]을 만들 때 들어가는 재료의 하나로 사용하였다."[216]고 하여 향연이라는 것이 구연에 대한 남부 지방의 용어임을 분명히 밝혔다.

이시진(리스쩐)은 향연류에 대해 세분하지 않았지만, 향연에 대해서 "나무는 주란(朱欒)과 비슷하며 잎은 긴 타원형이고, 가지 사이에 가시가 있다. 물가에 심으면 곧 난다. 열매 모양이 사람 손과 같고 손가락이 있어서 민간에서는 '불수감'이라 부른다. 길이가 1자 4~5치 되는 것도 있다. 껍질은 소유자나 유자와 같고 두꺼우며 쭈글쭈글하면서 광택이 난다. 색

---

213 "藏器曰 枸櫞生嶺南 柑橘之屬也 其葉大 其實大如盞 味辛酸", 李時珍, 1590, 『본초강목』; 대성문화사, 앞의 책 권41, 638쪽.

214 閩은 福建省, 廣은 廣東省을 말한다.

215 "弘景曰 豆蔲辛烈甚香 可常食之 其五和糝中物 皆宜入 豆蔲 廉薑 枸櫞 甘蕉 麂目 是也" 李時珍, 1590, 『본초강목』; 대성문화사, 앞의 책 권41, 108쪽./ 삼(糝)의 뜻은 "古代以穀物 煮的湯叫做糝".

216 "頌曰 今閩廣江南皆有之 彼人呼爲香櫞子 形長如小瓜狀 其皮若橙而光澤可愛 肉甚厚 白 如蘿蔔而鬆虛 雖味短而香芬大勝 置衣笥中 則數日香不歇 寄至北方 人甚貴重 古作五和 糝用之", 李時珍, 1590, 『본초강목』; 대성문화사, 앞의 책 권41, 638쪽.

②香圆 干燥果实,呈球形或矩圆形,直径5～6.5厘米。表面黄棕色或黄绿色,常具有大小不规则的黄白色斑块,并密布多数油点及网状隆起的粗皱纹,顶端凹入,基部呈环状,有果柄痕。横断面果皮为淡黄白色,厚3～8毫米;中央有瓤囊10～12室。每瓤囊内有种子数枚。商品有时纵切成大小不等的瓣状,或横切为二半,除去瓤肉,或偶有瓤肉残留。气香,味酸而苦。主产浙江、江苏等地。

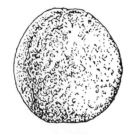

香圆药材

〈사진 16〉『중약대사전(江蘇新醫學院編)』에 그려진 향연(香櫞)의 종류로 말린 상태에서 직경 5~6.5cm, 껍질 두께 3~8mm의 향원(香圓)의 둥근 열매 그림.

은 참외와 같아, 열매가 날 때는 푸르다가 익으면 노랗게 된다. 씨는 자잘하다. 맛은 매우 좋지 못하지만 맑은 향이 사람에게 스며든다. 남쪽 사람들은 꽃이나 새를 새겨서 꿀로 졸여 정과를 만들어 식탁에 놓고 먹으면서 즐긴다. 꼭지에 토란 조각을 올려놓고 습지로 싸서 보호해 두면 오래되어도 쪼그라들지 않는다. 꼭지에 찧은 마늘을 그물로 덮어씌우면 향기가 더욱더 가득 차서 넘친다. 『이물지』에서는 "이것을 우려낸 물로 베옷이나 모시옷을 세탁하면 산장(酸漿)[217]보다 더 낫다고 한다."[218]고 자세히 밝히고 있다.

이시진이 말한 바와 유사한 맥락에서 현재에도 중국 광동성(광둥성, 廣

---

217 "漿水 釋名 酸漿 嘉謨曰 漿酢也 炊粟米熟 投冷水中 浸五六日 味酢 生白花 色類漿 故名", 李時珍, 1590, 『본초강목』; 대성문화사, 앞의 책 권40, 570쪽.

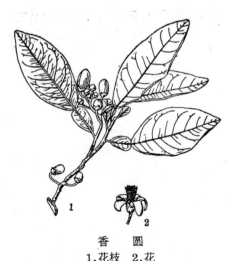

<사진 17> 『중약대사전(江蘇新醫學院編)』
에 그려진 향원(香圓)의 꽃과 가지, 뚜렷한
날개 잎의 그림.

香　圓
1.花枝　2.花

東省) 조주(차오저우, 潮州)에서
재배되는 '광불수(廣拂手)'라는
품종은 다른 불수감보다 달아
서 차로 우려 마실 뿐만 아니
라, 술에 담가 마시기도 하고, 약을 만들 때에 넣기도 한다.

『본초강목』에서는 "향연의 껍질, 과육, 뿌리(香櫞根), 잎(香櫞葉) 모두 약
효가 같다."[219]고 했다. 『중약대사전』에서는 향연로(香櫞露)라는 것을 설명
하면서 "향연 열매의 증류액으로 금귤(金橘)과 등(橙)의 증류액과 같은 효
능이 있다."[220]고도 했다. 또한 향원(香圓, C. wilsonii Tanaka)의 경우에는 과

218　"時珍日 枸櫞產閩廣間 木似朱欒而葉尖長 枝間有刺 植之近水乃生 其實狀如人手 有指 俗
　　呼爲佛手柑 有長一尺四五寸者 皮如橙柚而厚 皺而光澤 其色如瓜 生綠熟黃 其核細 其味
　　不甚佳而淸香襲人 南人雕鏤花鳥 作蜜煎果 食置之几案 可供玩賞 若安芋片於蒂而以濕紙
　　圍護 經久不癟 或擣蒜罨其蒂上 則香更充溢『異物志』云 浸汁浣葛紵 勝似酸漿也", 李時
　　珍, 1590, 『본초강목』; 대성문화사, 앞의 책 권41, 638쪽.
219　"皮瓤(중략) 根葉主治同皮橘譜", 李時珍, 1590, 『본초강목』; 대성문화사, 앞의 책 권41,
　　638쪽.
220　김창민 외, 앞의 책 권10, 6137쪽.

일뿐 아니라 씨앗인 향원자(香圓子)[221]도 약재로 사용하는 것으로 알려져 있다.

우리나라의 옛 문헌을 보면 등자귤(橙子橘)이 종종 등장하는데, '등자'와 '등자귤'은 분명 별개의 것이고 '등자귤'은 한국에서만 쓰이는 용어다. '등자'는 '소유자'를 말하는 것이고, '등자귤'은 '향연'에 속하는 것 중 하나인 향원(香圓)을 말하기 때문이다.

세조 원년인 1456년 12월에 제주도 안무사(按撫使)에게 내린 논지(論旨) 내용에 '등자귤'이 나오는데[222] 정작 1704년에 이형상이 지은 『남환박물』에 다시 '등자귤'이 등장하기 전까지는 문헌에서 확인이 되지 않는다. 다만 1611년에 허준이 『동의보감』에서 '등자피(橙子皮)'라는 용어를 사용하여 '등자'라는 것이 나오고는 있으나 그가 말한 '등자'는 등자귤이 아닌 '소유자'를 말하는 것이다. 1653년에 이원진은 두보(杜甫)의 "서리 맞은 등(橙)은 향귤을 압도하네"라는 시구(詩句)를 인용하면서, 두보가 말한 등(橙)을 향원이라고 했고 등자(橙子)라 하였다.[223] 그리고 1704년 이형상이 『남환박물』에서 '서리 맞은 등(橙)'이 바로 등자귤이라 함[224]으로써 이원진 때문에 일어날 수 있었던 용어의 혼란을 바로잡았다. 등(橙), 등자(橙子), 등

---

221 김창민 외, 앞의 책 권10, 6141, 6142쪽.

222 고정삼, 앞의 책, 29쪽.

223 "橙子杜詩所謂霜橙壓香橘者也", 이원진, 1655, 『탐라지』; 현행복, 앞의 책, 209쪽(원본 영인본 쪽)./ 두보의 시 "서리 맞은 '등자귤'은 향귤을 압도하네."

224 "橙子橘 杜詩所謂 '霜橙壓香橘'者此也", 이형상, 1704, 『남환박물』; 현행복, 앞의 책, 206쪽(원본 영인본 쪽).

자귤(橙子橘)이라는 용어 자체가 서로 비슷하기 때문에 그러한 현상이 생겨난 것이다.

그런데 이원진이 인용한 두보의 시에서 말하는 등(橙)은 과연 어떤 것일까? 아마도 그 실마리는 소동파(쑤동포, 蘇東坡)가 말한 "등(橙)이 누렇고 귤 푸른 그때가 최고"[225]라는 구절과 서리가 내리는 시기에서 찾을 수 있을 것 같다.[226] 소동파(쑤동포, 蘇東坡)가 말한 최고의 계절은 음력 9월이기에 서리가 내리지 않고 그가 말한 등(橙)은 소유자이다. 반면 두보(杜甫)가 말한 서리 맞은 등(橙)은 바로 향연류인 것이다. 왜냐하면 서리가 내릴 때 익는 것은 향연류이기 때문이다. 이원진은 향원(香圓)의 향기가 소유자보다 강한 것을 알고 있었기에 "서리 맞은 등(橙)은 향귤을 압도한다."는 두보의 시를 인용하고 있는 것이다. 그 후에 정운경도 향원을 등자귤이라 하였고, 조정철은 "의료시술을 행할 때 오히려 쓸모 있다."[227]는 주장을 제기하기도 했다. 의료의 용도로 유용했기 때문에 아마도 향연의 한 종류인 '구연(枸櫞)'의 학명[228]에 의술 관련을 뜻하는 'medica'라는 용어가 붙은 것이라 할 수 있다.

그렇다면 등자귤이라는 별칭을 갖고 있는 향원(香圓)의 모습은 우리나

---

225 "最是橙黃橘綠時", 현행복, 앞의 책, 120쪽.

226 소유자가 익는 시기는 음력 9월이고, 귤이 익는 시기는 음력 10월이다. / 정운경은 "등자 귤은 음력 2월이 되어야 무르익는다고 한다. "至二月濃熟", 정운경, 1732, 『제주귤보』; 현행복, 앞의 책, 201쪽(원본 영인본 쪽).

227 "刀圭猶有用", 조정철, 1824, 『정헌영해처감록』; 현행복, 앞의 책, 192쪽(원본 영인본 쪽).

228 "구연(枸櫞) (*Citrus medica* L.)의 과실은 긴 타원형 또는 달걀 모양", 김창민 외, 앞의 책 권10, 6134쪽.

라 문헌에는 어떻게 기재되었는지 살펴보자. 먼저 『남환박물』을 보면 "등자귤은 알맹이가 작고 맛이 시다."[229]고 간략하게 말하고 있는데, 『제주귤보』에서는 "등자귤은 음력 2월이 되어야 무르익고 생김새는 둥근 표주박과 같은데 쓰다. 껍질을 까면 서리가 엉긴 것 같은 이슬방울이 있고, 입에 넣으면 침이 잘잘 넘쳐흐른다. 다만 덜 달고 매우 시큼해서 많이 먹을 수 없다."[230]라고 해서 보다 자세히 표현하고 있음을 볼 수 있다. 『재물보』에서는 구연[231]과 불수감에 대해 상당히 정확히 기술하고 있는 것을 볼 수 있는데 정작 향원에 대해서는 설명을 제시하고 있지 않다. 『정헌영해처감록』에서는 등자귤에 대해 "크기는 산귤과 같고 색은 청색이다. 잘 익으면 간혹 붉은 반점이 겉껍질에 들어박히기도 한다. 맛은 지극히 시큼한데 물이 많다. 그 껍데기를 말려 진피를 만든다."[232]고 말하고 있다. 여기에서 확인되는 것은 우리나라의 옛 문헌에 등장하는 등자귤이 바로 다름 아닌 향원[233]이라는 사실이다. 중국 측 문헌에서 보이는 향원은 재배하는 기후조건이 우리나라와 다르기 때문에 상당히 커다란 모습[234]인데 비해서 우리의 등자귤은 그보다 작은 것이 분명해 보인다.

---

229 "體小味酸", 이형상, 1704, 『남환박물』; 현행복, 앞의 책, 206쪽(원본 영인본 쪽).

230 "至二月濃熟 狀如瓠苦 破殼則霜凝露滴 入口津津 但淡甘太酸 不可多食", 정운경, 1732, 『제주귤보』; 현행복, 앞의 책, 201쪽(원본 영인본 쪽).

231 "枸櫞 木似柚而葉尖長 枝間有刺 其實狀如人手 有指 有長一尺四五寸者", 『재물보』.

232 "大小同山橘 色靑 爛熟則或有丹點入體 味太酸 多水 取乾其皮則爲陳皮", 조정철, 1824, 『정헌영해처감록』; 현행복, 앞의 책, 192쪽(원본 영인본 쪽).

233 "향원(香圓)은 황백색의 반점이 있고", 김창민 외, 앞의 책 권10, 6135쪽.

234 "香圓(중략) 其長如瓜有及一尺四五寸", 韓彥直, 1178, 『귤록』; 현행복, 앞의 책, 278쪽(원본 영인본 쪽).

금귤(낑깡)

금귤(金橘)은 감귤류 중에서도 크기가 매우 작은 편에 속하는 것으로서 우리가 낑깡이라고 부르며 즐겨 먹던 것을 말한다. 금귤은 학명이 *Citrus japonica*인데 예전에는 금귤속(*Fortunella* Swingle)이라고 하여 별개의 속(屬)으로 분류했으나 차츰 계통학적 연구가 진행됨에 따라 지금은 귤속에 포함시키고 있다.

금귤의 주산지 중 하나인 중국 광동(광둥, 廣東)에서는 발음기호로 표기할 때 [gam1gwat1]라고 말해지는데 이는 쿰쿠아트(kumquat)라는 금귤의 영어식 표현에도 그대로 옮겨갔다. 일본에서는 '금감(金柑)'을 'きんかん(kinkan)'이라고 발음하는데 이 표현이 우리나라로 넘어와 그대로 쓰이게 되면서 일본에서처럼 우리나라에서도 '낑깡'으로 부르고 있다. 금귤의 다른 명칭으로는 노귤(盧橘), 주(楱), 하귤(夏橘), 급객등(給客橙), 산귤(山橘), 산귤자(山橘子), 금감(金柑), 금귤(金橘), 금탄(金彈), 산금감(山金柑), 산금귤(山金橘), 금두(金豆) 등이 있다.

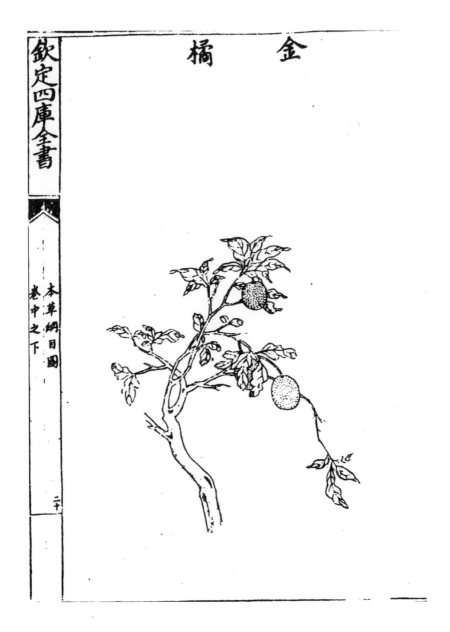

<사진 18>『본초강목』에 그려진 금귤(金橘)의 그림.

금귤에 대한 역사적 문헌을 살펴보면 B.C. 90년경 사마천(쓰마첸, 司馬遷)이『사기』에서 '노귤', '주'라고 표현한 바 있다. 그 후 진(晉)나라 시기에 배연(페이위안, 裴淵)은『광주지(廣州志)』에서 '하귤'이라 칭했고, 6세기경에 원흔(위안신, 元欣)은『위왕화목지(魏王花木志)』에서 '급객등'이라 칭했다. 한편 9세기 단공로(똰꿍루, 段公路)는『북호록(北戶錄)』에서 금귤을 '산귤'이라 칭했고, 류순(류쉰, 劉恂)은『영표록이(嶺表錄異)』에서 '산귤자'라고 지칭했다. 12세기에 들어 한언직(한옌즈, 韓彦直)은 그의 저작『귤보』에서 '금감', '금귤', '산금감'이라고 했다. 16세기에 와서 이시진이『본초강목』에서 정확하게 '귤속'에서 분리하여 '금귤속'으로 따로 배치함에 따라 '금귤'은 금감속(*Fortunella*)에 분류되게 된다.[235]

금귤(金橘)에도 마찬가지로 여러 가지 품종이 있는데 현재 확인되는 것[236]은 모두 6종으로 금귤(金橘), 금탄(金彈), 금감(金柑), 산귤(山橘)[237] 등이 이에 속한다.[238] 금귤에 대한 표현에 금감이나 산귤이 있어서 또한 혼동의 여지가 있다. 산귤(山橘)에 대해『귤록』에서는 "좁은 산길에 나는데, 금감(金柑)에 비해 한결 작고 생김새나 색깔은 자못 유사하여, 산금감(山金柑)이라 했다."[239]고 설명하고 있다. 따라서 명칭에 연연하기보다는 문

235   "金橘盧橘(중략) 而裴淵『廣州志』謂之夏橘 給客橙者 其芳香如橙 可供給客也", 李時珍, 1590,『본초강목』; 대성문화사, 앞의 책 권41, 639쪽.

236   김창민 외, 앞의 책 권2, 715쪽.

237   『본초강목』에 실린 山金柑(山金橘, 金豆)은 자오치꽝[趙其光]의『本草求原』에는 山橘로 실린다. 산물(*Citrus sunki*)과는 다른 식물이다. "又有山金柑 一名山金橘 俗名金豆", 李時珍, 1590,『본초강목』; 대성문화사, 앞의 책 권41, 639쪽.

238   김창민 외, 앞의 책 권5, 2616쪽.

헌에 기록된 내용을 자세히 살펴봐야 착오와 혼동의 여지가 줄어들 것으로 생각된다.

『본초강목』에 나와 있는 금귤에 대한 기록을 보면 "금귤은 오월(吳粵)²⁴⁰, 강절(江浙)²⁴¹, 천광(川廣)²⁴² 지역에서 난다. 혹자는 영도(營道)²⁴³에서 나는 것이 으뜸이고, 강절에서 나는 것은 껍질이 다나 육질이 시므로 그다음이라고 말한다. 나무는 귤과 비슷하지만 그다지 높거나 크지 않다. 음력 5월에 흰 꽃이 피고 열매를 맺으며, 가을 겨울에 노랗게 익는데, 큰 것은 직경이 1치이고, 작은 것은 손가락 끝부분만 하며, 모양이 길쭉하면서 껍질이 단단하고, 표면의 문양은 곱고 영롱하다. 열매가 날 때는 짙은 녹색이다가 익으면 황금처럼 노랗게 된다. 맛은 시고 달며 향기로워 아낄 만하다. 설탕과 함께 만들거나 꿀에 졸여 만들면 모두 좋다."²⁴⁴ 고 되어 있다. 꿀에 졸여 먹는 것이 좋다는 것은 그만큼 크기가 작다는 뜻으로 볼 수 있을 듯하다. 한편 『위왕화목지(魏王花木志)』에서는 "촉(蜀) 지

---

239 "金橘生山逕間比金柑更小形色頗類(중략)名山金柑", 韓彥直, 1178, 『귤록』; 현행복, 앞의 책, 281쪽(원본 영인본 쪽).

240 오(吳)는 장쑤성[江蘇省] 남부와 저장성[浙江省] 북부 일대를 말한다. 월(粵)은 광둥성[廣東省]과 광시성[廣西省] 또는 광둥성[廣東省] 광저우[廣州]市를 말한다.

241 '강절(江浙)'은 창장[長江]이남의 장쑤성[江蘇省], 상하이[上海], 저장성[浙江省] 일대를 말한다.

242 천광(川廣)의 천(川)은 쓰촨성[四川省], 광(廣)은 광둥성[廣東省]을 말한다.

243 영도(營道)는 현재의 후난성[湖南省] 다오[道]현(縣)을 말한다.

244 "時珍曰 : 金橘生吳粵江浙川廣間 或言出營道者爲冠 而江浙者皮甘肉酸 次之 其樹似橘 不甚高大 五月開白花結實 秋冬黃熟 大者徑寸 小者如指頭 形長而皮堅 肌理細瑩 生則深綠色 熟乃黃如金 其味酸甘而芳香可愛 糖造蜜煎者佳", 李時珍, 1590, 『본초강목』; 대성문화사, 앞의 책 권41, 639쪽.

역의 성도(成都), 임공(臨邛), 강원(江源)[245] 등지에 '급객등'이 있는데 '노귤'이라고도 한다. 귤과 비슷하지만 아니고, 유자와 같은 향이 난다. 여름과 겨울에 걸쳐 꽃과 열매가 계속 이어지는데, 크기는 탄환만 하거나 앵두만 하며, 해를 넘겨서 먹을 수 있다."[246]고 작은 크기를 강조하고 있다.

유순(류쉰, 劉恂)의『영표록이(嶺表錄異)』를 보면 "산귤자는 큰 것은 토과(土瓜)[247]만 하고, 그다음은 탄환만 하며, 나무가 작고 잎은 푸르다. 여름에 꽃과 열매가 맺히고 겨울에 열매가 익으며, 황금색이고 껍질은 얇으면서 달고 속 알맹이는 톡 쏘는 신맛이 있다. 껍질을 약간 쪼개기만 했을 뿐인데 화가 풀린다. 광둥성 사람들은 가지째로 저장하였다가 소고기 육회나 생선회에 사용하여 풍미를 더하거나, 식초에 넣어 먹으면 더욱 향기롭고 맛있다."[248]고 서술하고 있는데 그런 관계로 손님에게 대접하기 좋다[249]고 강조하고 있다. 『귤보』에서는 "금감(金柑)은 강서성(장시성, 江西省)에서 나고 북쪽 사람들은 알지 못한다. 경우(景祐) 연간에 처음으로 변

---

245 '쓰촨성의 청두[成都], 린치웅[臨邛], 장위안[江源]'을 말한다.

246 "案『魏王花木志』云 蜀之成都臨邛江源諸處 有給客橙 一名盧橘 似橘而非 若柚而香 夏冬花實常相繼 或如彈丸 或如櫻桃 通歲食之", 李時珍, 1590,『본초강목』; 대성문화사, 앞의 책 권41, 639쪽.

247 쥐참외(王瓜; *Trichosanthes cucumeroides* (Ser.) Maxim).

248 "又劉恂『嶺表錄』云 山橘子大如土瓜 次如彈丸 小樹綠葉 夏結冬熟 金色薄皮而味酸 偏能破氣容 廣人連枝藏之 入膾醋尤加香美", 李時珍, 1590,『본초강목』; 대성문화사, 앞의 책 권41, 639쪽.

249 "其芳香如橙可供給客也", 李時珍, 1590,『본초강목』; 대성문화사, 앞의 책 권41, 639쪽.

250 변(汴)은 허난성(河南省)이고, 변도(汴都)는 허난성의 수도이므로 현재의 '카이펑[開封]'이다. 도(都)는 옛날의 행정 구획으로 4현(縣)을 '都'라 한다.

도(汴都)[250]에 심었고, 온성황후(溫成皇后)가 즐겨 먹었기 때문에 값이 마침 내 곱절로 뛰었다. 녹두 속에 보관해 두면 시간이 지나도 변하지 않는데, 귤의 성질은 뜨겁고 녹두의 성질은 서늘하기 때문이다. 또 '산금감'이라 는 것이 있는데, '산금귤'이라고도 하며, 민간에서는 '금두'라 한다. 나무 의 높이는 1자 정도이고, 열매는 앵두만 하며, 속에 1개의 씨만 있다. 모 두 꿀에 담가 먹으면 향기롭고 상큼하면서 맛있다."[251]고 하면서 예전부 터 금귤이 대중적으로 인기가 많았던 측면을 보여주고 있다.

금귤의 꽃피는 시기는 양력 5월인 봄, 양력 6월 말에서 8월경인 여름, 양력 10월경인 가을 세 차례가 있으나, 봄과 가을에 꽃피는 것은 상당히 적다. 그래서 하귤(夏橘)이라고 명명된 것 같다.

일반적인 감귤류의 과실들이 생과일로 먹는 데 비해 크기가 작은 금 귤은 오히려 더 다양한 용도로 사용되고 있다. 1977년에 한의약을 집대 성해서 발간된 『중약대사전』에서 금귤의 사용법에 대해 "뿌리[金橘根], 잎 [金橘葉], 씨[金橘核], 금귤열매의 증류액인 금귤로(金橘露), 산귤(山橘)의 잎 [山橘葉]도 약으로 쓴다."[252]면서 폭넓은 쓰임새를 갖는다고 말하고 있는 것을 보면 최근 들어 인기가 시들해진 금귤의 가치를 되새겨볼 필요가 있을 듯하다.

---

251 "韓彦直『橘譜』云 金柑出江西 北人不識 景祐中始至汴都 因溫成皇後嗜之 價遂貴重 藏綠 豆中可經時不變 蓋橘性熱豆性涼也 又有山金柑 一名山金橘 俗名金豆 木高尺許 實如櫻 桃 內止一核 俱可蜜漬 香味清美 已上諸說 皆指今之金橘 但有一類數種之異耳", 李時珍, 1590,『본초강목』; 대성문화사, 앞의 책 권41, 639쪽.

252 김창민 외, 앞의 책 권2, 715, 716, 717, 718쪽. 앞의 책 권5, 2616쪽.

고등과

첨등(오렌지)

　　　　　　　　보통 등(橙)이라고 할 때는 '소유자'를 말하는 것이 아니고, 귤과 유자의 교잡으로 만들어진 첨등(甜橙; 당귤, *C. sinensis* Osbeck)과 산등(酸橙; 쓴귤, *C. aurantium* L.)을 말하는데, 첨등은 우리가 흔히 오렌지라고 부르는 종류라고 생각하면 된다. 예전부터 '산등'은 야생 상태로 있었고 잘 알려져 있었지만, '첨등'은 15세기 중반이 되어서야 중국이 대륙의 남서쪽 운남(윈난, 雲南) 지역까지 영향력을 확대함으로써 아열대의 감귤류이자 약초인 '첨등(甛橙)'이 『전남본초(滇南本草)』에 수록되기 시작했다.[253] 첨등은 15세기 포루투갈인이 중국에서 가져가 지중해 연안을 따라 재배하면서 유럽에도 널리 퍼지기 시작했다. 유럽에서는 첨등을 중국사과(苹果)라고 이름 붙이기도 했다. 등(橙)은 맛에 따라 쓴 것은

---

[253]　김창민 외, 앞의 책 권9, 5427쪽.

〈그림 13〉 등류(橙類)에 속하는 첨등(甛橙)인 오렌지(orange)

고등(苦橙)으로 단 것은 첨등(甛橙)으로 분류하기도 했다.

먼저 쓴맛이 나는 고등은 학명으로는 *Citrus. aurantium* L.이고 영어권에서는 쓴맛이 나는 오렌지라고 하여 '비터 오렌지'(bitter orange)라 했다. 고등에는 산등(酸橙, *C. aurantium*)과 광귤(廣橘, 玳玳, *C. aurantium* var. *amara*), 하귤(夏橘, *C. aurantium* var. *natsudaidai*)이 있는데, 산등은 바로 지(枳), 상주지(商州枳)로, 광귤은 지귤(枳橘), 지각(枳殼)으로 불렸다. 하귤도 지각으로 사용하였다. 이와 같이 고등의 종류가 한약재인 지(枳)와 지각(枳殼)으로 사용되었음을 알 수 있다.

첨등의 학명은 '*C. sinensis* Osbeck'이며, 고등과 반대로 '스위트 오렌지'(sweet orange)라고 부른다. 첨등 중에서 우리가 즐겨 먹는 것은 '보통 오렌지(common orange)'라고 부르는데, 이 종류는 씨가 많은 것이 특징이며 개별 품종으로는 발렌시아, 트로비타 등이 이에 포함된다. 그것 말고도 씨가 적고 껍질을 벗기기 쉬운 네이블 오렌지(navel orange, 臍橙) 그리고 색깔이 붉게 두드러지는 블러드 오렌지(blood orange, 血橙), 그리고 슈거 오렌지(sugar orange, 糖橙)라고 해서 산도가 매우 낮은 오렌지도 첨등에 포함된다.

　중국에서는 송대(宋代)부터 산등을 약재인 지실과 지각으로 사용하였고, 현재에도 산등의 열매 껍질(외과피와 중과피)만을 따로 등피(橙皮) 혹은 고등피(苦橙皮)[254]라 하여 한약재로 사용한다. 우리나라에서는 조선 시대에 고등의 일종인 광귤을 지각으로 썼다. 산등은 접목 시 대목으로 광범위하게 사용되어 왔는데 지금도 그러한 전통이 이어지고 있다. 첨등의 껍질은 한약명으로 "등피(橙皮), 황과피(黃果皮), 이진피(理陳皮), 토진피(土陳皮), 토귤피(土橘皮)"[255]라 하는데, 고등과 다르게 첨등은 지금까지 접붙이기의 대목으로 많이 사용되지 않아 왔다. 그러나 현재 국산 만감류를 다양화하여 소비자의 선택 폭을 넓히고 건강을 증진하기 위해 블러드 오렌지[256]를 이용하여 껍질 벗기기가 쉬우면서 안토시아닌(anthocyanin)[257]을 많이 함유하는 새로운 만다린 품종 개발이 시도되고 있다.

254　김창민 외, 앞의 책 권3, 1476쪽.

255　김창민 외, 앞의 책, 권3, 1476쪽.

256　안토시아닌이 풍부해 핏빛처럼, 과육의 색이 옅은 붉은색에서 검붉은색을 띤다고 해서 이름 지어졌다. 블러드오렌지는 타로코(Tarocco), 모로(Moro), 상귀넬로(Sanguinello) 세 품종의 오렌지를 통칭하는데, 제주에선 이 중 당도가 가장 높은 '타로코'가 주로 재배되고 있다.

257　식물에 존재하는 빨간 색소인 페놀화합물로 활성산소(活性酸素)를 제거하고, 망막색소 단백인 로돕신(Rhodopsin)의 재합성을 촉진하여 눈 건강을 유지하며, 콜레스테롤 축적 억제기능으로 혈관성질환을 예방 치료하는 데 효과적이다.

영몽(레몬, 라임)류

앞서 살펴본 등류(橙類)가 오렌지의 일종
이라면 영몽류(檸檬類)는 다름 아닌 레몬 종류라고 할 수 있다. 『중약대사
전』에는 영몽류에 대해 "뿌리[檸檬根], 잎[檸檬葉], 열매껍질[檸檬皮]도 약으로
쓴다."258고 서술되어 있다.

영몽류는 크게 몽(檬)과 영몽(檸檬)의 두 가지로 분류된다. 몽(檬)이라
는 것은 여몽(黎檬)이라고도 불리는데 학명은 *Citrus limonia* Osbeck이고,
달리 광동성(광둥성, 廣東省) 레몬이라 불리기도 한다. 열매는 노란색이나
주홍색을 띤다. 몽(*C. limonia*)은 구연(*C. medica*)과 감귤류(*C. reticulata*)의 교배
로 만들어진다.

---

258   김창민 외, 앞의 책, 권7, 3880쪽.

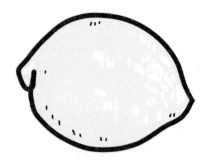

<그림 14> 영몽류(檸檬類)에 속하는 레몬(lemon)

영몽류의 또 다른 종류에는 영몽(檸檬)이 있는데 이는 '서양(西洋)의 영몽'이라는 뜻을 가미해서 양영몽(洋檸檬)이라고 부르기도 한다. 양영몽의 학명은 *Citrus limon* Burm.인데 말 그대로 '서양레몬'이라 부르기도 한다. 열매는 우리가 흔히 보는 레몬 열매처럼 노란색을 띤다. 양영몽은 구연(*C. medica*)과 산등(酸橙, *C. aurantium*)의 교배종인데 냉해에 특히 민감해서 제주도와 같은 지역에서도 하우스 재배를 하지 않는 이상 노지에서의 재배가 어렵다.

한편 귤에도 청귤이 있는 것처럼 영몽류에도 청몽(青檬)이 있다. 청몽(青檬)은 청색(青色)의 빛깔을 띠며 '래모(萊姆)'라고 부르기도 하는데, 쉽게 말해서 라임(Lime)이라는 명칭으로 판매되는 것을 볼 수 있다.

라임 역시도 신맛의 라임(acid lime)과 단맛의 라임(sweet lime)으로 나뉜다. 신맛의 라임에는 키라임(key lime)이라고도 불리는 래몽(來檬, *C. aurantifolia*), 스타치라고도 불리는 영귤(靈橘, *C. sudachi*), 가보스(カボス, 臭橙,

C. sphaerocarpa), 페르시안 라임 등이 있다. 핑거 라임(finger lime)도 신맛이 나는 라임의 한 종류인데 과육의 속살이 연어 혹은 날치의 알같이 생긴 것이 특징이다. 단맛이 나는 라임은 중동 지역에서 자라는 팔레스타인 라임이 있는 것으로 알려져 있다.

4장

귤피를 약으로 쓰기 위한
기초 지식

음양오행론과 기미(氣味)
오미(五味)에 대하여
약재의 수집과 다양한 가공방법

음향오행론과
기미(氣味)

농사의 신이자 고대 삼황(三皇)의 한 사람으로 '염제신농씨'(炎帝神農氏), '염제주양씨'(炎帝朱襄氏)라는 별칭으로도 알려진 신농(神農)[1]이 있다. 지금으로부터 5,300여 년 전에 신농은 염제신농국을 세웠고 나라는 그의 자손들로 이어져 8대 520년간 통치하였다. 신농을 섬기는 풍습은, 조선 시대에는 국가적 산업인 농업을 권장하기 위해 선농단(先農壇)을 세워 매년 임금이 직접 밭을 간 후 제사를 지내기도 하였다. 신농은 백성들에게 농사짓는 방법을 알려주었기 때문에 농사의 신으로 여겨지지만 한편으로는 백초(百草), 그러니까 산과 들의 다양한 풀을 직접 맛보면서 독초의 고통을 감수하면서 효능을 익혀 후세에

---

1   "고대의 전설적인 인물(중략) 神農嘗百草之滋味 水泉之甘苦 令民知所避就 一日而遇七十毒", 한의학대사전편찬위원회, 1985, 『한의학대사전』「醫史文獻編」, 동양의학연구원출판부, 139쪽.

전했다는 것으로 인해 한의약학의 창시자로 여겨진다. 신농은 한의약학 최초의 저서로 유명한『신농본초경(神農本草經)』에 영향을 미쳤는데, 자연에서 나는 여러 식품과 약재를 맛보고, 냄새 맡고, 온몸으로 느낀 다음에 이러한 식약재들의 기(氣)와 미(味)를 분석해 이 세상에 전해주었다.『신농본초경』에는 약재의 맛을 크게 다섯 가지로, 몸에서 느껴지는 기운을 크게 양기(陽氣)와 음기(陰氣)의 두 가지로 나누었는데[2], 이는 오늘날의 한의학에 있어서도 여전히 중요한 요소로 여겨지고 있다.

한의학을 공부함에 있어서 또 하나 알아두어야 할 것이 바로 음양오행론(陰陽五行論)이다. 음양오행론은 공간[宇]과 시간[宙][3]의 4차원 우주(宇宙)에서, 사람은 우주와 하나이고 소우주(小宇宙)[4]라는 생각을 토대로 삼고 있다. 우주에 있는 인간을 비롯한 온갖 사물과 현상을 음양(陰陽)과 오행(五行)[5]의 요소를 가지고 조화, 대립, 통일로 설명하는 동양 특유의 논리체계이다. 음양오행론을 가지고 여러 가지 자연현상도 파악하였지만 인간 질병의 치유를 위해 의학과 약학에 결합되면서 자연스럽게 인체의 기능과 구조를 설명하였고, 시간이 지나면서 한의약을 관통하는 독특하면서도 영향력 있는 이론체계로 발전하게 된다.

2　『신농본초경』에는 약의 기운을 한(寒), 미한(微寒), 소한(小寒), 평(平), 미온(微溫), 온(溫), 열(熱), 대열(大熱)로 나누었다.

3　"四方上下曰宇, 往古來今曰宙", http://encykorea.aks.ac.kr/Contents/Item/E0040119.

4　[철학] 우주의 일부이면서도 그 자체가 하나의 독립된 우주로 여겨지는 것. 인간을 비롯한 유기체와 인간의 정신 따위를 가리킨다. 다음 한국어사전.

5　木(條達)·火(炎上)·土(化生)·金(收斂)·水(潤下)로 만물의 속성, 물질의 운동, 만물이 상호 연관된 것을 다섯 가지로 귀납한 것. 조달(條達)은 나무의 가지가 잘 뻗는 성질을, 윤하(潤下)는 물이 자윤(滋潤)하면서 하행(下行)하는 성질을 말하고 있다.

<表 2> 오행배열도(五行配列圖)와 귤나무에서 생산되는 약재의 귀경

오행	木	火	土	金	水
五行屬性	條達	炎上	化生	收斂	潤下
五化	生	長	化	收	藏
五方	동	남	중앙	서	북
五季	봄	여름	긴 여름	가을	겨울
五季主氣	바람(風)	더위(暑)	습기(濕)	마름(燥)	추위(寒)
五色	푸른색	붉은색	누른색	하얀색	검은색
五味	신맛	쓴맛	단맛	매운맛	짠맛
五音	각(角)	치(徵)	궁(宮)	상(商)	우(羽)
오장(5臟)	간(肝)	염통(心)	이자·지라	허파(肺)	콩팥(腎)
오장歸經	귤(皮, 絡, 葉, 核)		귤(皮, 肉, 絡, 紅, 核)	귤(皮, 肉, 紅, 核)	귤핵
오장所藏	혼(魂)	신(神)	意, 智	넋(魄)	志, 精
오장所欲	발산(散)	soft(耍)	relax(緩)	수(收)	harden(堅)
오장所惡	풍(風)	열(熱)	脾惡濕	한(寒)	조(燥)
오장所主	인대·힘줄·筋膜	피(血)·맥(脈)	살(肉)	피부·털	뼈(骨)
오장所病	수다(語)	트림(噫)	탄산(呑酸)	기침(欬)	하품(欠)
五勞所傷	久行傷筋	久視傷血	久坐傷肉	久臥傷氣	久立傷骨
五病所發	肝陽病發於冬	心陽病發於血	脾陰病發於肉	肺陰病發於夏	腎陰病發於骨
五味所禁	筋病無多食酸	血病無多食鹹	肉病無多食甘	氣病無多食辛	骨病無多食苦
五味所入	酸入肝	苦入心	甘入脾	辛入肺	鹹入腎
五味作用	收斂	燥濕	緩急	發散	軟堅
四氣(藥性)	溫, 暖	熱	平	凉	寒
오규(5竅)	눈	혀	입	코	귀
五臟化液	눈물(泪)	땀(汗)	ptyalin(涎)	콧물(涕)	parotin H.(唾)
五精所幷	근심(憂)	기쁨(喜)	꺼림(畏)	슬픔(悲)	무서움(恐)
오지(5志)	성냄(怒)	喜, 驚	그리다(思)	憂, 愁	恐
五脈應象	현(弦)	구(鉤), 洪	대(代)	모(毛), 浮	석(石)
오성(5聲)	큰소리(呼)	웃는 소리(笑)	읊는 소리(歌)	우는 소리(哭)	앓는 소리(呻)
오취(5臭)	누린내(臊)	단내(焦)	향내(香)	비린내(腥)	썩은 내(腐)
오부(5腑)	쓸개(膽)	작은창자	밥통(胃)	큰창자	오줌보(膀胱)
오부所病	울뚝밸	설사	딸꾹질(噦)	설사	癃, 遺溺
오부歸經		橘紅	귤(皮, 肉, 紅)	귤(皮, 紅)	귤(紅, 核)

「내경(內經)」의 내용을 근거로 표를 작성하였다.

이를 토대로 성립된 것이 '기미론(氣味論)'이다. 다양한 식재료와 약재를 종합적으로 논하는 과정에서 제기한 기(氣)와 미(味)에 대한 관점이 후일에 음양오행론(陰陽五行論)과 결합되어서 나타난 논리체계가 바로 '기미론(氣味論)'이다. 『신농본초경』이후의 한의약학자들은 모든 약재들을 몸 안으로 받아들인 후 나타나는 인체의 반응이나 치료 효과를 '음양오행론'을 기반으로 설명하게 되는 것이다. 따라서 인간이 느끼는 맛에도 다섯 가지가 있다고 해서 오미(五味)⁶라 하면서 이를 오행(五行)에 배치시키고, 찬 기운과 따뜻한 기운의 두 가지 기운으로 나눠서 이는 음양(陰陽)에 배속시켰다. 이후 차고 따뜻한 두 기운은 '한량온열(寒凉溫熱)'의 네 가지 기운인 사기(四氣)로 보다 세분화되었고, 기왕의 오미와 합쳐져서 기미론으로 더욱 발전하게 된 것이다. 이렇게 해서 모든 약재를 신농이 제시한 바 있는 기미로 분석하여 약재의 성질과 작용을 분석한 것이 바로 한의약학에서 제약과 치료의 기초지식이 된다. 이러한 연구과정을 통해서 약의 성분을 어느 정도는 추측할 수 있게 된 것이다.

자연의 약재를 인간에게 적용하는 과정에서 기미(氣味)가 인체 내에서 반응하는 작용이 또한 중요하게 여겨진다. 왜냐하면 '기(氣)'의 한량온열(寒凉溫熱)은 우리가 감각으로 느끼는 실제의 온도가 아니라, 질병 등이 진행되는 상태에 따라 상대적으로 사용되는 개념이다. 예를 들어, 병세가 차가워지는 증상에 온열약(溫熱藥)을 사용하여 그 약재의 따뜻한 기운을 섭취하면 몸이 따뜻해진다고 하는 것이다. 따뜻하게 작용하는 약재 중에

---

6   酸苦甘辛鹹으로 신맛, 쓴맛, 단맛, 매운맛, 짠맛을 말한다.

서 그 정도가 상대적으로 강하면 열(熱)로 표현하고, 작용이 약하거나 완만하면 온(溫)으로 분류하게 된다. '미(味)'는 약물을 섭취한 다음에 사람의 몸 속에서 제각각 발생하는 반응과 치료효과를 크게 다섯 가지의 개념, 즉 오행으로 귀납시킨 것이다. 다시 말해 우리가 미각으로 판별하는 맛과 그 맛이 인체 안에서 작용하는 역할에 따라 귀납적으로 분류한 것이라 생각하면 된다.

그렇다면 감귤의 껍질인 귤피(橘皮)의 기미는 어떻게 작용하는 것일까? 이는 『신농본초경』에 바로 제시되어 있는데, "귤피의 기(氣)는 따뜻하고 미(味)는 맵다."[7]라는 문구가 보인다. 이것은 귤껍질의 약성(藥性)을 '기미'로 표현한 것이다. 앞서 말한 바와 같이 귤피의 기가 따뜻하다고 한 것은 병세와 연관이 있는 것으로서, 병세가 차가워지는 증상에 귤피를 섭취하면 몸이 따뜻해진다는 것이다. 또 맛은 맵다고 하였다. 아마도 신농의 시기에는 지금처럼 감귤이 달고 맛있지는 않았던 듯싶은데, 야생의 감귤 껍질은 지금보다 아주 매웠을 것 같다.

그렇다면 매운맛은 인체에서 어떻게 작용할까? 매운맛은 혀의 맛봉오리에 분포한 미각 세포가 아닌 통각 신경 세포가 작용하는 것이다. 매운 성분을 가진 물질이 입 안의 점막을 자극하면서 생성된 신호가 뇌에 전달되어 느껴지는 감각이다. 화상을 입을 때와 마찬가지로 일종의 통증인 셈이다. 그러한 이유로 현대의 생리학에서는 혀에서 느끼는 맛으로 분류되지 않는다. 하지만 한의학에서는 몸에서 느끼는 맛으로 보고 있으며 이를 오미에 배속시키고 있다. 한의학에서는 매운맛이 인체 내에서

---

7   "橘柚味辛溫(중략) 一名橘皮", 孫星衍 외, 앞의 책 권1, 43쪽.

땀을 내게 하여 맺힌 것을 밖으로 퍼져 풀어지게 하는 발산(發散)작용, 몸의 영양을 좋게 하는 윤양(潤養)작용, 거리낌 없이 기운과 피가 잘 돌도록 하는 행기(行氣), 행혈(行血)의 횡행(橫行)작용을 한다[8]고 보고 있다.

한편『신농본초경』에서는 자연에서 획득한 다양한 한약재를 경험을 통해 얻은 약물작용과 독성작용에 따라 분류하는 이른바 '삼품(三品) 분류법'을 제시하고 있다. 즉, 상품(上品)은 수명을 기르는 것으로 귤피, 인삼, 감초가 여기에 들어간다. 그리고 중품(中品)에는 녹용 같은 것이 들어가는데, 병을 예방하고 허약한 것을 보하는 작용을 한다. 마지막 하품(下品)은 주로 치료를 위주로 하는 약인데, 제주 비자림(榧子林)에서 나는 비자 열매가 들어간다. 그러한 약재들의 효능은 '성질과 맛'을 의미하는 성미(性味)로 미루어 알 수 있다고 여겨진다. 성미를 통해서 사기오미(四氣五味)의 구별과 독(毒)의 유무로 한약의 성능을 정하게 된다. 한약의 효능은 한약의 인체 내 작용 부위를 설명한 귀경론(歸經論), 한약의 작용 방향을

---

8 "辛者能散能潤能橫行", 王昂, 1694, 『증비본초비요』; 大方出版社, 1975, 『증비본초비요』「약성총의(藥性總義)」, 遠大印刷廠, 6쪽.

9 "약의 승강부침은 氣味와 質의 輕重과 밀접한 관계가 있다. (중략) 辛,甘,溫,熱性의 약물은 대개 浮하고 升하는 작용이 있다. 그러나 苦,酸,鹹,寒,凉의 약성을 가진 약물들은 沈하고 降하는 작용이 있다.", 이상인, 1975, 『본초학』, 의약사, 42쪽. / 升은 向上升提로 위로 향하여 끌어 올리는 작용이고, 降은 向下降逆으로 거슬러 오르는 기운을 아래로 내리는 작용이고, 浮는 向外發散으로 몸 밖에 있는 피부로 발산시키는 작용이고, 沈한 작용을 갖는 약은 向內收斂固藏泄利하므로 기운을 몸 안으로 수렴시켜 견고히 간직하는 작용을 하고, 또 아래로 향하게 하여 설사시켜 진정시키기도 한다. / 李東垣은 升藥에는 (天麻, 麻黃, 桔梗), 浮藥에는 (附子, 薑, 桂), 化藥에는 (黃耆, 人蔘, 陳皮, 靑皮), 降藥에는 (茯苓, 枳殼, 枳實), 沈藥에는 (大黃, 石膏, 梔子)가 들어간다고 했다.", 허준, 1613, 『동의보감』; 대성문화사, 앞의 책 「탕액편」, 46, 47쪽.

설명한 승강부침론(升降浮沈論)[9], 약효가 제대로 작용하도록 병이 있는 부위로 약의 성분을 이끌어주는 인경보사론(引經報使論), 처방 구성에 있어 배합 방법을 설명하는 군신좌사론(君臣佐使論), 그리고 배합에 대한 상호 작용과 금기를 설명하는 칠정론(七情論)과 약대론(藥對論) 등의 좀 더 복잡한 이론들을 포함하게 된다.

한의학에서는 약재의 형태, 색(色), 냄새, 약재의 가벼움과 무거움, 마름과 축축함 등의 성질을 가지고 약물의 작용을 설명하는데 이를 형성약성론(形性藥性論)이라 한다. 한약은 기미(氣味)를 통해 약재의 성질이 인식되고 음양오행이론으로 적절히 조합되면 처방으로 이어진다. 인체의 병증(病證)을 논리적으로 분석하여 치료하려면, 병증의 음양이 위치한 곳을 잘 살피고 변별하고는, 시간과 공간속성을 가지는 약재의 기미를 조합하여, 병으로 조화나 균형을 잃어버린 상태를 맞추는 처방이 있어야 한다.

이러한 과정을 통해 현재까지 밝혀진 귤피의 약성을 간단히 기술하면 다음과 같다. 이는 허준의 『동의보감』 「탕액편」 과부(果部)에 자세히 서술되어 있다. 바로 "귤피 동뎡귤 성온 일운난 미고신 무독"(橘皮 동뎡귤 性溫 一云煖[10] 味苦辛 無毒)[11]이라는 문장인데, 해석하자면 "귤피는 동정귤의 껍질로 성질은 따뜻하나 어떤 책에서는 난(煖)[12]이라고도 한다. 맛은 쓰고

---

10   10세기 르화즈[日華子]가 쓴 『일화자제가본초(日華子諸家本草)』에 "橘(중략) 皮暖 消痰 止嗽 破癥瘕痃癖", 唐愼微, 1082, 『증류본초』; 대성문화사, 앞의 책, 939쪽.

11   허준, 1613, 『동의보감』; 대성문화사, 앞의 책 「탕액편」, 181쪽.

12   우리나라는 온대(temperate zone)에 속하지만, 제주도에서 해발 약 600m 이하의 저지대 와 남해연안은 연평균 기온이 14℃ 이상 되기에 난대(warm temperate zone)에 속하며 서서히 亞熱帶로 변하고 있다.

맵고 독이 없다."는 뜻이다. 여기서 보이는 난(暖)은 온(溫)과 서로 비슷하나 난(暖)은 그보다 더욱 따뜻한 성질을 말한다.

앞에서 잠시 언급한 형성약성론으로 귤피의 약효를 분석하면 다음과 같다. 먼저 한의학에서는 약재의 색깔을 장부와 관련지어 약의 인체 내 작용 부위를 보는데, 귤피가 노란 황색을 띠어 약의 귀경(歸經)은 비경(脾經)이 되고, 성분이 비(脾)로 들어가므로 약효는 음식을 먹고 싶어 하는 생각이 나게 하거나 음식을 소화시키는 능력인 비위 기능에 관여하게 된다고 본다. 한편 색깔이 노랗지 않은 청피(靑皮)와 귤엽(橘葉)은 간(肝)으로 들어간다고 되어있다. 한편 향기는 기운을 위쪽으로 떠오르게 하고, 온 몸에 퍼져 있는 경락에 기혈을 잘 통하게 한다. 귤피와 진피의 향기는 비장과 위장, 즉 비위(脾胃)가 좋아하는 것이어서 소화기능과 식욕을 증진시켜 음식물의 소화와 영양분의 흡수를 돕는 한편 나쁜 냄새를 없애기도 하고 마음을 안정시키는 효과를 갖는다고 말하고 있다. 한편 한의학에서는 약물의 형체와 인체의 유사함을 비교하여 약재의 특정 부분이 인체에 상응하는 부분에 작용하여 병을 치료한다고 여기는데 예를 들면 귤껍질로 피부질환을, 귤의 씨인 귤핵(橘核)으로 고환질환을 치료한다는 개념이다. 또한 감귤 열매를 칼로 반으로 썰었을 때 그 자른 모양이 사람의 젖샘과 유사하여 유방암 예방에 도움을 준다고 말하고 있다. 그리고 귤피·진피의 마른 성질은 습기를 제거하는 작용이 강하다는 효과를 제시하고 있다.

오미(五味)에
대하여

한의학에서 보는
오미

맛이란 어떤 물질이 입 안에 들어와서 부분적으로 물처럼 녹은 성분이 혀에 분포된 맛세포에 붙게 되고 화학적인 고정을 거친 다음 전기적 신호로 변하여 뇌로 전해진 것을 느끼는 것이다. 따라서 혀가 건조하거나 물질 자체에 수분이 없으면 아예 맛을 느끼지 못한다. 한편 미각은 후각과 직접 관련이 되어 있어서 냄새에도 영향을 받기 때문에 감기에 걸려 코가 막히게 되면 이 역시도 맛을 느끼지 못한다. 즉, 물질의 오미(五味)는 기(氣)인 향기(香氣)와 같이 움직이는 것이다.

맛은 혀를 통해 느끼게 되는데 측면에서는 신맛을, 뒤쪽에서는 쓴맛을, 가운데서는 단맛을, 그리고 혀끝에서는 짠맛을 느낀다. 시고 쓰고 달고 짠 4가지 맛이 정도의 차이를 두고 뒤섞여서 급기야는 헤아릴 수 없는 다양한 맛을 만들어낸다. 인간의 미각 수용체는 단맛을 느끼는 수용체보다 쓴맛을 느끼는 수용체가 많다. 그래서 미각은 쓴맛에 가장 민감하다. 일단 어느 물질이 쓴맛을 갖고 있다면 아주 미량의 농도에도 즉각 반응한다. 이는 자연계에 대체로 쓴맛에 유해한 것이 많기 때문에 인류가 생존을 위해 그러한 방향으로 진화한 것이다. 쓴맛 다음으로 신맛, 짠맛, 단맛의 순서로 미각은 예민하게 작용한다. 자연계에서 단맛은 유해한 것이 적기 때문에 상대적으로 진한 농도가 되어야 비로소 느낄 수 있다.

병에 걸린 상태는 인체의 기능이 정상을 잃어 음양이 한쪽으로 치우치고 쇠약해진 상태를 말한다. 이렇게 기울어진 상태를 바로잡기 위한 재료의 하나인 한약은 반드시 기미와 독(毒)의 유무 등을 판별하여 처방해야 한다.

약물의 오미(五味)를 결정하는 것에는 다음과 같은 주된 방법이 있다. "첫째는 먹어서 입 안에서 느껴지는 맛으로 결정하는 것이 있고 둘째는 맛을 보고 결정하면서 동시에 치료효과를 보고 결정하는 것이며 마지막으로 셋째는 치료효과를 살피고 이를 기반으로 미루어서 판단하는 것이다."[13] 즉, 한의학에서 말하는 오미는 미각으로 판별한 맛과 더불어 약재의 작용에 따라 귀납적으로 분류한 맛을 모두 포함한다.

허준은 『동의보감』에서 약에 대해 말하기를 "약은 병을 치료하며, 곡식은 양식으로, 과일은 곡식의 모자란 부분을 보충하여 도움을 주고, 가축의 고기는 기력을 도울 때 쓰고, 채소는 몸을 알차게 해준다. 이러한 모

---

13   周春材, 2002, 『중의약식도전(中醫藥食圖典)』; 정창현 외, 2006, 『한의약식』, 청홍, 111쪽.

든 것들이 기미를 가지므로 기미의 작용을 알고 사용하면 건강에 도움을 준다."[14]고 하였다. 한의약은 오래전부터 기미의 중요성에 대해서 인식하고 있었다. 『황제내경(黃帝內經)』, 『동의보감』, 『증비본초비요(增批本草備要)』 등에는 오미의 작용에 대해서 잘 설명하고 있는데[15] 그중에서 중요한 내용을 보면 다음과 같다.

신맛은 수렴(收斂)작용이 있어, 소모되거나 흩어진 정기, 진액을 모아 거두어들이면서 새어나가는 것을 잡아주어 몸 밖으로 나가지 않게 한다. 또, 늘어진 것을 조여들게 하니 그래서 신 것을 먹으면 입 안에 침이 고이게 된다. 신맛은 새로 시작하는 맛이기 때문에 아이를 가진 임신부는 신 것을 찾게 된다. 그러한 이유로 해서 몸이 약해서 생기는 식은땀, 오래된 설사, 숨 가쁜 기침, 유정(遺精) 등의 질환에 쓰게 된다. 삽미(澁味)라고도 하는 '떫은맛'은 신맛과 유사하다고 보기 때문에 한의학에서는 신맛에 포함시킨다.

쓴맛은 조습(燥濕)작용이 있다. 그래서 몸에 병적으로 생긴 습한 수습(水濕)이 왕성해져서 생기는 증상을 말려서 없애고, 신(腎)에 저장된 정(精)을 포함한 음기(陰氣)를 굳건하게 해준다. 또한 약성을 아래로 향하게 하니 치솟는 증상을 내리기 때문에 변비에 설사시키고, 열병에 열을 가라앉혀 식히고, 기침이 올라오는 것을 내려 멈추게 하고, 스트레스로 인한

---

14 "毒藥攻邪 五穀爲養 五果爲助 五畜爲益 五菜爲充 氣味合而服之 以補精益氣", 허준, 1613, 『동의보감』; 대성문화사, 앞의 책 「탕액편」, 43, 44쪽.

15 "酸者能澁能收 苦者能瀉能燥能堅 甘者能補能和能緩 辛者能散能潤能橫行 鹹者能下能軟堅 淡者能利竅能滲泄 此五味之用也", 王昂, 1694, 『증비본초비요』; 대방출판사, 앞의 책 「약성총의」, 6쪽.

화를 내리고, 습기가 쌓여 막힌 비만을 치료하는 것과 같은 효과를 낸다.

단맛은 부족한 것을 보충하면서 약성이 치우친 것을 완화하게 하고 속을 편하게 해주며 쥐가 나듯이 당기면서 팽팽하고 급한 것을 늘어지게 한다. 따라서 비(脾)와 위(胃)의 작용을 도와주고 보호한다. 동통을 완화하여 구급치료에도 쓰이고, 스트레스받고 마음이 침울해질 때에 먹게 되면 기운을 위로 오르게 하여 발산시켜 누그러뜨린다. 심심한 맛, 슴슴한 맛, 담담한 맛을 말하는 담미(淡味)는 겉으로 보았을 때 뚜렷한 맛이 드러나지 않기 때문에 단맛에 포함시키지만 다섯 가지 맛의 근본이 된다. 인체의 구멍들이 습기로 막혀 잘 통하지 않는 것을 잘 흘러 소통하게 해주는 작용을 한다. 그래서 담미(淡味)는 소변의 배출이 원활하지 않을 때 소변을 잘 나오게 해주는데, 습(濕)으로 인한 부종치료에도 쓴다.

매운맛은 발산(發散)작용이 있어서 땀을 배출하는 효과가 있다. 다시 말해서 처진 것을 위로 올리고, 마른 것을 적셔주며, 몸의 안팎에 있는 나쁜 기운이나 맺힌 것을 밖으로 퍼지게 하는 동시에 흩어지게 해준다. 몸의 영양을 좋게 하는 윤양(潤養)작용과 인체의 구멍들이 막혀서 잘 통하지 않는 것을 거리낌 없이 기운과 피가 잘 돌도록 하는 횡행(橫行)작용도 한다.

짠맛은 약성을 아래로 향하게 하는데, 특히 몸통의 아래에 위치한 콩팥 쪽으로 보낸다. 또한 연견(軟堅)작용도 있어서 화와 열로 뭉쳐 굳은 변비를 부드럽게 적시면서 배출되도록 하는 방식으로 치료하고, 혈액이 굳은 덩어리인 어혈이나 멍울 등도 치료한다. 짠맛은 물질의 변화하는 상태를 움직이지 못하게 고정시켜주는 작용도 있다. 그래서 짠맛의 대명사인 소금은 단백질을 빠르게 응고하게 하고, 미생물의 자체 발육도 늦추고, 효소의 활동도 방해하여 산화를 방지한다.

한의학에서는 "냄새라고 하는 기(氣)를 형체가 없기에 양(陽)으로, 맛은 형체가 있기에 음(陰)으로 보았으며"[16] 다시 맛은 작용방향에 따라 신감담(辛甘淡)은 양으로, 고산삽함(苦酸澁鹹)은 음으로 구별하였다. 따라서 기온열미신감담(氣溫熱味辛甘淡)한 약은 승부약(升浮藥)에 들어가고, 기한량고산삽함(氣寒凉苦酸澁鹹)한 약은 침강약(沈降藥)에 들어가게 된다. 이러한 오미의 성질을 이용하여 인체 내에서 일어나는 생리적, 병리적 작용을 설명하는 데 사용하였고, 오장육부의 병에 오미를 보(補)하기도 하고 사(瀉)하기도 하면서 병을 치료해 왔다.[17]

근대 과학에서 보는
오미(五味)

모든 물질은 기(氣), 미(味), 두 가지를 동시에 가지고 있으며 기미는 서로 밀접하게 연관되어 있다. 따라서 음식으로 조리하거나 약으로 쓸 때에는 해당 물질의 성질을 종합적으로 고려해야 한다. 같은 감미(甘味)라도 감온(甘溫)한 약은 기(氣)를 보하는 효과가 있고, 감한(甘寒)한 약은

---

16   氣無形 味有質

17   "○肝…辛補酸瀉… ○心…鹹補甘瀉… ○脾…甘補苦瀉… ○肺…酸補辛瀉… ○腎…苦
補鹹瀉", 허준, 1613, 『동의보감』; 대성문화사, 앞의 책 「탕액편」, 48쪽. 과 "肝欲散… 心欲
耎… 脾欲緩… 肺欲收… 腎欲堅", 馬元臺 외, 중화민국8 (1919년), 『황제내경소문영추합
편(黃帝內經素問靈樞合編)』; 북경중서의학연구총회, 1979, 『황제내경소문영추합편』 『소
문(素問)』 「장기법시론편(藏氣法時論篇)」 제22, 서원당, 183~186쪽(재수록).

음(陰)을 기르는 효과가 있으니 같은 단맛이라고 해서 작용이 같지는 않다. 한편으로는 하나의 약물이 여러 가지 미(味)를 가지는 경우도 있고, 혹은 가공과정을 거치면서 성미(性味)가 변하는 경우도 있다. 대체로 익혀서 먹으면 기를 끌어내리고, 날것으로 먹으면 기를 끌어 올리게 되는 경우가 많다.[18] 또한 가공방법에 어떠한 보조재료를 선택하여 사용하느냐에 따라서 약재의 작용방향이 달라지기도 한다. 예를 들면 어떠한 약재를 술로 볶으면 승(升)하고, 생강즙으로 볶으면 산(散)하고, 식초로 볶으면 수렴하고, 소금물로 볶으면 하행(下行)하는 것처럼 말이다.

그런데 앞서 설명한 한의학에서의 오미는, 서양에서 주로 발달시켜온 근대 이후 과학에서 밝힌 '입으로 느끼는 오미의 맛'과 기본적으로는 유사해 보여도 동일하지 않은 측면이 적지 않다. 근대 과학에서는 맛을 내는 성분에 대해 화학적인 조성을 주로 연구하여 인공 감미료 합성 등의 방향으로 나아가기도 했다.

근대 이후 과학에서는 다섯 가지 맛을 얘기할 때 한의학에서 말하는 매운맛을 빼고 감칠맛을 넣는다. 흔히 "음식물이 입에 착 달라붙는다."라고 표현할 때 주로 사용하는 '감칠맛'은 단백질이 분해되면서 남기는 아미노산이나 당분 등을 의미한다. 대표적인 것이 고기국물의 진한 맛인데, 주로 글루탐산나트륨(MSG)[19]을 섭취했을 때 느낄 수 있는 맛이다. 일

---

18   周春材, 2002,『中醫藥食圖典』; 정창현 외, 앞의 책, 110, 111쪽.

19   글루탐산나트륨, L-글루탐산나트륨(Mono-Sodium L-Glutamate)은 아미노산계 물질의
      조미료이다.

본 음식에 주로 쓰이는 가다랑어포[20] 혹은 우리가 즐겨 먹는 다시마육수에도 감칠맛 성분이 함유되어 있다. 이들 감칠맛 성분은 특히 뜨거운 물에 잘 녹는 특징이 있고, 미지근해야 쉽게 느낄 수 있다.[21]

한편으로 서양에서는 떫은맛을 내는 것은 식물에 주로 들어있는 유기산 중에서 탄닌(tannin)이라는 성분의 작용이라고 분석하고 있다. 유기산은 특히 뜨거운 물에 잘 녹는 성질이 있어서 뜨거운 물에 데치면 물에 특정 성분이 녹아서 떫은맛이 줄어들게 된다. 신맛의 경우에는 열매가 덜 익거나 상한 음식에서 생성되는 유기산의 영향에 따라 나는 맛으로 보고 있다. 이는 곡류나 열매류를 발효시켜 만드는 식초를 떠올리면 이해가 될 것이다.

쓴맛은 보통 식물체 속에 존재하는 질소를 함유하는 염기성 유기 화합물인 알칼로이드가 내는 맛으로 여기고 있다. 특히 독성분을 많이 함유하고 있는 것이 보통인데 니코틴이나 카페인 등이 이에 속한다. 각각 식물체로서의 담배나 커피가 자기보호를 위해 생성해낸 성분이라고 볼 수 있다. 그리고 단맛은 탄수화물의 분해산물인 포도당이 내는 맛으로 보고 있는데, 이는 모든 맛을 중화시키는 효과를 갖고 있는 것으로 보인다. 짠 맛은 나트륨이온이 작용하는 것으로 보고 있다.

근대의 과학이 '매운맛'을 맛으로 분류하지 않는 것은 여타의 맛과는 다르게 혀에 있는 미뢰에서 느껴지는 것이 아니고 통증을 느끼는 통각과

---

20   고등어과에 속하는 가다랑어(bonito, 鰹魚, かつお)의 살코기를 건조시켜 건어물로 만든
      것으로 '가쓰오부시(鰹節, かつおぶし)'이다.

21   사마키 타케오 외, 2001, 『부엌에서 알 수 있는 과학』; 구성회, 2004, 『부엌에서 알 수 있는
      과학』, 휘슬러, 047쪽.

온도감각이 복합된 피부감각이기 때문이다. 매운맛을 내는 성분이 들어 있는 것을 향신료(香辛料)라 하며 음식의 맛을 조정하여 식욕을 촉진시키고 소화를 돕는 효과가 있다고 보고 있다. 매운맛을 느끼게 하는 성분은 크게 3가지가 있다고 보는데, 냄새의 여부와 성질에 따라 무취성, 자극취성, 방향성으로 분류하고 있다.

먼저 냄새가 없다고 보는 무취성(無臭性) 성분에는 고추의 '캡사이신', 산초의 '산초올', 후추의 '채비신'이 있다. 그리고 자극적인 냄새가 나는 것에는 마늘의 '알리신', 겨자 혹은 고추냉이의 '시니그린', 파에 주로 들어있는 '황화알릴'이 있다. 냄새가 널리 퍼지는 방향성 성분으로는 육계나 계피에 존재하는 '계피알데히드', 생강의 '진저롤', 올스파이스(allspice)[22]에 함유된 '유제놀(eugenol)'을 들 수 있다.

한국인이 즐겨 먹는 마늘의 알리신 성분을 생성하는 효소인 알리나아제는 열에 약하기 때문에 마늘에 열을 가하면 매운맛이 사라진다. 따라서 음식 조리 시에 마늘을 마지막에 넣어야 매운맛을 제대로 낼 수 있다. 한편 겨자의 시니그린을 활성화시키는 효소인 티오글루코시다아제는 미지근한 물에서 활성화되는 특성을 갖고 있다 보니 찬물보단 미지근한 물에서 푸는 것이 좋다. 그리고 파 특유의 향은 황화합물이라서 열에 의해 조직이 파괴되는 특성을 갖기 때문에 시간이 갈수록 불쾌한 향으로 변하므로 오래 끓이면 안 된다는 것도 알 수 있다.[23]

---

22 Allspice(英): *Pimenta dioica*의 덜 익은 과실이다. 계피, 정향(클로브; clove), 육두구(넛맥; nutmeg) 3종의 향신료를 혼합한 향미를 가져 중국에서는 三香子, 일본에서는 百味胡椒라 한다.

맛의 여러 성질과
부작용[24]

사실 맛은 온도에도 많은 영향을 받는다. 그래서 맛과 온도의 관계 역시 참고로 알아둘 필요가 있다.

신맛은 온도와 상관이 없지만 25℃ 정도에서 가장 강하게 느껴진다. 그리고 쓴맛은 온도가 높을 때 그다지 강하게 느껴지지 않는다. 식은 요리가 맛이 없다고 느끼는 것은 쓴맛이 강하게 느껴지기 때문이다. 그래서 탕약을 따뜻하게 복용하면 쓴맛을 줄이는 효과가 있는 것이다. 커피 역시도 따뜻할 때는 맛있다가도 식으면 쓴맛이 강하게 느껴지게 된다. 단맛은 사람의 체온과 비슷한 정도인 35℃ 정도에서 가장 달게 느껴지지만, 이 정도의 온도보다 높거나 낮아지면 그다지 달게 느껴지지 않는다.

그래서 귤처럼 새콤달콤한 과일은 냉장고에 넣어 차게 해서 먹으면 단맛이 억제되어 시큼하게 느껴진다. 아이스커피나 뜨거운 커피에 설탕을 넣어도 좀처럼 달콤해지지 않지만, 미지근한 콜라는 단맛이 강하게 느껴진다.[25]

매운맛은 60℃에서 가장 강하게 느껴진다. 맛있기로 소문난 음식점의 매운 음식이 대개 뜨거운 것도 이런 이유다. 매운 음식을 60℃ 이상으로 조리하면 매운맛이 살아나서 입맛을 아주 강하게 자극하여 음식이 맛

23   https://jhealthmedia.joins.com/_inc/pop_print.asp?pno=5311.

24   사마키 타케오 외, 2001,『부엌에서 알 수 있는 과학』; 구성회, 앞의 책, 046, 047쪽.

25   https://m.health.chosun.com/svc/news_view.html?contid=2010073001436.

있게 느껴진다.

짠맛은 온도가 높을 때에는 그다지 강하게 느껴지지 않지만 온도가 낮아지게 되면 상대적으로 강하게 느껴진다. 식은 요리를 먹었을 때 짜다고 느껴지는 것은 바로 이 때문이다. 음식을 조리하는 경우에도 끓일 때에는 짠맛이 적당하다고 느껴졌는데 식으면 매우 짜게 느끼게 되는 것과 마찬가지다. 숟가락으로 처음 맛볼 때는 맛있었던 맑은 장국이 먹는 동안 점점 짜게 변하는 경우도 있을 수 있다.

그리고 감칠맛은 미지근해야 쉽게 느낄 수 있고, 국물의 온도가 너무 높으면 느끼기 어렵다. 고추장을 사용해서 매운맛을 내는 우리나라의 음식들이 방금 끓여서 내오는 것을 선호한다면, 가다랑어포를 주로 쓰는 일본의 우동 같은 음식들은 뜨겁게 먹는 것을 선호하지 않는 것도 이와 연관이 있다고 할 수 있다.

한편 맛에는 미각대비효과[26]라는 것이 있다. 맛은 여러 번 맛을 보는 사이에 둔감해지는 것이 보통이고 단것을 먹은 후에는 신맛을 강하게 느끼게 된다. 반대로 신 것을 먹고 난 직후에는 맹물이라도 달콤하게 느낀다.

짠맛은 신맛을 약하게 하고 단맛을 강하게 한다. 과육에 산성이 지나쳐 맛이 시다고 느껴질 때 소금을 약간 넣어 산성을 중화시키게 되면, 설익은 과육은 신맛이 줄어 단맛을 내게 된다. 또, 설탕에 소량의 소금을 넣으면 설탕의 단맛을 보다 강하게 느낄 수 있다. 그래서 단팥죽이나 팥고

---

26   사마키 타케오 외, 2001, 『부엌에서 알 수 있는 과학』, 구성회, 앞의 책, 068쪽.

물의 강한 단맛을 내기 위해서는 설탕을 많이 넣는 것보다 소금을 약간 넣는 것이 더 좋다.

신맛에 단맛을 더하면 같은 수소이온농도라도 신맛을 약하게 느낀다. 산도와 당도가 적절한 조화를 이루기 때문이다. 적은 양의 소금을 식초에 첨가한다면 신맛 특유의 강한 자극을 부드럽게 해주기도 한다. 신맛이 유난히 강한 음식은 소금기가 적어도 싱겁다는 느낌이 들지 않는데, 이는 식초가 짠맛을 강하게 해주기 때문이다. 그래서 건강을 위해 음식물의 염분 함량을 줄이고 싶을 때에는 식초를 이용하거나 혹은 찍어 먹는 간장을 초간장으로 바꾸면 좋다.

어떤 맛이 아무리 입에 당긴다고 해도 먹을 때는 반드시 절제하여 지나치지 않는 게 좋다. 특정한 음식물을 많이 먹는 것, 즉 편식과 과식이 함께 이루어지면 정기(正氣)가 손상되어 면역력이 약해지기도 한다. 한 가지 맛으로만 오랫동안 먹으면 일찍 죽는 원인이 되는 것인데, 이것 말고도 오미의 부작용[27]으로 알아두어야 할 것들이 적지 않다.

주로 오미의 상극작용으로 나타나는 부작용이 많다. "신맛을 지나치게 먹으면 간(肝)의 기운이 넘쳐나 비(脾)의 기운이 끊어지게 된다. 쓴맛이 지나치면 폐(肺)의 기운이 손상되지만, 비(脾)의 기운도 위(胃)로 퍼지지 않아 소화불량으로 배가 불어 오르는 경우가 생긴다. 단맛이 지나치면 신(腎)을 손상시켜 신(腎)의 기운이 고르지 못하게 되는데, 이 경우에 심(心)도 영향을 받아 숨이 차게 되고 가슴이 그득해지며 피부도 검게 된

---

27   허준, 1613, 『동의보감』; 대성문화사, 앞의 책 「탕액편」, 44, 45쪽.

다. 매운맛이 지나치면 간(肝)을 손상하여 힘줄과 혈맥이 상하거나 늘어
지고, 정신도 피폐해지는 경우가 생긴다. 그리고 짠맛이 지나치면 심(心)
을 손상하여 심(心)의 기운이 억눌리게 되는데, 굵고 긴 뼈가 약해지고 근
육이 조여드는 느낌을 받게 된다."[28]

---

28   허준, 1613, 『동의보감』; 대성문화사, 앞의 책 「탕액편」, 44, 45쪽.

약재의 수집과
다양한 가공방법

약재를 수집하는
채약법(採藥法)

한약재는 대부분 자연에서 얻는데, 약효를 좋게 하려면 시기적으로 때에 맞춰 채취해야 한다. 귤피, 진피를 가공할 경우도 마찬가지이다. 대체로 뿌리를 사용하는 약재의 채취 시기를 음력 2월과 음력 8월로 잡는데, 이는 이른 봄에는 수액이 올라 촉촉하게 젖어 싹트기 시작할 뿐이고 아직 가지와 잎까지는 퍼지지 않아 뿌리에 약기운이 진하게 남아있기 때문이다. 반대로 가을에는 가지와 잎이 마르고 수액이 아래로 흘러 돌아가기 때문에 봄에는 일찍 캐는 것이 좋고, 가을에는 오히려 늦게 캐는 것이 좋다. 꽃, 열매, 줄기, 잎은 성숙하는 시기에 채집하는 것이 좋다.[29]

---

29   허준, 1613, 『동의보감』; 대성문화사, 앞의 책 「탕액편」, 31쪽.

『동의보감』을 보면 이러한 채취의 원칙에 따라 감귤나무에서 나오는 약재들을 시기별로 분류한 것이 보인다. 즉 감귤나무는 "초여름인 양력 5월에 흰 꽃이 피고, 양력 7~8월에 열매가 커지고, 겨울에 들어 노랗게 먹기 좋게 익는 11월 말에 따서 귤피로 쓴다."[30]고 하였으니 다음과 같이 각각의 적기에 분류해서 채취하면 된다.

먼저 감귤의 꽃인 '귤화'[31]는 5월에 피는 꽃을 딴다. 덜 익은 푸른 청피는 꽃이 지는 5월 하순부터 노랗게 익기 전인 10월까지 채취한다. 감귤나무의 뿌리인 귤근은 수액이 뿌리로 흘러가서 가지와 잎이 마르는 시기인 가을 무렵, 즉 9월에서 10월 사이에 캔다. 잘 익은 귤과 관련된 귤, 귤피, 귤백, 귤홍, 귤락, 귤핵은 감귤이 노랗게 익기 시작하는 11월 하순부터 붉게 푹 익게 되는 다음 해 1월까지 채취한다. 귤은 상록수이기 때문에 이 파리인 귤엽은 일 년 내내 채취할 수 있지만 귤을 수확한 후인 12월부터 다음 해 2월까지가 가장 좋다.

약재를 가공하는
수치법(修治法)

약재는 자연에서 채집한 후 원형을 살리거나 혹은 필요한 부위만 선택하여 깨끗하게 보관하거나, 건조 등의 가공을 거쳐 냉암소에 저장한

---

30 "夏初生白花 六七月而成實 至冬黃熟乃可啖十月採", 허준, 1613, 『동의보감』; 대성문화사, 앞의 책 「탕액편」, 181쪽.
31 "柚花(C. grandis L.)를 약재로 쓰고 橘花라고도 한다.", 김창민 외, 앞의 책 권7, 4347쪽.

다. 이러한 것을 바로 '수치'라고 하는데 이는 법제(法製) 과정의 일부이다. 제대로 된 수치라고 하는 것은 우선 좋은 약재를 선택한 다음 질병의 종류와 치료 부위에 따라서 약재의 성질을 알맞게 변화시켜 약성 강화시키거나 약화시키기 위해 정해진 방법에 따라 제조함을 말하는 것이기도 하다.[32] 이렇듯 수치라는 가공과정을 거치는 것은 약리적 효과를 높이기 위해서 이뤄지는 것이다.

수치법은 현존 최초의 의서라는 『황제내경소문(黃帝內經素問)』의 「선명오기편(宣明五氣篇)」에서 시작됐다. 여기에 "다섯 가지 맛이 각각 작용하는 인체의 장기가 있는데 신맛은 간, 매운맛은 허파, 쓴맛은 염통, 짠맛은 콩팥, 단맛은 비위에 영향을 미친다.(五味所入 酸入肝, 辛入肺, 苦入心, 鹹入腎, 甘入脾)"[33]라는 내용이 나온다. 오미와 오장의 관계에 대한 생리학적 논의가 제제(製劑) 출현의 이론적 배경이 된다.

수치는 일명 수사(修事)[34]라고도 한다. 최초의 약물지(藥物志)인 『신농본초경(神農本草經)』을 보면 약재를 가공하는 것이 나오기는 하지만 매우 드물게 보인다. 따라서 수치에 대한 최초의 문헌은 2세기에 편찬된 『뇌

32   이상인, 앞의 책, 47쪽.

33   馬元臺 외, 1919년, 『황제내경소문영추합편』; 북경중서의학연구총회, 앞의 책 『소문』, 「선명오기편(宣明五氣篇)」 제23, 191쪽(재수록).

34   成都中醫學院, 1980, 『중약포제학(中藥炮制学)』, 상해과학기술출판사(上海科学技术出版社), 1쪽.

35   "『뇌공약대』는 雷公의 이름을 내건 약물학 저작물의 하나. 작자는 미상, 대략 2세기 초 편찬되었다고 보나, 원서는 남아 있지 않음.", 한의학대사전편찬위원회, 앞의 책, 38쪽. / 여기서 雷公은 송대(宋代) 『뇌공포자론』을 저술한 雷斅가 아니고, 중국 전설시대의 의가(醫家)를 말함. 황제(黃帝)의 신하로 침구학술(鍼灸學術)에 정통했다고 함.

공약대(雷公藥對)』[35]로 알려지고 있으나 현재 전해지지 않고 있다. 대신 5세기에 출간된 『뇌공포자론』의 저술이 후대에 많은 영향을 미친다.

『뇌공포자론』에서는 체계화된 한약 가공을 엿볼 수 있다. 약재를 정선, 절제하는 수치(修治)와 함께 약재에 보료, 즉 보조매개물을 더해 가공하는 포자(炮炙)란 가공방식도 함께 제시되고 있다. 수치와 포자의 두 가지 방법을 합쳐서 수제(修製) 또는 포제(炮製)라고 한다. 그리고 약재 그 자체가 보료로도 사용되어서 다른 약재를 가공하는 방법인 이른바 법제(法製)도 생겨난다. 이러한 다양한 가공 방식을 통틀어서 한의학에서는 제제(製劑)라고 한다.

12세기경 장원소(장위안쑤, 張元素)[36]가 자신의 저작인 『진주낭(珍珠囊)』에서 '인경보사설(引經報使說)'을 제창했다. '인경보사설'이란 약재로 사용되는 약물은 인체에 꼭 필요한 곳으로 보내져야만 하고 약물이 작용할 때는 정해진 법칙에 따라 일정한 경로인 경락을 따라서 각 장기마다에 약효물질이 흡수되어서 치병 효과를 나타내야 한다는 이론이다. 다시 말해서 '병을 치료하는 데 약을 끌고 가는 인경약(引經藥)을 같이 사용치 않으면 처방약이 제대로 효과를 발휘할 수 없다.'[37]는 것이다. 이 같은 학설에 힘입어서 한약은 인경약[38]으로 인해 처방의 성능이 변화, 강화되고 더

---

36 張元素(1151~1234): 자 결고(潔古). 금대(金代)의 저명한 의학가(醫學家). 역주(易州, 지금의 하북성 역현)인, 한의학대사전편찬위원회, 앞의 책, 256쪽.

37 "治病에 引經藥이 없으면 溫凉攻補하는 藥力이 治療效果를 발휘할 수 없다.", 이상인, 앞의 책, 45쪽.

38 인경약은 군약(君藥) 또는 좌사약(佐使藥)으로 작용하고, 약인(藥引)인 인자약(引子藥)은 단지 좌사약(佐使藥)으로만 작용한다.

욱이 직접적으로 질병의 해당 부위에 도달함으로써 발병의 원인을 찾아 직접 치료할 수 있다는 근거도 제시되게 된다. 이전과 달리 한약 가공이 약재의 보관에만 그치지 않고 치료효과를 더욱 증강시킬 수 있게 된 것이다. 특히 인경약의 경우에는 대부분이 주약(主藥)으로 사용되는 것들이지만 실제로는 약을 인경해가는 즉 끌고 가는 보조작용도 한다. 더구나 인경약은 탕약에 타서 복용하기도 하고 혹은 알약이나 가루약 등의 복용 때 물 대신에 쓰기도 한다. 이렇듯 약재들 간의 상승작용으로 인해서 사용되는 약들의 치료효과는 더 높아지게 된다. 그러한 작용 외에도 인경약은 부형제(賦形劑), 즉 복용을 쉽게 하도록 하기 위한 목적 등으로 정해진 다양한 형태를 만드는 보료로 사용되기도 한다. 이러한 한약의 가공방법은 오래전부터 꾸준히 이어져왔고 그 과정에서 중요한 한의약의 학설로 정립되어 왔다. 이는 오늘날에 와서도 꾸준히 인용되는 약재와 기타 물질을 배합하는 가공법의 근원을 제공하였고 한의학에 근거한 제약 발전의 토대가 되고 있다.

수치법(修治法)의
종류와 특징

오랜 세월을 거치면서 한약재의 가공방법은 복잡하게 발전해왔다. 한약재는 크게 나누자면 물(水)과 불(火)을 사용하여 제제하게 된다. 불을 사용하는 화제(火製)에는 하(煆), 외(煨), 자(炙), 초(炒)의 4법이 있고, 물을 사용하는 수제(水製)에는 지(漬), 포(泡), 세(洗)의 3법이 있다. 불과 물을 함께 사용하는 수화공제(水火共製)에는 증(蒸), 자(煮)의 2법이 있다.[39] 그 밖에도 여러 가지 방법이 있지만 여기서는 일단 감귤의 열매에 적용되는 수치법만을 간단히 소개하기로 한다.

① 외(煨): 잿불[灰火] 속에 집어넣어 굴리면서 익혀 독성[燥性]을 제거하는 법

② 자(炙): 숯불에 쬐거나, 꼬챙이에 꿰어 굽거나[40], 액체의 보조재료를 첨가해 볶아 약물의 성질이 지나치거나 치우치지 않는 중화성(中和性)을 취하는 방법

③ 초(炒): 용기의 위에 약재를 놓고, 밑에서는 가열하면서 저어 볶는 것

④ 지(漬): 침(浸), 침윤(浸潤)이라고도 하는데 담그는 법이다. 기온에 따라 봄에 5일, 여름 3일, 가을 7일, 겨울에는 10일간 약재를 액체의 보조재료에 담근다.

⑤ 포(泡): 몹시 맵고 아린 성질을 없애고자 끓는 물에 우리는 방법[41]

⑥ 세(洗): 약재를 목적에 따라 액체의 보조재료로 씻는 것

⑦ 증(蒸): 시루에 약을 넣고 찌는 것

⑧ 자(煮): 액체의 보료에 넣고 바싹 삶는 것으로 독성을 제거하기 위하여 사용할 때도 있다.[42] 약탕관으로 달이는 것도 해당된다.

---

39   이상인, 앞의 책, 47, 48쪽.

40   산적(散炙).

41   '우리다'는 어떤 약재를 액체에 담가 맛이나 빛깔 따위의 성질이 액체 속으로 빠져나오게 하는 것으로 온도에 관계없으나, 포(泡)는 뜨거운 물에 우리는 것을 말한다. '데치다'는 물에 넣어 살짝 익히는 것으로 초(抄), 작(焯)이라 한다.

42   이상인, 앞의 책, 47쪽.

⑨ 오(熬): 음식을 만들 때 양념이나 보료가 배어들게 조리는 것을 말한다.

⑩ 작(炸): 끓는 기름에 넣어서 튀겨 익히는 법[43]

⑪ 림(淋): 약물을 가지런히 쌓아서 청수를 위에서 아래로 2~4차례 뿌려 약재가 부드러워지면 그친다.[44]

⑫ 폭(曝): 직사광선 아래서 약물을 급히 건조시키는 것[45]

⑬ 배(焙): 불에 쬐면서 말리거나 석쇠에 놓고 그 위에 종이를 깔고 말리는데 눋지 않게 하는 것이다.[46]

불을 사용하는 4가지 수치법 중 좋은 향기를 취하는 초법(炒法)과 액체의 보조재료를 첨가하는 자법(炙法)이 감귤류 제제에 예전부터 많이 사용되고 있다. 초법과 자법을 이용해 불로 한약 가공을 위해 볶거나 굽는 것은 세 가지 방식으로 나뉜다. 그 첫 번째가 바로 청초법(淸炒法)[47]인데, 이는 약재 자체만을 볶는 것이다. 다른 하나는 한약에 고체의 보조재료를 첨가해 볶는 일명 가보료초법(加輔料炒法)[48]이다. 고체의 보조재료로는 여러 가지가 사용되는데 그 가운데에서도 가장 많이 사용하는 것이 밀기울이다. 세 번째의 방법은 한약에 액체의 보조재료를 첨가해 볶거나 굽

---

43 짜장면은 炸醬麵 zhajiang mian 에서 나온 말이다.

44 成都中醫學院, 앞의 책, 23쪽.

45 이상인, 앞의 책, 48쪽.

46 이상인, 앞의 책, 47, 48쪽.

47 "不加輔料的炒法称謂淸炒法", 성도중의학원, 앞의 책, 33쪽.

48 "藥物加入固體輔料同炒的方法称謂加輔料炒法", 성도중의학원, 앞의 책, 50쪽.

는 자법(炙法)[49]이다. 고체보료를 사용하는 경우 볶고 난 다음에는 보료를 제거하고서 약재로 사용하는 반면에 액체보료를 사용하는 경우에는 보료와 약재가 일체화를 이뤄 성능의 변화와 함께 더 잘 보관할 수 있다는 장점이 있다.

보료 없이 약재만을 볶는 '청초법(淸炒法)'에는 약재 고유의 냄새가 나면서 약재의 표면이 노랗게 되게 볶는 '초황(炒黃)', 타는 냄새가 나게 약재 표면이 조금 탈 정도로 그을리게 볶는 초초(炒焦), 그리고 초탄(炒炭)[50]이라고도 불리는 약재 본래의 성질을 없애지 않으면서 약재가 숯처럼 속까지 타게 볶는 초흑(炒黑), 이렇게 세 가지 방법이 있다. 한편 고체보료를 사용하여 볶는 방법인 '가보료초법'에는 밀기울로 볶는 부초(麩炒)와 좋은 흙으로 볶는 토초(土炒)의 두 가지 방법이 대표적이다.

액체의 보료를 사용하는 자법(炙法)에는 술로 볶거나 굽는 주자(酒炙), 식초로 볶거나 굽는 초자(醋炙), 소금물로 볶거나 굽는 염자(鹽炙), 생강즙으로 볶거나 굽는 강자(薑炙), 그리고 꿀로 볶거나 굽는 밀자(蜜炙) 등의 방법이 있다.

한국과 중국, 일본의 동북아시아 3국에서는 공히 한의학이 발달했는데 일본에서는 구로야키(흑소, 黑燒)라고 하는 특이한 가공방법을 찾아볼

---

49 "藥物加入定量液體輔料拌炒(중략)称爲炙法", 성도중의학원, 앞의 책, 66쪽.

50 燒存性(불로 가열해 태우되 완전히 재로 만들지 않아, 형체가 그대로 남아 있어, 그 물건을 알아 볼 수 있는 상태의 물질이 가진 성질). 약재가 炭化하게 되면 공기 중 산소와 결합하여 탄화칼슘만 남게 된다. 비록 태웠지만 약재 고유의 성질을 갖게 되어 소존성이라 하고 수렴, 지혈, 지사작용이 생긴다. 또 태우면 苦味와 辛味가 강해진다. 따라서 고미로서 下氣시키고, 신미로서 막힌 것을 뚫는다.

수 있다. 일본에서는 전통적으로 식물이나 동물을 새카맣게 태워서 약으로 사용하는데 그렇게 가공하는 대상이 무려 500여 종에 달한다. 어떤 물질에 열을 가하면 숯으로 변화하게 되는데 그 과정에서 새로운 각종 유기물이 생성된다고 보아서 지금도 일본에서는 전통요법으로 자주 사용된다. 여전히 과학적으로 효과를 입증하지는 못하고 있지만 부작용이 적으면서도 어느 정도의 효과를 보여주고 있어서 지속적으로 사용되고 있는 것이다. 구로야키를 이용한 치료에 사용되는 것들을 예로 들자면 설사에 효능을 보인다는 절인 매실을 사용하는 우메보시(梅干)[51] 구로야키, 천식에 사용하는 다시마 구로야키, 폐결핵에 처방하는 장어 구로야키, 기침약으로 쓰이는 호박꼭지 구로야키 등이 있다.

약재를 볶거나 굽는 수치이기 때문에 그러한 가공과정에 사용하는 그릇, 즉 용기 역시도 어떠한 것이 좋은지에 대한 다양한 주장들이 존재해 왔다. 18세기 초반의 일본 한의학자 데라시마료안(寺島良安)은 『화한삼재도회(和漢三才圖會)』라는 저술에서 "불로 물체를 말리는 것을 쬔다고 하고, 불로 말리면서 졸이는 것을 볶는다고 한다. 대개 볶는 경우에는 질그릇을 사용하고, 불에 쬐려면 배롱을 쓴다.(以火乾物曰焙, 火乾熬曰炒, 蓋炒則用沙鍋, 焙則用焙籠)"[52]고 각각의 경우에 적당한 용기류를 제시했다. 같은 책에 배롱(焙籠)이라는 것에 대한 설명도 구체적으로 제시되어 있는데, 이에 대해 "본디 화로에 씌워 놓고 젖은 옷 따위를 얹어 말리는 기구이다. 흰

---

51   매실장아찌(うめぼし): 매실 살을 소금에 절인 뒤, 꺼내 햇빛에 말린 식품으로, 6월경에 차조기잎을 넣어서 절인 것이 많다. 梅(うめ).

52   국제신문 2011년 10월 13일. www.kookje.co.kr/mobile/.

대오리나 좁은 쇠테로 만든다. 달리 배로(焙爐)라고 쓰기도 하는데 이때는 가마솥 따위로 대신하기도 한다."[53]라고 덧붙이고 있다.

한편 해당 저술에서는 "사과(沙鍋)의 경우는 사과(砂鍋)로도 표기하거니와, 자기를 만드는 흙에 모래를 섞어 만든 그릇이다. 이는 다른 물질과 반응하지 않기 때문에 음식의 본맛이나 약재의 약성(藥性)을 지켜주는 좋은 그릇이다."[54]라고 했는데, 약성을 제대로 지켜주는 그릇에 예전부터 관심이 지대했음을 잘 보여주고 있다. 이는 결국 가공방법에 따른 용기의 중요성을 말하고 있다. 특히 질그릇은 다른 물질과 반응하지 않아 음식 본연의 맛이나 약재의 성질을 제대로 지켜주기 때문에, 질그릇이 수치용의 용기론 안성맞춤이라 하는 것이다.

수치(修治)에 대해 제대로 알기 위해서 꼭 필요한 것에는 다른 한편으로 인경약(引經藥)과 인경보사(引經報使)가 있다.

12세기 중국의 장원소(장위안쑤, 張元素)는 『진주낭약성부(珍珠囊藥性賦)』에서 '인경보사설(引經報使說)'을 제창했는데, 이 학설은 그의 제자인 이고(리가오, 李杲)에게로 이어지게 된다. 우리나라에 전래가 된 것은 『동의보감』에서 확인할 수 있는데, "머리나 얼굴 등 높은 부위의 병을 치료하는데는 술을 넣고 달이고, 몸에 습(濕)한 기운을 다스리려면 생강을, 원기(元

---

53   국제신문 2011년 10월 13일. www.kookje.co.kr/mobile/.

54   국제신문 2011년 10월 13일. www.kookje.co.kr/mobile/.

55   파의 줄기에서 뿌리에 가까이 있는 하얀 밑동.

56   "若治至高之病加酒煎 去濕以生薑 補元氣以大棗 發散風寒以蔥白 去膈上病以蜜", 허준,
      1613, 『동의보감』; 대성문화사, 앞의 책 「탕액편」, 42쪽.

氣)를 보하는 데는 대추를, 바람과 추위를 몸 밖으로 날려 없애려면 총백(葱白)[55], 횡격막 위에 생긴 질환을 치료할 때는 꿀을 넣고 달인다."[56]고 한 것에서 잘 엿볼 수 있다. '인경보사설(引經報使說)'은 이고(리가오, 李杲)의 뒤를 이어 왕호고(왕하오꾸, 王好古), 나천익(뤄텐이, 羅天益) 등에게 이어지다가 16세기에 이르러 이천(리찬, 李梴)이나 이시진(리스쩐, 李時珍) 그리고 17세기에 이르러 공정현(공팅셴, 龔廷賢)에 의해 체계적으로 정립된다. 우리나라에서는 17세기의 허준, 19세기의 황도연이 저술한 책에 인용된 이후로 지금까지도 여전히 한의약 처방에 꾸준히 사용되고 있는 상황이다.

'인경(引經)'이라는 것은 어느 한 가지의 약물이 인체의 특정한 장부와 경락의 병변에 대하여 현저한 효능을 나타내게 하는 작용을 말하는데, 달리 인입(引入)이라는 용어를 사용하기도 한다.[57] 이처럼 인경작용을 하는 약물을 '인경약'이라 말한다.

17세기 허준의『동의보감』「탕액편」의 '제경인도(諸經引導)'라는 항목을 보면 여러 가지 종류의 인경약들이 기술되어 있는 것을 볼 수 있다. 그런데『동의보감』에 제시된 인경약에는 다른 무엇보다 감귤 모양 열매의 약재가 많이 사용되는 것을 볼 수 있으며 그중에서도 청피(靑皮)야말로 가장 많이 사용된 인경약[58]인 것을 확인할 수 있다. 또한 황도연의『의종

---

57 한의학용어제정위원회, 2006,『표준한의학 용어집』, 함춘한학, 305쪽.

58 "引經藥(중략) 少陽經手柴胡足靑皮 厥陰經手柴胡足靑皮(중략) 肝引經柴胡川芎上行 靑皮下行 膽引經柴胡川芎上行 靑皮下行(중략) 心包引經柴胡上行 川芎靑皮下行 三焦引經柴胡川芎上行 靑皮行下(중략) 心下痞須用枳實(중략) 破滯氣須用枳殼(중략) 寒痰痞塞須用陳皮(중략) 去滯氣須用靑皮(중략) 宿食不消須用枳實(중략) 氣刺痛須用枳殼(중략) 小腹痛須用靑皮(중략)", 허준, 1613,『동의보감』; 대성문화사, 앞의 책「탕액편」, 51,52,53쪽.

손익』을 보면 인경약 가운데에서도 생강(薑) 3편, 대추(棗) 2개를 한 제의 약에 달일 때 많이 사용하는 것을 볼 수 있다. 이러한 내용은 황도연의 아들인 황필수(黃泌秀)가 발간한『방약합편』에도 잘 나와 있다. 어찌 보면 황도연 이후로 우리나라에서는 몸의 습(濕)한 기운을 다스리고 위(胃)를 따뜻하게 하는 생강과 한약의 쓴맛을 줄이고 원기(元氣)를 보하며 영양을 더욱 풍부하게 하는 대추를 환자의 증상을 분별한 다음 맞다고 판단되면 즐겨 처방하게 된 것이다.

5장

감귤을 이용한
약재와 진피

감귤을 이용한 약재와
진피

감귤은 통째로 먹어도 다양한 효과를 내는 유용한 식물이다. 감귤에는 다량의 비타민C가 함유되어 있어 감기의 예방과 치료에 효과가 있음은 널리 알려져 있다. 감귤은 알칼리성을 가지는 과일로 혈액이 산화해서 발생하는 피로를 빠르게 회복시켜주는데, 장기간에 걸쳐 먹으면 산성체질을 약알카리성 체질로 개선해 준다. 다양한 유효물질을 풍부하게 함유하고 있기 때문에 피부를 매끄럽게 하고 혈색을 좋게 만들어 피부미용에 좋으며 빈혈의 예방과 치료에도 효과가 크다. 유효물질 중에서도 감귤 껍질에 많이 함유된 헤스페리딘은 특히 고혈압 예방과 중풍에 효과가 있다. 감귤의 다른 유효물질들은 항균작용, 항암작용을 한다고 알려져 있기 때문에 건강한 삶을 영위하는 데 있어서 필수적이다.

또한 감귤나무에서 만들어지는 약재들은 칼슘과 비타민이 풍부해서 성장기에 있는 어린이들에게 도움이 된다. 여행 중에 생기는 멀미 혹은 이코노미클래스증후군[1]에도 뛰어난 효과를 보이는데, 이는 임신오저를 겪는 임산부의 건강관리에도 필수적인 이유가 된다. 수험생에게는 감귤의 산뜻한 향기와 새콤한 맛이 학업능률을 높이는 효과를 보인다고 알려져 있다. 비만의 치료에도 효과를 보이는 임상결과가 속속 보고되고 있다. 감귤을 먹게 되면 기분을 좋게 해주기 때문에 우울증이나 화병의 완화에도 도움을 준다. 식욕증진은 물론이고 소화를 촉진하는 작용을 하기 때문에 식사 전후에 먹으면 좋은 최고의 영양식품이다. 코로나19를 비롯한 전염성이 강한 질환이 유행하는 시기에는 면역력을 강화해주는 효과가 크다.

이렇게 감귤은 건강관리에 유용한 식물이기 때문에 예전부터 약재로 사용해왔고, 약효를 증진시키기 위한 다양한 연구 노력들이 있었다. 일단 감귤속에 속하는 나무들마다의 효과를 알아내는 것이 필수적이었고, 이를 통해 감귤을 다양한 방법으로 가공하고 보관하는 법을 찾아냄으로써 뛰어난 약재로 오랫동안 사용되어 왔다.

먼저 감귤속에 속하는 나무들이 갖는 각각의 효능 차이에 대해 검토해 보고자 한다. 다음으로는 감귤나무의 각 부위마다 효능에 있어서 어떠한 차이가 있는지 살펴보고자 한다. 그리고 마지막으로 훌륭한 진피를 만들려면 어떤 감귤속 나무의 열매를 사용해야 하는지 그리고 왜 유독 다른 부분이 아닌 껍질을 약재로 사용했는지에 대해서 알아보고자 한다.

---

1   economy class syndrome: 좁은 좌석(이코노미석)에 장시간 앉아 있을 경우, 특히 다리 정맥에 어혈인 혈괴가 발생하여 떨어져 나온 피떡이 심장을 거쳐 폐동맥으로 흘러가 폐색전(肺塞栓), 또는 뇌로 흘러가 뇌졸중을 일으키는 질환. 심부정맥혈전증(deep vein thrombosis, DVT)이라고도 한다.

감귤속 나무들의
약재 사용과 효능

금감(金柑),
금귤(金橘)

금감(金柑)의 약효는 감귤과 대동소이한 것으로 알려져 있다. 즉, "기운을 다스려 답답함을 풀고, 가래를 삭이며, 술을 빨리 깨게 하는 효능이 있다. 또 식욕부진에도 좋다."[2]는 것이다. 특히 껍질에 약효성분이 많아 통째로 먹는 것이 더욱 좋은 것으로 알려져 있다. 효과적으로 먹는 방법은 "꿀로 졸여 먹는 것"[3]이 좋다고 하는데, "꿀에 담가 먹으면 향기롭고 상큼하면서 맛있다."[4]고 옛 문헌에도 나와 있다. 한편으로는 "소고기육회

---

2   김창민 외, 앞의 책 권2, 716쪽.

3   李時珍, 1590,『본초강목』; 대성문화사, 앞의 책 권41, 639쪽.

4   李時珍, 1590,『본초강목』; 대성문화사, 앞의 책 권41, 639쪽.

나 생선회에 사용하여 풍미를 더하거나, 식초에 넣어 먹으면 더욱 향기롭고 맛있다."는 것 역시도 잘 알려져 있다. 요즘은 드물게 먹는 방법이지만 금감을 소금에 절여서 목이 아플 때 뜨거운 물에 타서 차로 마시거나 먹어도 좋다. 그냥 "달여 먹거나 차에 담가 복용"[5]하지만 한편으로는 "설탕에 절인 다음 납작하게 눌러 떡으로 만들거나"[6] 절이지 않고 다만 설탕과 함께 끓여 먹어도 되고 술을 먹을 때에 금감을 넣어 마셔도 좋다.

일반인이 잘 모르는 금감의 중요한 효능 부위는 바로 뿌리, 즉 금귤근(金橘根)이다. 금귤근(金橘根)은 "금귤의 뿌리로 휘발성이 강한 기름 성분(volatile oils)이 들어 있다. 식욕을 증진시키고, 근육과 경락을 푸는 효능이 있다. 또한 위가 아파 음식을 토하는 증상, 나력[7], 헤르니아, 산후복통, 자궁하수에 다른 약재와 같이 사용하여 치료한다."[8]고 알려져 있다. 한편으로 금귤의 잎사귀인 금귤엽(金橘葉)에도 효능이 보고되고 있는데, "비타민 C(vitamin C) 함량이 열매보다 많고, 화(火)를 잘 풀리게 하며, 식욕을 증진시킨다."[9]는 것이다. 또한 금귤의 씨앗인 금귤핵(金橘核)은 "눈병과 후비(喉痺)[10]와 림프절 결핵을 치료한다."[11]고 알려져 있다.

---

5   김창민 외, 앞의 책 권2, 716쪽.

6   김창민 외, 앞의 책 권2, 716쪽.

7   나력(瘰癧)은 목과 귀 또는 겨드랑이에 멍울인 담핵(痰核)이 생겨 쉽게 삭지 않는 병으로 결핵성과 비결핵성으로 나눈다.

8   김창민 외, 앞의 책 권2, 716, 717쪽.

9   김창민 외, 앞의 책 권2, 717쪽.

10   후두부(喉頭部)가 아프고 부어올라 막히게 되는 증상.

11   김창민 외, 앞의 책 권2, 718쪽.

첨등(甛橙)과
등자(橙子)

    첨등(甛橙)은 우리나라에서는 '당귤' 또는 '오렌지'라 하는데, 첨등(甛橙)의 과육에는 "궐음(厥陰)에 막힌 기운을 움직이게 하여, 간기(肝氣)로 오는 왼쪽 옆구리 동통을 멈추게 한다. 기(氣)를 내리고 팽창되는 것을 줄이는 작용이 있어 양명경(陽明經)으로 움직여 젖이 나지 않는 증상을 치료하는"[12] 효능이 있는 것으로 알려져 있다. 과육의 성분으로는 "플라보노이드배당체(flavonoid glycosides), 락톤(lactone), 알칼로이드(alkaloid), 유기산 등을 함유하고 있다. 플라보노이드배당체에는 헤스페리딘(hesperidin), 나리루틴(narirutin), 디디민(didymin)[13], 나린긴(naringin) 등이 함유되어 있다. 락톤에는 디락톤(dilactone)의 쓴맛 성분인 리모닌(limonin) 및 그의 파생물인 리모노산 에이-고리-락톤(limonoic acid A-ring-lactone)이 함유되어 있다. 그리고 유기산의 주성분은 구연산(citric acid), 사과산(malic acid)이다. 이 외에 당류, 비타민, 칼슘, 인, 철 등을 함유하고 있다."[14]

    등엽(橙葉)은 첨등(甛橙)의 잎으로 정유가 0.2~0.3% 함유되어 있는데, 그중 주요한 성분은 리나룰(linalool), 시트랄(citral), 리모넨(limonene) 등이다. 짓찧어 창(瘡)[15]에 펴서 바르거나 붙이면 통증을 멈추게 하고 어혈을

---

12   김창민 외, 앞의 책 권9, 5428쪽.

13   isosakuranetin7-O-rutinoside.

14   김창민 외, 앞의 책 권9, 5428쪽.

15   "피부 표천부(表淺部)에 발생하는 질환의 총칭", 한의학용어제정위원회, 앞의 책, 360쪽. / 피부가 헐거나, 부스럼, 종기 따위.

없앨 수 있다."[16]

등피(橙皮)는 첨등의 껍질을 말하는데, 황과피(黃果皮) 혹은 이진피(理陳皮)라고도 한다. 성분으로는 "정유가 1.5~2% 함유되어 있는데, 그 정유의 주요 성분은 데칸알(decanal), 시트랄(citral), 리모넨(limonene) 및 옥틸-알코올(octyl-alcohol) 등이다."[17] 등피의 약효는 "아교처럼 엉겨있는 묵은 가래와 맺힌 가래를 없앤다. 초기의 화농성유선염에는 달인 물을 뜨겁게 덥혀 아픈 곳을 수차례 씻는다. 식욕부진과 가슴과 배가 불어올라 배가 아프거나 뱃속에서 꾸르륵꾸르륵 소리가 나며 대변이 묽거나 설사가 나는 것도 치료한다."[18]고 되어 있다. 그러나 "아이들이 등피를 대량으로 먹으면 심하게 장(腸)이 꼬이는 아픔과 경련이 일어나거나 심지어 죽기까지 한다는 보고가 있다."[19]는 경고도 있으니 복용에 있어서 주의를 기울일 필요가 있다.

첨등(甜橙)과 용어가 비슷해 보이지만 소유자라 불리는 등자(橙子)는 주로 과피를 약재로 사용하지만, 과육도 사용할 수 있다. 등자(橙子)의 과육이 함유하는 주요 성분을 보면 "헤스페리딘(hesperidin), 구연산(citric acid), 사과산(malic acid), 호박산(succinic acid), 당류, 펙틴(pectin), 비타민 등을 함유한다. 또한 기름 성분인 정유가 0.1~0.3% 함유되어 있는데, 그중 주요한 것은 게라니알(geranial), 리모넨(limonene)이고, 테르펜(terpenes), 알

---

16   "搗爛敷瘡 能止疼散瘀", 김창민 외, 앞의 책 권3, 1469쪽.
17   김창민 외, 앞의 책 권9, 5428쪽.
18   김창민 외, 앞의 책 권3, 1476, 1478쪽.
19   김창민 외, 앞의 책 권3, 1476쪽.

데하이드(aldehyde), 케톤(ketone), 페놀(phenol), 알콜(alcohol), 에스테르형 산 (ester형 acid), 쿠마린(coumarins) 등 70여 종의 성분도 함유되어 있다."[20]고 되어 있다.

등자(橙子)의 과육은 "맛이 시며 성질은 차고 독이 없는"[21] 성미를 갖는데, 맹선(멍센, 孟詵)은 "유자(柚子)를 약으로 쓰지는 않았으나, '등(橙)'은 과육과 껍질을 모두 약으로 썼다." 그리고 먹는 법에 대해서도 밝힌 바, "과육을 소금과 꿀에 버무려 메스꺼움에 잘근잘근 씹어 먹었다."[22]고 전해진다. 후일에 진사량(천스량, 陳士良)은 등자의 "풍기(風氣)를 움직이게 하는 약효가 영기(癭氣)[23]와 나력(瘰癧)을 치료하고, 생선과 게의 독을 없앤다. 그러나 성질이 따뜻하여 많이 먹으면 간(肝)의 기운을 상하게 하거나 허열(虛熱)이 발생한다."[24]고 하였다. 마지(마즈, 馬志)는 더욱 자세하게 "과육의 신 즙을 물로 씻어 제거하고 썰어서 소금과 꿀로 버무린 다음 조려서 저장해 두었다가 메스꺼움이나 트림[25], 나쁜 입냄새를 제거하는 데 사용할 수 있다."[26]고 설명하고 있다. 18세기에 들어 황원어(황위안위, 黃元御)가

---

20   김창민 외, 앞의 책 권3, 1471쪽.

21   "氣味 酸寒無毒", 李時珍, 1590, 『본초강목』; 대성문화사, 앞의 책 권41, 637쪽.

22   "橙 溫 去惡心 胃風 取其皮 和鹽貯之 又 瓤 去惡心 和鹽蜜 細細食之", 孟詵, 8세기, 『식료본초』; 張鼎, 앞의 책, 493쪽.

23   "기혈이 응체되어 생기는 질병으로 갑상선종대에 속하는 질병이다.", 한의학용어제정위원회, 앞의 책, 256쪽.

24   "士良日 暖 多食傷肝氣 發虛熱 (중략) 行風氣 療癭氣 發瘰癧 殺魚蟹毒", 李時珍, 1590, 『본초강목』; 대성문화사, 앞의 책 권41, 637쪽.

25   위중부풍(胃中浮風)으로 위풍(胃風) 즉 '트림'이다.

26   "洗去酸汁 切和鹽蜜 煎成貯食 止惡心 能去胃中浮風惡氣", 李時珍, 1590, 『본초강목』; 대성문화사, 앞의 책 권41, 637쪽.

"마음을 느긋하게 하여 기운을 편하게 하며 숙취를 푸는 효능이 있다."[27]
고 하였고 조학민(자오쉐민, 趙學敏)의 경우에는 "기운이 약하여 오는 나력
에는 사용하지 말라."[28]고 조언한 바 있다.

등자(橙子)의 껍질이 바로 등자피(橙子皮)인데 등자의 "껍질성분에는
헤스페리딘(hesperidin), 정유, 펙틴(pectin), 카로틴(carotene) 등이 함유되어
있다."[29]고 한다. "맛은 쓰고 매우며 성질은 따뜻하고 독이 없어"[30]서 과
육과 마찬가지로 즐겨 먹었다. 맹선(멍셴, 孟詵)이 "등(橙)의 껍질을 소금에
버무려 재워두었다가 메스꺼움과 트림에 사용"한다고 처방한 이후 다양
한 치료에 광범위하게 응용하기 시작하였다. 이를 발전시켜 마지(마즈, 馬
志)는 "장이나 식초를 만들어 먹으면 향기롭고 맛있으며, 장위(腸胃)의 나
쁜 냄새를 흩어 내고, 음식을 소화시켜 기운을 내리기에 트림을 제거한
다."[31]면서 용법과 효능을 구체적으로 제시한 바 있다. 한편 구종석(코우
쫑스, 寇宗奭)은 "등피는 지금 단지 과일처럼 쓰거나 알맞은 수프나 탕을 만
들어 손님 접대하는 데 쓰지, 약에 넣는 것은 보지 못하였다. 그러나 숙취
가 풀리지 않을 때 먹으면 신속하게 깨어난다."[32]고 하여 숙취해소에 효
능이 있음을 강조하였다. 그 후로『본초강목』에는 "설탕으로 만든 등정

---

27   "寬胸利氣 解酒", 김창민 외, 앞의 책 권3, 1472쪽.

28   김창민 외, 앞의 책 권3, 1472쪽.

29   김창민 외, 앞의 책 권3, 1473쪽.

30   "皮 氣味 苦辛 溫 無毒", 李時珍, 1590,『본초강목』; 대성문화사, 앞의 책 권41, 637쪽.

31   "作醬醋香美 散腸胃惡氣 消食下氣 去胃中浮風氣", 李時珍, 1590,『본초강목』; 대성문화
     사, 앞의 책 권41, 637쪽.

32   "宗奭曰 橙皮今只以爲果 或合湯待賓 未見入藥 宿酒未解者 食之速醒", 李時珍, 1590,『본
     초강목』; 대성문화사, 앞의 책 권41, 637쪽.

(橙丁)³³은 맛이 달고 좋아 가래를 삭이고 기를 내리며, 가슴과 뱃속을 편안하게 하여 주독을 풀어 준다."³⁴고 하였고 등자의 껍질로 떡³⁵을 만들어 치료에 사용한 기록도 볼 수 있다. 우리나라에서 흔히 유자청 또는 유자로 만든 '마멀레이드'라 하는 것이 바로 등당(橙糖)인데, 이를 만들어 위와 같은 경우에 사용한 것이다.³⁶ 19세기에 와서는 왕사웅(왕스슝, 王士雄)이 『수식거음식보(隨息居飮食譜)』에서 "구역질을 멎게 하고, 식욕을 돋우게 하며, 생선과 게의 독을 없앤다."³⁷고 하였다.

등자(橙子)의 씨를 등자핵(橙子核)이라고 부르는데, 등자의 씨에는 "지방(fat), 단백질(protein), 리모닌(limonin), 노밀린(nomilin)"³⁸ 등의 성분이 있는 것으로 알려져 있다. 등자씨를 약재로 사용한 기록을 보면 장시철(장스처, 張時徹)은 갑자기 허리가 삐었을 때 사용하였다고³⁹ 했으며, 이시진(리스쩐, 李時珍)은 "얼굴의 기미와 여드름에 물을 섞어 가루 내어 밤마다 발라 주면"⁴⁰ 좋다고 하였다. 한편 조기광(자오치꽝, 趙其光)은 소변이 잘 나

---

33 소유자 껍질을 깍두기 모양으로 자르고 설탕에 절인 것.

34 "糖作橙丁 甘美 消痰下氣 利膈寬中 解酒", 李時珍, 1590, 『본초강목』; 대성문화사, 앞의 책 권41, 637쪽.

35 "찧어 떡처럼 둥글넓적하게 만들어 먹거나 갈아 가루 내어 복용한다.", 김창민 외, 앞의 책 권3, 1473쪽.

36 "橙子皮(중략) 消食 散腸胃中惡氣 浮風 宿酒未醒 食之速醒(중략) 今之橙糖 卽此也", 허준, 1613, 『동의보감』; 대성문화사, 앞의 책 『탕액편』, 187쪽.

37 "止嘔醒胃 殺魚蟹毒", 김창민 외, 앞의 책 권3, 1473쪽.

38 김창민 외, 앞의 책 권3, 1473쪽.

39 "閃挫腰痛 橙子核 炒研 酒服三錢 卽愈 『攝生方』", 李時珍, 1590, 『본초강목』; 대성문화사, 앞의 책 권41, 637쪽.

40 "面䵟粉刺 濕研 夜夜塗之", 李時珍, 1590, 『본초강목』; 대성문화사, 앞의 책 권41, 637쪽.

오지 않는 증상에 사용하기도 하였다.[41] 『본초강목』을 보면 "치질로 붓고 아픈 증상에 1년 동안 바람에 말린 등자를 통 속에 넣고 태워 환부에 연기를 쐬면 신묘하게 효과가 있다."[42]고 하였다. 우리나라에서는 "등자를 썰어서 좋은 술에 담가 부드러운 액체로 만들어 손발이 트는 데 특효약으로 사용하였다. 얼굴에 바르면 피부가 부드러워지고 피부가 거친 데도 역시 좋다."[43]고 하여 피부미용에 응용한 것이 기록에 보인다.

유자

유자(柚子) 역시도 좋은 성분이 많은 것으로 알려져 있다. 유자의 과육에 들어있는 주요한 성분에는 "나린긴(naringin), 폰시린(poncirin), 네오헤스페리딘(neohesperidin), 카로틴(carotene), 비타민(vitamin) B1, B2, C, 니코틴산, 칼슘, 인, 철, 당류, 정유 등이 있다."[44]고 되어 있으며, 성질을 보면 "맛은 시고 약간 달며 성질은 차고 독이 없다."[45]고 알려져 있다. 그런데 맹선(멍셴, 孟詵)은 "유자의 과육은 맛이 시어 먹을 수 없고 병을 일으킬 수 있다."[46]고 생각하여 약재로 사용하지는 않았다. 그러다가 10세기에 들

---

41   『본초구원(本草求原)』治疝氣 諸淋 血淋", 김창민 외, 앞의 책 권3, 1474쪽.

42   "痔瘡腫痛 隔年風乾橙子 桶內燒煙熏之 神效『醫方摘要』", 李時珍, 1590, 『본초강목』; 대성문화사, 앞의 책 권41, 637쪽.

43   심상룡(沈相龍), 1976, 『한방식료해전(漢方食療解典)』, 創造社. 489쪽.

44   김창민 외, 앞의 책 권7, 4299쪽.

45   김창민 외, 앞의 책 권7, 4300쪽.

46   "柚 味酸 不能食 可以起病", 孟詵, 8세기, 『식료본초』; 張鼎, 앞의 책, 228쪽.

어서면서 일화자(르화즈, 日華子)가 "위와 창자에 나쁜 기운을 없애는 작용이 있어 임신부의 식욕부진, 소화불량, 음주 후 주독과 입냄새를 없앤다."[47]고 한 다음부터는 과육을 약재로 사용한 것이 보인다. 이시진(리스전, 李時珍)에 이르게 되면 처방과 활용법이 늘어나 "가래로 기침이 나는 증상에 '문단유(文旦柚)'의 씨를 제거하고 썰어서 사기로 만든 병에 술을 넣고 담근 다음 하룻밤 밀봉해 두었다가, 다시 이것을 푹 삶은 후, 꿀을 넣고 잘 섞은 다음, 자주 입에 물고 있다가 삼켜 치료한다."[48]고 하였다. 유자의 과육은 물론이고 껍질도 같이 약으로 쓰는 전통은 지금까지 이어지고 있다.

유자의 껍질이 바로 유피(柚皮)이다. 유자 껍질의 성질에 대해서는 "맛이 맵고 달고 쓰며 성질은 따뜻하고 독이 없다."[49]고 되어 있다. 그리고 주요한 성분을 보면 "정유 0.3~0.9%가 들어있는데 그 주요성분은 시트랄(citral), 게라니올(geraniol), 리나룰(linalool), 메틸 안트라닐레이트(methyl anthranilate) 등"[50]이 있다고 알려져 있다. 주요한 사용법을 보면 5세기 도홍경(타오훙징, 陶弘景)은 "화가 치밀 때 먹으면 나쁜 기운을 내리지만 약에 넣지 않았다."[51]고 하였다. 8세기 맹선(멍셴, 孟詵)도 약으로 사용하지 않

47 『일화자제가본초(日華子諸家本草)』: 治姙孕人食少竝淡 去胃中惡氣 消食 去腸胃氣 解酒毒 治飮酒人口氣", 김창민 외, 앞의 책 권7, 4300쪽.

48 "痰氣咳嗽 用香欒 去核切 砂瓶內浸酒 封固一夜 煮爛 蜜拌勻 時時含咽", 李時珍, 1590, 『본초강목』; 대성문화사, 앞의 책 권41, 638쪽.

49 김창민 외, 앞의 책 권7, 4341쪽.

50 김창민 외, 앞의 책 권7, 4299쪽.

51 "下氣 宜食 不入藥 弘景", 李時珍, 1590, 『본초강목』; 대성문화사, 앞의 책 권41, 638쪽.

았던 것으로 보인다. 하지만 B.C. 4세기경 기술된『열자(列子)』에 보면 "껍질에서 낸 즙을 먹어 분노로 인해 팔다리의 끝부분이 싸늘해지는 병을 멎게 한다."[52]고 한 것이 보이는데 오래전부터 스트레스를 줄이는 처방에 사용해왔음을 알 수 있다. 그래서인지 이시진(리스쩐, 李時珍)은 "음식을 소화시켜 가슴을 시원하게 하고, 화가 나서 속이 끓는 것을 흩어 내며, 가래를 삭인다."[53]고 서술하였다. 현대에 와서『중약대사전』에서는 "술독, 콩팥 이상으로 인한 부종, 체증, 가래기침, 산증"[54] 등의 다양한 질환에 응용하고 있다. 그러나 주의사항 역시 보이는데, "임신부 및 기운이 허약한 환자에게는 쓸 수 없다."[55]고 되어 있다.

한편으로는 유자의 잎사귀와 꽃, 뿌리와 씨앗도 약재로 사용한 기록이 보인다. 유자잎인 유엽(柚葉)의 경우에는 "바람 맞아 머리가 아픈 증상에 '파의 밑동'과 함께 찧어 '관자놀이'인 태양혈(太陽穴)에 붙여 준다."[56]고 했으며 "성질이 따뜻하여 찬 음식을 먹고 생긴 복통을 치료한다."[57]는 효능도 있는 것으로 알려져 있다. 유자의 꽃인 유화(柚花)에는 "정유가 0.2~0.25% 들어 있어"[58]서 "들기름과 함께 쪄서 향이 나고 윤기가 흐르는

52 "橘(중략) 食其皮汁 已憤厥之疾", 李時珍, 1590,『본초강목』; 대성문화사, 앞의 책 권41, 638쪽.

53 "消食快膈 散憤懣之氣 化痰", 李時珍, 1590,『본초강목』; 대성문화사, 앞의 책 권41, 638쪽.

54 "解酒毒 治腎臟水腫 宿食停滯 濕痰咳逆及疝氣", 김창민 외, 앞의 책 권7, 4341쪽.

55 김창민 외, 앞의 책 권7, 4341쪽.

56 "頭風痛 同蔥白搗 貼太陽穴", 李時珍, 1590,『본초강목』; 대성문화사, 앞의 책 권41, 638쪽.

57 김창민 외, 앞의 책 권7, 4328쪽.

58 김창민 외, 앞의 책 권7, 4347쪽.

세숫비누를 만들어 쓰면 머리털을 자라나게 하고 피부가 건조한 것을 촉촉하게 한다."[59]는 효능이 전해진다. 한편 유화에는 "기분을 부드럽게 하여 통증을 완화시킨다."[60]는 효능 또한 있는 것으로 알려지고 있다. 유자의 뿌리인 유근(柚根)에 대해서는 "9~10월에 채집하고 맛은 매우며 성질은 따뜻하며 독이 없다. 기(氣)의 순환을 조절하고 통증을 완화시키는데 3~5돈을 달여서 복용한다."[61]고 되어 있다. 또 유자씨인 유핵(柚核)에는 "오바큐논(obacunone), 리모닌(limonin)[62], 데실 노밀린(decyl-nomilin), 지방유 40.74%, 회분 2.85%, 단백질 23.87%, 비질소물질 11.51%, 조섬유 3.09%가 들어 있고, 소장(小腸)의 산기(疝氣)를 치료한다."[63]고 되어 있다.

영몽(檸檬, Lemon)

영몽(檸檬)은 보통 레몬이라고 부르는 것인데, 영몽의 종류에는 대표적으로 광둥성 레몬과 서양 레몬이 있다. 영몽(檸檬, Lemon) 과육의 주요 성분과 효능을 보면 다음과 같은데, "헤스페리딘(hesperidin), 나린긴(naringin), 에리오시트린(eriocitrin) 등의 플라보노이드 배당체와 구연산(citric acid), 사과산(malic acid), 퀴닉산(quinic acid) 등의 유기산, 그리고 비타

59   "蒸麻油作香澤面脂 長髮潤燥", 李時珍, 1590, 『본초강목』; 대성문화사, 앞의 책 권41, 638쪽.

60   "順氣止痛", 김창민 외, 앞의 책 권7, 4347쪽.

61   김창민 외, 앞의 책 권7, 4303, 4304쪽.

62   limonin = 오바큘락톤(obaculactone).

63   김창민 외, 앞의 책 권7, 4342쪽.

민 B1, B2, C, 니코틴산(nicotinic acid)[64], 당류, 칼슘, 인, 철 등의 성분들이 함유되어 있다. 즙은 식초 대용으로 쓸 수 있다. 과육은 진액을 생성하여 갈증을 멎게 하니 더위 먹은 데 좋다. 또, 임신부가 먹으면 태아를 안정시킬 수 있다. 과육을 소금에 오래 절여 색이 검게 되면 감기로 인한 담화(痰火), 구토, 기가 치밀어 오르는 것을 내려 위(胃)를 편하게 하는 약으로 쓸 수 있다."[65]고 되어 있다.

영몽근(檸檬根)은 레몬의 뿌리를 말한다. 영몽근(檸檬根)의 성분과 효능을 보면 "성분으로는 쿠마린(coumarin)류인 스코폴레틴(scopoletin), 움벨리페론(umbelliferone)이 들어 있다. 또, 엠 쿠마린산(m-coumaric acid), 오 쿠마린산(o-coumaric acid), 피 쿠마린산(p-coumaric acid), 살리실산(salicylic acid), 겐티스산(gentisic acid), 시나핀산(sinapic acid), 바닐린산(vanillic acid), 페룰산(ferulic acid), 잔틸레틴(xanthyletin) 등이 있다. 효능은 통증을 완화시키고 어혈을 제거하므로 타박상, 개에 물린 상처에 0.5~1냥을 달여 복용한다."[66]고 알려져 있다.

레몬의 잎사귀도 효능이 보고되고 있다. 영몽엽(檸檬葉)의 "성분으로는 플라보노이드인 케르세틴(quercetin), 플로레틴(phloretin) 등이 있고, 쿠마린(coumarin) 종류로 스코폴레틴(scopoletin), 움벨리페론(umbelliferone), 에스쿨레틴(esculetin) 등이 들어 있다. 또 유기산으로는 페룰산(ferulic acid), 피 쿠마린산(p-coumaric acid), 살리실산(salicylic acid), 시나핀산(sinapic acid), 바닐

---

64   니코틴산 = 비타민 B3 = niacin.

65   김창민 외, 앞의 책 권7, 3880, 3881쪽.

66   김창민 외, 앞의 책 권7, 3881쪽.

린산(vanillic acid), 겐티스산(gentisic acid), 오 쿠마린산(o-coumaric acid) 등이 있다. 또한, 바닐린(vanillin), 정유, 비타민C 119~232mg%, 클로로필 에이와 비(chlorophyl-a,b), 루테인(lutein), 비올라크산틴(violaxanthin) 등이 들어 있다. 효능은 가래를 삭여 기침을 멎게 하고, 기의 순환을 조절하며, 식욕과 소화를 촉진한다."[67]고 알려져 있다.

레몬열매의 껍질인 영몽피(檸檬皮)를 보면 주요한 성분으로는 "헤스페리딘(hesperidin), 에리오시트린(eriocitrin), 네오헤스페리딘(neohesperidin), 디오스민(diosmin) 등의 플라보노이드 배당체와 함께 퀴닉산(quinic acid), 카페산(caffeic acid), 피 쿠마린산(p-coumaric acid), 페룰산(ferulic acid), 시나핀산(sinapic acid) 등의 유기산, 스코폴레틴(scopoletin), 움벨리페론 등의 쿠마린(coumarin)류가 들어 있다. 그 외 베타 시토스테롤(β-sitosterol), 감마 시토스테롤(ɣ-sitosterol), 정유 등이 들어 있다. 정유 중 90%는 디-리모닌(D-limonene)이고 약 3%는 시트랄(citral)이며 소량의 제라닐 아세테이트(geranylacetate)와 아세트산 리날릴(linalyl acetate) 성분들이 함유되어 있다. 효능은 기운의 순환을 촉진시켜 위(胃)를 좋게 하고 울체로 인한 복통을 완화시킨다. 식욕이 전혀 없는 증상과 어혈도 치료한다."[68]고 되어 있다.

---

67   김창민 외, 앞의 책 권7, 3882쪽.
68   김창민 외, 앞의 책 권7, 3883쪽.

향연(香櫞)

약재로 사용된 감귤속 나무에는 구연(枸櫞), 불수감(佛手柑), 향원(香圓)도 포함된다. 향연(香櫞)의 약효에 대해서는 간단하게 "껍질과 과육, 뿌리, 잎 모두 치료효과가 같다."[69]고 되어 있다. 그 중 구연(枸櫞)의 껍질과 과육의 성분을 보면 "성숙된 과실에는 헤스페리딘(hesperidin), 구연산(citric acid), 사과산(malic acid), 펙틴(pectine), 탄닌(tannin), 비타민C(vitamine C), 정유가 함유되어 있고, 과실은 0.3~0.7%, 과피는 6.5~9%의 지방유를 함유한다. 그 성분은 디-리모넨(d-limonene), 시트랄(citral), 펠란드렌(phellandrene), 시트롭텐(citropten)이다. 어린 과실은 호박산(succinic acid)을 함유한다."[70]고 되어 있다. 그리고 향연의 효능을 보면 약으로 사용할 때는 묵은 향연을 사용하고, 단방으로 많이 쓰면 안 되며 인삼과 같이 쓰면 좋다. 효능은 기혈순환을 조절하여 울결을 풀고, 가래를 삭여 기침을 치료하며 가슴을 편하게 해준다. 구역질을 멎게 하고 식욕을 돋우며 위가 불편한 통증에도 사용한다. 월경을 통하게 하고 소변도 잘 나오게 한다.[71]는 것을 살펴볼 수 있다.

구연의 뿌리인 향연근(香櫞根)의 성분과 효능으로는 "구연산(citric acid), 사과산(malic acid), 호박산(succinic acid)을 함유한다. 뿌리껍질을 제거하고 술

69 　"皮瓤(중략) 根葉主治同皮橘譜", 李時珍, 1590, 『본초강목』; 대성문화사, 앞의 책 권41, 638쪽.

70 　김창민 외, 앞의 책 권10, 6136쪽.

71 　김창민 외, 앞의 책 권10, 6136쪽.

로 볶아서 사용한다. 효능은 기혈의 순환을 조절하여 통증과 부기를 가라앉히며, 기침 가래에도 사용한다."[72]는 기록이 있다. 구연의 잎사귀인 향연엽(香櫞葉)에 대해서는 "성분으로는 구연산(citric acid), 사과산(malic acid), 호박산(succinic acid), 푸마르산(fumaric acid)을 함유한다. 그 외로 정유 0.2~0.3%가 있는데 그 주요 성분은 시트랄(citral), 리나룰(linalool)이고 이소펌피넬린(isopimpinellin), 베르캅텐(bergapten), 시트롭텐(citropten)도 함유한다."[73]고 알려져 있다.

구연의 종자는 오바큐논(obacunone), 오바큘락톤(obaculacton)을 함유한다. 한편 향원의 씨앗인 향원자(香圓子)의 경우에는 "간기(肝氣)[74]가 맺힌 것을 흩어지게 하고 통증을 완화시키며 산기(疝氣)와 배가 불어오는 통증인 창통(脹痛)을 치료한다."[75]는 것이 보인다.

불수감(佛手柑) 역시도 약재로 사용된 감귤속 나무의 일종이다. 불수감의 껍질과 과육에 대한 설명을 보면 "건조한 열매에는 시트롭텐(citropten)과 그 일종인 리메틴(limettin)이 0.007% 함유되어 있고 디오스민(diosmin)과 헤스피리딘(hesperidin)도 약간 들어 있다. 약으로 사용할 때는 오래된 열매를 사용하면 좋고, 효능으로는 기의 순환을 촉진시켜 간기(肝氣)를 완화시키며 가래를 삭인다. 소화를 증진시키고 구토, 체증을 치료하며 술독도 풀어준다. 그러나 음허(陰虛)[76]로 화(火)가 생기거나, 기운이

---

72   김창민 외, 앞의 책 권10, 6137쪽.
73   김창민 외, 앞의 책 권10, 6138쪽.
74   성을 잘 내는 성질.
75   김창민 외, 앞의 책 권10, 6142쪽.

울체되어 생기는 기체(氣滯)가 없는 사람은 신중히 써야 한다. 보통 0.8~3
돈을 달여 복용하거나 차처럼 우려내어 복용한다"[77]고 되어 있다. 불수감
의 뿌리인 불수감근(佛手柑根)은 특이하게도 그 냄새를 맡으면 통증이 완
화되는 것으로 알려져 있다. 불수화(佛手花)는 "불수감의 꽃송이와 꽃봉
오리이다. 효능은 스트레스로 인해 화가 나고 속이 불편할 때 1~2돈을
달여서 복용한다."[78]는 정도가 전해지고 있다.

---

76   "陰虛는 인체의 陰에 속하는 기능이 감퇴된 병리 상태로 주로 津液, 精, 血 등의 陰液이
      부족하여 滋潤·濡養기능이 저하된 병리 상태", 한의학용어제정위원회, 앞의 책, 298쪽.

77   김창민 외, 앞의 책 권5, 2423, 2424쪽.

78   "平肝胃氣痛", 김창민 외, 앞의 책 권5, 2425쪽.

감귤 껍질을 제외한
감귤나무 부위와 약재 사용

감귤의 열매는 껍질을 벗기면 향기로운 안개 방울이 퍼지듯이 힘차게 피어오른다고 하여 오랫동안 일명 '선계(仙界)의 과일'로 불려 왔다. 바깥쪽의 외과피(外果皮)는 약간 강인한 느낌을 주면서 유선(油腺)이 풍부하며, 중과피(中果皮)는 연해서 스펀지 같은 느낌이고, 안쪽의 내과피(內果皮) 속에는 과즙이 풍부하게 차 있는 모습을 보인다.

이번에는 감귤나무(*C. reticulata* Blanco)로부터 생산되는 다양한 약재의 종류를 알아보고자 한다. 감귤의 껍질은 다른 무엇보다도 약재로서 중요한 것이기 때문에 따로 자세히 살펴보기로 하고, 여기서는 다만 간략하게 소개만 하기로 한다. 우선 껍질을 제외한 그 밖의 부위에 대해서 자세히 알아볼 것이다.

한의서에는 감귤류를 감나무와 귤나무로 나누지만, 사실 모두 감귤나무이므로 여기서는 감과 귤을 따로 분류하지 않고 함께 살피기로 한다.

단, 야생성이 많으면 귤이라 하였다. 감귤은 부위별로 각각 조금씩 다른 약효를 보이기 때문에 한의학에서는 다음과 같이 부위별로 구분하는 것이 매우 중요하다.

감귤피(柑橘皮)는 중과피가 있는 황귤피(黃橘皮)이며, 홍피(紅皮)라고도 하는데 중과피가 제거된 것은 달리 감귤홍(柑橘紅)이라고 한다. 한의학에서 중요하게 다루는 진피(陳皮)는 발효가 오래된 감귤피를 말하는데 다른 말로 진피연백(陳皮連白)이라고도 한다. 감귤백(柑橘白)이라는 것은 감귤피에서도 중과피의 하얀 부분만을 따로 말하는 것이다.

감귤과육(果肉)은 우리가 즐겨먹는 감귤의 과육을 말하는데, 신맛과 단맛이 곁들어져 있는 것이 보통이다. 감귤락(柑橘絡)은 '귤낭상근'과 '귤낭상백막'으로 이루어진 '귤낭상근막'을 말한다. 감귤막(柑橘膜)은 속껍질을 일컫는데 바깥을 둘러싸고 있는 막 부분과 중간을 나누는 격막으로 구성된다. 이는 속에 과즙이 차 있는 내과피를 말한다.

감귤핵(柑橘核)은 감귤의 씨앗이고 감귤화(柑橘花)는 감귤의 꽃이며 감귤근(柑橘根)은 감귤의 뿌리를 말한다. 한편 감귤엽(柑橘葉)은 감귤의 잎이고 귤지(橘枝)는 감귤의 가지를 말한다. 풋감귤의 껍질 또는 청귤의 완숙한 과피는 청피(青皮)라고 하는데 중과피가 제거된 청피는 거백청피(去白青皮)라고 부른다.

감귤의
과육

한의학에서는 감귤을 이용해 약재를 처방하는 데 있어서 감귤의 부위별 중량을 세밀하게 측정할 필요가 있었다.

예전 기록에서 보이는 귤열매의 크기를 보면 현재와 비교해서 적지 않은 차이가 있는 것을 알 수 있는데, 도홍경(타오홍징, 陶弘景)의 『명의별록(名醫別錄)』[79]의 '합약분제법칙'[80]을 보면 당시에는 귤의 크기가 아주 작

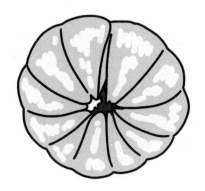

〈그림 15〉 감귤의 과육

---

79   "대략 漢末에 成書되고, 秦漢시대 醫家들이 『신농본초경』 一書를 기초로 하여, 藥性 效用과 新增藥物의 品種을 補充記載하여 만들었다. 本書는 歷代醫家들이 계속하여 匯集하였으므로 『명의별록』이라고 稱함.", 한의학대사전편찬위원회, 앞의 책, 64쪽./ 지금은 사라지고 없어진 작자 미상의 책인 『명의별록(名醫別錄)』은 한(漢)나라 말기인 東漢나라 (A.D. 25~220), 또는 진(晉)나라(A.D. 265~420) 때 만들어졌다고 보이며, 그 후 계속하여 6세기 도홍경(타오홍징, 陶弘景)에 이르기까지 이어지며 완성된 것으로 보인다.

80   "陶隱居 『名醫別錄』合藥分劑法則", 李時珍, 1590, 『본초강목』; 대성문화사, 앞의 책 권40, 339, 340쪽.

았던 것으로 보이고, 지금보다 더 세밀하게 감귤의 크기 측정이 이루어졌다.

"옛날 저울에는 수(銖)와 냥(兩)만 있고 푼(分)이라는 무게단위가 없다. 오늘날은 기장쌀 10알의 무게가 1수이고 6수가 1푼이며, 4푼이 1냥이고 16냥이 1근이다. 비록 알곡이나 검은 기장쌀을 기준으로 하는 제도가 남아있기는 하지만, 종래로 처방에 균일하게 쓴 지 오래되었기에 이 도량형에 따라 쓰고 있다."[81]고 하면서 무게 측정의 기준 단위물질이 기장쌀알임을 말하고 있다.

한편으로 이고(리가오, 李杲)는 "6수는 1푼이니 곧 2.5돈이다. 24수가 1냥이 되는 것이다. 옛날에 3냥이라고 한 것은 오늘날의 1냥이며, 옛날 2냥이라고 한 것은 오늘날의 6.5돈이다."[82]고 말했던 것을 볼 수 있다. 여기서 『명의별록』이 처음 작성될 시기인 진대(晉代; A.D. 265~420)와 도홍경(A.D. 456~536)이 살던 당시 무게 1냥을 현재의 무게로 환산비교해보면 13.92g이고,[83] 이 내용을 도식화하면 다음과 같다.

직접적으로 귤의 크기를 말하고 있지는 않지만 "처방에서 '파두' 몇몇 개라고 하는 경우, 낱알이 큰 것도 있고 작은 것도 있지만, 심지와 껍질을

---

[81] "古秤惟有銖兩 而無分名 今則以十黍爲一銖 六銖爲一分 四分成一兩 十六兩爲一斤 雖有子穀秬黍之制 從來均之已久 依此用之", 李時珍, 1590, 『본초강목』; 대성문화사, 앞의 책 권40, 339쪽.

[82] "杲曰 六銖爲一分 卽二錢半也 二十四銖爲一兩 古云三兩 卽今之一兩 云二兩 卽今之六錢半也", 李時珍, 1590, 『본초강목(本草綱目)』; 대성문화사, 앞의 책 권40, 339쪽.

[83] "一兩合克數 13.92", 중의연구원(中醫研究院) 외, 1975, 『중의명사술어사전(中醫名詞術語詞典)』; 상무인서관(常務印書館), 509쪽.

예전 단위 /	後단위	타오훙징 5C	리가오 13C	現단위로 환산	현재 한국 단위
1수(銖)	1수(銖)	기장(黍) 10알			
	1돈(錢)		2.4수		1돈=3.75g
	1푼(分)	6수	2.5돈	3.48g	1푼=0.375g
1냥(兩)	1냥(兩)	4푼	24수=1냥=10돈	13.92g	1냥=37.5g
	1근(斤)	16냥		222.72g	1근=600g
3냥(兩)			1냥		
2냥(兩)			6.5돈=20/3돈		

제거하고 무게를 달아보면, 낱알 16개가 1푼이 된다. '부자'나 '오두' 몇몇
개인 경우는, 껍질을 다 벗기고 나면 1개가 0.5냥이 된다. '지실 몇몇 개'
인 경우는, 속을 다 파내고 나면 2개가 1푼이다. 귤피 1푼은 귤 3개의 껍
질 무게이다. 대추는 크거나 작거나 3개가 1냥과 같다. 또, 건강 한 묶음
의 무게는 1냥을 기준으로 한다."[84]는 기록의 '귤피일푼준삼매(橘皮一分准
三枚)'라는 문구에서 대략적으로나마 귤의 크기를 유추해 볼 수 있다.

일단 무게를 판별하기 쉬운 대추부터 지금과 비교해서 귤피의 크기를
유추해보면, 대추 3개가 1냥과 같다고 하였으니, 현재의 무게로 보면

---

[84] "凡方云 巴豆若干枚者 粒有大小 當先去心皮 乃秤之 以一分准十六枚 附子烏頭若干枚者
去皮畢 以半兩准一枚 枳實若干枚者 去穰畢 以一分准二枚 橘皮一分准三枚 棗有大小三
枚 准一兩 云 乾薑一累者 以重一兩爲正", 唐愼微, 1082, 『증류본초』; 대성문화사, 앞의 책,
21, 22쪽.

13.92g이다. 따라서 당시 대추 1개의 무게는 4.64g이 될 것이다. 현재 유통되는 대추를 달아보면 보통 3~4g이다. 따라서 약간 마르기 전의 싱싱한 대추 무게는 얼추 4.64g 정도로 맞아 떨어질 것 같다. 예전의 대추 무게는 지금과 크게 달라지지 않은 것이다.

그렇다면, '귤피일푼준삼매(橘皮一分准三枚)'라는 문구를 풀어보면 감귤의 크기를 알 수 있게 된다. 당시 무게 1푼은 현재 3.48g이다. 귤 3개의 껍질 무게가 1푼이라 하니, 귤피 1개의 무게는 1.16g이 된다. 그러나 현재 유통되는 중간 크기[85]의 마른 귤피 1개의 무게는 4~5g이다. 예전과 비교해서 3.4~4.3배로 무게가 많이 나간다. 이로써 당시 귤의 횡경이 지금보다 1/2 정도라는 것을 알 수 있다.[86] 왜냐하면, 구의 겉넓이 공식은 $4\pi r^2$인데, 이 공식에 귤의 반지름을 넣고 계산해 보면, 현재 중간 크기의 귤의 횡경은 6cm 정도이고, 예전 귤의 횡경을 3cm라고 보면, 당연히 귤의 겉면적은 4배의 차이가 나는 것이다. 따라서 귤피의 재질이 거의 같다고 보이므로 면적과 무게는 비례하여 무게도 4배 차이가 나게 되는 것이다. 따

---

[85] 제주특별자치도에서 정한 2022년산 온주밀감 상품 품질기준에서 중간에 속하는 'M'은 크기가 '59 이상~63mm 미만'이고, 무게는 '83 이상~107g 미만'이다. 온주밀감은 2S(49~53mm, 53~62g), S(54~58mm, 63~82g), M, L(63~66mm, 107~123g), 2L(67~70mm, 124~135g)로 5개로 구분한다.

[86] 정해(정섭, 鄭獬; 1022~1072)는 "我思洞庭橘,赤金三寸圓(중략) 我欲涉洞庭,採橘秋雲邊(중략)."http://ctext.org〉維基〉郧溪集卷二十三./ 宋代 도량형으로 길이 단위 1척(尺)은 현재 30.72cm에 해당한다. 1척은 10촌(寸)이므로 3촌은 9.216cm가 된다. 원(圓)은 원둘레의 길이를 말하므로 3.14(π)로 나누면 지름(2r)이 약 2.93cm 정도가 된다. 따라서 동정귤 열매는 붉은 금빛이고 지름은 3cm 정도며 둥글다.

라서 예전 귤은 지금 귤보다 횡경이 반밖에 되지 않아 매우 작았던 것으로 보아도 무방할 것이다.

한편으로는 당시 지실의 형태적 특징도 알 수 있게 되는데, "지실은 속을 다 제거하면 2개가 1푼이다."[87]라 했으니 귤피보다 무겁다는 것을 알 수 있다. 따라서 지실은 껍질이 두껍고 알맹이가 거의 없는 상태라는 것도 더불어 짐작할 수 있게 된다.

감귤의 크기에 대해 대략적으로 가늠해 보았다면 다음으로 중요한 것은 귤과육의 기미(氣味) 변화이다. 16세기 이시진(리스쩐, 李時珍)은 『본초강목』에서 "귤의 과육은 맛이 달고 시며 기운은 따뜻하다."[88]고 하였고, 17세기 허준은 『동의보감』에서 맛은 같으나 "기운이 차다."[89]고 하였으나, 감(柑)의 과육에 대해서는 두 사람이 모두 '성질은 차고 맛은 달다.'고 하였다. 이렇게 귤의 기운이 서로 다르게 기재된 이유는, 산에서 나는 귤은 처음에는 성질이 따뜻하고 신맛이 강해 과일로 취급받지 못했지만,[90] 사람이 재배하면서 성질이 차가워지고 달게 변한 것이 아닐까 생각한다. 따라서 감귤을 자연에서 재배하면 야생성이 많아져 귤이 가진 본래의 성질을 찾게 될 수 있을 것이라 여겨진다.

다음으로 귤과육의 효과에 대해서 살펴보겠다. 과육의 성질은 비록

---

87 "枳實若干枚者 去穰畢 以一分准二枚", 唐慎微, 1082, 『증류본초』; 대성문화사, 앞의 책, 21쪽.

88 "橘實氣味甘酸溫無毒", 李時珍, 1590, 『본초강목』; 대성문화사, 앞의 책 권41, 633쪽.

89 "性冷 味甘酸", 허준, 1613, 『동의보감』; 대성문화사, 앞의 책 「탕액편」, 182쪽.

90 "橘柚(중략) 舊在果部非", 孫星衍 외, 앞의 책, 43쪽.

따뜻하지만 열을 내리게 하는 작용이 있는 것으로 오래전부터 전해져 왔다. 8세기 맹선(멍셴, 孟詵)은 『식료본초』에서 "설사를 멈추게 하고, 소화를 잘 되게 하며, 가슴에 가래가 차 있고 기운이 맺힌 것을 풀어주는데, 기운을 내리는 작용은 껍질보다 못하다. 과육은 많이 먹으면 기가 막히니 많이 먹지 말라. 또 성질은 비록 따뜻하지만 갈증을 멎게 한다."[91]고 하였다. 10세기 일화자(르화즈, 日華子)는 『일화자제가본초』에서 "입술이나 입 안, 목, 위 대장 따위가 타는 듯이 몹시 마르는 소갈증[92]을 그치게 하고, 식욕을 돋우며, 가슴과 횡격막에 열기가 쌓이고 막혀 생긴 답답한 증상도 없애준다."[93]고 했다. 20세기 『중약대사전』에도 "갈증을 해소하고 건조한 것을 촉촉하게 적셔주며 진액을 생기게 한다. 또 술을 빨리 깨게 한다. 영양제로 사용하며 괴혈병을 치료한다"[94]고 했다. 그러나 소갈증에 도움이 된다고 해서 현재의 감귤을 당뇨병 환자에게 사용할 경우 당뇨병성 위장장애를 일으키고 따라서 오히려 증상이 더 심각해지는 위험에 처할 수도 있어 주의가 필요해 보인다.

감(柑)과육의 효과는 귤과육의 그것과는 조금 차이를 보인다. 감(柑)의 대표격이라고 할 수 있는 것이 바로 유감자(乳柑子)인데, 이는 유감나무의 열매로 "나쁜 기운을 내려 가슴에 열로 답답하고 그득한 증상을 없애

---

91 "止泄痢 食之下食 開胸膈痰實結氣 下氣不如皮 穰不可多食止氣 性雖溫止渴", 孟詵, 8세기, 『식료본초』; 張鼎, 앞의 책, 275쪽.

92 음주에 의한 갈증, 열병을 앓은 후 남은 열로 생기는 증상, 과로로 인한 소갈현상을 말하고 이러한 증상은 대부분 물을 마시면 없어진다.

93 "止消渴 開胃 除胸中膈氣", 김창민 외, 앞의 책 권2, 682쪽.

94 "爲滋養劑 並治壞血病", 김창민 외, 앞의 책 권2, 682쪽.

고"[95], "위와 창자 속의 열독을 쓸어내리고, 중독성이 강한 약의 독을 풀어 주며, 심한 갈증을 멎게 하고, 소변을 잘 나오게 하며"[96], 18세기『의림찬요(醫林纂要)』의 경우는 과육이 "답답함을 없애고 술을 깨게 한다."[97]라고도 했다. 다만 효능이 귤의 과육과 비슷하지만 효력은 상대적으로 약한 것으로 여겨져 왔다. 그 밖에도 "난산(難産)에 감의 과육을 그늘에 말리고 약성이 남도록 태운 다음 가루 낸 것을 2돈씩 따뜻한 술로 복용하여"[98] 치료한 기록이 존재한다. 하지만 맹선(멍셴, 孟詵)은 "성질은 차고 먹을 만하지만"[99] 굳이 약으로 쓰지는 않았다. 마지(마즈, 馬志)는 "많이 먹어서 폐(肺)가 차가워지면 가래가 생기고, 비(脾)가 차가워지면 고질병이 나타나고, 대장이 차가워지면 설사하고 음한(陰汗)[100]도 생긴다."[101]고 적극적으로 경계하는 입장을 보였다. 즉, "소화기관이 약하고 차가운 사람이

---

95 추이위시[崔禹錫]의『최씨식경(崔氏食經)』「약성론(藥性論)」에서 "食之下氣 主胸熱煩滿", 김창민 외, 앞의 책 권1, 64쪽.

96 "利腸胃中熱毒 解丹石 止暴渴 利小便", 李時珍, 1590,『본초강목』; 대성문화사, 앞의 책 권41, 636쪽.

97 "除煩 醒酒", 김창민 외, 앞의 책 권2, 682쪽.

98 "難産 柑橘瓤 陰乾 燒存性 硏末 溫酒服二錢《孫天仁集效方》", 李時珍, 1590,『본초강목』; 대성문화사, 앞의 책 권41, 636쪽.

99 "乳柑子 寒 堪食之", 孟詵, 8세기,『식료본초』; 張鼎, 앞의 책, 215쪽.

100 "음증(陰證)에 속하는 한증(汗證)으로 항상 땀이 나면서 냉(冷)한 병증", 한의학용어제정위원회, 앞의 책, 298쪽.

101 "甘 大寒 無毒 頌曰冷 志曰多食令人肺冷生痰 脾冷發痼癖 大腸瀉利 發陰汗", 李時珍, 1590,『본초강목』; 대성문화사, 앞의 책 권41, 636쪽.

102 "藏寒: ① 뱃속이 찬 것. 비위가 허한(虛寒)한 것. ② 신생아가 100일 안에 속이 한(寒)해서 설사하고 우는 병증", 한의학용어제정위원회, 앞의 책, 321쪽.

과식하면 장한(藏寒)[102]하여 설사하고, 한담(寒痰)이 생기며, 풍한(風寒)에 의한 감기에는 먹지 말라."[103]고 역설한 것이다.

다음으로 감귤과육(果肉)의 성분과 효과를 살펴보도록 하겠는데 이 경우에 말하는 과육이라는 것은 우리가 현재 즐겨 먹고 있는 감귤의 과육으로 보면 되겠다. 과육(Flesh)은 과즙이 차 있는 과립(juice sac)이 모인 것이다. 감귤과육도 몸을 보하는 약재로 예전부터 긴요하게 사용하였다. 따라서 냉장고가 없을 때는 저장할 필요가 있었다. 꽃잎은 화판(花瓣)이라 하였고, 과육은 육판(肉瓣)이라고 하였다는 것도 알아둘 필요가 있다.

감귤과육의 성질, 즉 성미를 보면 요즘 재배하는 감귤은 "성질이 차고 맛은 달고 시다."고 보고 있지만, 자연 상태에서 재배하여 야생성이 많을 경우에는 "성질이 따뜻하다."고 봐야 할 것이다.

감귤과육의 주요 성분을 보면 수분 87%, 섬유질 0.3g 정도, 회분 0.3%, 당 7~9%, 산 1.0~1.3%, 펙틴 0.2~0.3%, 아미노산 350mg/100g[104], 플라보노이드 90~150mg/100g, 지방, 카로틴[105] 2~3mg%, 정유, 플라보노이드(flavonoid)[106]의 배당체인 노빌레틴(nobiletin), 헤스페리딘(hes-

---

103   김창민 외, 앞의 책 권1, 64쪽.

104   고정삼, 앞의 책, 372쪽.

105   carotinoid는 식물의 엽록체에 존재하는 지용성 보조색소로 카로틴, 잔토필, 아포카로티노이드, 비타민A 레티노이드가 있다. 가을이 되면 엽록소는 빠르게 파괴되어 카로티노이드계 색소가 드러나므로 단풍이 물들게 된다. carotene(胡蘿蔔素)은 황색, 적색을 띠고, 베타카로틴(야맹증예방), 라이코펜(혈류개선) 등이 있다. Xanthophylle은 노란색을 띠며 루테인(백내장 예방), 연어알에 포함된 붉은 색소인 아스타잔틴(눈동자 피로 예방), 크립토잔틴, 지아잔틴 등이 있다. 비타민A 레티노이드에는 레티놀이 있다.

peridin)[107], 구연산(citric acid), 사과산(malic acid), 포도당(glucose), 과당(fructose), 자당(sucrose), 비타민C 40mg%[108], "크립토잔틴[109] 2mg%"[110], 시네프린(synephrine), 리모노이드(limonoid)류[111], 수산(蓚酸)[112], 니코틴산[113], Na, 아연, 인, 철분, 칼륨, 칼슘, 엽산 등이 있다. 감귤과육 100g에는 비타민A(vitamin A)가 8.2mg, 비타민B1(vitamin B1)[114]이 0.11mg, 비타민 B2[115]가 0.06mg, 비타민B6가 0.08mg, 비타민E가 4.8mg이고 열량은 47Kcal 정도이다. 감귤열매는 햇볕을 받을수록 색깔이 더욱 진해진다. 그 이유는 자외선에 대한 보호작용으로 더욱 진한 색소를 생성하기 때문이다. 당분과 구연산의 함량은 귤의 성숙도에 따라 다른데 덜 익었을 때는 당분이 적고 구연산이 많으며 익어 가면 정반대가 된다. 특히 비타민C는 추운 겨울로 접어들며 익어 갈수록 증가하는 경향을 보인다. 여기서 감귤과육의 성분 중에는 알맹이를 싸고 있는 속껍질인 귤막(橘膜)의 성분도 포함된

---

106 플라보노이드(黃酮)는 비타민P라고도 불리는 항산화 수용성 투과성 비타민이다. 즉, 혈액에 대한 저항성 저하와 혈장단백질에 대한 투과성을 증가시키는 물질로, 지방이 쌓이지 않도록 하며, 악성종양의 성장을 억제하는 기능도 있다. P는 Permeability 즉 투과성을 뜻한다.

107 김창민 외, 앞의 책 권1, 64쪽.

108 비타민C 40mg/100g.

109 Cryptoxanthin(隱黃素).

110 김창민 외, 앞의 책 권2, 682쪽.

111 리모닌(limonin), 노밀린(nomilin), nomilinic acid 등은 구강종양의 성장을 억제한다.

112 옥살산, oxalic acid.

113 烟酸은 나이아신(niacin) 또는 니아신이라 하는데 대표적 비타민B3로 언급되는 수용성 비타민이다.

114 硫胺素(비타민B1).

것으로 보아야 할 것이다.

감귤과육의 효능에 대해 살펴보면 다음과 같다. 과육은 방향성분과 영양이 풍부한 알칼리성 식품으로 볼 수 있다. 풍부한 수분과 더불어 다량으로 함유된 비타민C와 비타민P는 인체의 신진대사와 생리기능을 조절하므로, "진액을 생성하여 갈증을 멈추게 하고 술을 빨리 깨게 하며 소변을 잘 나오게 하는 효능"[116]을 보이게 된다. 백내장 및 심장질환을 예방하기도 하며 협심증에도 효과가 좋다. 한편 구연산은 혈관 내의 혈전을 없애는 작용을 하므로 이코노미클래스증후군이나 패혈증을 예방하며 젖산을 분해하므로 피로회복에도 효과가 좋다.

독특한 맛을 내는 주성분인 유기산과 당분이 있어 상쾌한 풍미가 있으며, 강한 단맛은 폐를 촉촉이 적셔주기[117] 때문에 건강에 도움을 준다. 리모노이드와 카르티노이드(carotenoids)는 면역력을 높여 체내의 활성산소를 제거하고 노화와 암을 억제시키는 효과가 있다. 특히 베타-크립토잔틴은 골다공증 예방에도 효과가 인정되고 있다. 하지만 주의할 점 역시 존재한다. "성질이 차가워 과식하면 폐가 차가워지고 신맛이 있어 담이 잘 생기며, 소화관이 차가워져 고질병이 나타나고 설사하거나 식은땀을 흘린다."고 알려져 있는 것이다. 그리고 단맛이 나는 감귤을 많이 먹으면 혈액을 탁하게 만들기도 하는데, 특히 입 안이 헐거나, 식욕이 없거

---

115   核黃素(비타민B2).

116   김창민 외, 앞의 책 권1, 64쪽.

117   "酸者聚痰 甛者潤肺", 허준, 1613, 『동의보감』; 대성문화사, 앞의 책 「탕액편」, 182쪽.

나, 설사, 감기[118] 등이 있을 때 먹으면 좋지 않은 것으로 여겨진다. 만약 과다 섭취하여 화(火)가 오를 때는 다시마를 우린 차 또는 채소를 많이 먹어 화를 없애는 해법도 있다. 또한 공복에 먹으면 유기산이 입 안의 점막과 위점막을 자극하기에 좋지 않고, 소량의 수산(蓚酸)도 포함되어 있어서 신장에 나쁜 영향을 주기도 하니 조심할 필요가 있겠다.

한번에 감귤을 많이 먹거나 계속해서 많이 먹으면 혈액 속에 카로틴이 많아져서 피부가 황달에 걸린 것처럼 되기도 하는데, 이럴 경우에는 물을 다량 섭취하거나 일정한 기간 동안 감귤이나 카로틴이 풍부한 식품을 먹지 않으면 대략 1개월을 전후해 피부색이 원래대로 돌아오게 된다. 그리고 감귤은 수분에 쉽게 상하기 때문에 "상한 것은 빨리 없애고 깨끗한 것만 골라"[119] 잘 세척하고 말려서 보관하는 것이 좋고, 연한 농도의 소금물에 1~2분 정도 담그면 보관기간을 한층 늘릴 수 있다. 또한 냉장고에 보관하면 공기가 통하지 않아 신맛이 날 수 있으므로 실온에서 공기가 잘 통하는 그늘에 보관하는 것이 좋다.

물론 이러한 과육의 효능이 현실에서 늘 그대로 들어맞는 것은 아니다. 18세기『본초구진(本草求眞)』을 보자면, "과육의 약효는 속열이 극성해 위가 차갑지 않은 경우에 나타남을 말한다. 만약 몸에 수분이 모자라며 소화력도 약해 기침가래가 나옴에도, 날마다 맘껏 먹으면 어찌 가래가 생기고 나쁜 기운을 북돋는 폐해가 없다고 보증하겠는가? 다만 꿀로 졸

---

118   김창민 외, 앞의 책 권1, 64쪽.
119   점감하여 즉시 빼내어야지 그렇지 않으면 부근의 것들에 손상을 입힌다. "點柑 卽揀出 否則侵損附近", 韓彦直, 1178, 『귤록』; 현행복, 앞의 책, 274쪽(원본 영인본 쪽).

여서 주전부리로 먹으면 좋다."[120]고 했다. 곧, 과육은 소화력이 약하거나 속이 차가울 때 많이 먹으면 차가운 가래가 생기거니와, 감기로 기침·가래가 있을 때도 먹으면 안 된다는 것이다.

감귤의
잎

제주에 사는 노루(麂, 효근노로)는 농약을 치지 않은 감귤 잎을 무척 잘 먹는다. 이 감귤나무의 잎도 사람에게는 좋은 약이 된다. 감귤나무의 잎은 귤엽(橘葉)과 감엽(柑葉)으로 나뉜다. 감귤나무를 구분할 때와 마찬가지로 야생성이 많을 때는 귤엽이 되고 사람이 재배하면 감엽이 된다. 감귤 잎의 효능과 관련해서 중국 진(晉)나라 때 소탐(쑤단, 蘇耽)이 귤나무를 심고 그 옆에 우물을 파서 병자에게 귤잎과 우물물을 먹여 병을 낫게 하였다는 '귤정(橘井)'의 일화가 전해진다. 감귤의 잎은 먹는 것 말고도 다른 용도가 있다. 가지와 함께 자른 감귤잎을 끓는 물에 오랜 시간 우려내면 자연 느낌을 고스란히 담은 연둣빛이 만들어지는데 이를 천연염색의 재료로 사용하기도 한다.

잘 익으면 채취하는 감귤 열매와 달리 잎은 "12월부터 이듬해 2월 사이에 채취한 것이 좋다."[121]고 알려져 있다. 잎에 함유된 주요 성분을 보

---

120 "此爲內熱亢極 胃氣不寒者而言 若使水虧脾弱 發爲咳嗽而日用此恣啖 保無生痰助氣之弊乎 但用蜜煎作果佳", 김창민 외, 앞의 책 권2, 682쪽.

121 김창민 외, 앞의 책 권2, 685쪽.

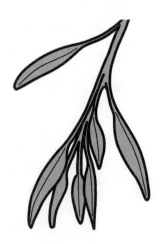

〈그림 16〉 감귤의 잎(새순)

면 "비타민 C(vitamin C) 187mg%[122], 휘발성기름(volatile oils), 글루코스(glu-
cose), 프럭토스(fructose), 수크로스(sucrose), 전분(starch), 셀룰로스(cellulose)
등의 여러 종류 탄수화물이 들어 있는데 함량은 꽃피기 이전이 조금 더
높고 열매가 익음에 따라 점차 감소하는데 열매를 딴 후에는 다시 증가
하는 경향을 보인다."[123]고 되어 있다. 한편 리모노이드의 일종인 아자디
라크틴(azadirachtin)을 함유하고 있기도 하다. 잎사귀의 성미는 "쓰고 평
(平)하며 독이 없다."[124]고 알려져 있으며 "향기가 있고 가벼워 상부로 약

122　김창민 외, 앞의 책 권1, 84쪽.

123　김창민 외, 앞의 책 권2, 685쪽.

124　"橘葉 氣味苦平無毒", 李時珍, 1590, 『본초강목(本草綱目)』; 대성문화사, 앞의 책 권41,
　　　636쪽./ 김창민 외, 앞의 책 권1, 84쪽.

효가 잘 도달한다."[125]는 평가도 있다.

　야생 상태에 가까운 귤엽(橘葉)이 지닌 약효는 오래전부터 잘 알려져 왔다. 14세기 주진형(주전형, 朱震亨)은 『단계심법(丹溪心法)』에서 귤엽을 사용한 처방을 보여주고 있는데, "가슴속 토할 것 같은 메슥메슥한 기운을 치료하고, 소화불량으로 인한 체기를 풀어주며, 부기를 가라앉히고 독을 흩어지게 하여 유옹(乳癰)[126], 옆구리 통증을 치료하고, 월경도 고르게 한다."[127]고 평가했다. 한편 15세기에 발간된 『전남본초(滇南本草)』를 보면 "기운을 돌게 하여 신경질도 죽이고 기침가래나 산증을 치료한다."[128]고 하였다. 그 후 16세기에 이르러서 『의학정전(醫學正傳)』과 『의학입문(醫學入門)』에서도 감귤잎을 처방에 사용했다는 기록이 보인다. 17세기에 발간된 『신농본초경소(神農本草經疏)』에서는 "부인에게 생기는 유방습진[129], 내취(內吹)[130], 외취(外吹)[131], 유방암, 유옹에 모두 효과가 있다."[132]고 하였

125　"橘葉苦平氣香 輕揚上達 入肝胃 宣胸膈逆氣 消腫散毒 凡婦人一切乳證 皆可用之", 『본초편독(本草便讀)』, https://jicheng.tw/tcm/book/本草便讀/index.html.

126　화농성유선염, 급성유방염.

127　"導胸膈逆氣 入厥陰行肝氣 消腫散毒 乳癰脅痛 用之行經", 李時珍, 1590, 『본초강목』; 대성문화사, 앞의 책 권41, 636쪽.

128　"行氣消痰 降肝氣 治咳嗽 疝氣等證", 김창민 외, 앞의 책 권2, 685쪽.

129　유투(乳妬) 또는 투유(妬乳)라 한다. 妬 = 妒.

130　"유취(乳吹)에는 내외유취(內外乳吹)가 있고 취유(吹乳)라고도 한다. 유취는 산전, 산후에 유방에 멍울이 서면서 붓고 아픈 증상으로 유옹이 되기도 한다. / 內吹乳 또는 內乳吹라 하는데, 임신중 유두(乳頭)에 발생하는 옹저", 한의학용어제정위원회, 앞의 책, 69쪽.

131　"外乳吹 또는 外吹乳라 하고, 산후에 발생하는 乳癰", 한의학용어제정위원회, 앞의 책, 271쪽.

고, 『단대옥안(丹臺玉案)』에서는 유옹(乳癰) 초기에 산종탕(散腫湯)에 청귤엽(青橘葉)을 사용하여 치료했다는 기록이 전한다. 19세기에 이르게 되면 『본초구원(本草求原)』[133]에서도 같은 방법으로 사용하고 있음을 알 수 있다. 옛 문헌에 나오는 각종 처방에 사용된 잎들은 모두 풋귤이 달리기 전에 따낸 잎을 말하는 것으로 보면 될 것 같다.

구체적인 처방의 사례를 보면 다음 몇 가지를 주목할 필요가 있어 보인다. 우선 해수의 치료에는 잎 뒷면에 꿀을 바르고 약한 불에 쬐어 말린 귤엽을 물로 달여서 복용[134]한다고 했다. 그리고 폐농양의 치료에도 효과가 있어 "녹귤엽(綠橘葉)에서 짜낸 즙 1잔을 복용하면 피고름을 토하는데 그럼 낫는다."[135]고 했다. 상한(傷寒)에 의한 흉비(胸痹)[136]의 치료에는 "귤엽을 짓찧고 밀가루와 함께 반죽하여 뜨겁게 데워서 횡격막 부위를 찜질한다."[137]는 처방을 볼 수 있다.

사람이 재배한 감엽(柑葉) 또한 약효가 있는 것으로 전해진다. "감잎은 만성중이염으로 귀에서 진물이 흘러나오거나 피고름이 나는 증상을 치료한다. 어린 잎 7개에서 잎의 끝부분을 따낸 후, 물 몇 방울을 떨어뜨린

---

132 "婦人妒乳 內外吹 乳岩 乳癰 用之皆效", 김창민 외, 앞의 책 권2, 686쪽.

133 "治胸膈逆氣 行肝胃滯氣 消腫散毒 消乳癰 乳吹 乳岩 脅痛 行經", 김창민 외, 앞의 책 권1, 84쪽.

134 15세기 『전남본초(滇南本草)』, 김창민 외, 앞의 책 권2, 686쪽.

135 "綠橘葉 洗搗絞汁一盞服之 吐出膿血 即愈", 李時珍, 1590, 『본초강목』; 대성문화사, 앞의 책 권41, 636쪽.

136 "가슴이 막히는 듯하며 아픈 것을 위주로 하는 병증", 한의학용어제정위원회, 앞의 책, 454쪽.

137 김창민 외, 앞의 책 권2, 686쪽.

다음 찧어 낸 즙을 귀에 떨어뜨려 주면 즉시 낫는다."[138]는 기록이 남아있다. 구체적으로 감엽의 용법과 용량[139]을 정해놓기도 했다. 우선 먹는 방법으로는 3.7~11.1g의 감엽을 달여서 복용하거나 짓찧어 즙을 복용하면 좋다고 했다. 먹지 않고 피부에 바르는 외용의 방법으로는 짓찧어 뜨겁게 볶아 찜질하거나 찧은 즙을 아픈 곳에 조금씩 떨구면 된다고 전해진다.

감귤의
씨앗

요즘 우리가 겨울철에 즐겨 먹는 온주밀감에는 씨가 없다. 하지만 탱자나무에 접을 붙인 온주밀감의 경우에 자연스럽게 놔두고 자라게 하면 씨가 생기는 경우를 볼 수도 있다. 온주밀감 말고 예전에 재배했던 감귤에는 대개 씨앗이 있었는데, 바로 귤핵(橘核)과 감핵(柑核)이다. 굳이 감귤나무의 씨를 감핵과 귤핵으로 나누지만, 모두 감귤나무의 같은 종자(種子)로 볼 수 있다. 이 씨의 껍질 안쪽에는 2개가 겹쳐져 하나로 보이는 종인(種仁)을 볼 수 있다. 다만 야생성이 많을 때 귤핵이 되고 그렇지 않으면 감핵으로 부르게 된다. 그래서인지 귤핵은 감핵에 비해 용도가 훨씬 다양한 것을 볼 수 있다.

---

138 "葉主治 聤耳流水或膿血 取嫩頭七箇 入水數滴 杵取汁滴之 卽愈 蘭氏", 李時珍, 1590, 『본초강목』; 대성문화사, 앞의 책 권41, 637쪽. / 여기서 蘭氏는 明代의 蘭氏로 『인씨경험방(蘭氏經驗方)』을 말하는 것 같다.

139 김창민 외, 앞의 책 권1, 84쪽.

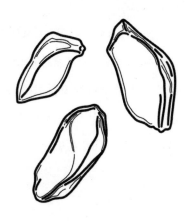

〈그림 17〉 문단유(文旦柚)의 씨앗

귤핵에 들어있는 주요 성분은 "지방(fat), 단백질(protein), 리모닌(li-monin), 노밀린(nomilin)[140], 리모넥신산(limonexic acid), 오바쿠논(obacunone), 디아세틸 노밀린(deacetyl nomilin), 베타 시토스테롤(β-sitosterol), 아데노신(adenosine), 헤스페리딘(hesperidin), 알파모노팔미틴(α-monopalmitin)"[141], 아자디라크틴(azadirachtin) 등이 있는 것으로 보고되고 있다. 귤핵을 효과적으로 처방에 사용하기 위해서는 "씨를 새 기왓장 위에 놓고 향기가 날 때까지 불에 쬐면서 말린 후, 껍질을 제거하고 속에 들어 있는 인(仁)을 꺼내 갈아서 가루 내어 약으로 쓰는"[142] 방법을 사용하게 된다. 다른 방법으로

140   김창민 외, 앞의 책 권2, 692쪽.

141   楊艶, 2015, 「橘絡和橘核的化學成分硏究」, 雲南中醫學院, 논문.

142   "橘核修治(중략) 凡用須以新瓦焙香去殼取仁硏碎入藥", 李時珍, 1590, 『본초강목』; 대성문화사, 앞의 책 권41, 636쪽.

는 소금물로 수치한 염귤핵(鹽橘核)[143]을 만들어 사용하는 방법도 있다.

귤핵에는 리모노이드(limonoid)[144]류인 리모닌[145]과 노밀린[146]이 있어 항암작용을 돕기 때문에 폐암과 위암에 효과가 있고 구강종양의 성장을 억제하는 효과가 있다. "신(腎)[147]에서 오는 요통이나 방광기통(膀胱氣痛)[148] 그리고 신(腎)이 차가울 때, 볶고 가루 내 따뜻한 술로 1돈씩 복용하거나 술에 넣고 달여 복용한다."[149]는 처방이 있다. "주사풍(酒齄風)[150]으로 코끝이 빨개지는 증상에 씨를 살짝 볶아낸 가루 1돈과 호도육 1개를 갈아서 따뜻한 술에 타서 마시는데 나을 때까지 복용"[151]하면 좋다는 기록도 전

---

[143] "귤핵 50kg, 소금물(소금 1~1.25kg에 끓인 물을 부어 물이 맑아질 때까지 소금을 녹인다.). 귤핵을 소금물에 넣고 귤핵에 소금물이 스며들면, 솥에 넣어 약한 불로 향기가 날 때까지 볶아 꺼내어 햇빛에 말린다. 사용할 때 찧어 부순다.", 김창민 외, 앞의 책 권2, 692쪽.

[144] 리모닌(limonin), 노밀린(nomilin), nomilinic acid, 아자디라크틴(*Azadirachtin*) 등이 있다.

[145] 리모닌(Limonin 檸檬油精)은 C26H30O8.

[146] 노밀린(Nomilin 鬧米林).

[147] 불알(精巢; 睾丸; testis), 음핵(공알, clitoris).

[148] "방광 기운이 순조롭게 운행하지 못해 아랫배가 붓고 아프며 배뇨가 곤란한 증상", 한의학용어제정위원회, 앞의 책, 123쪽.

[149] "腎挂腰痛 膀胱氣痛 腎冷 炒研 每溫酒服一錢 或酒煎服之. 大明", 李時珍, 1590, 『본초강목』; 대성문화사, 앞의 책 권41, 636쪽.

[150] rosacea(鼻赤, 酒齄鼻, 肺風瘡)이다가 더 진행되면 rhinophyma(鼻瘤; 딸기코)가 된다.

[151] "治酒齄風 鼻赤 炒研 每服一錢 胡桃肉一個擂酒服 以知爲度 宗奭", 李時珍, 1590, 『본초강목』; 대성문화사, 앞의 책 권41, 636쪽. / 『본초연의』에 "治酒瘡風 鼻上赤 橘子核微炒爲末 每用一錢匕 硏胡桃肉一個 同以溫酒調服 以知爲度", https://jicheng.tw/tcm/book/book/本草衍義/index.html.

한다. 한편으로는 "소장산기(小腸疝氣)[152] 및 음핵이 붓고 아픈 증상을 치료한다. 볶고 갈아서 5돈을 오래된 술에 타서 복용하거나, 술을 넣고 쑨 풀에 개어 환약으로 만든 다음 복용하면 매우 효과가 좋다."[153]는 처방사례도 있다. 그 밖에도 "간(肝)의 기운을 돌게 하여 부기를 가라앉히며 해독하는 효능"[154]과 더불어 "성기능 강화"[155]에도 효과가 있으며 "헤르니아로 음낭의 한쪽이 부어 처지는 병 증세를 치료"[156]하는 것을 알 수 있다. 특히 남성의 성기능과 관련된 것이 많은 것을 알 수 있는데, "맛이 쓰고, 따뜻하며 청색으로 간경(肝經)에 들어가고 모양이 불알과 같아 일체의 찬 기운으로 오는 산질(疝疾)에 사용하고, 또한 기분(氣分)[157]에 들어가는 약이다."[158]라고 전해져 온다.

굴핵으로 만드는 처방으로 굴핵환(橘核丸)이 잘 알려져 있다. 이시진(리스전, 李時珍)은 "굴핵은 족궐음간경으로 들어가서 청피와 효능이 같으

---

152 "小腸氣(控睾, 小腸疝, 陰戶疝氣, 小腸氣痛): 소장이 虛한 틈을 타서 風冷邪氣가 침입하여 小腹이 睾丸까지 파급되어 땅기며, 반드시 腰背까지 파급되어 아픈 병증", 한의학용어제정위원회, 앞의 책, 194쪽.

153 "小腸疝氣及陰核腫痛 炒研五錢 老酒煎服 或酒糊丸服 甚效. 時珍", 李時珍, 1590, 『본초강목』; 대성문화사, 앞의 책 권41, 636쪽.

154 『증비본초비요(增批本草備要)』行肝氣 消腫散毒", 김창민 외, 앞의 책 권2, 692쪽.

155 『의림찬요(醫林纂要)』潤腎 堅腎", 김창민 외, 앞의 책 권2, 692쪽.

156 『本草求原』卵腫偏墜", 김창민 외, 앞의 책 권1, 107쪽.

157 "氣의 범위에 속하는 기능 활동 및 그 병변을 가리킴. 보통 血分에 상대하여 말한다.", 한의학용어제정위원회, 앞의 책, 56쪽.

158 "橘核苦溫 色青入肝 形類腎丸 故能治一切疝疾之因於寒者 用此宣散之 亦氣分藥也", 『본초편독(本草便讀)』, https://jicheng.tw/tcm/book/本草便讀/index.html.

므로 요통과 퇴산(癀疝)[159] 등 하부의 병을 치료한다. 따라서 약효가 알의 모양을 본뜬 효과만 있는 것이 아니다. 『화제국방』에 산통(疝痛) 및 내퇴(內癀)로 음낭이 붓고 한쪽이 늘어지거나, 돌처럼 단단해지거나, 부어터진 증상을 치료할 때 쓰는 귤핵환(橘核丸)이 있는데 써 보면 효과가 있다. 귤핵환은 품질과 맛이 자못 다양하니 상세한 것은 사용한 처방내역을 보라."[160] 하면서 귤핵환의 장점을 잘 말해주고 있다.

귤핵과는 조금 다르게 감핵(柑核)의 경우에는 현재 종자유나 종자가루로 주로 사용되고 있지만 예전에는 치료에도 종종 사용하였다. 감핵의 성미는 쓰고 따뜻하며 독이 없는 것으로 알려져 있다. 청피와 효능이 같아서 뭉친 것을 풀고 통증을 멈추는 작용이 있다고 되어 있다. 임상에서는 부어서 오는 통증에 사용하게 된다고 하는데, 바로 허리통증[161]과 같은 경우이다. 구체적인 처방을 보면 감핵 7.4~11.1g을 다른 약재와 같이 처방하여 사용하는 것이 보통이다. 옛 문헌을 보면 "씨는 얼굴에 바르는 약을 만들 수 있다."[162]라고 되어 있는 것을 볼 수 있는데, 반면에 "감핵의 효능은 전문적으로 하초(下焦)에 있고 간(肝)과 신(腎)을 동시에 치료하므로 효과가 특히 좋다. 그러나 실증(實證)에 좋고 허증(虛證)에는 쓴맛이 위

---

159 "疝病의 일종. 음낭이 커진 것. 음낭 내용물의 腫脹, 潰瘤, 堅硬, 腫瘍, 腫大되거나 有聲無痛, 有痛結塊 등이 만성적으로 나타나는 병증", 한의학용어제정위원회, 앞의 책, 400쪽.

160 "時珍曰 橘核入足厥陰 與青皮同功 故治腰痛癀疝在下之病 不獨取象於核也 《和劑局方》治諸疝痛及內癀 卵腫偏墜 或硬如石 或腫至潰 有橘核丸 用之有效 品味頗多 詳見本方", 李時珍, 1590, 『본초강목』; 대성문화사, 앞의 책 권41, 636쪽.

161 "主腎虛腰痛 膀胱氣痛 小腸疝氣 卵腫偏墜", 김창민 외, 앞의 책 권1, 107쪽.

162 "核主治作塗面藥 蘇頌", 李時珍, 1590, 『본초강목』; 대성문화사, 앞의 책 권41, 637쪽.

(胃)를 크게 상하므로 금한다."[163]고 하면서 주의를 기울여 사용할 필요가 있음을 덧붙이고 있다.

감귤의 꽃과
뿌리

감귤의 꽃을 감귤화(柑橘花)라고 하는데 달리 화판(花瓣)이라 부르기도 했다. 유자꽃은 예전부터 피부를 윤택하게 하고 탈모에도 사용했다는 기록이 전해지지만 감귤의 하얀 꽃은 한동안 사용하지 않았던 것으로 보인다. 하지만 최근의 연구를 통해 효능이 새롭게 알려지기도 했는데, "재래종 감귤 꽃차는 피부노화를 막아주는 항산화 특성을 지니고 있는 것으로 드러났다. 우리 몸의 활성산소를 제거해주는 것으로 알려진 폴리페놀 함량이 매실과 비교했을 때 감귤꽃차는 2.6배, 당유자꽃차는 3.8배, 진귤꽃차는 2.7배 높았다. 또한 재래 감귤꽃차가 매실보다 항암효과가 있었으며, 항암효과는 감귤꽃차, 당유자꽃차, 진귤꽃차 순으로 있었다. 이와 관련해서 연구진은 '재래종 감귤꽃차의 기능성이 뛰어나 명품꽃차로서 개발 가능성은 있으나 이에 앞서 제다법(製茶法) 및 블렌딩(blending)에 대한 연구노력이 필요하다.'고 제언했다."[164]는 연구결과에 새롭게 주목할 필요가 있어 보인다.

감귤의 뿌리가 바로 감귤근(柑橘根)이다. "천지간 아름다운 나무, 귤이

---

163   김창민 외, 앞의 책 권1, 107쪽.

164   『한라일보』 2016. 11. 01

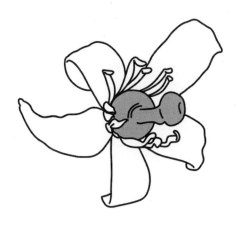

<그림 18> 감귤의 꽃

내려 왔구나. / 성품은 바뀌질 않아, 강남에만 자라네. / 깊고 단단하여 옮기기 어려우니"라고 읊은 굴원(취위안, 屈原)의 『귤송(橘頌)』을 보면 본인의 지조를 귤 뿌리로 표현하는 것을 볼 수 있다. 감귤근 또한 약재로 사용된 기록이 있다. 감귤근의 주요 성분으로는 스티그마스테롤(stigmasterol), 베타 시토스테롤(β-sitosterol), 잔틸레틴(xanthyletin)[165] 등이 있는 것으로 알려져 있다. 감귤근을 채집하기에 가장 좋은 시기는 9월에서 10월 사이이다. 성미를 보면 맛은 쓰고 매우며 성질은 평(平)하고 독이 없는 것으로 되어 있다. 감귤근이 지닌 약효는 "기운을 진정시켜 통증을 그치게 하며 한습(寒濕)을 제거한다. 또, 기운을 다스려 기통(氣痛)[166], 기창(氣脹)[167], 방

---

165 김창민 외, 앞의 책 권1, 64쪽.

166 기운이 순조롭게 운행하지 못하여 신체 부위에 정체되거나 막혀서 나타나는 통증.

167 "칠정이 울결하여 기도(氣道)를 옹색(壅塞)해서 발생", 한의학용어제정위원회, 앞의 책, 58쪽.

광산증(膀胱疝症)[168]을 치료한다."[169]고 되어 있는 것에 주목할 필요가 있다. 주로 내복을 하게 되는데, 11.1~18.5g을 달여서 먹는 것이 보통이다.

감귤막,
감귤백

감귤은 겉을 둘러싼 붉은빛의 껍질 말고도 안으로 여러 종류의 과피가 존재한다.

감귤막(柑橘膜)은 이른바 내과피(內果皮; Endocarp)로 감귤막 속에 과육이 차 있게 된다. 다시 말해 감귤막은 과육의 주머니로 주머니의 바깥 부분을 둘러싼 막과 과육과 과육을 가르고 있는 막(locular wall)인 격막(膈膜; septum)으로 이루어져 있다. 주요 성분은 펙틴, 섬유소 등인데, 감귤막의 효능은 잘 알려져 있지 않다.

감귤락(柑橘絡; Cylindricae Citri Reticulatae CCR)은 열매껍질 안쪽 꼭지 부근에 비교적 빽빽이 자리 잡고 있는 짧고 가는 그물 모양의 관다발[170] 흔적을 말한다. 감귤락이라는 명칭 말고도 맥(脈), 귤근(橘筋), 귤낭상근막(橘囊上筋膜) 등 여러 이름으로 불린다. 감귤락은 '귤낭상근(橘囊上筋)'과 '귤

---

168 "膀胱經의 병으로 아랫배가 붓고 아프며, 배뇨가 곤란한 병증", 한의학용어제정위원회, 앞의 책, 123쪽.

169 "順氣止痛 除寒濕(중략) 理氣 治氣痛 氣脹 膀胱疝氣", 김창민 외, 앞의 책 권2, 683쪽.

170 "관다발[管—]: 양치식물과 종자식물에 있으며 뿌리나 잎에서 흡수한 수분의 이동 통로인 물관과 양분의 이동 통로인 체관으로 이루어진 조직", Daum한국어.

낭상백막(橘囊上白膜)'의 두 부분으로 이루어져 있다. 귤낭상근은 좀 더 굵은 것이 특징인데 백맥(白脈)이라는 명칭에서도 보듯이 알맹이 위에 굵은 실처럼 보이는 부분이고, 귤낭상백막은 이른바 백막(白膜)으로 '귤낭상근' 주위에 붙은 얇은 막이다. 감귤락은 열매껍질의 안쪽에 자리 잡고 있는 감귤백과 비슷한 작용을 하지만 특히 경락(經絡)에 기(氣)가 정체한 것을 통하게 하여 혈액순환을 돕는 것으로 알려져 있다. 감귤락은 보통 12월부터 이듬해 1월 사이에 채취하게 되고 감귤 껍질을 벗길 때 감귤의 속과 껍질 사이의 섬유질을 취하여 햇볕에 말리거나 약한 불에 말려서[171] 약재로 얻게 된다.

감귤락은 품질에 따라 세 종류[172]로 구분된다. 먼저 봉미귤락(鳳尾橘絡)은 비교적 온전하고 가지런하여 단을 이룬 감귤락을 말한다. 달리 순근(順筋)이라고도 하는데 향기가 나며 맛이 조금 쓰다. 섬유질이 기름하고 끊어지지 않으며 누른빛인 것이 좋은데 이런 조건을 갖추면 상품(上品)으로 치게 된다. 두 번째로는 금사귤락(金絲橘絡)이 있다. 대부분 부서져 어지럽게 흩어진 것으로 난락(亂絡), 산사귤락(散絲橘絡)이라고도 한다. 푸석푸석한 덩어리 모양이나 헝클어진 실 모양이고 길이가 일정하지 않으며, 꼭지와 한데 합쳐져 있는데 이는 중품(中品)으로 여겨진다. 마지막으로 산락(鏟絡)이라고 하는 것은 대팻날로 속껍질을 벗겨낸 모양의 감귤락을 말한다. 섬유질 대부분이 여기저기 부서져 있고 아울러 소량의 감귤백이 붙어 있으며, 하얀 조각같이 생긴 작은 덩이로 되어 있다. 때로는

---

171 김창민 외, 앞의 책 권2, 683쪽.
172 김창민 외, 앞의 책 권2, 683쪽.

열매 꼭지나 소량의 과육 부스러기가 섞여 있어서 하품(下品)으로 여기는 것이 보통이다.

감귤락의 성미는 달고 쓰며 평(平)[173]하거나 혹은 찬[174] 것으로 알려져 있다. 약재로 만들기 위해서는 잡물을 제거하고 꼭지를 따낸 후 물을 쳐서 축축하게 한 다음 벌려놓고 햇볕에 말리[175]거나 볶으면[176] 된다. 감귤락은 대부분 섬유질로 되어있는데, "플라보노이드 성분인 트리 하이드록시 플라바논(trihydroxyflavanone), 헤스페리딘(hesperidin) 등과 리모닌(limonin), 엘형 트립토판(L-tryptophan), 베타 시토스테롤(β-sitosterol), 다우코스테롤(daucosterol), 스테아르 산(stearic acid)"[177] 등이 있고, 정유 성분으로는 "푸르 알데히드, 디-리모넨(D-limonene), 바스케테인(basketane), 보르네올(borneol), 아라키드 산(arachidic acid), 메틸 감마 리놀렌산(methyl-γ-linolenate), 올레알데하이드(olealdehyde)"[178]가 들어 있다. 그렇지만 감귤백에 들어 있는 에틸 벤젠, 파라 자일렌(p-xylene), 카테콜(catechol), 장뇌(camphor), 초산 벤질(benzyl acetate)은 감귤락에 존재하지 않는 것으로 알려져 있다.

---

173 김창민 외, 앞의 책 권2, 683쪽.
174 김창민 외, 앞의 책 권2, 684쪽.
175 김창민 외, 앞의 책 권2, 683쪽.
176 "治渴及吐酒 炒煎湯飮甚驗 『日華子本草』", 신대풍출판공사, 앞의 책 下권, 2517쪽.
177 楊艶, 2015, 「橘絡和橘核的化學成分硏究」, 雲南中醫學院, 논문.
178 陳帥華 외, 2011年 4月, 「橘白與橘絡揮發油成分的比較」, 中國現代應用藥學, 第28卷 第4期, 논문.
179 治渴及吐酒에 대하여, 橘囊上筋膜를 수치할 때 〈『日華子本草』에는 炒煎湯飮甚驗", 김창민 외, 앞의 책 권2, 683, 684쪽.〉 라고 기록된 것을 『동의보감』에서는 "煎湯飮妙"라 적고 있다.

감귤락의 효능을 보면 갈증과 음주 후 토하는 증상에 볶은 것을 달여 먹으면 효과가 매우 좋은[179] 것으로 알려져 있다. 이것은 가슴속의 음(飮)[180]을 피부로 흐르게 하여 없애기 때문[181]이다. 한편 감귤락은 "경락에 기(氣)가 정체한 것과 위기(衛氣)[182]가 폐(肺)의 맥(脈)으로 거슬러 올라가 생기는 맥창(脈脹)[183]을 치료하며, 피부와 근막 사이에 쌓인 담(痰)을 제거하고, 피가 막혀 확장된 혈관을 통하게 하여 혈액순환을 돕우는 효능을 갖고 있다."[184] 또 경락을 통하게 하여 마음을 편하게 하고 가래를 삭이며[185] 폐로(肺勞)[186]에 의한 해수·해혈(咳血)[187]·습열(濕熱)[188]이 경수(經隧)[189]에 머

---

180 "수액대사장애로 형성된 병리적 산물로 痰에 비해 비교적 맑고 엷은 것.", 한의학용어제정위원회, 앞의 책, 292쪽.

181 "以其能行胸中之飮 而行於皮膚也", 신대풍출판공사, 앞의 책 下권, 2517쪽.

182 "인체를 外邪로부터 방어하는 기능을 가진 기운", 한의학용어제정위원회, 앞의 책, 280쪽./"외부(外部)를 보호하는 양기[陽氣-위기(衛氣), 혹은 표기(表氣)]가 허해져 쉽게 외사(外邪)가 침입하여 발병하게 되면 오풍(惡風) 자한(自汗) 등의 증상이 나타난다.", 한의학용어제정위원회, 앞의 책, 280, 281쪽./"위기영혈변증(衛氣營血辨證): 주로 온병(溫病)을 대상으로 하는 변증 방법의 하나(중략) 위분(衛分), 기분(氣分), 영분(營分), 혈분(血分) 네 단계로 나누어지고 각기 상응하는 증후가 있다.", 한의학용어제정위원회, 앞의 책, 281쪽./ 온병(溫病)의 증후는 위분(衛分) → 기분(氣分) → 영분(營分) → 혈분(血分) 순으로 사기(邪氣)가 이동한다.

183 "治衛氣逆於肺之脈脹", 신대풍출판공사, 앞의 책 下권, 2517쪽.

184 "通經絡滯氣 脈脹 驅皮裏膜外積痰 活血", 신대풍출판공사, 앞의 책 下권, 2517쪽.

185 "通經絡 舒氣 化痰", 신대풍출판공사, 앞의 책 下권, 2517쪽.

186 "숨결이 가쁘고 얼굴이 붓고 코로 냄새를 맡지 못하고, 기침하며 가래를 뱉고, 양쪽 옆구리가 뻐근하게 아프며, 계속 숨찬 증상", 한의학용어제정위원회, 앞의 책, 409쪽.

187 기침할 때 피가 나는 증상.

188 음식이 잘 상하고 곰팡이가 잘 피는 고온다습한 장마철에 느껴지는 후텁지근한 열기를 말한다.

물러 있는 것을 치료[190]하는 효과도 기록에 전해지고 있다.

감귤락은 달고 차가운 성질로 락(絡)[191]에 들어가고 그리 큰 효과는 없지만 락(絡) 속에 남은 열을 내릴 수 있다고[192] 여겨진다. 플라보노이드가 다량 함유되어 있어 고혈압을 예방하고 치료하는 효능을 갖기 때문에 특히 노인들이 많이 먹으면 건강에 유익한 것으로 알려져 있다. 감귤락의 용법과 용량[193]을 보면 주로 먹는 방법을 사용하는데, 2.96~5.55g을 달여서 복용하면 된다.

감귤백(柑橘白; albedo)은 감귤열매 껍질 안쪽의 흰 부분을 말하는데 달리 중과피(中果皮; mesocarp)라고 부른다. 이 또한 먹을 수 있는 부분이지만 약간 맛이 쓰며 부드럽고 스펀지 같은 느낌을 준다. 감귤백이라고 하는 명칭은 중과피(inner peel)가 하얀색을 띠고 있기에 붙여졌다. 영어 명칭으로는 'Citri Mesocarpium Album' 또는 'Citri Mesocarpium Maturus Album'이라고 부르는 것이 보통인데 다른 한편으로는 'Album Citri Reticulatae(ACR)'라는 명칭을 사용하기도 한다.

189　경수는 경락과 같은 의미이다. / "五臟之道 皆出于經隧 以行血氣", 馬元臺 외, 1919년, 『황제내경소문영추합편』; 북경중서의학연구총회, 앞의 책 『소문』 「조경론편(調經論篇)」 제62, 414쪽(재수록).

190　"化痰通絡 治肺勞咳痰 咳血及濕熱客於經隧等證", 신대풍출판공사, 앞의 책 下권, 2517쪽.

191　"絡은 나망(羅網)의 의미로 經의 분지로 橫行하는 小路線을 말한다.", 한의학용어제정위원회, 앞의 책, 26쪽.

192　『本草便讀』: "橘絡 甘寒入絡 無甚功用 或可淸絡中之餘熱耳", 신대풍출판공사, 앞의 책 下권, 2517쪽.

193　김창민 외, 앞의 책 권2, 684쪽.

감귤백은 신선한 감귤 껍질을 골라 칼로 바깥쪽의 감귤홍을 도려낸 다음, 안쪽의 흰 껍질을 채취하여 감귤락(柑橘絡)을 제거하고 햇빛에 말리거나 그늘진 곳에 말려서[194] 약재로 사용하게 된다. 감귤백의 성질은 떫으며 쓰고 맵고 따뜻하며 독이 없는[195] 것으로 되어 있다. 약간의 단맛[196]이 나기는 하지만 소화가 어렵다는 특징을 갖고 있다.

감귤백이 가진 주요 성분을 보면 정유(volatile oils)의 성분으로는 "푸르알데히드, 에틸벤젠, 파라 자일렌(p-xylene), 디 리모네(D-limone), 카테콜(catechol), 바스케테인(basketane), 디 리모넨(D-limonene), 보르네올(borneol), 장뇌(camphor), 초산벤질(benzyl acetate), 아라키드 산(arachidic acid), 메틸 감마 리놀렌산(methyl-γ-linolenate), 올레알데하이드(olealdehyde)"[197]가 들어 있다. 한편 플라보노이드 성분으로는 헤스페리딘(hesperidin), 네오헤스페리딘(neohesperidin), 나린긴(naringin), 루틴(rutin), 펙틴[198] 등이 함유되어 있는 것으로 알려져 있다.

감귤백의 효능에 대해서는 비교적 많은 처방들이 기록에 전해지고 있

---

194 김창민 외, 앞의 책 권2, 684쪽.

195 "橘白(중략) [性味] 《中國醫學大辭典》: 쓰고 맵고 따뜻하며 독이 없다.", 김창민 외, 앞의 책 권2, 684쪽.

196 "其味帶甘", 신대풍출판공사, 앞의 책 下권, 2513쪽.

197 陳帥華 외, 2011年 4月, 「橘白與橘絡揮發油成分的比較」, 中國現代應用藥學, 第28卷 第4 期, 논문.

198 pectin은 polysaccharide로 과교(果膠)라 한다. '단단하다'는 뜻의 그리스어 '펙토스(pektos)'에서 유래하였다. 모든 식물에 있는 다당류이며 당분과 산 그리고 열이 가해지면 젤리 상태로 변하는 성질이 있으므로 잼이나 젤리의 교화제로서 널리 사용된다. 최근에는 식물섬유로서도 주목받고 있다.

다. "비위(脾胃)를 보하려면 중과피를 제거하지 말라."[199]는 이고(리가오, 李杲)의 이론에 따라, 19세기 『본초편독(本草便讀)』에서는 "귤백의 효능은 귤껍질보다 못하지만, 비위를 보하는 약들과 같이 쓸 때, 자연히 귤피의 조(燥)한 독성과 기운을 흩어지게 하는 부작용을 줄일 수 있다."[200]고 하여 약물의 부작용을 방지하는 효과를 역설한 바가 있다. 또한 귤백은 위를 편하게 하고, 혈액 속에 안 좋은 지방을 제거한다.[201]

무엇보다 감귤백에 함유된 펙틴을 주목할 필요가 있다. 펙틴은 식이섬유로 대장에서 수분을 조절하고 장운동을 원활히 하여 변비와 설사를 예방하고 치료한다. 변비와 설사는 반대의 병인 것 같지만, 둘 다 장운동 상태가 좋지 않아 생기므로 효과를 동시에 볼 수 있다. 한편 펙틴은 담즙 배설을 촉진하고 간에서의 콜레스테롤 합성을 억제하는 작용을 함으로써 혈중 콜레스테롤을 낮추어 동맥경화를 예방한다. 따라서 감귤백에서 추출한 물질을 현재 콜레스테롤 저하 보조제로 사용하고 있기도 하다. 한편 펙틴은 탄수화물 중합체이기 때문에 젤리 상태로 굳게 하는 '천연젤라틴제'여서 과육과 껍질 사이에서 접착제 역할을 한다. 따라서 식품첨가물, 식품응고제, 증점제(增粘劑), 안정제, 고화방지제, 유화제(乳化劑)로도 널리 사용하고 있다.

---

199 "若補脾胃不去白 若理胸中肺氣須去白", 王好古, 1248, 『탕액본초』; 대성문화사, 앞의 책, 992쪽.

200 "橘白去外一層紅皮 其味帶甘 其功固不如橘皮 而補脾胃藥中用之 自無燥散之咎", 신대풍출판공사, 앞의 책 下권, 2513쪽.

201 "和胃 化濁膩", 신대풍출판공사, 앞의 책 下권, 2513쪽.

감귤백에 함유된 헤스페리딘[202]은 모세혈관을 강화하여 뇌졸중을 예방하고, 항염증작용으로 천식을 예방하며, 혈관 내에 있는 중성지방을 분해해 살을 빼주어 혈압을 안정시켜주는 효과가 높다. 혈압 상승의 한 원인은 혈관 수축을 조절하는 산화질소가 활성산소와 결합해 그 기능이 정지되는 것인데, 비타민C는 이것을 억제해 주지만 상당히 파괴되기 쉬운 것이 문제이다. 헤스페리딘은 이 불안정한 비타민C를 안정시켜 결과적으로 혈압을 안정시키는 역할을 한다.

플라보노이드는 콜라겐이나 엘라스틴과 같은 결합조직을 분해하는 효소를 차단하여 피부나 혈관내피세포의 탄력을 좋게 한다. 플라보노이드가 부족하여 탄력성이 떨어져 혈관내피세포의 틈이 벌어지게 되면, 그 사이로 혈액이나 혈장이 나온다. 혈액[203]이 나와서 고이는 조직 부위에 따라 다양한 질병이 발생하게 되는데, 항문 쪽에 고이면 치질, 종아리에 고이면 하지정맥류, 눈 흰자위에 고이면 안구출혈, 기타 부위에 고이면 자반(紫斑)이란 멍이 생기게 된다. 또 혈장이 새어 나오면 부종이 되는데, 다리에 고이면 하지부종이고, 어지럼증과 이명이 생기는 메니엘씨병은 귀에 고이는 것이라고 할 수 있다.

---

202 Hesperidin(橘皮苷)은 二糖類인 rutinose와 결합하여 flavanone 배당체 형태로 존재한다. 감귤통조림液에서 白濁을 일으키는 원인물질이다. C28H34O15.

203 혈액은 血漿(plasma)과 血球로 이루어진다. 혈장 속 피브리노겐이 트롬빈과 비타민K와 반응하여 섬유소로 변하며 혈구를 가두면 血餅(피떡)이 된다. 피브리노겐이 없는 혈장은 血淸(serum)이다.

루틴, 헤스페리딘, 네오헤스페리딘[204]은 강한 항산화작용을 한다. 나린긴[205]도 항산화작용이 있어서 항암제로 이용되고 있는데, 세균의 증식을 저지하는 정균(靜菌)작용과 항균작용도 함께 가지고 있다.

감귤백은 내복을 하는 것이 주된 용법인데 1.85~3.7g을 달여서 먹으면 된다.[206] 한편 감귤백에 풍부한 펙틴은 해면체로 소화가 어렵기 때문에 잘게 부수어 산제나 환제로 복용하면 좋다.

감귤홍

다른 한편으로 약재로써 관심을 기울일 필요가 있는 것이 바로 감귤홍(柑橘紅; flavedo)이다. 5세기 뇌공(레이꿍, 雷公)은 귤의 중과피를 제거한 외과피(Epicarp)[207]만을 약재로 쓰기 시작하였는데 그래서인지 귤홍이란 명칭은 1078년 간행된 『태평혜민화제국방』에 처음으로 보인다.[208] 이러한 명칭은 감귤열매껍질 바깥층인 외과피(outer peel)가 붉은색을 띠고 있기에 붙여졌다. 영어 명칭으로는 'Citri Exocarpium Rubrum' 또는 'Citri Exocarpium Maturus Rubrum'이라 한다. 하지만 가끔은 중과피와 외과피가 함

---

204 Neohesperidin은 설탕보다 단맛이 강한 Neohesperidin Dihydrochalcone(NHDC)를 만드는 물질.

205 Naringin 柚甘.

206 김창민 외, 앞의 책 권2, 684쪽.

207 "去白者曰橘紅也", 李時珍, 1590, 『본초강목』; 대성문화사, 앞의 책 권41, 633쪽.

208 "橘紅各五兩(중략) 二陳湯", 신대풍출판공사, 앞의 책 下권, 2516쪽.

께 있는 귤피[209]를 귤홍이라 부르기도 한다.[210]

감귤홍은 신선한 감귤의 껍질을 채취하여 칼로 바깥층의 열매 껍질을 오려내 햇볕에 말리거나 그늘에서 말리는[211] 것으로 얻어진다. 감귤홍은 대다수 플라보노이드(Flavonoids) 성분들이 인위적으로 제거된 상태이다. 이는 말랑말랑한 성분의 중과피를 없애고, 향기로운 휘발성의 기름, 곧 정유(精油)가 많은 외과피를 사용하기 위해서이다.

감귤홍은 따뜻하고, 냄새는 향기로우며 맛은 좀 쓰고 혀가 저리듯이 알알한[212] 것이 보통이다. 감귤홍은 다양한 재료를 이용해 수치과정을 거쳐서 만들기도 하는데 물, 소금, 꿀을 사용하는 것이 잘 알려져 있다.

보통의 귤홍이라는 것은 물을 사용해서 만든다. 잡물을 골라내고 솔을 사용해 물로 깨끗이 씻고, 쓸 때에는 꺾고 부수어[213] 쓰게 된다. 염귤홍(鹽橘紅)은 가공에 있어서 소금을 사용한다. 보통 소금 1kg에 따뜻한 물로 잘 섞어 녹인 다음 이 소금물을 끓여서 귤홍 50kg에 골고루 뿌린 다음에 소금물이 귤홍에 충분히 스며들게 되면 그늘에 말려서[214] 만들게 된

---

209 『泊宅編』(중략) 橘紅湯(중략) 其方用橘皮去穰一斤 甘草 鹽花各四兩 水五碗 慢火煮乾 焙 研爲末 白湯點服 名二賢散 治一切痰氣特驗", 李時珍, 1590, 『본초강목』; 대성문화사, 앞의 책 권41, 634쪽.

210 https://cidian.qianp.com/ci/橘红. 에서, 宋나라 소동파의 동생인 蘇轍(1039~1112)은 『己丑除日』에서 "橘紅安穩近誰傳 鬢雪蕭騷久已然"라 하였는데 自注에 "予舊有腹疾 或敎服橘皮煎丸 經月良愈"라 하여, 귤홍을 귤피라 한다.

211 김창민 외, 앞의 책 권2, 693쪽.

212 김창민 외, 앞의 책 권2, 693쪽.

213 "揀去雜質 刷淨 用時折碎", 신대풍출판공사, 앞의 책 下권, 2515쪽.

214 신대풍출판공사, 앞의 책 下권, 2515쪽.

다. 벌꿀을 사용하면 밀귤홍(蜜橘紅)이 된다. 귤홍을 솥에 넣고 약한 불에 노르스름하게 볶은 후, 벌꿀을 넣고 잘 섞으면서 약간 탈 정도로 누렇게 볶은 다음 꺼내어 그늘에서 말려서 얻게 된다. 이때 귤홍 50kg에 벌꿀 1.25kg을 쓰는 것이 보통이다.[215]

감귤홍의 주요 성분을 보면 "수분 14.3%, 탄수화물 72.1%, 조(粗)단백 6.6%, 조지방 1.3%, 조회분 3.7%, 식이섬유 32.1%, 프럭토스(fructose), 수크로스(sucrose), 글루코스(glucose), 페놀 57.4~66.4mg/g, 플라보노이드 10.9~14.4mg/g, 칼슘(Ca) 1016mg/100g, 칼륨(K) 330mg/100g, 마그네슘(Mg) 169mg/100g, 인(P) 82.8mg/100g, 나트륨(Na), 철분(Fe), 아연(Zn), 구리(Cu), 망간(Mn)"[216]과 더불어 비타민C, 베타카로틴, 리그닌(lignin), 베타글루칸(beta-glucan) 등이 있다. 정유의 종류로는 테레빈유[217]와 '리모넨', 리나룰(linalool) 등이 있고, 시넨세틴(sinensetin)과 탄게레틴(tangeretin)이라는 플라보노이드도 있는 것으로 보고되고 있다.

감귤홍의 효능에 대해서는 비교적 다양한 기록들이 전한다. 17세기 『약품화의(藥品化義)』을 보면 "매운맛은 제멋대로 움직여 맺힌 것을 잘 풀고, 쓴맛은 곧게 움직여 치밀어 오르는 기를 잘 내리니, 기에 도움을 주는 중요한 약이다. 대개 담병을 치료하려면 반드시 기를 다스려야 하고 기

---

215   김창민 외, 앞의 책 권2, 694쪽.

216   박성진 외, 2017, 「귤홍의 함유성분 분석과 항산화 활성」, 한국조리학회지 V.23 no.3. 논문.

217   turpentine, 송진(松津)을 말한다. 귤껍질에 테레빈유가 있어 불에 태우면 탁탁 소리 내며 파란 불꽃이 난다.

218   "『藥品化義』橘紅 辛能橫行散結 苦能直行下降 爲利氣要藥 蓋治痰須理氣 氣利痰自愈 故用入肺脾", 신대풍출판공사, 앞의 책 下권, 2516쪽.

가 편해지면 자연히 낫는다."[218]고 하면서 '기미론'을 갖고서 설명하고 있다. 18세기『의림찬요(醫林纂要)』에서는 "귤홍은 오로지 폐에 작용하고 동시에 체내의 사기를 피부로 발산시킨다. 그 이유는 귤껍질 안쪽의 흰 부분을 제거하면 더욱 가벼워지므로 위로 잘 떠오르므로, 상부에 위치한 폐와 피부의 나쁜 기운을 제거한다."[219]고 승강부침(升降浮沈)의 원리로 효능을 설명하고 있다. 19세기에 이르러『본초편독(本草便讀)』에서는 "폐로 잘 작용하고 귤피와 효능이 비슷하다."[220]는 기록을 남기고 있다.

감귤홍에 대해 폐에 좋다고 하는 것이 특히 많은데,『의학계원(醫學啓源)』에서는 "가슴속 폐(肺)의 기운을 순조롭게 한다."[221]고 하였고,『본초강목』에서는 "기가 치밀어 오르는 것을 치료하고 가래를 삭인다."[222]고 말하고 있으며,『약품화의』를 보면 "폐(肺)와 비(脾)에 작용하여 일체의 담병(痰病)을 다스리니 여러 담약(痰藥) 중 최고이다."[223]라는 평가를 볼 수 있다. 폐와 관련된 것이 아니더라도『본초회(本草匯)』에는 "땀을 내게 하여 추위로 인한 나쁜 기운을 없앤다."[224]는 효능도 전해지고 있다.

219 "橘紅專入於肺 兼以發表 去皮內之白 更輕虛上浮 亦去肺邪耳", 신대풍출판공사, 앞의 책 下권, 2516쪽.

220 "橘紅則去盡內白 有輕浮之意 故能入肺 主治亦相似",『본초편독』, https://jicheng.tw/tcm /book/本草便讀/index.html.

221 신대풍출판공사, 앞의 책 下권, 2515쪽.

222 신대풍출판공사, 앞의 책 下권, 2515쪽.

223 "『藥品化義』橘紅 (중략) 故用入肺脾 主一切痰病 功居諸痰藥之上", 신대풍출판공사, 앞의 책 下권, 2516쪽.

224 "能除寒發表", 신대풍출판공사, 앞의 책 下권, 2515쪽.

감귤홍에는 정유[225]가 1.5~2%로 비교적 많이 함유되어 있어 관중(寬中)작용이 강하다. 관중은 스트레스로 인한 소화불량에 소화기능을 자극하여 위액분비와 위장연동운동을 촉진하여 기체(氣滯)를 치료하는 방법이다. 정유의 일종인 테레빈유는 콜레스테롤을 제거하고 동맥경화를 예방하는 효과를 보여 준다. 그리고 리모넨(Limonene)[226]은 항염작용이 있어 목감기로 인한 인후통에 효과가 있고, 홍분 진정작용과 항알레르기 작용도 하기 때문에 아토피성 피부염 등으로 피부에 소양감이 있을 때 달여 먹거나 달인 물을 발라 주어도 좋은 효과를 발휘하게 된다. 한편으로는 항암작용도 보고되고 있으며 감귤홍에서 정유를 추출하여 천연세정제를 만들거나 향료를 추출하는 데에 사용하기도 하는 것으로 알려져 있다.

감귤홍의 효능에 대해 특히 "맺힌 것을 잘 푼다."[227]는 것이 있는데, 이는 플라보노이드가 있어서 관상동맥혈류량, 관상동맥과 모세혈관의 탄력성을 증가시키고, 지방이 쌓이지 않게 하며, 종양의 성장을 억제하기 때문이다. 베타카로틴도 풍부하게 들어가 있어 눈 건강에 좋고 항암 효과도 있으며 비타민C가 있어 면역력을 높이는 효과도 갖고 있다.

감귤홍은 보통 내복의 방법[228]으로 2.96~5.55g을 달여서 먹는데, 가끔 환제 혹은 산제로 만들어서 복용하기도 한다. 하지만 주의할 점[229]도

---

225   유자껍질(0.3~0.9%), 향부자(0.65~1.4%), 천궁(1~2%).

226   녕몽유정(檸檬油精).

227   "消痰 利氣 寬中 散結", 신대풍출판공사, 앞의 책 下권, 2515쪽.

228   김창민 외, 앞의 책 권2, 694쪽.

229   "陰虛燥咳及久嗽氣虛者不宜服", 신대풍출판공사, 앞의 책 下권, 2515쪽.

없지 않다. 몸에 진액이나 피 등의 음기(陰氣)가 부족하여 마른기침이 나거나, 만성적 기침으로 기가 쇠약한 경우는 복용하지 말아야 한다고 알려져 있다.

감귤홍이 특히 효능을 보이는 경우는 다음과 같은 사례를 보면 잘 알수 있다. 명치 아래가 살살 아픈 증상을 보이는 조잡(嘈雜)[230]으로 물을 토할 때, 진짜 귤홍 가루 1.85g을 새벽 3시~5시경에 편안한 마음으로 손바닥에 놓고 혀로 핥아 먹으면 잠이 바로 오게 된다. 대개의 경우 "삼 일이면 반드시 효과를 보는데, 진짜 귤홍이 아니면 효과를 볼 수 없다."[231]고하니 신기할 뿐이다. 한편 갑자기 심장이나 명치 부위가 아플 때 귤홍을 달여 마시면 매우 좋다[232]는 임상 연구결과도 있다. 출산 후에 소변이 잘나오지 않을 때 귤홍 가루 7.5g을 빈속에 따뜻한 술과 함께 복용하면 좋다고 한다. 이 경우에도 한 번 복용하면 즉시 낫는다[233]고 할 정도로 좋은효과를 보이게 된다.

---

230   "오목가슴 부위에 배고픈 듯 배고프지 않고, 아픈 듯 아프지 않은 편안치 않은 병증", 한
      의학용어제정위원회, 앞의 책, 336쪽.

231   "嘈雜吐水 眞橘皮去白爲末 五更安五分於掌心舐之 卽睡 三日必效 皮不眞則不驗", 李時
      珍, 1590,『본초강목』; 대성문화사, 앞의 책 권41, 634쪽.

232   "治途中心痛 橘皮去白 煎湯飮之 甚良", 신대풍출판공사, 앞의 책 下권, 2516쪽.

233   "産後尿閟不通者 陳皮一兩去白爲末 每空心溫酒服二錢 一服卽通 此(張不愚)方也." 李時
      珍, 1590,『본초강목』; 대성문화사, 앞의 책 권41, 635쪽.

감귤 껍질을 좋은 약재로
사용하려는 노력

중과피 제거를 둘러싼
논쟁

앞서 살펴보았듯이 감귤은 거의 모든 부분을 약재로 사용해 왔다. 하지만 다른 어떤 부위보다 감귤 껍질의 효능이 뛰어나다는 것을 오래전부터 알고 있었다. 하지만 어떤 방식으로 채취하고 가공하고 보관을 해야 최고의 약재를 만들게 되는지에 대해서는 학자들마다 의견이 엇갈리기도 했다. 그중에서도 가장 첨예하게 대립 양상을 보인 것은 중과피, 즉 귤백을 귤피에서 제거해야 하는지 아니면 그대로 두어야 하는지를 놓고 견해가 나뉜 것이었다.

먼저 귤백과 귤홍을 나누라는 주장을 제기한 사람은 5세기의 한의학자 뇌공(레이궁, 雷公)이다. 뇌공은 감귤을 약재로 사용하기 위해서는 먼저 불필요한 부위를 제거한 다음 약효를 더욱 강화하기 위해 귤피의 중과피까지 제거해야 한다고 주장했다. 이러한 주장은 1118년 간행된『성제경(聖濟經)』에서도 볼 수 있다.[234] 뇌공의 견해를 이어받아 13세기 이고(리가오, 李杲)는 '거백유백론(去白留白論)'를 제창한다. 이고(리가오)가 말한 '거백유백론'은 "귤피는 기(氣)가 엷고 맛이 두터우니, 양(陽) 가운데 음(陰)을 띠는 약이다. 따라서 약리작용이 올라가기도 내려가기도 하여 비(脾)와 폐(肺) 두 경락의 기분(氣分)에 쓰는데, 흰 부분을 남겨 두면 비위(脾胃)를 보해 주고, 흰 부분을 제거하면 폐의 기운을 다스린다."[235]고 중과피 제거의 논리적 근거를 제시한 것이다. 여기서 이고(리가오)가 말한 귤피는 진피를 말한다. 이와 같이 역대 한의서에는 귤피와 진피라는 용어가 혼용되고 있으나 대부분 귤피라는 용어는 진피를 뜻한다. 왜냐하면 의사는 환자의 병을 치료하기 위해 귤피보다 효과가 좋은 진피를 쓰려 하기 때문이다.

사실 귤백이라는 것이 다소 쓰고 맵지만 약간의 단맛이 들어있는 터라, 19세기 양시태(양스타이, 楊時泰)도 "그 단맛이 붉은 껍질의 매운맛을 완화시킬까 두렵다."[236]고 하면서 감귤백을 제거하여야 더욱 효과가 좋

234　『성제경(聖濟經)』에 留白 去白의 효과에 대하여 처음 나온다. / "凡橘皮 入和中理胃藥則留白 入下氣消痰藥則去白 其說出於聖濟經", 李時珍, 1590,『본초강목』; 대성문화사, 앞의 책 권41, 633쪽.

235　"杲曰 橘皮 氣薄味厚 陽中之陰也 可升可降 爲脾肺二經氣分藥 留白則補脾胃 去白則理肺氣", 李時珍, 1590,『본초강목』; 대성문화사, 앞의 책 권41, 633쪽. / 여기서 귤피(진피)를 陽中之陰이라 한 것은 귤피(진피)의 體는 陽이지만 用은 陰이어서 下降하는 작용도 한다고 한 것이다. 또 味薄은 升而生象春하고, 氣厚는 浮而長象夏, 氣薄은 降而收象秋, 味厚는 沈而藏象冬하니, 氣薄味厚는 沈而降한다.

236　"去白者 恐甘緩其辛也",『본초술구원(本草述鈎元)』권17 山果部, https://jicheng.tw/tcm/book/本草述鈎元/index.html.

아진다고 했다. 그래서 중과피를 제거하는 방법이 받아들여지게 되었고 현재까지도 이어지고 있다.

반면에 한편에서는 귤백과 귤홍을 나누지 말라는 주장이 제기되기도 했다. 17세기 장은암(장인안, 張隱庵)은 『본초숭원』[237]에서 귤백을 제거하지 않은 귤피가 '가열역기(瘕熱逆氣)'에 더욱 효능이 있다고 자신의 논리를 전개한다. 장은암은 일단 귤을 형태, 색깔, 냄새, 맛으로 비(脾)[238]에 배속시켜 비위 기능에 관여한다고 설명하면서, 귤껍질의 성미(性味)가 갖는 약효에 주목하였다. 그러면서 귤피에 있는 근막(筋膜)[239]과 종안(宗眼)[240]의 형태를 더욱 자세히 관찰한 다음 그 구조가 인체의 피부, 근육, 경락구조와 유사하기 때문에 약으로서의 기능을 알 수 있다고 했다. 즉 "먹어서 귤피가 위(胃)[241]에 들어가면, 귤피는 위락(胃絡)을 거쳐 비맥지대락(脾脉之大絡)[242]을 따라 기주(肌腠)[243]에 산재한 모공으로 나쁜 기운을 배출시킨다. 그래서 귤피는 가슴에 형성된 가열(瘕熱)을 피부로 배출시켜 역기(逆氣)를

---

237 張隱庵이 짓고, 그가 죽은 후 고세식(가오스스, 高世栻)이 편집하여 1767년에 간행한다.

238 五行配列圖에 橘實은 形圓 色黃 臭香 肉味甘하니 脾土에 속한다, 김현제, 1977, 『동양의학개요』, 동양의학연구원 출판부, 33쪽.

239 筋膜은 『동의보감』에서 '橘囊上筋膜'이라 하였고, 과육알맹이 위에 붙어 있는 '橘絡'을 말한다.; 絡脈은 "서로 연관되어 있는 핏줄의 계통", 『다음 한국어사전』

240 종안(棕眼)은 '수공 자기(瓷器)'에서, 동물의 턱 아래에 있는 수염 구멍 비슷하게 자기에 칠하여진 잿물 형상'이라 한다. 또 棕欄나무(椶) 목질부의 껍질에 난 털은 말의 갈기(驟, 騣)와 비슷하고 眼은 구멍을 뜻하니, 棕眼은 종려나무에서 보이는 털구멍을 말하는 것이다. 한편, 鬃도 말의 갈기를 이르니 豬鬃紋이란 돼지뒷목껍질에 터럭이 난 부위에서 보이는 문양을 말하는 것이다.

241 氣의 운행는 足陽明胃經을 거쳐 足太陰脾經으로 순행한다. 최용태 외, 1974, 『정해침구학(精解鍼灸學)』, 행림서원, 58쪽.

치료할 수 있다."²⁴⁴고 한 것이다.

19세기 진수원(천시우위안, 陳修園) 역시도『본초경독』에서 장은암의 이론을 따른다. "이고(리가오, 李杲)는 땀이 본래 안을 경유해서 밖으로 나온다는 것을 몰랐던 것이다. 어찌 기육(肌肉)과 경락을 거치지 않고 직접 밖으로 나올 수 있겠는가? 거백유백(去白·留白)으로 나누는 것은 이고(리가오, 李杲)에서 시작된 것이고 그 때문에 이러한 원리를 모르게 됨이 어찌 심하지 않은가!"²⁴⁵라면서 이고의 '거백유백론(去白留白論)'을 호되게 비판하였다.

장은암(장인안, 張隱庵)이 귤백과 귤락을 제거하지 말라고 주장한 이유

---

242 "絡脈은 別絡, 浮絡, 孫絡의 別이 있고, 別絡은 크며 全部 十五絡이 있다. 其中 十二經脈과 督脈, 任脈 二脈의 各 一支別絡이 있고 脾의 大絡이 있어 合하여 十五別絡이 된다. 別絡은 本經別이 隣經으로 走하는 意義가 있으며 그의 機能은 表裏陰陽 兩經의 聯系와 調節作用을 强하게 한다.", 최용태 외, 앞의 책, 49쪽. "脾之大絡 名曰大包 出淵液下三寸 布胸脇 實則身盡痛 虛則百節盡", 馬元臺 외, 1919년,『황제내경소문영추합편』; 북경중서의학연구총회, 앞의 책『영추』「경맥편(經脈篇)」제10, 136쪽./ 대포혈(大包穴)은 몸의 옆에서 기운이 뻗어 나오므로 百節身痛치료에 사용한다.

243 肌는 '근육, 살, 살갗, 피부'를 뜻하고, 皮膚는 '피부와 근육과의 경계를 이루는 곳', 腠理는 '살결 피부'를 말한다. 따라서 여기서 肌膚는 피부를 말함이다.

244 "橘实形圆色黄 臭香肉甘 脾之果也 其皮气味苦辛 性主温散 筋膜似络脉 皮形若肌肉 宗眼如毛孔 乃从脾脉之大络而外出于肌肉毛孔之药也(중략) 橘皮能达胃络之气 出于肌膚 故胸中之瘕热逆气可治也",『본초숭원(本草崇原)』. https://jicheng.tw/tcm/book/本草崇原/index.html.

245 https://jicheng.tw/tcm/book/神農本草經讀/index.html. 에서, "橘皮筋膜似脈絡 皮形似肌膚 宗眼似毛孔 人之傷風咳嗽 不外肺經 肺主皮毛 風之傷人 先入皮毛 次入經絡而漸深 治以橘皮之苦以降氣 辛以發散 俾從脾胃之大絡 而外轉於肌肉毛孔之外 微微從汗而解也 若削去筋膜 只留空皮 名曰橘紅 意欲解肌止嗽 不知汗本由內而外 豈能離肌肉經絡而直走於外乎 乃去白留白之分 東垣因之 何不通之甚也",『본초경독』.

는 다른 게 아니라 해수(咳嗽) 치료와 관련이 있다. 그의 저서『본초숭원』
에 나오는 해수 치료에 대한 설명을 보면, "상고²⁴⁶의 여러 처방을 살펴
단지 말하자면, 귤피는 썰지 않고 낱개로 사용하였고, 중과피를 없앤다
는 말도 없었다. 그러나 이고(리가오, 李杲)는 경서의 뜻을 탐구하여 깨닫거
나 물건이 지닌 성질을 체득하지도 않고서, 뇌공(레이궁, 雷公)의 수치법을
따라 "만약 비위(脾胃)를 보하려면 중과피를 제거하지 말고, 만약 폐의 기
운을 다스리려면 반드시 중과피를 제거해야 한다."²⁴⁷는 이론을 제창한
다. 그 후로 후세 사람들은 이 이론을 원칙으로 여겨 몸이 약해서 오는 기
침 가래에도 그 원인을 폐의 이상으로 보고, 귤홍(橘紅)을 만들어 치료에
이용했다. 그러나 만약 흰 부분을 제거하면 귤피의 맛은 오로지 맵고, 단
지 약효가 피부와 털로만 가기에, 풍한(風寒)으로 인한 해수(咳嗽)에 마치
알맞은 것 같지만, 허약하여 오는 해수에 사용하면 더욱 괴롭고 늘어지
게 된다."²⁴⁸, "대체로 보아 해수는 단지 폐(肺)에만 생기는 병이 아니라,
간기(肝氣)가 위로 오르거나, 위기(胃氣)가 막혀 체하거나, 신기(腎氣)가 갑

---

246 "중국에서는 상(商)·주(周)·진(秦)·한(漢)까지를 말함", 다음 중국어사전.

247 "若補脾胃不去白 若理胸中肺氣須去白", 王好古, 1248,『탕액본초』; 대성문화사, 앞의 책,
      992쪽./ 한편『동의보감』에는 "若理胸中滯氣 須去白"라 하여 '肺氣'가 '滯氣'로 바뀐다. 이
      는 王好古가 李杲의『약류법상(藥類法象)』에서 그 내용을 그대로 따온 반면, 徐彦純은
      『본초발휘(本草發揮)』에서 "若理胸中滯氣 去白"이라 수정·기록하였고, 허준이 徐를 따랐
      기 때문이다.

248 "『本草崇原』按上古諸方 止曰橘皮个用不切 幷無去白之說 李東垣不參經義 不体物性 承
      雷敩炮制 謂留白則理脾健胃 去白則消痰止嗽 后人習以爲法 每用橘紅治虛勞咳嗽 (중략)
      若去其白 其味但辛 止行皮毛 風寒咳嗽 似乎相宜 虛勞不足 益辛散矣", 신대풍출판공사,
      앞의 책 下권, 2515쪽.

자기 솟구쳐 오르거나, 심장의 화가 오르거나, 피부와 털구멍이 닫히거나, 비폐(脾肺)가 서로 잘 어울리지 못하는 등의 원인으로도 온다. 그래서 『황제내경소문』「해론(咳論)」에 오장육부가 모두 기침을 일으키지 허파만 기침을 일으키는 것은 아니라고 한 것이다."[249]라면서 중과피를 제거하지 말아야 하는 논리를 전개했다.

또한 장은암은 기미론과 경서의 예를 들며 다음과 같이 자신의 논리를 설파하고 있다. "귤피는 안쪽에 근막이 있고 안은 하얗고 밖은 노랗다. 맛은 처음에 달다가 나중에는 맵다. 귤피의 성질은 기운이 낙맥(絡脈)[250]을 따라 근육 피부 모공을 거쳐 밖으로 나오게 하므로 기침을 치료한다. 이것은 안에서 밖으로 도달한다는 뜻이 있다."[251]고 하면서 귤피가 가진 성질에 주목하고 있다. 그러면서 "예로 『금궤요략』에 귤피탕(橘皮湯)을 헛구역질과 목이 메는 증상인 열(噦)[252] 치료에 사용한 뜻을 보면 잘 알 수 있다. 또 10세기 일화자(르화즈, 日華子)가 말한 과육과 껍질 사이에 있

---

249 https://jicheng.tw/tcm/book/本草崇原/index.html. 에서 "夫咳嗽非只肺病 有肝气上逆而咳嗽者 有胃气壅滞而咳嗽者 有肾气奔迫而咳嗽者 有心火上炎而咳嗽者 有皮毛闭拒而咳嗽者 有脾肺不和而咳嗽者 经云五脏六腑皆令人咳 非独肺也", 『본초숭원』.

250 "경맥과 협력하여 전신의 조직을 그물눈과 같이 연결시켜주고, 營衞氣血을 운행시키는 작용을 한다.", 한의학용어제정위원회, 앞의 책, 65쪽.

251 "橘皮里有筋膜 外黄内白 其味先甘后辛 其性从络脉而外达于肌肉 毛孔 以之治咳 有从内达外之义", 『本草崇原』, https://jicheng.tw/tcm/book/本草崇原/index.html.

252 "血液俱耗 胃脘乾槁 其槁在上 近咽之下 水飲可行 食物難入 間或可入 入亦不多 名之曰噎 其槁在下 與胃相近 食雖可入 難盡入胃 良久復出 名之曰膈 亦曰反胃", 허준, 1613, 『동의보감』; 대성문화사, 앞의 책 「잡병편」卷之五, 68쪽.

는 섬유질을 구갈[253] 토주(吐酒)[254]의 치료에 달여서 마시면 현저한 효과가 있다고 말한 것은, 귤락(橘絡)이 가슴 속의 정체된 음(飮)을 흐르게 하여 피부로 나아가게 할 수 있기 때문이다. 대체로 보아 귤피는 안에서 밖으로 도달하기에 무릇 땀이 많고 속이 허하며 양기가 밖으로 떠있을 경우는 마땅히 사용을 금해야 한다."[255]며 자세한 설명을 덧붙이고 있다.

이렇게 오래전부터 귤백과 귤홍을 제거할지 그대로 둘지에 대해 논란이 분분했지만 현대 과학적 견해는 장은암(장인안, 張隱庵)의 견해에 손을 들어주고 있다. 이는 감귤피의 지표물질인 헤스페리딘이 감귤백(柑橘白)에 비교적 많이 존재한다는 연구결과가 나오게 되면서 중과피를 무조건 제거하는 것은 옳지 않다는 결론을 내렸기 때문이다. 때문에 요즘에는 감귤백뿐 아니라 감귤락이 지닌 효능 역시도 점차 주목을 받고 있다.

생산지에 따른 약성 변화와 귤피, 감피의 혼용 문제

그런데 귤피는 어디에서 생산되었는지에 따라 산지별로 각각 다른 약성(藥性)을 보이게 마련이다. 또한 귤피와 감피를 엄격히 구분해서 사용

---

253 "화조(火燥)로 인한 것으로 유여한 병이며 실열증의 갈증(渴症)을 말함", 한의학용어제정위원회, 2006, 한의학용어제정위원회, 앞의 책, 43쪽.

254 술을 마시고 토하는 병증.

255 https://jicheng.tw/tcm/book/本草崇原/index.html.에서, "如《金匱要略》用橘皮汤治干呕哕 又可知矣 日华子谓 橘瓤上筋膜 治口渴吐酒 煎汤饮甚效 以其能行胸中之饮而行于皮肤也 夫橘皮从内达外 凡汗多里虚 阳气外浮者 宜禁用之", 『本草崇原』.

하지 않음으로 인해 발생하는 혼란이 동시에 존재한다.

기원전에 발간된『신농본초경』에 이미 귤피는 "성질이 따뜻하고 맛은 맵다."[256]고 처음 서술되어 있고, 그 후로『명의별록』에서는 "독성이 없어"[257] 약으로 사용한다고 되어 있다. 귤나무와 달리 감(柑)나무는 기원후 3세기에 이르러서야 비로소 문헌에 등장하기 시작한다. 5세기 도홍경(타오훙징, 陶弘景)은『신농본초경집주』에서 "서쪽에서 나는 귤피의 성질은 동쪽 귤피보다 조금 차서, 열기를 치료하는 데 동쪽 귤피보다 좋다."[258]고 했다. 이것은 귤이 생산지에 따라 약성이 변하는 것을 말하고 있는 것이다. 한편 10세기 일화자(르화즈, 日華子)는 "귤껍질은 더욱 따뜻하다."[259] 하였다. 여기서 난(暖)[260]이 온(溫)보다 더욱 따뜻한 성질이지만 대부분의 학자들은 귤피의 성질을 '따뜻하다(온, 溫)'고 한 것이다.

맛에 대해서 귤피는 "맛이 맵다."고『신농본초경』에 처음 기술되었으나, 7세기 최우석(추이위시, 崔禹錫)은『최씨식경(崔氏食經)』의「약성론(藥性

---

256 "橘柚 味辛溫(중략) 一名橘皮", 孫星衍 외, 앞의 책 권1, 43쪽.

257 "橘柚 無毒 主下氣 止嘔咳 除膀胱留熱 下停水 五淋 利小便 治脾不能消穀 氣冲胸中 吐逆 霍乱 止泄 去寸白 久服輕身長年 生南山 生江南 十月采", 신대풍출판공사, 앞의 책 下권, 2514쪽.

258 "以東橘爲好 西江亦有而不如 其皮小冷 療氣乃言勝橘", 唐愼微, 1082,『증류본초』; 대성문화사, 앞의 책, 939쪽./『新修本草』121頁 과『大觀本草』卷廿을 보면 "以東橘為好 西江亦有而不如 其皮小冷 治氣乃言欲勝東橘"이라 나온다.

259 "橘(중략) 皮暖 消痰止嗽 破癥瘕痃癖", 唐愼微, 1082,『증류본초』; 대성문화사, 앞의 책, 939쪽.

260 "橘皮 동뎡귤 性溫 一云煖 味苦辛 無毒", 허준, 1613,『동의보감』; 대성문화사, 앞의 책「탕액편」, 181쪽.

論)」편에서 "귤피가 거느리는 맛은 쓰고 맵다."²⁶¹ 하였고, 그 후 발간된 『신수본초』뿐만 아니라 여러 책에서 귤피의 "맛은 맵고 쓰다."²⁶²고 하여, 그 후 귤피의 성미(性味)는 '성(性)은 온(溫)하고 미(味)는 신고(辛苦)하며 무독(無毒)'이라고 명확한 정립이 이루어진다.

한편 8세기 진장기(천짱치, 陳藏器)는 본격적으로 감과 귤을 나누어 분류하였고, 맹선(멍셴, 孟詵)은 "감피는 약으로 사용치 않았다."²⁶³고 하면서 귤피의 우위를 주장하였다. 따라서 감피는 오랫동안 약재로서 외면을 받았고, 감피의 기미를 논하기 시작한 것은 그 후의 일이다. 12세기 구종석(코우쭝스, 寇宗奭)은 『본초연의』에서 감귤피의 기미를 논하기를 "감피는 매우 쓰지 않고, 귤피는 몹시 쓰며 여물어도 쓰다."²⁶⁴고만 하였으나 결국 16세기 후반에 이르러 이시진(리스전, 李時珍)이 "감피는 맛은 맵고 달며 성질은 차고 독이 없다. 귤피는 맛이 쓰고 매우며 성질이 따뜻하다. 둘 다 외형은 유사하지만 기미는 같지 않다."²⁶⁵고 하여 귤피와 감피의 구분점을 제시하였다.

반면 우리나라에서는 따로 귤피와 감피의 구분에 대한 논의가 활발하지 않았다. 17세기 허준은 『동의보감』에서 귤피에 대한 성미를 기술하고 있지만, 감피에 대한 성미는 따로 기술하지 않았다. 19세기에 들어와서

---

261 "橘皮臣味苦辛", 唐愼微, 1082, 『증류본초』; 대성문화사, 앞의 책, 939쪽.

262 "唐本注云(중략) 橘皮味辛而苦", 唐愼微, 1082, 『증류본초』; 대성문화사, 앞의 책, 939쪽.

263 "乳柑子(중략) 其皮不任藥用", 孟詵, 8세기, 『식료본초』; 張鼎, 앞의 책, 215쪽.

264 "柑皮不甚苦 橘皮極苦 至熟亦苦", 신대풍출판공사, 앞의 책 中권, 1249쪽.

265 "皮氣味辛甘寒無毒 時珍曰 橘皮苦辛溫 柑皮辛甘寒 外形雖似 而氣味不同", 李時珍, 1590, 『본초강목』; 대성문화사, 앞의 책 권41, 637쪽.

도 황도연(黃度淵)은『방약합편』에서 "진피(陳皮)는 맛이 달고 성질은 따뜻하다."266며 감피의 미(味)와 귤피의 성(性)을 혼용하여 진피를 설명하고 있으나, 귤피와 감피에 대해서는 설명하고 있지 않다. 또 1906년 이규준(李圭晙) 역시도『의감중마』에서 귤피의 성미를『방약합편』에 담긴 내용 그대로 따르고 있다.267

귤피와 감피의 구분이 중요한 것은 현재 제주도에서 재배하고 있는 온주밀감의 껍질이 과연 진피로서 최적인가라는 문제와 관련이 있다. 온주밀감이 제주도에서 재배되기 시작한 것은 1911년경이지만 워낙 상품으로서의 가치가 뛰어나기 때문에 현재 제주에서 재배하는 감귤의 대부분을 차지하고 있다. 물론 일부 재래종이 남아있기도 한데, 현재 제주에서 흔하게 볼 수 있는 오래된 품종은 산물이라고 하는 감귤류이다.

온주밀감은 한의학 이론으로 말한다면 감에 가깝고 산물은 귤에 가깝다고 볼 수 있다. 그래서 이규준의 영향을 받은 '소문학회'에서는 현재 '동정귤'이 유통되지 않기에 대신 '산물(C. sunki)'의 껍질을 귤피로 사용하고 있다. 그런데 문제는 과육이 단맛이 나야 한다는 귤피의 조건을 따른다면 귤피는 일반 감귤의 껍질을 사용하여야 한다는 점이다. 그러나 한의학 이론에 따른다면 귤피는 맵고 쓴맛이 강해야 하므로 산물의 껍질을 사용하는 것이 더욱 원칙에 가깝다고 볼 수 있다. 하지만 산물의 과육이

---

266 "陳皮甘溫順氣功 和脾留白痰取紅 동정귤", 황도연, 1884,『방약합편』; 남산당, 앞의 책, 267쪽.

267 "陳皮甘溫 順氣寬膈 留白和脾 消痰去白 동뎡귤", 이규준, 2000,『의감중마(醫鑑重磨)』「의문입식(醫門入式)」, 대성의학사, 122쪽.

동정귤과 온주밀감의 과육보다 맛이 있지 않다는 점으로 인해 합당해 보이지 않는 측면이 있다. 따라서 예전에 생산되던 귤피에 가까운 품질을 확보하려면 제주도 한라산 북쪽을 재배지로 삼아 알맹이가 맛있는 귤을 자연 상태에 가깝게 키울 필요가 있어 보인다.

예전 한의학 문헌을 토대로 한 감귤의 분류방식에는 어쩔 수 없이 혼동의 문제가 생겨나게 된다. 앞으로는 학명 분류와 같은 현대적 분류 방식과 더불어 한의학적 기미를 함께 보면서 감귤 껍질의 효능을 중심으로 분류하는 것이 필요해 보인다. 그렇다면 무엇보다 껍질의 두께를 우선적으로 살펴볼 필요가 있고, 맛의 경우에는 같은 감귤나무 종류라 해도 위도의 고저, 지역과 날씨, 온도 등 생육환경과 방법에 따라 변하는 것을 고려해야 한다. 그리고 감귤나무의 열매 중에서 좋은 귤피를 고르려면 과육은 맛있고 잘 익은 열매 중 쓰고 매운맛이 나는 껍질을 고르는 과정을 거치는 것이 필수적이다. 그리고 감피의 경우에는 알맹이가 맛있는 잘 익은 감귤의 껍질 중에서 단맛이 나는 것을 사용하면 될 것이라 생각한다.

감귤피의 정의와
좋은 감귤피

감귤피(柑橘皮)는 말 그대로 감(柑)과 귤(橘)의 껍질이다. 감귤 모양의 열매가 달리는 헤스페리디움 식물의 껍질은 모두 약재로 쓰는 것이 가능하지만 각각의 약리 효과가 서로 달라서 약재의 명칭도 다르다. 귤피(橘皮)가 귀할 때는 '등자귤'이 귤피로 사용된 적이 있으나, 원칙적으로는 감

(柑)과 귤(橘)의 껍질을 사용하는 것이 맞다. 즉, 감귤속(*Citrus*)에는 2,000여 개의 종이 있는데, 감과 귤의 껍질만이 감귤피가 되고, 유자, 등자, 구연, 탱자 등은 감귤속(屬)에 들어가지만 감귤피가 되지 않는 것으로 보아야 한다. 여타의 감귤속 나무들과의 혼용을 피하기 위해, 감귤피로 사용하는 나무는 '*Citrus reticulata* Blanco'라는 학명을 갖고, 성분은 회분 4% 이하에 헤스페리딘(Hesperidin)을 4% 이상 함유해야 '감귤피'라 한다고 규정되어 있다. 이들 품종의 열매들은 블랑코(Blanco)라는 식물학자[268]가 명명하였고, 껍질이 잘 벗겨지며 갑(segment)이 잘 나눠져서 '만다린(Mandarin)'이라고 불린다. 우리가 흔히 제주에서 보는 온주밀감 껍질이 바로 이에 속한다. 감귤피의 약효는 현대 약학의 관점에서는 성분의 함량으로 따지겠으나, 한의학에서는 오래전부터 기(氣)와 미(味)의 상호작용, 즉 기미(氣味)로 분석한다.[269] 약재로 쓰이는 감귤피의 한약명은 귤피(Gyool-Pi)이다. 사용한 껍질이 온주밀감일 경우는 'Citri unshii Pericarpium' 또는 'C. Unshiu Peel'이라 하고, 동정귤인 경우는 'C. erythrosa Pericarpium'이라 한다. 우리가 귤피(Gyool-Pi)와 구분해 진피(Jin-Pi)라고 부르는 것은 오랜 시간 자연적으로 발효과정을 거친 감귤피를 말하는 것이다.

감(柑)과 귤(橘)의 껍질은 모두 '감귤피'로 사용할 수 있다고 했는데 그

---

268 Blanco, Francisco Manuel(1778~1845), 스페인 출생, 식물학자로 필리핀 마닐라에서 사망.

269 기미론(氣味論)은 어떤 물질 또는 약물을 섭취하거나 복용하였을 때, 인체에 나타나는 반응이나 치료효과를 온(溫) 열(熱) 량(涼) 한(寒)의 사기(四氣)와 산(酸) 고(苦) 감(甘) 신(辛) 함(鹹)의 五味로 크게 나누어 귀납시켜 분류한 이론이다. 처음으로 기술된 『신농본초경』에서는 약물 분류에 주로 이용하다가 이후에 와서는 승강부침(乘降浮沈) 등의 이론과 결합하여 약물의 작용을 설명하기 위한 수단으로 변한다.

렇다면 과연 어떤 감귤피가 약재로써 좋은 것일까? 일단 5세기 뇌공(레이궁, 雷公)은 귤피를 만드는 재료로 "유피(柚皮)나 추자피(皺子皮)[270]를 절대 쓰면 안 된다."[271]고 강조하였다. 5세기 도홍경(타오훙징, 陶弘景)도 유피(柚皮)는 "먹기에는 알맞지만 약에는 넣지 못한다."[272]고 하였다. 8세기 맹선(멍셴, 孟詵)은 "감피(柑皮)는 약으로 쓸 수 없다."[273]고 단정하기도 했다. 이와 같은 사실로 보면, 탱자와 같은 파페다에 속하는 열매의 껍질, 외과피가 매끄럽지 않은 표면을 가진 유자(C. grandis), 소유자(C. junos), 구연(C. medica) 그리고 매끄럽지만 재배된 귤인 감(柑)의 껍질은 사용하지 말라고 한 것을 알 수 있다.

8세기에 진장기(천짱치, 陳藏器)가 이미 감귤류를 감(柑)과 귤(橘)로 나누어 분류한 바 있지만 11세기에 이르러서도 소동파(쑤둥포, 蘇東坡)가 항저우(항주, 杭州)로 좌천되며 남긴 작품에서 보면, 지역 명물인 황감(黃柑)으로 빚은 술을 대접받고, "귤을 먹는 즐거움이 신선됨에 뒤지지 않는

---

270 열매 표면에 주름이 있는 껍질을 말하는데 荔枝橘, 橙, 大橘 등의 껍질이 추자피이다. / "荔枝橘出横陽 膚理皺密如荔子也", 李時珍, 1590, 『본초강목』; 대성문화사, 앞의 책 권41, 633쪽. / "志曰 橙樹似橘而葉大 其形圓 大於橘而香 皮厚而皺 八月熟", 李時珍, 1590, 『본초강목』; 대성문화사, 앞의 책 권41, 637쪽. / "大橘大如柚子色黃皮皺", 이원조, 1843, 『탐라지초본』; 현행복, 앞의 책, 188쪽(원본 영인본 쪽).

271 "斅曰 凡使 勿用桔皮 皺子皮 二件用不得", 李時珍, 1590, 『본초강목』; 대성문화사, 앞의 책 권41, 633쪽. / 『증류본초』에서는 "雷公曰 凡使 勿用 柚皮 皺子皮 其二件用不得"이라고 되어 있어, 이시진은 柚皮를 桔皮로 誤記한 것 같다.

272 "宜食 不入藥 弘景", 李時珍, 1590, 『본초강목』; 대성문화사, 앞의 책 권41, 638쪽.

273 "乳柑子(중략) 其皮不任藥用", 孟詵, 8세기, 『식료본초』; 張鼎, 앞의 책, 215쪽.

다."²⁷⁴라고 읊은 것을 볼 수 있다. 이를 보면 소동파는 감을 귤이라 칭한 것인데, 당시에 감과 귤을 확연히 구분하지 못하고 있음을 보여준다.

12세기에 이르면 감을 8종으로 귤을 14종으로 자세히 구분하게 된다. 13세기 진자명(천쯔밍, 陳自明)은 "귤피는 작고 붉은 것이 좋고, 크고 황색인 것은 감피여서 안 된다."²⁷⁵고 하였다. 그럼에도, 16세기에 와서도 여전히 감과 귤을 혼용하는 것이 보인다. 그래서인지 이시진(리스쩐, 李時珍)은 형태와 색(色), 기미(氣味)를 기준으로 삼아 분류하는²⁷⁶ '귤·유(柚)·감(柑)의 분류법'을 제시한다.²⁷⁷ 그래서 "귤피는 얇으며 홍색이며 맛은 맵고 쓰다. 감피는 약간 더 두껍고 황색이며 맛은 맵고 달다."²⁷⁸라고 분명한 정의를 내렸다.

귤피에 비해 사용 빈도가 적었던 감피(柑皮)이지만 효능을 연구한 기록이 남아있다. 5세기 뇌공(레이궁, 雷公)은 "산후부종"²⁷⁹에 효과가 있음을

---

274 "吾聞橘中之樂 不減商山(중략)", 「동정춘색부(洞庭春色賦)」. https://baike.baidu.hk/item/洞庭春色賦.

275 "橘皮 取多年揀小而紅者佳 若大而黃者柑皮也 不堪入藥", 『부인양방(婦人良方)』 「변식수제약물법도(辯識修製藥物法度)」卷一. https://jicheng.tw/tcm/book/婦人大全良方/index.html.

276 이와 같은 분류법은 형성약성론(形性藥性論)으로 발전한다. '형성약성론'은 약재의 성상(性狀) 즉 형태, 색깔, 냄새, 질(質)의 강약 등으로 나누어 약물의 작용을 설명하는 이론이다.

277 "夫橘柚柑三者 相類而不同(중략) 如此分之 卽不誤矣", 李時珍, 1590, 『본초강목』; 대성문화사, 앞의 책 권41, 632쪽.

278 "橘(중략) 其皮薄而紅 味辛而苦 柑(중략) 其皮稍厚而黃 味辛而甘", 李時珍, 1590, 『본초강목』; 대성문화사, 앞의 책 권41, 632쪽.

279 "治產後肌浮 爲末酒服 雷斅", 李時珍, 1590, 『본초강목』; 대성문화사, 앞의 책 권41, 637쪽.

말한 바 있고, 7세기 최우석(추이위시, 崔禹錫)은 주로 상기[280]되고 가슴이
답답하고 그득한 증상에 주로 쓴다고[281] 했지만, 『식료본초』에서는 "감피
는 약으로 사용하지 않았다."고 효능을 평가절하하기도 했다. 그러다가
『칠권식경(七卷食經)』[282]에 이르게 되면 감피에 대해 "기운을 다스리는 데
귤피보다 나아 쌓여 있는 가래를 제거한다."[283]고 재평가를 하게 된다. 진
장기(천짱치, 陳藏器) 역시도 "껍질은 모두 나쁜 기를 내리고 제거하여 속을
고르게 한다."[284]고 하였고, 마지(마즈, 馬志)는 『개보본초』에서 "유감껍질
과 산감껍질을 약으로 쓰기 시작하고 산감피(山柑皮)로 인후통을 치료하
였다."[285]고 하였다. 그 후로도 "술독과 그로 인한 심한 갈증을 풀어 줄 때
는, 껍질의 흰 부분을 제거하고 불기운에 쬐어 말린 다음 가루 내고, 가루
를 끓인 물에 쏟아서 붓고는 잘 저어 풀어지게 한 다음, 소금을 넣고 마셨
다."[286]는 기록을 볼 수 있다. "추위로 인하여 생긴 병, 음식에 의해 탈이

---

280 "피가 뇌로 몰리는 증상으로 얼굴이 붉어지고 열이 나며, 발한, 두통, 이명, 현기증이 나
     기도 한다.", Daum 사전.
281 隋代(581~618)때 추이위시[崔禹錫]의 『崔氏食經』「藥性論」에 "主上氣煩滿", 김창민 외,
     앞의 책 권1, 106쪽.
282 B.C. 206~A.D. 23 동안의 기록인 『漢書藝文志』에 등재된 『신농황제식금칠권(神農黃帝食
     禁七卷)』의 후신으로 민간생활상식 서적이다.
283 "治氣 勝於橘皮 去積痰". 김창민 외, 앞의 책 권1, 106쪽.
284 "藏器曰 柑 (중략) 此輩皮皆去氣調中 實俱堪食 就中以乳柑爲上也", 李時珍, 1590, 『본초
     강목』; 대성문화사, 앞의 책 권41, 636쪽.
285 "志曰 (중략) 惟乳柑皮入藥 山柑皮療咽痛 餘皆不堪用 又有沙柑青柑 體性相類.", 李時珍,
     1590, 『본초강목』; 대성문화사, 앞의 책 권41, 636쪽.
286 "解酒毒及酒渴 去白 焙研末 點湯入鹽飮之 大明", 李時珍, 1590, 『본초강목』; 대성문화사,
     앞의 책 권41, 637쪽.

난 것, 몸을 무리하게 다루어 병이 도진 경우에는 진하게 달여 낸 즙을 복용하였다."[287]고도 했다. "병이 나은 뒤의 식욕부진"[288]에도 사용하는 것을 볼 수 있는데, 감피 3.7~11.1g을 달여서 먹거나, 때로는 환(丸)이나 가루로 만들어 복용하는 것이 일반적인 방법이다.

예전에는 감피와 귤피를 엄격히 구별하기도 했으나, 현재 한국·중국·일본에서는 감피와 귤피의 구별 없이 '감귤피'로 유통하고 있다. 이는 통상적인 온주밀감(溫州蜜柑)을 온주밀귤(溫州蜜橘)[289] 혹은 온주감귤로 말하는 것에서도 볼 수 있다. 그렇다면 '감귤피'를 약재로 쓰려고 할 때는 약리적 성분의 함량을 따지는 것이 필요해 보인다. 감귤 열매를 살펴보았을 때 "껍질 문양은 촘촘한 그물 같고, 두께는 얇으며, 잘 익어 홍색을 띠며, 감귤락(柑橘絡)이 많고, 맛이 맵고 쓴 쪽을 고르면"[290] 좋을 것이다. 그리고 가능하면 야생성이 강한 노지에서 친환경으로 재배된 감귤이 훨씬 효능이 뛰어날 것이라 생각한다.

귤피와 감피의 구분이 희미해지면서 감귤피로 유통이 이루어지고 있는 상황이지만, 감귤피 역시도 다양한 분류 방법이 존재한다. 이는 약재로서의 가공과 유통, 보존의 양상을 고려한 것이다. 요즘에도 종종 사용하는 감귤피의 분류 방법으로는 다음과 같은 것들이 있다.

287　"傷寒飮食勞復者 濃煎汁服 時珍", 李時珍, 1590,『본초강목』; 대성문화사, 앞의 책 권41, 637쪽.

288　김창민 외, 앞의 책 권1, 106쪽.

289　"溫州蜜橘 *Citrus unshiu* Marcor.", 김창민 외, 앞의 책 권2, 682쪽.

290　"橘皮紋細色紅而薄內多筋脈其味苦辛", 李時珍, 1590,『본초강목』; 대성문화사, 앞의 책 권41, 633쪽.

① 품종에 따른 분류: 동정귤, 온주밀감, 산물, 청귤, 황귤 등

② 절단 형태에 따른 분류: 가루(粉末), 실(絲), 면발(條), 조각(片), 주사위(丁), 포(脯)

③ 색깔에 따른 분류: 홍피(紅皮), 황피(黃皮), 청피(青皮)

④ 채취 시기에 따른 분류: 청피자, 개청피, 사화청피, 감청피, 미홍피(微紅皮), 대홍피(大紅皮)

⑤ 껍질의 성질과 맛에 따라: 귤피(溫苦辛), 감피(寒辛甘)

⑥ 저장 기간에 따른 분류: 생피(生皮), 건피(乾皮), 진피(陳皮)

⑦ 형체에 따른 분류: 향기(香氣), 액체(liquid), 겔(gel), 분말, 고체(solid)

⑧ 박피 형태에 따른 분류: 이화(二花), 삼화(三花), 사화(四花) 감귤피

⑨ 지역에 따른 분류: 川감귤피(사천성), 福감귤피(복건성), 제주귤피(제주)

⑩ 상품명: 광진피(廣陳皮), 신후이[新會]진피, 제주(濟州)진피

⑪ 이명: 귤피, 귀로(貴老)²⁹¹, 귤자피(橘子皮), 감피(柑皮), 길피(桔皮)

⑫ 품질에 따른 분류: 상, 중, 하

⑬ 성분에 따른 분류: 헤스피리딘 함량 4.0% 이상, 건조 감량²⁹² 13.0% 이하, 회분 함량 4.0% 이하, 중금속 30ppm 이하, 잔류농약 불검출, Brix(당도) 등

---

291 전통적인 매화(梅花) 감상법에 1. 귀희불귀번(貴稀不貴繁) 2. 귀로불귀눈(貴老不貴嫩) 3. 귀수불귀비(貴瘦不貴肥) 4. 귀함불귀개(貴含不貴開)에서 두 번째에 해당하는 '오래된 것을 귀히 여긴다.'에서 '귀로'라 한 것이다.

292 건조 감량은 건조시키기 전의 검체 무게와 건조시킨 후의 검체 무게를 비교해, 건조 과정에서 손실된 무게를 비율로 나타낸 것.

현재 이와 같은 분류가 존재하지만 여기에 추가적으로 감귤 껍질에 있는 미생물의 종류와 현대의 성분 분석 등의 과정을 거쳐서 효능을 중심으로 엄밀하게 분류하는 것도 추후에 가능할 것이라고 생각한다.

귤피의 작용원리와 효능

귤피가 인체에 들어가서 어떻게 약리작용을 하는지, 그러한 작용을 거쳐서 어떠한 효능을 발현하게 되는지에 대한 의문은 오래전부터 한의학자들의 주요 연구과제 중 하나였다.

16세기 영원(닝위안, 寧原)은 『식감본초(食鑑本草)』에서 "귤피는 흩어 낼 수도 쓸어내릴 수도 있고, 따뜻하게 하기도, 보하기도, 조화롭게 할 수도 있고, 기를 순조롭게 하여 속을 다스리며, 비(脾)를 고르게 하여 가슴속을 시원하게 하니 그 효능은 여러 가지 약보다 우위에 있다."[293]고 하며 먼저 귤피의 약재로서의 우수성을 설파했다. 더 나아가『본초강목』에서는 "쓴맛은 쓸어내리거나 말릴 수 있고, 매운맛은 흩어 낼 수 있고, 따뜻한 성질은 조화롭게 할 수 있다. 온갖 병을 치료하며 반드시 기운을 다스리고 습기를 말리는 효능을 가졌다."[294]고 하면서 거의 만병통치에 가까운 효능

---

293 "原曰 橘皮能散能瀉 能溫能補能和(중략) 順氣理中 調脾快膈(중략) 其功當在諸藥之上", 李時珍, 1590,『본초강목』; 대성문화사, 앞의 책 권41, 633, 634쪽.

294 "時珍曰 橘皮 苦能泄能燥 辛能散 溫能和 其治百病 總是取其理氣燥濕之功", 李時珍, 1590,『본초강목』; 대성문화사, 앞의 책 권41, 634쪽.

이 있다며 극찬을 아끼지 않고 있다.

근세에 이르러 18세기의 대의사(大醫師)인 엽천사(예티엔스, 葉天士)는 『본초경해(本草經解)』에서 "귤피는 기운이 따뜻하여 하늘에서 봄에 상승하는 목기(木氣)를 잡아 족궐음간경(足厥陰肝經)으로 들어가고, 맛은 쓰고 매우며 독이 없어 땅에서 남방(南方)의 화(火)의 맛과 서방(西方)의 금(金)의 맛을 얻어 수소음심경(手少陰心經), 수태음폐경(手太陰肺經)으로 들어간다. 기미(氣味)에 있어 하강보다는 상승이 많으니 양(陽)이다."[295]라고 음양오행으로 설명하였다. 서영태(쉬링타이, 徐靈胎)는 "일반적으로 맵고 향기가 나는 약은 모두 기운을 상승시키는데 귤은 신맛이 있어 수렴하여 기운을 아래로 내릴 수 있으므로 기운을 흩어내는 작용만 하는 것은 아니다."[296]라고 귤피가 가진 약재로서의 특성을 높이 평가했다.

귤피의 효능에 대해서는 기원전에 발간되어 시기적으로 가장 앞선 문헌이지만 여전히 한의학의 중요한 원전 중 하나로 여겨지는 『신농본초경』에 최초로 등장한다. 『신농본초경』를 보면 "주흉중가열역기, 이수곡, 구복거취, 하기통신(主胸中瘕热逆氣, 利水穀, 久服去臭, 下氣通神)"이라는 표현을 볼 수 있다. 그렇다면 여기서 첫 구절인 '흉중가열역기(胸中瘕熱逆氣)'는 무엇을 의미하고 '가(瘕)'[297]는 어떤 병을 말하는 것인지에 대해 먼저 살펴보

---

295 "橘皮氣溫 秉天春升之木氣 入足厥陰肝經 味苦辛無毒 得地南西火金之味 入手少陰心經 手太陰肺經 氣味升多於降 陽也", 『본초경해』. https://jicheng.tw/tcm/book/本草經解/index.html.

296 "凡辛香之藥皆上升 橘柚實酸 酸主斂 故又能降氣 不專於散氣也", 『신농본초경백종록(神農本草經百種錄)』. https://jicheng.tw/tcm/book/神農本草經百種錄/index.html.

고 나머지 문장 또한 분석해 보고자 한다.

먼저 흉중가열역기(胸中瘕熱逆氣)에 대해 살펴보고자 한다.

10세기『일화자제가본초』를 보면 감귤의 과육은 "흉중격기(胸中膈氣)를 없앤다."[298]고 했다. '흉중격기'란 '가슴과 횡격막 사이에 기가 쌓이고 막혀 생긴 답답한 증상'을 말하고, '가(瘕)'는 기운이 막혀 형태는 만져지나 보이지 않는 덩어리가 생기는 병증이다. 따라서 '흉중가열(胸中瘕熱)'이란 가슴속에 '흉중격기'나 '가(瘕)'가 생겨, '열(熱)'이 생기는 현상을 말하는 것이라고 할 수 있다.

13세기 이고(리가오, 李杲)는『약류법상』에서 "만약 가슴속 폐의 기운을 다스리려면 반드시 하얀 부위를 제거한다."[299] 하고,『약성부』에서도 "하얀 부위를 제거한 것은 담[300]을 삭이고 체기를 푼다."[301]고 했다. 또한 14

---

297 『표준한의학용어집』에 "瘕(가): 뱃속에 氣가 鬱滯되어 덩어리가 생기는 병증."이라 나오고, 또『詳解漢字大典』에 "瘕: 괴밸가(腹中積塊).《正字通》堅者曰癥 有物形曰瘕, 목병가(喉疾). 계집병하(女病)."라 나온다. 또『漢方婦人科學』에는 "《入門》에 "癥者는 堅而不移하고 瘕者는 堅而能移하나 모두 痰飲食積死血로 因하여 成塊하니 積聚 癥瘕 痃癖이 其實은 同一하다"하였다. (중략) 痃癖이라 함은 心肺의 有形的인 病變이고 積聚는 消化器系統의 病變이며 癥瘕는 下腹部의 病變임을 알 수 있다." 즉, 瘕는 뭉쳤다 흩어졌다 하며, 이곳저곳으로 옮겨 다니며, 모양과 아픈 곳이 일정하지 않은 덩어리이다.

298 "止消渴 開胃 除胸中膈氣", 김창민 외, 앞의 책 권2, 682쪽.

299 "若理胸中肺氣 須去白", 王好古, 1248,『탕액본초』; 대성문화사, 앞의 책, 992쪽.

300 "담(痰) [병리] (동) 담음(痰飲) 수음(水飮): 속발성 병인의 하나. 진액이 정상적으로 운화되지 못해 체내에 머물러 쌓여 있는 병리산물. 이것은 2차적으로 다른 질병을 일으키는 원인이 된다.", 한의학용어제정위원회, 앞의 책, 81쪽.

301 "去白者 消痰泄氣",『약성부』권2, https://jicheng.tw/tcm/book/珍珠囊補遺藥性賦/index.html.

세기 서언순(쉬앤춘, 徐彥純)[302]이『본초발휘』에서 "만약 가슴속 체기를 다스리려면 하얀 부위를 제거한다."[303]라 한 것을 보면 '흉중가열'은 가슴속 폐(肺)의 기운이 정체하여 열이 생기고 담을 형성한 것도 의미하는 것이라고 볼 수 있다.

17세기 장은암(장인안, 張隱庵)은 "'흉중가열역기'라는 것은 위(胃)의 상부에 있는 부곽(郛廓)[304]에 탁한 기운이 모이고, 그 모인 가상의 기운이 형태를 이루게 되면 '가열(瘕熱)'이 되어, 토할 것 같은 메슥메슥한 기운인 '역기(逆氣)'라는 병도 되는 것이다."[305]라고 했다. 그래서 18세기 대의사(大醫師)인 엽천사(예티엔스, 葉天士)는 "가슴속은 폐의 영역이고 기운은 항상 질서에 따라 순행하는데 만약 순행이 변하게 되면 체하게 되고 체하면 가(瘕)가 형성되어 폐기(肺氣)가 내려오지 못하여 열(熱)이 발생하게 되는 것이다."[306]라고 정리하였다.

19세기 추수(쪼우수, 鄒澍)는『본경소증(本經疎證)』에서 "가(瘕)는 형태가 있고, 열(熱)은 한(寒)이 아니며, 역(逆)은 위로 치밀어 오르는 것이다. 세

---

302 14세기 중반 元代 朱震亨은 東垣과 王好古의 영향을 받고 明代 劉純, 徐彥純에게 전하였다.

303 "若理胸中滯氣 去白",『본초발휘』. https://jicheng.tw/tcm/book/本草發揮/index.html.

304 郛郭은 郛는 外城, 郭은 성의 둘레를 말한다. 중국어로 屏障(병풍처럼 둘러쳐진 것)으로 '성곽'을 말함. 따라서 여기서는 흉막하단과 횡경막상단 사이와 횡격막하단과 胃사이에 생기는 명치를 포함한 공간을 말하는 것일 것이다. 그러므로 胸中瘕熱은 胸中膈氣 또는 胸膈間氣라 하기도 한다.

305 https://jicheng.tw/tcm/book/本草崇原/index.html. 에서, "胸中瘕热逆气者 谓胃上郛郭之间 浊气留聚 则假气成形 而为瘕热逆气之病",『본초숭원』.

306 "胸中者 肺之分也 氣常則順 氣變則滯 滯則一切有形血食痰涎 皆假滯氣而成瘕 瘕成則肺氣不降 而熱生焉.",『본초경해』. https://jicheng.tw/tcm/book/本草經解/index.html.

뜻을 확실히 알아야 '흉중가열역기'라는 병증을 확실하게 알 수 있다. 가(瘕)는 기운이 모여 형태가 생기고 물질이 형성된 병이다. 글자 순서에서 가(瘕)가 열(熱)보다 앞에 있어, 기운이 모여 가(瘕)를 형성하고 가(瘕)가 정체하여 열이 생긴 증상임을 알 수 있다. 상부에 있는 가열(瘕熱)은 대부분 기운에서 생기며 역기(逆氣)가 된다. 열로 인한 가(瘕)라면 열을 치료해야 하는데, 가(瘕)에서 생긴 열은 기운을 치료하면 된다. 특별한 경우가 아니라면 기운이 흩어지면 열도 풀리며 역기(逆氣)도 가라앉는다. 그렇지 않다면 어떻게 매운맛과 따뜻한 기운이 있는 약물로 열(熱)과 역(逆)을 치료하겠는가? 그렇지만 가열은 기운이 쌓여서 생긴 것이고 기(氣)의 증상만 나타나므로, 기운만 소통하고 평정하면 '가열'은 없어진다."[307]라면서 더욱 자세한 설명을 덧붙이고 있다.

다음으로 살펴볼 것은 이수곡, 구복거취, 하기통신(利水穀, 久服去臭, 下氣通神)이다.

17세기 장은암(장인안, 張隱庵)은 음식물이 소화되어 몸에 이롭게 되는 원리는 우리 몸은 "음식이 위(胃)에 들어가면 음식물의 정기를 전신에 흩어 뿌려주는 비기(脾氣)[308]를 빌리게 되는데, 귤피는 능히 비락(脾絡)에 도

---

308 "夫瘕則有形 熱則非寒 逆則上沖 必盡此三義 胸中瘕熱逆氣方確切也. 瘕之爲病 借氣聚而成形 依物象而成質(중략) 此則瘕在熱上 亦可見因氣聚而成瘕 因瘕停而生熱(중략) 與瘕熱之在上者多因氣而其病爲逆氣者 又自不同也 因熱而瘕 則其治在熱 因瘕瘕而熱 則其治自應在氣 氣散則非特熱解 卽逆氣亦隨以平 不然 味辛性溫之物 又豈治熱治逆者耶(중략) 亦良以瘕熱由氣積而成 其著象自仍在氣 但得氣通且平 卽瘕之與熱又何所容哉"『본경소증』권5, https://ctext.org/wiki.pl?if=gb&res=399881.

308 "① 비의 精氣 및 기능 ② 전신의 기기를 원활하게 소통시키는 비의 中和 또는 수곡의 정기를 산포시키는 기운", 한의학용어제정위원회, 앞의 책, 143쪽.

달해 상부에 있는 위(胃)로 비기(脾氣)를 보낼 수 있으므로, 음식물이 소화되어 몸을 이롭게 할 수 있는 것이다."[309]라고 하면서 "오래 복용하면 구린[310] 냄새를 없앤다는 것은 중초에 있는 썩고 더러운 냄새를 없애 비위를 깨끗하게 한다는 것이다."[311]라고 했다. 귤피의 효능 중 하나인 입냄새 제거의 원리를 설명한 것이다. 한편으로는 "기(氣)를 밑으로 내려 신(神)[312]을 통하게 한다는 것은 폐가 주관하는 기[313]를 하강시켜 심장이 주관하는 신(神)에 잇게 한다는 것으로, 이러한 작용은 귤피의 맛이 맵고 써서 매운맛은 폐로 들어가고 쓴맛은 심으로 들어가서 그렇다."[314]고 추가적으로 설파하였다.

『신농본초경』에 제시된 '흉중가열역기(胸中瘕熱逆氣)'와 '이수곡, 구복거취, 하기통신(利水穀, 久服去臭, 下氣通神)'이 대표적인 귤피의 효능이지만 후대 학자들의 이론도 참고할 필요가 있다.

---

309 https://jicheng.tw/tcm/book/本草崇原/index.html.에서, "利水谷者 水谷入胃 藉脾气之散精 橘皮能达脾络之气 上通于胃 故水谷可利也",『본초숭원』.

310 "동물의 몸속에서 소화되고 남은 음식의 찌꺼기에서 나는 것과 같다", Daum 한국어사전.

311 "久服去臭者 去中焦腐秽之臭气 而整肃脾胃也",『본초숭원』, https://jicheng.tw/tcm/book/本草崇原/index.html.

312 "심(心)의 주재 하에 오장機能活動의 협조를 바탕으로 인체 전체 차원에서 나타나는 생명활동현상 또는 생명력, 또는 생명의 정화로서의 정신활동", 한의학용어제정위원회, 앞의 책, 214쪽.

313 "숙강(肅降) : 폐기(肺氣)의 청정(淸淨)하게 하고 하강시키는 생리적 특성", 한의학용어제정위원회, 앞의 책, 203, 204쪽.

314 https://jicheng.tw/tcm/book/本草崇原/index.html.에서, "下气通神者 下肺主之气 通心主之神 橘皮气味辛苦 辛入肺 而苦入心也",『본초숭원』.

『명의별록』을 보면 "기운을 밑으로 내리는 작용이 있으므로, 구토와 기침을 멎게 하고, 방광유열(膀胱留熱)[315]의 증상인 방광에 고인 오줌을 누게 하며, 오림(五淋)[316]에 소변을 잘 나오게 한다. 소화기능을 도와 가슴으로 오르는 구토기와 급성위장병으로 오는 설사를 멈추게 하며 촌백충을 없앤다."[317]고 하였다.

3세기 『금궤요략』에서 "물고기를 먹고 생기는 식중독 증상인 얼굴이 붓고, 가슴이 답답하고 어지러워 토할 것 같은 메슥메슥한 기운을 느끼는 증상에 귤피를 진하게 달여 복용하면 즉시 치료된다."[318]고 하면서 식중독에 효과가 있음을 말하였다. 4세기 『주후방』에는 "중풍 초기에 갑자기 목소리가 안 나오는 증상"[319]에 사용한다고도 했다.

7세기 『약성론』에는 "가슴과 횡격막 사이 열기가 쌓이고 막힌 답답한 증상을 치료하고, 식욕을 증진시키며 기리(氣痢)[320]를 멈추게 한다. 또 가

315　방광에 오줌이 정체되면서 방광염이 발생하고, 심하면 역류하여 콩팥에 염증을 일으키고 고열(48~49도)이 난다.

316　5가지 임병(淋病)으로 오줌을 눌 때 요도가 가렵거나 따가운 증상으로 혹은 고름이나 피가 나온다.

317　"下气 止呕咳 除膀胱留热 下停水 五淋 利小便 主脾不能消谷 气冲胸中吐逆 霍乱止泄 去寸白", 唐愼微, 1082, 『증류본초』; 대성문화사, 앞의 책, 939쪽.

318　兩種은 面腫의 相似致誤/ "食魚後 食毒 兩種煩亂治之 橘皮濃煎汁 服之 卽解", 張仲景, 3세기, 『중경전서(仲景全書)』; 중국의약총서, 1978, 『중경전서』「금궤요략(金匱要畧)」, 집문서국, 434쪽.

319　"治卒失聲 聲咽不出", 唐愼微, 1082, 『증류본초』; 대성문화사, 앞의 책, 940쪽.

320　배변형상은 게거품(蟹渤) 같고, 복부근육이 긴장하는 구급(拘急) 증상이 있는 것. "主氣痢", 김창민 외, 앞의 책 권2, 688쪽,

래와 침을 삭이고 기운이 상기되어 생기는 해수, 징가현벽(癥瘕痃癖)[321]을 치료한다."[322]고 하였고, 9세기『식의심경』에서는 "가슴속의 번민을 내리게 하고 가래를 삭이며 음식을 소화시키기 위해서"[323] 귤피차를 마시라고 추천하고 있다.

12세기『의학계원』에서는 "가슴속에 찬 기운과 체증을 없애고 비위기능을 좋게 한다."[324]고 하였고,『진주낭』에서는 "기운을 더하고 폐기능을 이롭게 한다."[325]고도 하였다.

13세기『인재직지방』에는 "모든 기로 인한 증상, 감기의 초기 증상, 음주로 인해 속이 답답하고 구토하며 신물이 오를 때"[326] 사용하며 "번위(翻

---

321 배 안에 발생하는 종괴의 종류/ "破癥瘕痃癖", 李時珍, 1590,『본초강목』; 대성문화사, 앞의 책 권41, 633쪽,

322 "能治胸膈間氣 開胃 止痢 消痰涎 主上氣咳嗽", 허준, 1613,『동의보감』; 대성문화사, 앞의 책「탕액편」, 181쪽.

323 "主胸中大熱 下氣消痰化食", 唐愼微, 1082,『증류본초』; 대성문화사, 앞의 책, 940쪽.

324 "去胸中寒邪 破滯氣 益脾胃", 김창민 외, 앞의 책 권2, 688쪽.

325 "『珍(珍珠囊)』云 益氣利肺", 王好古, 1248,『탕액본초』; 대성문화사, 앞의 책, 992쪽.

326 『直指方』卷五 諸氣에 "橘皮一物湯 治諸氣攻刺 及感受風寒暑濕 初證通用 凡酒食所傷 中脘妨滿 嘔吐吞酸悉療之 陳橘皮洗淨 新汲水煎服 屢效", 楊士瀛, 1264,『인재직지방(仁齋直指方)』; 대성문화사, 1995, 흠정사고전서 자부 5 의가류 권12『인재직지방』, 131쪽.

327 『인재직지방』卷七 翻胃方에 "橘皮湯治翻胃嘔吐 眞橘皮 用日照西方壁土炒香取橘皮爲末 右每二錢薑棗略煎服", 楊士瀛, 1264,『인재직지방』; 대성문화사, 앞의 책, 195쪽./ 번위(翻胃)는 반위(反胃)로 "음식물이 들어가면 토하는 증상", 한의학용어제정위원회, 앞의 책, 120쪽.

328 『인재직지방』卷二十二에 "橘皮湯 治乳癰 初發卽散 已潰卽效 痛不可忍者 陳皮湯浸去白晒乾麩炒微黃色 右爲細末麝香硏少許 每服二錢 酒調服 初發覺赤腫疼痛 一服効 因小兒吹妳變成此疾者並治", 楊士瀛, 1264,『인재직지방』; 대성문화사, 앞의 책, 450쪽.

胃)"[327], "유옹(乳癰)"[328]을 치료한다 하였고,『용약심법』에서는 "객기(客氣)[329]를 없앤"[330]다고 하였다.『탕액본초』를 보면 주독(酒毒)[331]을 없애는 효능도 제시되어 있다. 15세기 주권(주취안, 朱權)은『신기비보』를 저술했으며,『활인심방』에서는 술독의 치료에 사용한 기록을 볼 수 있다.

16세기『의학입문』에는 "운동하지 않아 기가 맺히는 증상"[332]에 사용한다고 하였다. 이를 요즘의 현실에 빗대어보면 현대인은 움직임이 적어 기운과 혈액의 순환이 잘 안 되어 습(濕) 증상이 많이 발생하는 일종의 대사증후군이다. 실제로 귤피는 대사증후군에 매우 효능이 좋다.『본초강목』에서는 "헛구역질, 조잡(嘈雜), 때때로 멀건 물을 토하는 증세, 담비(痰痞)[333], 학질, 대장폐색을 치료하고, 음식에 넣어 물고기 비린내와 독을 푼다."[334]고 하면서 또한 "담격(痰膈)[335]과 기창(氣脹)[336]도 치료한다."[337]고 추

---

329   "인간을 중심으로 인간이 터전으로 삼고 있는 땅의 氣를 主氣(地氣)라고 하며, 天氣는 외부(하늘)로부터 들어오는 것으로 보고 객기라 한다. 六氣이다.", 한의학용어제정위원회, 앞의 책, 16쪽.

330   "『心(用藥心法)』云 導胸中滯氣 除客氣", 王好古, 1248,『탕액본초』; 대성문화사, 앞의 책, 992쪽.

331   "海藏治酒毒", 王好古, 1248,『탕액본초』; 대성문화사, 앞의 책, 992쪽.

332   "逸則氣滯 亦令氣結 輕者行動卽愈 重者橘皮一物湯", 李梴, 1575,『의학입문(醫學入門)』; 한성사, 1982,『교정의학입문(校精醫學入門)』, 351쪽.

333   "痰氣가 몰려서 속이 그득하고 더부룩한 병증", 한의학용어제정위원회, 앞의 책, 82쪽.

334   "療嘔噦 反胃嘈雜 時吐淸水 痰痞痎瘧 大腸閟塞 婦人乳癰 入食料解魚腥毒", 李時珍, 1590,『본초강목』; 대성문화사, 앞의 책 권41, 633쪽.

335   "濕結로 인해 呑咽困難, 食入則吐, 胸中痞滿, 喘息하는 병증", 한의학용어제정위원회, 앞의 책, 81쪽.

336   "신체가 腫大하고 사지가 瘦削하며 안면이 흑색으로 변하고 脇痛을 兼發하기도 하는 병증. 칠정이 울결하여 氣道를 壅塞해서 발생.", 한의학용어제정위원회, 앞의 책, 58쪽.

가하고 있다.

17세기 우리나라의 허준은 『언해태산집요』에서 "임신 중 입덧에 인삼과 같이 사용한다."[338]고도 했다.

19세기 『수식거음식보』에서는 "물고기와 게의 독을 없애고, 트림, 딸꾹질, 복부창만, 감질(疳疾)[339], 학질, 설사, 변비, 각기"[340] 등의 다양한 질환에 사용한 기록을 볼 수 있다.

이와 같이 옛 문헌들에는 귤피와 진피의 효능에 대해 참으로 다양한 기록이 남아있다. 크게 나누어보면 기(氣)를 다스리는 이기(理氣)작용, 습(濕)을 제거하는 조습(燥濕)작용, 소화기를 편안하게 하는 화중(和中)작용이 있는 것을 알 수 있다. 특히 이수곡, 구복거취, 하기통신(利水穀, 久服去臭, 下氣通神)하는 작용은 귤피를 약재로서만 사용하는 것이 아니라 음식의 조리에도 충분히 활용할 수 있는 근거를 제시해준다. 즉, 음식에 넣으면 특별한 향미가 생기며 음식의 비린내를 제거해 준다. 또한 살균작용이 있어서 세균이 비교적 많은 바닷고기와 새우종류의 요리에 좋다고 볼수 있다. 한편으로는 죽, 탕, 볶음야채, 더욱이 바닷고기나 육고기와 같이채소 무침을 만들 때 넣으면 좋을 것이라 생각한다.

---

337 "痰膈氣脹", 李時珍, 1590, 『본초강목』; 대성문화사, 앞의 책 권41, 634쪽.

338 "人參橘皮湯 一名參橘散 治惡阻 인슴귤피탕은 ᄒᆞᆫ 일홈은 슴귤산이니 악조 병 고티ᄂᆞ니.", www.davincimap.co.kr/davBase/Source/davSource.jsp?Job=Body&SourID=SOUR002372. 『諺解胎産集要』.

339 수유나 음식을 잘 조절하지 못했을 때 젖먹이에게 생기는 영양장애나 만성소화불량이 생기는 병.

340 "解魚蟹毒 治噫噦 脹悶 疳瘧 瀉痢 便祕 脚氣", 김창민 외, 앞의 책 권2, 688쪽.

한편으로는 현재의 질병 상황에 비추어보면 호흡기감염이나 소화기 질환, 간신(肝腎)의 이상으로 인한 유선(乳腺)증식과 유방암, 지방간, 부종 질환에 쓸 수 있다고 여겨진다. 그리고 평소에 조금씩 먹으면 체지방을 분해하여, 혈압과 고지혈증에 좋고, 암, 심근경색과 뇌출혈을 예방하는 효과도 볼 수 있을 것이라고 생각한다.

감귤피(peel)의 성분과 과학적 효능

감귤피[341]는 익은 감귤의 껍질이고 외과피인 감귤홍과 중과피인 감귤 백이 합쳐진 상태를 말한다. 그리고 진피(陳皮)는 이러한 감귤피를 오랜 시간의 발효 숙성을 거쳐서 만든 것이다. 온주밀감의 껍질은 학술적 명 칭으로 '시트리 운시 페리카르피움(Citri Unshi Pericarpium)'이라고 한다.

보통 감귤열매에서 과피가 차지하는 비율은 조생 온주밀감의 경우에 조금 더 얇아서 16~18%이고, 늦게 수확하는 일반 온주밀감은 20~25% 정도이다.[342] 감귤피는 분해되기 어려운 성분들로 구성되어 있으며, 생 리활성물질(Bio-active materials)이 풍부하게 존재한다. 이러한 물질들 중에 정유가 있는데 공기와 빛에 의해 쉽게 산화되고 물과 함께 휘발성을 갖 는다. 하지만 펙틴, 헤미셀룰로오스, 셀룰로오스, 리그닌 등의 성분은 고 온에서 분해가 되는 성질을 갖고 있다. 보통 감귤피를 한약재로 사용하

---

[341] 감귤피는 'rind'라 하며 'flavedo'와 'alvedo'가 함께 있는 상태를 말한다.

[342] 고정삼, 앞의 책, 372쪽.

려면 건조감량 13.0% 이하, 회분 4.0% 이하, 헤스페리딘 4.0% 이상과 같은 이화학적 기준[343]을 갖추어야 한다.

감귤피의 성미를 보면 "귤피는 맵고 쓰며 따뜻하다."는 특징을 갖는다. 물론 귤피와 감피를 엄격히 구분하면 감피는 귤피와 다른 성질을 갖는다고 볼 수 있다.

감귤피가 가진 성분을 자세하게 살펴보면 다음과 같다.

먼저 헤미셀룰로오스[344], 셀룰로오스, 리그닌, beta-glucan, 펙틴 4~4.5%, 비타민C 50~200mg/100g, 카로틴 15mg/100g, 회분 0.8%[345] 등이 함유되어 있다.

플라보노이드에는 헤스페리딘(hesperidin) 네오헤스페리딘(neohesperidin), 나린긴(naringin), 루틴(rutin), 나리루틴(narirutin), 노빌레틴(nobiletin), 시넨세틴(sinensetin)[346], 탄제레틴(tangeretin), 시트로미틴(citromitin) 등이 있다. 모두 약 60여 종의 플라보노이드가 있다고 하는데, 전체 함량의 90% 이상을 헤스페리딘과 나린긴이 차지하고 있다.[347]

---

343 (사)우리한약재되살리기운동본부, 앞의 책, 150쪽.

344 hemicellulose는 식물세포벽의 구성 성분 중 셀룰로오스, 펙틴질, 리그닌 등을 제외한 것으로, 셀룰로오스 표면에 특징적으로 결합하는 유연한 다당류이며 물에 불용성이다. / 목재의 주요 구성 성분은 셀룰로오스 50~60%, 헤미셀룰로오스 15~20%, 리그닌 20~30%로 구성되어 있다.

345 고정삼, 앞의 책, 372쪽.

346 (사)우리한약재되살리기운동본부, 앞의 책, 150쪽.

347 김기중, 2016, 「미숙감귤의 지표성분과 항비만 생리활성 연구」, 세명대학교 대학원 한방식품영양학과 석사논문.

감귤피에는 시네프린(synephrine)[348], 리모닌(limonin), 비타민B1과 비타민B2, 정유(精油) 1.5%~2%, 그리고 폴리페놀(polyphenol)[349]류인 시스쿠마린(ciscoumarin)과 더불어 아글리콘(aglycone)[350] 형태의 아피게닌(apigenin), 케르세틴(quercetin) 등도 함유돼 있다.

위와 같은 유효성분 함유량은 과육보다 껍질에 많은 것으로 알려져 있다.[351] 또한 비타민C와 시네프린은 미성숙과피보다 성숙과피에 많이 존재하는 것으로 여겨지고 있다. 그 밖에도 리모시트린-3-β-D-글루코스(limocitrin-3-β-D-glucose), 구아니딘(guanidine), L-스타치드린(L-stachydrine), 시투루신 D(citrusin D), 글리코사이아민(guanidinoacetic acid), 노밀린(nomilin), 6, 7-디하이드록시 베르가모틴, 정유성분인 테레빈유, 리나룰(linalool), 리모넨(limonene)이 있고, 당 7~10%, 조단백, 조지방, 수분 등의 성분이 들어 있다.

감귤피의 대표적인 효능에는 다음과 같은 것이 있다.

『신농본초경』을 보면 "토할 것 같은 메슥메슥한 기운을 없애 소화를 잘 시킨다. 오래 복용하면 나쁜 냄새를 없애고 기운을 내려 마음을 편하

---

[348] synephrine은 마황(麻黃) 이후 미국 내 다이어트 식품시장을 주도하는 제품이다.

[349] flavonoids, phenolic acids, coumarins, stilbene, lignans을 말한다. 녹색식물의 광합성으로 만들어진 당의 일부가 변화한 2차 대사 산물을 배당체(glycoside)라 한다. 배당체는 '당+유기활성화합물'의 구조를 갖는다. 예) '당+사포닌', '당+플라보노이드', '당+카로티노이드'

[350] 배당체인 hesperidin이 hesperetin으로 저분자화된 형태를 말한다.

[351] 김태윤, 이영종, 2007, 「귤피와 발효귤피의 Hesperidin 양의 비교」, 경원한의학연구소논문집, 122쪽.

게 하니 정신이 맑아진다."[352]고 하였다.『본초강목』에는 "모든 병을 치료
한다."[353]고 하기도 했다.

감귤피의 정유는 소화기능을 자극하여 위액분비를 증가시키고, 위장
연동운동을 촉진하여 위를 튼튼하게 하고, 향기성분인 쿠마린(coumarin)
도 항균, 혈류개선, 부종, 노화 및 질병개선 효과가 있는 것으로 알려져
있다. 감귤피의 주요 성분이 가지는 효능을 살펴보면 다음과 같다.

① 플라보노이드류(flavonoids)는 관상동맥을 확장하고, 관상동맥혈류
　량을 증가시켜 심장순환기계 질환에 도움을 준다. 또 "항암, 항산
　화, 항염증, 항바이러스작용, 모세혈관탄력성 강화작용 등에 대한
　개선효과"[354]가 있으며 "항균, 중금속 해독기능"[355]도 갖고 있다.
② "폴리메톡시플라보네류(Polymethoxyflavones, PMFs)가 비타민E와 결
　합하면 콜레스테롤을 분해"[356]하여 지방간·비만치료에 효과가 있
　고, 당뇨·통풍·골다공증 예방과 고지혈증 치료에도 도움을 준다.
③ 플라보노이드(flavonoid)의 종류에 속하는 이른바 폴리 메톡시 플라

352　"橘柚 味辛溫 主胸中瘕热逆氣 利水穀 久服去臭 下氣通神 一名橘皮 生川谷", 孫星衍 외,
　　　앞의 책 권1, 43쪽.
353　"其治百病 總是取其理氣燥濕之功 同補藥則補 同瀉藥則瀉 同升藥則升 同降藥則降 但隨
　　　所配而補瀉升降也", 李時珍, 1590,『본초강목』; 대성문화사, 앞의 책 권41, 634쪽.
354　김태윤 외, 앞의 책, 123쪽.
355　김기중, 앞의 책.
356　김태윤, 2010. 1. 29,「제주산 감귤을 이용한 한약재로의 제형변경 및 활용방안」, 제주미
　　　래전략산업연구회, 14쪽.

보노이드(poly-methoxy-flavonoid)[357]인 노빌레틴(nobiletin), 카로티노이드(carotenoid)류의 베타 크립토잔틴(β-cryptoxanthin) 및 쿠마린(coumarin)류는 항암활성을 갖는다. [358]

④ 헤스페리딘(hesperidin) 또는 헤스페레틴(hesperetin)은 모세혈관강화, 혈압강하, 혈중 콜레스테롤 강하, 항혈소판응집, 항염증 및 항바이러스 활성을 가진다. [359] 또 헤스페리딘은 라이페이스(Lipase)의 분비를 줄여 장내에서 지방 및 콜레스테롤 분해를 억제하고, 항암작용, 고밀도 지질단백질(HDL)의 상승작용, 피부·뼈의 노화를 지연하는 등의 항산화작용을 한다.

⑤ 펙틴(pectin)을 포함한 식이섬유는 사람이 충분한 양을 섭취할 경우 장내에서 지방, 콜레스테롤 및 당분의 흡수를 낮춰주어 동맥경화증, 고지혈증 및 당뇨 예방에 도움이 되는 것으로 알려져 있다. [360]

⑥ "불수의근인 평활근에 대한 이완작용, 시스쿠마린(ciscoumarin)의 항염작용, 비타민B1 부족으로 인한 각기병의 치료."[361] 또, 비타민 B1, B2가 있어 소염, 항궤양, 항균, 이담작용을 한다.

⑦ "베타 크리토잔틴(β-crytoxanthin)은 복부지방세포의 비대를 억압하여 비만을 예방하며"[362] 뇌신경돌기를 활성화시킴으로써 치매에

---

357 여러 개의 CH3O(methoxy기)가 flavone에 결합된 물질로 PMFs 라 한다.

358 김태윤 외, 앞의 책, 123쪽.

359 김태윤 외, 앞의 책, 122쪽.

360 김태윤 외, 앞의 책, 122쪽.

361 김창민 외, 앞의 책 권2, 687쪽.

362 김기중, 앞의 책.

탁월한 효과가 있다.

⑧ 비타민C(vitamin C)는 콜라겐(collagen) 합성을 도와주어 노화를 방지한다. [363]

⑨ 리모넨(limonene)은 머리카락을 자라게 하는 육모 효과가 있는 것으로 알려져[364] 있다. 최근 연구에 따르면 귤피는 항알러지 효과를 갖는 것으로 보고되고 있다. [365]

⑩ L-스타치드린(L-stachydrine)은 심근수축억제와 항류마티즘작용이 있다.

⑪ 리모시트린 -3-β-D- 글루코스(limocitrin-3-β-D-glucose)와 시트루신 D(citrusin D)는 항고혈압작용이 있다.

⑫ 정유성분인 리나룰(linalool)에는 항경련작용이 있다.

⑬ 구아니딘(guanidine)은 근위축증, 근육자극, 항바이러스, 항진균, 해열작용에 효과가 있다.

⑭ 글리코사이아민(guanidinoacetic acid)에는 강심작용이 있다.

⑮ 리모닌(limonin)은 수면시간을 짧게 해준다.

⑯ 노밀린(nomilin)과 '6, 7-디하이드록시 베르가모틴'에는 피부탄력증진과 주름개선 효과가 있다. [366]

⑰ 진피추출물이 암에 의한 염증반응을 억제하고 근육과 체중감소를

---

363 김태윤 외, 앞의 책, 123쪽.

364 김태윤 외, 앞의 책, 123쪽.

365 김태윤 외, 앞의 책, 123쪽.

366 「경향신문」, 2017년. 8월. 2일.

완화시킨다. 실험 결과, 암에 의해 현저하게 줄어들어야 하는 사체[367]의 무게뿐만 아니라, 부고환 주변의 지방조직·비복근·심장의 무게와 헤모글로빈 수치도 진피추출물 투여에 의해 줄어들지 않고 회복되는 것으로 나타났다.[368]

그 밖에도 귤피는 간(肝)을 좋게 하여 술을 해독하는 것뿐 아니라, 여러 가지 독성물질을 제거하는 효능을 가진 것으로 보고되고 있다. 더불어 과민성대장증후군, 월경부조 등에도 좋은 치료효과가 있는 것으로 알려져 있다.

귤피를 이용한
처방

귤피가 인체에 작용하는 과정에서 남다른 효능을 보이는 것들이 점차 입증되면서 이를 임상에서 효과적으로 처방하는 방법 역시 발전을 거듭해왔다. 처음에는 귤피만을 처방에 사용하기도 했으나 시간이 지나면서 다른 약재들과 병행해서 사용할 때 효과가 더욱 증진되는 것을 발견하게 되었고 이에 따라 다양한 처방이 임상에서 시도되었다.

『신농본초경』에 귤피의 기록이 처음 실린 후 여러 가지 질병에 귤피가 처방되기 시작하지만 처음에는 귤피 한 가지만을 사용하였다. 귤피 한

---

367 실험쥐의 혈액과 장기를 제거한 상태
368 「한의신문」, 2017년. 7월. 3일.

가지만 사용하는 것이 바로 '귤피일물탕(橘皮一物湯)'이다. 귤피를 활용한 처방은 귤피일물탕에서 시작되었으나 차츰 변화의 양상을 거치게 된다.

일반적으로 생선회를 지나치게 먹어 소화가 잘 안 될 경우, 모든 생선의 뇌는 그 생선의 몸통을 소화시켜주므로, 회를 먹은 다음에 그 생선의 대가리로 국을 끓여 먹으면 곧 소화된다. 그러나 식중독이 생긴다면 어떻게 할까? 3세기 출간된『금궤요략』에 "물고기를 먹고 생기는 식중독 치료에 귤피 한 가지만을 진하게 달인" 귤피일물탕을 처음 사용한다.

그 후 4세기『주후방』에는 "갑자기 목소리가 안 나오는 증상에 물 606.9cc에 귤피 154.65g만을 넣고 202.3cc[369] 되게 달여 찌꺼기는 버리고 한번에 복용하거나, 기울여 약즙을 짜내면서 복용하면 낫는다."[370]며 중풍 초기에 사용한 기록이 보인다. 5세기 뇌공(레이궁, 雷公)은 약효를 더욱 높이기 위해 오래 숙성된 귤피를 썼고, 도홍경(타오훙징, 陶弘景)은 귤피를 기(氣)와 관련된 모든 병에 처방한다고 했다. 7세기 손사막(쑨쓰먀오, 孫思邈)은『천금방』에서 "식중독에 귤피 달인 것을 극히 차가운 곳에 놔두었

---

369   東漢 시대 1市兩=13.92/0.45=30.93g이므로 1斤=7.13市兩=220.53g이다. 晉 시대도 東漢 때와 같다. 그러나 용량 단위는 달라 東漢 시대 1市升=198.1毫升(cc)이나 晉代에는 1市升=202.3毫升(cc)이다.『동의보감』「탕액편」을 보자. 金代는 宋代로 宋의 도량형을 따랐고, 당시 1市兩=37.30/1.19=31.34g이므로 1斤=19.1市兩=598.594g이다. 따라서 이동원(李東垣)은 "예전 3냥이 오늘날 1냥"이라 말했다. 또 東漢 시대 1市升=0.1981升(리터)이므로 1市升=198.1毫升(cc)이다. 宋代에는 1市升=664.1毫升(cc)이다. 따라서 용량 단위도 송대 용량이 동한 시대 단위의 대략 3배가 되는 것이다.

370   "治卒失聲 聲咽不出 橘皮五兩 水三升 煮取一升 去滓頓服(傾合服之 又方濃煮竹葉 服之瘥)", 唐愼微, 1082,『증류본초』; 대성문화사, 앞의 책, 940쪽.

다가 마시면 곧 낫는다.”[371]고 하며 원하는 만큼 발효한 다음 더 이상 발효가 일어나지 않게 숙성하여 귤피 효과를 극대화시키는 방법을 제시하였다.

하지만 8세기 손사막의 제자 맹선(멍셴, 孟詵)의 시대에 이르게 되면 차츰 ‘귤피일물’이 아닌 다른 약재를 추가해 처방하는 방법이 제시된다. 물론 귤피만을 사용하는 방법도 지속적으로 추가적인 효능이 발견되기도 했다. 맹선은 오래된 귤피를 진피(陳皮)라고 처음 명명한 한의사이다. 그는 귤피환 또는 진피를 다른 약과 섞어 환(丸)을 만들어 하초냉기(下焦冷氣)를 치료하였다.[372] 9세기 구단(쥬똰, 咎段)은 귤피를 “음식을 급히 먹어 갑자기 음식이 목에 걸려 목이 메고 막힐 때 사용하였으며”[373], 질그릇에 “귤피를 덖어 귤피가루를 만들고는 차로 마셔 병을 치료하였다.”[374] 10세기 『태평성혜방』에는 “목에 생선뼈나 가시가 걸렸을 때 귤피를 입 안에 계속 머금어 생긴 즙액을 삼키면 걸린 가시가 내려간다.”[375]고 했다.

11세기 소송(쑤송, 蘇頌)에 이르면 진피(陳皮)만을 가루 내어 꿀로 진피

371 “治食魚中毒方 煮橘皮停極冷飮之立驗”, 孫思邈, 7세기, 『천금방(千金方)』; 대성문화사, 1995, 흠정사고전서 자부 5 의가류 권3 『비급천금요방(備急千金要方)』, 749쪽.

372 “桔(중략) 干皮一斤 搗爲末 蜜爲丸 每食前酒下三十丸 治下焦冷氣 又 取陳皮一斤 和杏仁 五兩 去皮尖熬 加少蜜爲丸”, 孟詵, 8세기, 『식료본초』; 張鼎, 앞의 책, 275쪽.

373 “卒然食噎 橘皮一兩 湯浸去瓤 焙爲末 以一大盞煎半盞 熱服”, 李時珍, 1590, 『본초강목』; 대성문화사, 앞의 책 권41, 634쪽.

374 “主胸中大熱 下氣消痰化食 橘皮半兩微熬作末 如茶法煎呷之”, 唐愼微, 1082, 『증류본초』; 대성문화사, 앞의 책, 940쪽.

375 “魚骨鯁咽 橘皮常含咽汁卽下”, 李時珍, 1590, 『본초강목』; 대성문화사, 앞의 책 권41, 635쪽.

환(陳皮丸)[376]을 만들어 병을 치료한 기록이 보인다. 12세기『성제총록』에
는 식중독에는 진피를 쓰라고 했다.[377] 13세기에 이르러 양사영(양스잉, 楊
士瀛)은『인재직지방』에서 '귤피일물탕'이란 명칭을 처음 사용하였는데,
귤피일물탕은 처방에 있어서 진귤피(陳橘皮)를 사용하며 초기의 감기와
주독을 푸는 데 쓴다고 했다. 15세기『보제방』에서는 변비 치료[378]에 사
용하였고, 주권(주취안, 朱權)이 마른 신선이란 뜻을 갖는 구선(臞仙)이라는
별칭으로 불리기도 한 것으로 보아, 자신의 체중을 건강하게 줄이는 데
사용한 것 같다. 16세기 이천(리찬, 李梴)은『의학입문』에서 "나태하여 생
기는 피로증상에 그리고 운동해도 낫지 않을 때 복용하면 좋으나 따뜻하
게 복용하라."[379]고 했다. 또한『본초강목』에서는 귤피로 온갖 병을 치료
한다고 하였는데, 조잡(嘈雜)에 중과피를 제거한 진짜 귤피를 가루 내어
질병의 치료에 사용하였다.

한국에서는 허준이『언해구급방』[380],『동의보감』[381]에서 귤피일물탕
을 사용하였다. 효종의 왕비가 매핵기[382]로 고생할 때 진피탕(陳皮湯)을

---

376 "取陳皮擣末蜜和丸 食前酒吞三十丸梧子大 主下焦積冷", 唐愼微, 1082,『증류본초』; 대성
    문화사, 앞의 책, 940쪽.

377 "解諸魚毒方 陳橘皮二兩 水三斤煮取升半 去滓服卽愈", https://jicheng.tw/tcm/book/聖
    濟總錄/index.html.『성제총록』.

378 "大腸閟塞 陳皮連白 酒煮 焙硏末 每溫酒服二錢 米飮下", 李時珍, 1590,『본초강목』; 대성
    문화사, 앞의 책 권41, 634쪽.

379 "逸則氣滯 亦令氣結 輕者行動卽愈 重者橘皮一物湯 橘皮洗淨一兩 新汲水煎溫服", 허준,
    1613,『동의보감』; 대성문화사, 앞의 책「내경편」, 136쪽./ "逸則氣滯 亦令氣結 輕者行動
    卽愈 重者橘皮一物湯", 李梴, 1575,『의학입문』; 한성사, 앞의 책, 351쪽.

380 "卒失音不能言(중략) 又橘皮濃煎湯 頻服之(중략) 食諸魚中毒 煮橘皮汁",『언해구급방(諺
    解救急方)』. http://www.lampcook.com/food/food_medi_view.php?idx_no=203.

사용하였다. 영조는 평소 향귤차(香橘茶)를 약차(藥茶)로 즐겨 마셨는데, 『광제비급』을 보면 "딸꾹질에 귤피를 물에 달여 뜨거울 때 한번에 마신다."[383]고 했다. 일반적으로 허(虛)한 사람은 조선의 주요 특산물인 인삼이 추가된 삼귤차(蔘橘茶)를 복용하고, 실(實)한 사람은 귤피만을 사용한 귤피일물탕을 복용했다는 기록이 보인다. 20세기에 들어『의가비결』, 『별초단방』,『양무신편』등에서 귤피를 달이거나 가루를 내서 여러 가지 질환을 치료하는 것이 보이는데,『동의사상신편』에서는 체질적으로 소음인(少陰人)에게 귤피일물탕을 처방한다고 했다.

3세기경 동한 시대에 발간된『금궤요략(金匱要略)』은 당시 유명한 한의사 장기(장찌, 張機)가 저술한 책으로 여기에 귤피탕(橘皮湯)이 처음 보인다.『금궤요략』에 서술된 내용을 보면 "체하여 소리만 나고 토물이 없는 마른 헛구역질(乾嘔逆)과 밥 못 먹고 손발이 찬 데는 귤피탕(橘皮湯)으로 치료한다."[384]는 것이다. 그 후『천금방』에는 "입으로 여러 번 씹은 귤피와

---

381 "橘皮一物湯", 허준, 1613,『동의보감』; 대성문화사, 앞의 책「내경편」, 136쪽. / "食魚中毒飮冬瓜汁 最驗(중략) 濃煮橘皮汁 飮之", 허준, 1613,『동의보감』; 대성문화사, 앞의 책「잡병편」卷之九, 89쪽.

382 梅核氣는 스트레스로 인후에 이물감이 있어, 뱉으려고 해도 뱉지 못하고, 삼키려 해도 내려가지 않아, 가슴이 더부룩하고 답답한 증상을 말한다.

383 "咳逆 橘皮一兩水煎 乘熱 頓服",『광제비급(廣濟秘笈)』, https://m.blog.naver.com/imaginehan.

384 "乾嘔噦 若手足厥者 橘皮湯主之, 橘皮湯方 橘皮4兩 生薑半斤 右二味 以水七升 煮取三升 溫服一升 下咽卽愈",『금궤요략』402쪽. 생강과 귤피를 대략 1:1로 하고, 7×198.1 = 1386.7cc 물을 부어 그 물이 3/7인 594.3cc가 될 때까지 달여 우려낸 탕약을 따뜻하게 하여 세 번에 나누어 한번 복용할 때 198.1cc(대략 종이컵 한 컵 분량)를 복용한다.

생강을 물에 넣고 물이 3/7이 될 때까지 달이고 세 번에 나누어 복용하나, 만약 병이 그치지 않으면 더 복용한다."[385]고 귤피탕에 대해 자세히 설명하고 있다. 약재를 칼로 썰지 않고 입 속의 침을 사용한 것을 보면 아마도 당시 학자들이 발효의 특성에 대해 잘 알고 있었던 것으로 보인다.

12세기『남양활인서』에는 귤피탕에 생강이 들어있어 '생강귤피탕'이라 명명하였는데, "달이면서 점차 미지근하게 온기가 돌기 시작하면 마신다."[386]고 하였다. 14세기『세의득효방(世醫得效方)』에서는 환약(丸藥)과 단약(丹藥)을 복용할 때 처방의 효과를 증대시키는 인경약(引經藥)[387]으로 사용하였다. 이러한 한의학 지식이 '소귤피탕(小橘皮湯)'[388]이나 영조가 마신 '강귤차(薑橘茶)'[389]에 영향을 준 것이라 생각한다. 순조(純祖)가 승하하

---

385 "橘皮湯 治乾嘔噦 若手足厥冷者方 橘皮四兩 生薑半斤 右二味 㕮咀 以水七升 煮取三升 分三服 不止 更合 服之", 孫思邈, 7세기,『천금방』; 대성문화사, 앞의 책, 512쪽.

386 "生薑橘皮湯 治乾嘔 或手足厥冷 橘皮4兩 生薑8兩 右剉 以水七盞煮至三盞 逐旋微溫㕮服", 허준, 1613,『동의보감』; 대성문화사, 앞의 책「잡병편」卷之五, 64쪽.

387 구토(嘔吐)에 유홍단(硫汞丹)과 같이 복용,『동의보감』「잡병편」卷之五, 73쪽./ 면적(麵積)에 여러 한약재로 만든 환과 같이 복용.『동의보감』「잡병편」卷之六, 184, 185쪽./ 묘응단(妙應丹)과 같이 복용.『동의보감』「잡병편」卷之六, 188쪽./ 한창(寒脹)에 후박귤피전(厚朴橘皮煎)으로 만든 환약과 같이 생강귤피탕을 복용하여 치료하였다.『동의보감』「잡병편」卷之六, 227, 228쪽.

388 "《傷寒指掌圖》小橘皮湯 治嘔噦 手足逆冷",『향약집성방(鄕藥集成方)』卷第八 〉傷寒門 3 〉傷寒後嘔噦. https://mediclassics.kr/search/result?book_id=93&search=小橘皮湯./ 소귤은『향약집성방』이 간행된 후 1690년에야 중국에서 들여와 제주과원에 심어진 귤로 1710년 처음으로 열매를 맺어 진상한다. 따라서 여기서 소귤은 품종 명칭이 아니라 크기가 작은 귤로 봐야 할 것 같다.

389 "自夕後 痰眩之候益添 眼胞開瞤 肢末寒溫 異於常時 試進薑橘茶數匙 則似有溫氣 旋復還冷 焦迫罔措 湯劑煎待乎",「영조실록」127권, 영조52년, 1752년 3월 3일.

기 전에 복용한 한약도 정약용(丁若鏞)과 어의들이 협의하여 올린 강귤차 처방이었다. 한편『동의보감』에는 "식욕을 증진시키기 위해 귤피를 차로 만들어 마시거나, 가루 내어 생강달인 물에 타서 마신다."[390]고 했다. 시대적으로 귤피탕의 처방에 사용된 약재의 비율은 크게 다르지 않지만, 도량형이 시대에 따라 약간씩 다르므로 복용량에 있어서는 앞으로 추가적인 연구가 필요해 보인다. [391]

3세기에 간행된『금궤요략(金匱要略)』에서는 귤피를 활용한 또 다른 처방도 소개하고 있다. 몇 가지를 살펴보면 먼저 "딸꾹질에 귤피죽여탕(橘皮竹茹湯)으로 치료한다."[392]고 했으며 "흉비(胸痺)[393]로 가슴이 막혀 단기(短氣)[394] 증상이 나타날 때 귤지강탕(橘枳姜湯)으로 치료한다."[395]고 했다.

---

390 "橘皮開胃 作茶飮之 或作末薑湯點服", 허준, 1613,『동의보감』; 대성문화사, 앞의 책「내경편」, 382쪽.

391 『천금방』이 간행된 唐代에는 1市兩=31.34g, 1斤=19.1市兩으로 宋代와 같다. 따라서 半斤은 9.55市兩이 된다.『금궤요략』이 간행될 때는 1斤=7.13市兩이므로『천금방』에 쓰인 무게는『금궤요략』의 3배가 된다. 그리고『동의보감』에서 8냥이라 한 것은 당시 16냥이 1근이기 때문이다. 또『천금방』에 용량 단위는 1市升=594.4毫升(cc)이므로 1회 복용량이 1升이므로 594.4가 되어 세 컵 분량이다.

392 "噦逆者 橘皮竹茹湯主之 橘皮竹茹湯方 橘皮2升 竹茹2升 大棗30枚 生薑半斤 甘草5兩 人蔘1兩", 張仲景, 3세기,『중경전서』; 중국의약총서, 앞의 책「금궤요략」, 403쪽.

393 "胸背痛, 胸中氣塞, 呼吸喘促, 咳嗽, 痰盛 등의 병증으로 胸滿과 동일하다.", 한의학용어 제정위원회, 앞의 책, 454쪽./ 胸痺는 胸中愊愊如滿(가슴속이 꽉 찬 것처럼 답답하고), 噎塞(근심으로 숨을 제대로 못 쉬게 목메고 막히며), 習習如癢(가려운 것처럼 습습하며), 喉中澁唾燥沫(목구멍에 침이 깔끄럽고 마르며 거품이 난다.), 噎(食物塞住咽喉거나 氣透不過來) 등의 증상이 나타난다.

394 短氣는 호흡이 짧고 잘 이어가지 못하거나, 숨 가쁘고 몹시 짧은 증상.

395 "胸痺 胸中氣塞 短氣(중략) 橘枳姜湯亦主之 橘皮1斤 枳實3兩 生姜半斤", 張仲景, 3세기,『중경전서』; 중국의약총서, 앞의 책「금궤요략」, 365쪽.

"외대복령음(外臺茯苓飮)[396]은 위장연동운동 저하로 음식물의 소화 흡수가 잘 안 되어, 심위중(心胃中)[397]에 담(痰)과 물이 고여 있어 답답하다가, 자연스럽게 물을 토한 후에 가슴이 허해지고 가스가 차서 답답하여 식사를 할 수 없는 경우를 다스린다. 이것은 담(痰)의 기운을 없애 식사를 하게 하는 것이다."[398]라고도 했다.

그리고 "물고기 회를 먹고 가슴 부위가 불편해 토를 거듭해도 나오지 않으면 속히 설사를 시켜야 한다. 그렇지 않으면 체증이 오래가서 뱃속에 덩어리가 생긴다. 따라서 이러한 병에 사용하는 처방을 제시하였으며"[399], 오장허열(五臟虛熱)에는 사시가감시호음자방(四時加減柴胡飮子方)[400]을 쓴다고 했다.

이렇게 귤피를 활용한 처방들은 점차로 다양해진다. 『외대비요(外臺秘要)』에는 유익한 발효균을 이용한 처방이 나오는 것을 볼 수 있다. "귤피에 두시(豆豉)[401]를 넣고 곱게 가루낸 후 정제한 꿀로 빚어 환을 만들어 임

---

396   "茯苓3兩 人蔘3兩 白朮3兩 枳實2兩 橘皮2兩半 生薑4兩", 張仲景, 3세기, 『중경전서』; 중국의약총서, 앞의 책「금궤요략」, 380, 381쪽.

397   부곽(郛廓)으로 心臟과 胃 사이의 심하부(心下部) 또는 심와부(心窩部)를 말한다.

398   "外臺茯苓飮 治心胃中有停痰宿水 自吐出水後 心胸間虛 氣滿不能食 消痰氣 令能食", 張仲景, 3세기, 『중경전서』; 중국의약총서, 앞의 책「금궤요략」, 380쪽.

399   "鱠食之 在心胸間 不化 吐復不出 速下除之 久成癥病 治之方 橘皮1兩 大黃2兩 朴硝2兩", 張仲景, 3세기, 『중경전서』; 중국의약총서, 앞의 책「금궤요략」, 433쪽.

400   이 처방에 들어 있는 진피는 후대에 쓰인 것 같다. 하지만, 그때도 귤피가 오래되면 좋다고 보았을 것이다. 張仲景, 3세기, 『중경전서』; 중국의약총서, 앞의 책「금궤요략」, 423쪽.

401   "시(豉)는 곡물의 낱알이 흩어져 있는 낱알홑임 메주의 한 분류이다." 김태윤, 2008, 「微生物의 韓醫學的 應用方法에 對한 小考」, 『대한한의미생물학회』, 61, 62쪽.

신 중에 발생하는 심장과 명치 부위의 통증에 사용한다."[402]고 한 것이다.

『태평혜민화제국방(太平惠民和劑局方)』에 최초로 수록된 이진탕(二陳湯)[403]이라는 처방은 약재를 입으로 씹어 타액을 이용한 발효과정을 거치고 있다. 이러한 약재를 다시 숙성 저장하였다가, 필요 시 탕약으로 만들고 있다. 효능은 습(濕)한 기운을 말리고, 담(痰)을 삭이며, 기(氣)를 순조롭게 하고 속을 편하게 한다고 했다. 이진탕(二陳湯)은 조선 시대 『승정원일기』[404]에만 300건 이상의 기록이 보이는데, 선조(宣祖)는 모두 5차례에 걸쳐 이진탕을 복용한 것으로 돼있다.

『인재직지방』에는 '귤피일물탕'뿐만 아니라, "번위(翻胃)에 흙으로 수치한 귤피가루와 생강·대추 달인 물과 같이 복용한다."[405]고 했다. 또한 "유옹(乳癰)에 밀기울로 수치한 귤피가루에 사향(麝香)을 같이 사용하여

---

402 "橘皮三兩 豆豉二兩 右爲細末煉蜜圓如梧桐子大溫水下 二七圓無時候 (四方出外臺秘要).", https://ctext.org/wiki.pl?if=gb&chapter=620085. 『부인양방(婦人良方)』 「임신심통방론(妊娠心痛方論)第十一」 卷十二.

403 "半夏湯洗七次 橘紅各五兩 白茯苓三兩 甘草炙一兩半 上爲咀 每服四錢 用水一盞 生薑七片 烏梅一個 同煎六分 去滓熱服 不拘時候", https://ctext.org/wiki.pl?if=gb&chapter=265603. 『태평혜민화제국방(太平惠民和劑局方)』. 처방에는 포만감과 쓴맛을 제거한 귤홍(橘紅)을 사용하여 氣를 돌리고 痰을 내린다. 반하(半夏)와 진피는 모두 맵고 따뜻하여 습을 말리고 담을 삭이며 기를 돌려 속을 시원하게 하는 효과가 있으나, 두 약이 말리고 흩는 성질이 지나치게 강하여 조성(燥性)이 줄어든 오래 묵힌 것을 골라 써 이진탕(二陳湯)이라 명명됐다.

404 『承政院日記』는 인조 1년(1632년)에서 순종 4년(1910년)까지의 기록이다.

405 "翻胃方 橘皮湯治翻胃嘔吐 眞橘皮 用日照西方壁土炒香取橘皮爲末 右每二錢薑棗略煎服", 楊士瀛, 1264, 『인재직지방』; 대성문화사, 앞의 책, 195쪽.

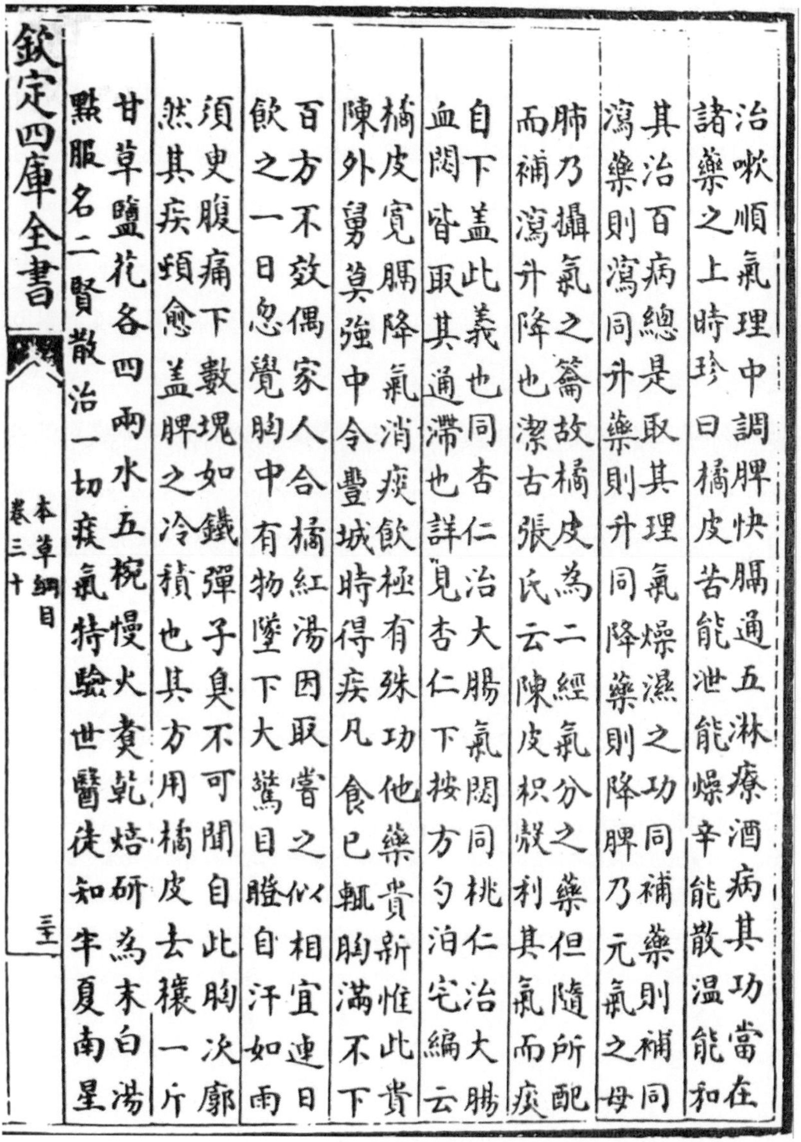

欽定四庫全書　本草綱目 卷三十　三三

治嗽順氣理中調脾快膈通五淋療酒病其功當在諸藥之上時珍曰橘皮苦能泄能燥辛能散温能和其治百病總是取其理氣燥濕之功同補藥則補同瀉藥則瀉同升藥則升同降藥則降脾乃元氣之母肺乃攝氣之籥故橘皮為二經氣分之藥但隨所配而補瀉升降也潔古張氏云陳皮枳殻利其氣而痰自下蓋此義也同杏仁治大腸氣閟同桃仁治大腸血閟皆取其通滯也詳見杏仁下按方勺泊宅編云橘皮寬膈降氣消痰飲極有殊功他藥貴新惟此貴陳外舅莫強中令豐城時得疾凡食已輒胸滿不下百方不效偶家人合橘紅湯因取嘗之似相宜連日飲之一日忽覺胸中有物墜下大驚目瞪自汗如雨須臾腹痛下數塊如鐵彈子臭不可聞自此胸次廓然其疾頓愈蓋脾之冷積也其方用橘皮去穰一斤甘草鹽花各四兩水五椀慢火煮乾焙研為末白湯點服名二賢散治一切痰氣特驗世醫徒知半夏南星

〈사진 19〉『본초강목』에 귤피가 만병통치 약재로 쓰임을 거론한 부분(其治百病).

치료한다."[406]고 하여 귤피를 다른 약재와 함께 사용한 처방의 사례를 보여준다. 이러한 임상의 결과들이 축적되어『본초강목』에서는 귤피로 온갖 병을 치료한다고 하게 된 것이다.

애초에 귤피만을 약재로 사용하던 것이 연구와 임상의 사례들이 늘어나면서 수치법이 다양해지고, 점차 다른 약재와 같이 배합하면 약효가 상승한다는 이론이 설득력을 얻게 된다.

12세기 장원소(장위안쑤, 張元素)는『진주낭』에서 "진피는 기운을 더하고 폐에 이로운데, 감초(甘草)와 같이 쓰면 폐의 기운을 더욱 보하고, 감초와 같이 쓰지 않을 때는 폐의 나쁜 막힌 기운을 쓸어내린다."[407]고 진피와 감초를 같이 사용하여 얻는 효과를 설명하였다. 13세기 장원소의 제자인 이고(리가오, 李杲)는 스승의 처방에 논리적인 근거를 제시하였다. 즉, "귤피는 기(氣)가 엷고 맛이 두터워 양(陽) 가운데서 음(陰)을 띤다. 따라서 약의 작용이 올라가거나 내려가기도 하여 비(脾)와 폐(肺) 두 경락의 기분(氣分)에 쓰는 약이다. 흰 부분을 남겨 두면 비위(脾胃)를 보해 주고, 흰 부분을 제거하면 폐의 기운을 다스린다. 또 백출(白朮)과 함께 쓰면 비위를 보하고, 감초와 함께 쓰면 폐를 보해 주나, 귤피만 쓰면 폐의 나쁜 막힌 기운을 쓸어내리나 비(脾)를 손상시킬 수 있다. 귤피는 가벼워 뜨기 때문에

---

406 "橘皮湯 治乳癰 初發卽散 已潰卽效 痛不可忍者 陳皮湯浸去白晒乾麩炒微黃色 右爲細末 麝香研少許 每服二錢 酒調服 初發覺赤腫疼痛 一服效 因小兒吹妳變成此疾者並治", 楊士瀛, 1264,『인재직지방』; 대성문화사, 앞의 책, 450쪽.

407 "陳皮 (중략) 益氣利肺 有甘草則補肺 無甘草則瀉肺", 王好古, 1248,『탕액본초』; 대성문화사, 앞의 책, 992쪽.

첫 번째 효능은 가슴 속의 찬 기운을 제거하고, 두 번째는 막힌 기를 깨뜨리고, 세 번째는 비위를 유익하게 한다. 처방할 때 청피(青皮)를 더하고 귤피를 반으로 줄여 쓰면 막힌 기를 제거하여 신진대사를 촉진하는 데 도움을 준다. 그러나 많이 쓰거나 오래 복용하면 원기를 손상시킬 수 있다."[408]고 귤피와 어울리는 다른 약재를 소개하고 있다. 그러한 과정을 거쳐 이고(리가오, 李杲)는 결국 '거백유백론(去白留白論)'을 제창하게 되었고 스승의 이론을 확장하며 귤피·백출·비장과의 상호관계를 분석하였다. 이고는 스승인 장원소의 이론을 따랐기에 여기서 이고가 말한 귤피는 당연히 진피를 말한다. 또 당시 왕호고(왕하오꾸, 王好古)는 장원소와 이고의 영향을 받아『탕액본초』에 그대로 기록하였는데, 특히 "술독을 푸는 데는 갈근(葛根), 진피(陳皮), 복령(茯苓), 감초, 생강을 같이 사용하라."[409]고 하여 다른 약재와 함께 사용하는 처방을 적극 제시하였다.

14세기에 이르면 이고와 왕호고의 영향을 받은 주진형(주전형, 朱震亨)이 그의 저서『단계심법』에서 기분(氣分)에만 쓰는 귤피를 가공하여 혈분(血分)에도 사용하는 방법을 제시하였다. 15세기에 이르러 주권(주취안, 朱

---

[408] "杲曰 橘皮 氣薄味厚 陽中之陰也 可升可降 爲脾肺二經氣分藥 留白則補脾胃 去白則理肺氣 同白朮則補脾胃 同甘草則補肺 獨用則瀉肺損脾 其體輕浮 一能導胸中寒邪 二破滯氣 三益脾胃 加靑皮減半用之 去滯氣 推陳致新 但多用久服 能損元氣也", 李時珍, 1590,『본초강목』; 대성문화사, 앞의 책 권41, 633쪽.

[409] "陳皮 (중략)『象(藥類法象)』云 能益氣 加靑皮減半去滯氣推陳致新 若補脾胃不去白 若理胸中肺氣須去白『心(用藥心法)』云導胸中滯氣 除客氣 有白朮則補脾胃 無白朮則瀉脾胃 然勿多用也 (중략) 海藏治酒毒 葛根陳皮茯苓甘草生薑湯 手太陰氣逆 上而不下 宜以此順之. 陳皮白檀爲之使 其芳香之氣 淸奇之味 可以奪橙皮也", 王好古, 1248,『탕액본초』; 대성문화사, 앞의 책, 992쪽.

權)은『활인심방』에서『화제국방』의 처방인 '대금음자'에 왕호고의 처방을 추가하여 술독을 치료하는 데 더욱 좋은 효과를 발휘[410]한 기록을 보여주고 있다. 16세기 이시진(리스쩐, 李時珍)은『본초강목』에서 "보하는 약과 함께 쓰면 보해 주고, 쓸어내리는 약과 함께 쓰면 쓸어내리고, 상승시키는 약과 함께 쓰면 상승시키고, 하강시키는 약과 함께 쓰면 하강시킨다. 행인(杏仁)과 함께 쓰면 대장의 기가 막힌 증상을 치료하고, 도인(桃仁)과 함께 쓰면 대장의 어혈이 막힌 증상을 치료한다."[411]고 하면서 모든 병에 다른 약재와 같이 사용하여 효과를 상승시킬 수 있다고 강조하였다.

이러한 다른 약재를 이용한 처방은 점점 늘어나게 되는데, 17세기『본초회언(本草滙言)』에서는 "열(熱)에 의한 딸꾹질 치료에는 죽여(竹茹)·황금(黃芩)·황련(黃連)과 같이 쓰고, 추위에 의한 딸꾹질 치료에는 건강(乾薑)·계피(桂皮)·부자(附子)를 같이 쓰라."[412]고 하면서 함께 사용하는 약재를 더욱 세분화하게 된다.

---

410   "對金飲子(중략) 陳皮三錢 厚朴 蒼朮 甘草 各七分 右剉作一貼 薑三片水煎服 加乾葛二錢 赤茯苓 縮砂 神曲 各一錢 尤好 活人心", 허준, 1613,『동의보감』; 대성문화사, 앞의 책「잡병편」卷之四, 446쪽./ 飲子란 복용시간을 정하지 않고, 수시로 차게 복용하는 탕약을 말한다.

411   "時珍日 橘皮(중략) 同補藥則補 同瀉藥則瀉 同升藥則升 同降藥則降 脾乃元氣之母 肺乃攝氣之籥 故橘皮爲二經氣分之藥 但隨所配而補瀉升降也 潔古張氏云 陳皮枳殼利其氣而痰自下 蓋此義也 同杏仁治大腸氣閟 同桃仁治大腸血閟 皆取其通滯也", 李時珍, 1590,『본초강목』; 대성문화사, 앞의 책 권41, 634쪽,

412   "同竹茹芩連治呃逆因熱也 同乾薑桂附治呃逆因寒也", 김창민 외, 앞의 책 권2, 690쪽.

우리나라의
귤피와 진피

중국 의학의 영향을 받은 우리나라에서도 제주에서 생산되는 귤피(橘皮) 또는 진피(陳皮)를 각종 한약 처방에 많이 사용하였다. 중국에서도 예전부터 야생귤의 껍질을 귤피로 사용하여 왔으나 귤피가 귀할 때는 다른 헤스페리디움 껍질들이 귤피로 사용되었다. 주로 감(柑)과 귤(橘)의 껍질을 사용하였으나 그 외 다른 감귤속 나무 열매의 껍질도 귤피로 사용하였다. 이러한 상황은 육지에서 감귤이 자라지 않고 유독 제주도에서만 생산된 우리나라에서도 마찬가지였다.

우리나라에서는 1611년『동의보감』에 동정귤의 껍질을 귤피라 정의한 후, 동정귤의 껍질을 귤피로 계속 사용하기를 권장하였다. 하지만 제주에서 중앙정부로 진상할 귤피의 물량이 모자라게 되는 상황이 빈번하게 발생하였다. 따라서 귤피를 대신하여 산귤 껍질과 등자귤 껍질도 사용했다는 기록을 종종 볼 수 있다. 마땅히 의학서에 제시된 바에 따라 체계적으로 귤피를 만들고 이를 다시 진피로 가공하는 과정을 거치지 않고 중앙정부에 진공(進貢)하게 된 것이다. 하지만 이 경우에도 명칭을 달리 부르지 않고 '진피'라 하였던 것 같다.

이렇게 야생에 가까운 귤의 껍질이 아닌 다른 감귤속 나무의 껍질을 진피의 제조에 사용했다는 기록은 여럿이 보인다. 먼저 산귤의 껍질을 진피로 사용한 경우는『남환박물』,『탐라귤보』,『정헌영해처감록』,『탐라직방설』등에 전한다. 산귤의 껍질을 진피가 아닌 귤피로 사용한 경우는 『탐라지초본』에서 살펴볼 수 있다. 한편으로는 등자귤을 진피로 사용한 경우도 보이는데 이는 『정헌영해처감록』[413]에 전한다. 감귤속(*Citrus*)에서 감과 귤의 껍질만이 감귤피가 되지만, 산물의 껍질까지는 진피가 될 수도 있을 것이라고 생각한다. 하지만 등자귤(*C. wilsonii* Tanaka)의 껍질은 감귤피가 되기 힘든데도 이를 사용한 기록이 보이는 것이다.

감귤피와 진피

우리나라에서 한때 등자귤로 진피를 만들었다는 기록이 보이지만 이는 제대로 된 감귤피의 공급이 제한되었을 경우에만 그러했다. 제대로 된 진피를 만들기 위해서는 유효성분이 풍부한 감귤피를 사용해야 하고, 굳이 감귤피를 가공하여 진피로 만든 것은 그만큼 진피의 효능이 뛰어나기 때문이다.

우선 귤피와 진피는 기미(氣味)에서 차이를 보인다. 무희옹(먀오시용, 繆希雍)은 "일반적으로 귤피는 맛이 엷고 향기는 진하다."[414]고 표현하였는데, 오래된 진피는 특이하고 그윽한 향기가 있고 맛은 진하다. 왜냐하면 "오래 묵히면 강렬한 기(氣)가 사그라지면서 마르고 흩어지는 부작용이

413　"橙子橘(중략) 取乾其皮 則爲陳皮", 조정철, 1824, 『정헌영해처감록』; 현행복, 앞의 책, 192쪽(원본 영인본 쪽).

414　"橘皮花開於夏 實成於秋 得火氣少 金氣多 故味辛苦 氣溫無毒 味薄氣厚 降多升少 陽中之陰也", 『본초경소(神農本草經疏)』 卷二十三. https://ctext.org/wiki.pl?if=gb&chapter=334776&searchu=.

없어진다. 특히 중국 광동성에서 생산되는 신후이진피(신회진피, 新會陳皮)는 향기가 엷고 맛은 진하다. 그래서 옛날부터 '천년 묵은 인삼과 백년 묵힌 진피의 가치는 같다.'며 극찬을 하고 있다."[415]

이는 귤피와 진피가 약효에 있어서 적지 않은 차이를 보이기 때문이다. 귤피는 건조시켜 오래지 않은 귤의 껍질을 말하는데, 기미가 강렬하여 자극성이 강하므로 약에 넣는 데 국한성이 있고, 주로 피부로 나쁜 기운을 발산시키는 해표(解表)작용과 밑으로 배설시키는 설하(洩下)작용에 편중되어 있는 것으로 여겨진다. 이에 반해서 진피는 성질이 온화하고 부드러워 각종 한약과 같이 쓸 수 있고, 체질과 관계없이 광범위한 병증에 사용할 수 있다. 또 비위기능을 좋게 하고 습(濕)을 치료하는 작용이 강한 것으로 알려져 있다.

기미와 효능에서 모두 큰 차이가 있기 때문에 각종 질환의 처방에도 점차 귤피의 사용이 진피의 사용으로 변화하게 된다. 물론 진피의 원재료는 귤피이기 때문에 귤피를 잘 고르는 것이 중요하다. 귤피는 감귤나무의 잘 익은 열매껍질이고 알맹이가 맛있고 껍질이 맵고 쓴 것을 고르면 된다. 그렇다면 약재로서 귤피보다 더 높게 평가되는 '진피(陳皮)'는 어떻게 정의되고 변천돼 왔을까.

기원전에 발간된 『신농본초경』에서 이미 '녹용'보다 좋은 상품(上品)으

---

415 "新會陳皮 氣薄味厚", 陳皮小百科: 新會陳皮, 你買對了嗎? - 每日頭條 (kknews.cc)/ "廣中陳久者良 故名陳皮 陳則烈氣消無燥散之患.", 王昂, 1694, 『증비본초비요』; 大方出版社, 앞의 책, 145쪽./ "廣東人有一句老話千年人蔘 百年陳皮'…", 蔡季芳, 2016, 『阿芳老師手做美食全紀錄2: 媽媽的小吃店』, 商周出版, 181쪽.

로 귤피를 거론한 바가 있다. 3세기 장기(장찌, 張機)와 4세기 갈홍(거홍, 葛洪)은 귤피의 구체적이고 실용적인 효능을 기술했다. 5세기 뇌공(레이궁, 雷公)은 하얀 막을 제거한 "귤피가 오래되면 최고로 좋다."⁴¹⁶고 밝혔다. 이러한 기록들을 보면 오래전부터 귤피는 오래될수록 좋은 약재로 여겼다는 것을 알 수 있다.

5세기 도홍경(타오홍징, 陶弘景)은 "귤피는 기(氣)와 관련된 병을 치료하는 데 아주 좋은 약재"⁴¹⁷라고 했는데, 이는 귤피가 지닌 약리적 효용성의 범위를 넓히는 것이었다고 할 수 있다. 7세기 손사막(쑨쓰먀오, 孫思邈)은 여러 처방에서 묵힌 귤피를 사용했고, 8세기 맹선(멍셴, 孟詵)은 말린 귤피(橘皮)나 묵힌 진피를 사용하라고 했다. 비로소 맹선의 시기에 진피(陳皮)라는 용어가 최초로 사용되면서 점차 귤피나 진피로 환(丸)을 만들어 처방하기에 이르렀다. 11세기 소송(쑤송, 蘇頌)에 이르면 "처방에 가장 많이 사용하는 진피는 노랗게 잘 익은 귤을 선택하고 알맹이를 제거하고 땡볕에 말려 오래 묵힌 좋은 진피로 환을 만든다."⁴¹⁸고 하여 간단하면서 기초적인 진피의 가공방법을 제시하고 있다. 그러면서 귤피를 진피로 가공하는 것이 당연한 것으로 여겨지게 되었다. 12세기 한언직(한옌즈, 韓彦直)은 귤나무에서 나오는 생산물 중에 "귤피는 최고로 유익한 약"⁴¹⁹이라고 추

---

416 "其橘皮 年深者最妙", 唐愼微, 1082, 『증류본초』; 대성문화사, 앞의 책, 940쪽.
417 "橘皮療氣大勝", 李時珍, 1590, 『본초강목』; 대성문화사, 앞의 책 권41, 633쪽.
418 "去肉暴乾黃橘 以陳久者入藥良 古今方書用之最多(중략) 取陳皮擣末蜜和丸", 唐愼微,
       1082, 『증류본초』; 대성문화사, 앞의 책, 940쪽.
419 "橘皮最有益於藥", 韓彦直, 1178, 『귤록』; 현행복, 앞의 책, 272쪽(원본 영인본 쪽).

천했고, 13세기 왕호고(왕하오꾸, 王好古)는 귤피를 홍피(紅皮)[420]라 하여, 귤 껍질을 약으로 사용하려면 껍질이 붉은색을 띠어야 하므로 동정귤이나 잘 익은 귤을 선택하라고 했다. 신안해저무역선을 통해서도 알 수 있듯 이 진피는 14세기 이전부터 국제적으로 유통되고 있었던 상품이다. 이렇게 된 데는 진피가 감초처럼 다양하게 처방에 사용이 가능하면서도 약리적 효능이 뛰어나기 때문에 국제적 명성을 얻었던 것이라 할 수 있다.

16세기 이천(리찬, 李梴)은 진피가 제대로 효과가 있으려면 썩지 않고 "최소 1년 이상이어야 한다."[421]고 품질의 규격을 정의했다. 이러한 상황이 계속되면서 이시진(리스쩐, 李時珍)에 와서는 귤피가 "온갖 병을 치료한다."[422]고 하여 만병통치의 효능을 가진 약재로서 거론할 정도에 이르렀다. 우리나라의 경우에는 1399년에 발간된『향약제생집성방』에 처음 진피가 보이는데, 그 후 허준도 귤피의 효능을 인정해서『동의보감』에 기록하고 있다.

최고의
진피

국제적인 교역물품으로 인기가 좋았던 진피이니만큼 다른 특산물과 마찬가지로 특정 지역에서 생산되는 진피가 더 뛰어난 효능을 가진다고

---

[420] "橘皮(중략) 色紅故名紅皮", 허준, 1613,『동의보감』; 대성문화사, 앞의 책「탕액편」, 182쪽.

[421] "陳久者良 隔年者亦可用", 李梴, 1575,『의학입문』; 한성사, 앞의 책, 182쪽.

[422] "橘皮(중략) 其治百病", 李時珍, 1590,『본초강목』; 대성문화사, 앞의 책 권41, 634쪽.

하여 인기가 더 좋았다. 중국 광동성에서 생산된 '신회진피(신후이진피, 新會陳皮)'가 바로 그러한 사례이다.

그런데 신후이진피는 특이하게도 귤피가 아닌 감피(柑皮)를 사용한 것으로 알려져 있다. 현재에도 귤과 감을 혼동하여 사용하고 있는 것을 보면 감피의 사용이 무리는 아니라고 보인다. 감피를 만드는 데 사용하는 감나무의 종류에는 "다지감(茶枝柑), 구감(甌柑), 사회감(四會柑)[423], 유감(有柑), 초감(蕉柑)"[424], 병감(椪柑) 등이 있는데, 신후이진피를 만드는 것은 다름 아닌 다지감(茶枝柑)나무이다.

신후이진피의 명성은 남송(南宋) 1229년, 황광한(황광한, 黃廣漢)의 부인이 신후이에서 재배하는 감나무 열매로 만든 진피를 주약으로 황태후의 유방에 생긴 병을 고치면서 시작되었다. 병을 치료하게 된 황태후는 자신의 처방에 사용된 진피를 황광한의 이름에서 광(廣)을 따와 광진피(廣陳皮)라고 명명하였다. 그 후로 신회(신후이, 新會)의 진피는 광피(廣皮), 광감피(廣柑皮), 광진피(廣陳皮), 신회피(新會皮)라는 명칭으로 다양하게 불리게 되었다.

중국 광동성(광둥성, 廣東省) 강문(장먼, 江門)시에 위치한 신회(신후이, 新會)[425]는 모두 3개의 강(江)이 합류하며 담수와 해수가 만나는 곳에 자리 잡고 있다. 이러한 특수한 지리적 조건을 배경으로 생산되는 신후이진피는 다양한 수원으로부터 특별한 영양분을 공급받아 특히 효능이 좋은 것

---

[423] 廣東省 四會市에서 나는 行柑(*C. suhoiensis* Tanaka)이다.

[424] 김창민 외, 앞의 책 권1, 63, 64쪽.

[425] 동쪽으로는 마카오, 선전, 홍콩이 있다.

으로 알려지게 되었다. 신후이진피의 명성은 후대에도 계속 이어져 명(明)나라 시기의 이시진(리스쩐, 李時珍)은 "귤피는 광시성 광둥성의 것이 장시성보다 낫다."고 하였고, 청(淸)나라에 이르면 광둥의 3가지 보물[426] 중 하나로 꼽힐 정도가 되었다.

현재 중국 광동성 신후이 진피촌(陳皮村)의 진피작업장(陳皮坊)에서는 과실이 맺혀 3년이 지난 나무에서 채취한 과실만 진피 제조에 사용하고 있으며 각각 과실의 채취 시기에 따라 귤피를 엄격하게 구분하고 있다.

시기별로 다른 각각의 명칭을 살펴보면 먼저 감청피(柑靑皮)가 있는데 이는 8~10월에 수확한 청갈색 미성숙과로 껍질이 얇고 단단하며 쪼그라들지 않고 모양을 유지하며 향긋한 냄새가 나고 맛은 맵고 쓴 것이 특징이다. 감청피보다 늦게 수확하는 미홍피(微紅皮)는 10~11월에 수확하게 되는데, 황갈색 미성숙과인 점이 특징으로 껍질이 두껍고 매우 단단하며 쪼그라든 모양을 갖고 있다. 미홍피는 맛은 맵고 쓰며 약간의 단맛이 나는 특징을 가진다. 일반적으로 감귤을 수확하는 11월에서부터 이듬해 1월까지 수확하는 것이 바로 대홍피(大紅皮)인데 갈홍색 혹은 홍흑색의 다익은 성숙과로 껍질이 두껍고 부드러우며 쪼그라드는 모양새가 매우 심하다는 특징을 갖고 있다. 대홍피는 맛이 맵고 달콤한 냄새가 난다.

신후이진피의 원료가 되는 다지감(茶枝柑)은 학명이 '*Citrus chachiensis* Hort'로 달리 신회감(新會柑) 또는 강문감(江門柑)으로 부른다. 다지감나무의 특징은 소교목으로 높이는 2~3m이고, 뾰족한 가시는 극히 적으며, 열

426　　진피, 생강, 짚/ '짚'은 '볏짚'으로 '화간초(禾稈草)' 또는 '도초(稻草)'라 한다.

매 모양은 납작하거나 만두 모양으로 등황색이고 광택이 있는 것이다. 껍질 표면에 누릇누릇한 점은 오목하게 들어갔고 비록 점의 숫자는 적더라도 늘 존재하는 양상을 보여준다. 열매 껍질은 쉽게 벗겨지며 성질은 무르고 흰 안쪽의 층은 목화 섬유 모양이고 특유한 향기가 있다. 열매 속의 종자는 보통 20여 개 정도이며 개화기는 3월 중순이고 결실기는 12월 중순[427]이 된다.

다지감(茶枝柑)은 다른 감귤나무의 열매에 비해 리모닌(limonene), 베타 미르센(β-Myrcene), 알파·피넨(α-Pine), 알파 테르피네올(α-Terpineol) 등의 성분이 특히 풍부하고 거담 및 항균에 좋은 성분이 많이 들어 있어서 예전부터 한의사들이 가장 많이 사용한 제품이라고 할 수 있다. 이러한 명성에 따라 19세기 후반 장병성(장빙청, 張秉成)은 "귤피의 종류는 매우 많으나, 오직 광동성(광둥성, 廣東省) 것이 제일이며 오래될수록 좋다. 맛은 쓰고 매우며 성(性)은 따뜻하다. 기(氣)는 향기롭고, 질(質)은 건조하다."[428]고 하였다.

그런데 신후이진피가 최고의 품질을 자랑하는 진피인 것은 역사적으로 증명이 된 것이지만 효능이 뛰어난 좋은 진피를 약재로 쓰기 위해 반드시 신후이진피를 고집할 필요는 없다고 생각한다. 여타 감귤나무의 열매를 수확해서 제대로 가공한다면 그에 못지않은 훌륭한 품질의 진피를 얻을 수 있기 때문이다.

427　김창민 외, 앞의 책 권1, 63쪽.

428　https://jicheng.tw/tcm/book/本草便讀/index.html.에서, "橘皮種類甚多 惟廣產者最勝 陳者良 味苦辛 性溫 氣香 質燥", 『본초편독』.

물론 좋은 진피를 만들기 위해서는 적지 않은 수고와 노력이 필요하다. 된장, 식초, 포도주와 마찬가지로 감귤피도 가치를 인정받으려면 오랜 숙성 기간을 거쳐야 하는 것이 필수적이다. 이러한 이유로 진피의 품질을 평가하는 데 있어서 숙성 연수가 중요해지게 되는 것이다. 즉, 감귤피의 재료가 되는 열매는 수령이 최소 3년 이상 된 감귤나무에서 채취하여야 하고, 이를 감귤피로 만들어 저장한 지 최소한 1년이 지나야 한다. 왜냐하면 그러한 기본조건을 충족시켜야 비로소 약효가 제대로 구현될 수 있기 때문이다.

보통 진피의 숙성 정도는 색깔 및 냄새에 따라 구별할 수 있다. 중과피가 흰색이면 연수가 얼마 안 된 것이고, 커피색을 띠면 연수가 오래된 진피로 보면 된다. 진피를 쪼개 맛을 보았을 때 감귤 냄새가 나고 떫은맛이 나면 연수가 새로운 것이지만 오래될수록 질이 부드러워지는데, 20~40년 정도로 오래된 진피는 특이한 향과 농후한 맛을 보여주게 된다. 50년이 넘어가면 오히려 단맛이 느껴지게 된다. 이러한 이유로 진피는 오래될수록 더욱더 값어치가 있게 된다.

그래서인지 일부에서는 일부러 홍차에 담가 오래 묵은 것인 양 위조, 변조한 진피를 만들어 시장에 유통시키는 현상이 오래전부터 나타나게 되었다. 때문에 제대로 된 진피를 감별하는 법도 필요하게 되었다. 이미 한언직(한옌즈, 韓彦直)의 시대에도 이러한 현상이 있었는데, 한언직은 진피의 위조에 대해 『귤록(橘錄)』에서 "누가 그것의 진위를 판별해 내어야 한단 말인가?"[429]라며 한탄하는 장면이 보인다. 무희옹(먀오시용, 繆希雍)은

---

[429] "孰辨其爲眞僞耶", 韓彦直, 1178, 『귤록』; 현행복, 앞의 책, 235쪽(원본 영인본 쪽).

진피 중에서도 특히 신후이진피를 감별하는 방법에 대해 다음과 같이 말하고 있다. "진짜 광진피를 만드는 귤피는 겉껍질 모양이 마치 거친 갈기 털구멍이 있는 돼지 목덜미 껍질과 같고, 특이한 향기가 있다."[430]고 묘사했다.[431]

물고기의 눈알과 진주가 섞여 있어 무엇이 물고기의 눈이고 진주인지 분간하기 어렵다는 뜻으로 진짜와 가짜가 뒤섞여 있는 상태를 '어목혼주 (魚目混珠)'라 하는데, 이러한 현상이 감귤피와 진피의 경우에도 적지 않게 발생하였다. 이러한 현상을 반영한 것이 바로 진귤피(眞橘皮) 혹은 진진귤

---

430 "橘皮 眞廣陳皮 猪騌紋 香氣異常", 繆希雍, 1622, 『선성재광필기(先醒齋廣筆記)』; 대성문
      화사, 1995, 흠정사고전서 자부 5 의가류 권43 『선성재광필기』 273쪽./騌은 騌(騌; 갈기
      종)의 속자이다.

431 한의학에서 氣는 陽이고 味는 陰이라 한다. 그래서 氣厚하면 陽中之陽으로 陽이라 하고,
      味厚하면 陰中之陰으로 陰이라 한다. 따라서 味薄氣厚인 귤피는 陽에 가깝고, 氣薄味厚
      인 진피는 陰에 가깝다. 왕호고는 진피를 陰이라 하고, 엽천사는 귤피를 陽이라 했다. 한
      편, 무회옹은 귤피를 味薄氣厚라 하고, 이동원은 氣薄味厚라 하여, 서로 귤피의 氣味
      가 일치하지 않으나, 이동원의 제자가 쓴 『탕액본초』에 진피는 味厚로 陰이라 한 것으로
      보아, 이동원이 말한 귤피는 진피를 말하고 있는 것이다. 이와 같이 역대 서적에서 귤피
      와 진피에 대한 陰陽氣味厚薄이 일률적이지 않은 것을 확인할 수 있다. 현재 신회진피의
      성미는 氣薄味厚라 한다./『내경(內經)』에 "味厚者爲陰 薄爲陰之陽 氣厚者爲陽 薄爲陽之
      陰 味厚則泄 薄則通 氣薄則發泄 厚則發熱"을 『소문대요(素問大要)』에서 "藥이나 곰국을
      오래 고면 엉기어 굳다. 이것을 味가 厚하게 되어 陰이 된 것이라 말한다. 또 음식은 적
      당히 먹으면 좋은데, 가령 지방을 많이 먹으면 응체가 일어나 소화불량, 설사가 일어난
      다. 이것도 味厚爲陰이라 한다. 만일 적당히 먹었다면 味薄이니 陰之陽으로 소화가 잘
      되어 영양도 되고 진액이 되었을 것이다. 또, 소금을 조금 먹으면 通하나 많이 먹으면 吐
      하게 된다. 한편 고추를 적당히 먹으면 氣薄이니 陽之陰으로 發泄(發散)이나 많이 먹으
      면 氣厚이니 熱이 난다."고 설명한다.

피(眞陳橘皮)라고 하는 '진짜'임을 강조하는 용어[432]라고 보이는데 그 때문인지 산지 표기를 특정하기도 했다.[433] 그래서 예전부터 위조나 변조되지 않은 진피를 구하려면, 직접 스스로 '좋은 감귤피'를 구하여 오랫동안 잘 발효시키는 것이야말로 속지 않고 좋은 진피(陳皮)를 구하는 방법이라고 알려져 왔다.

한편 진피는 예전에는 제대로 밀폐되지 않은 곳에 오래 저장하였기에 불순물이 많았다. 그러한 이유로 약재로의 사용을 위해 "귤피를 6시간 담갔다가 오래 씻어 검은 먼지를 없애고 껍질에 붙어 있는 과육 찌꺼기나 귤락(橘絡)의 섬유질을 베어내고 썰어서 말리고는 차갑게 식혀서 쓰라."[434]는 당부가 전해지게 된다. 물론 건조와 보관의 전 과정에 있어서 엄격한 품질관리가 이루어지고 있는 현재에는 다소 불필요한 당부일 수 있겠으나 위조와 변조까지는 아니더라도 생산과정에서의 관리 부실은 언제나 존재할 수 있기 때문에 한의사 스스로 생산과 가공의 과정에 참여하는 것은 필요해 보인다.

---

432 "反胃吐食 眞橘皮 (중략) 直指方. (중략) 婦人乳癰 (중략) 眞陳橘皮 (중략) 張氏方", 李時珍, 1590, 『본초강목』; 대성문화사, 앞의 책 권41, 634, 635쪽.

433 "霍亂吐瀉 (중략) 廣橘皮 (중략) 百一選方", 李時珍, 1590, 『본초강목』; 대성문화사, 앞의 책 권41, 634쪽.

434 "陳橘皮 買眞橘皮 以水浸三時 久洗去黑塵 掠去肉白筋與瓤 剉焙 取三兩淨", 『집험배저방(集驗背疽方)』 https://www.kanripo.org/text/KR3e0042/001.

청피와 제주 청귤
혹은 풋귤

최근 들어 온주밀감의 미숙과이면서 푸릇푸릇한 색을 가진 풋귤의 인기가 갑자기 높아졌으나 이전에는 미숙과인 풋귤은 인기가 없었고 따라서 식재료로도 많이 사용하지 않았다. 반면에 한의학에서는 풋귤을 줄곧 청피(青皮)라는 이름의 한약재를 제조하는 데 사용해 왔다. 그런데 이러한 풋귤을 청귤이라는 이름으로 혼용해서 사용하면서 비로소 오래된 묵은 논쟁 역시도 되살아나는 상황이 생겨났다. 이른바 청피라는 것과 관련된 역사적 논란이 바로 그것인데 여기에는 제주 청귤도 예외가 아니다. 먼저 풋귤이라는 것이 무엇인지 살펴보고 이어서 청피라는 것에 대해 알아보면 다음과 같다.

감귤 미숙과는 우리나라의 남쪽과 북쪽에서 각각 다른 이름으로 불리어 왔다. 한반도 남쪽에서는 덜 익은 감귤이라는 뜻의 '풋귤'로 불렸고, 북쪽에서는 제대로 익지 않았다는 것을 강조하여 '선귤'이라고 불렀다. 중국에서는 푸른색을 띠는 것에 주목해서 '청귤(青橘)'이라 불러왔다.

애초에 미숙과인 풋귤은 감귤 수확량을 조절하기 위해 많이 달린 열매 중의 일부를 솎아내서 버렸던 것이다. 감귤은 가을 들어 일교차가 있어야 노랗게 착색되기 시작하는데, 카바이트 등의 화학약품이나 열 또는 전기를 이용하여 강제로 노랗게 착색시켜 유통시킬 우려가 있다는 이유로 상업적 유통도 엄격하게 금지돼왔다. 그래서 한동안 한약재로 사용하는 청피는 수요 물량의 거의 전부를 수입에 의존할 수밖에 없었다. 하지만 감귤의 미숙과에 대한 연구가 조금씩 진척되면서 다양한 기능 성분이 많이 함유되어 있다는 결과들이 속속 발표되었다. 또한 일반인들도 미숙과를 버리지 않고 풋귤청 등을 만들어 음료 등의 재료로 만들어 쓰는 경우가 늘어났다.

그래서 제주특별자치도에서는 2016년에 감귤 미숙과의 이름을 청귤에서 '풋귤'로 변경하여 지정하게 되었다. 풋귤의 이용이 차츰 활성화된 점이 무엇보다 크게 작용했기 때문이다. 이에 따라 풋귤의 시장 유통도 가능해졌다. 그런데 청귤과 풋귤은 각각 무엇이고 예전부터 한의학에서는 이를 어떻게 분류·이용했을까?

제주특별자치도에서 2016년에 공포, 시행된 「제주특별자치도 감귤생산 및 유통에 관한 조례」에서는 당초 매년 8월 15일부터 9월 15일까지를 풋귤의 출하와 유통이 가능한 기간으로 정해 놓았었다. 그런데 풋귤의 인기가 점차 상승하면서 이보다 빠를수록 좋겠다는 농가의 의견을 수렴하여 출하 기간을 현재는 원래보다 보름가량 늘린 8월 1일부터 9월 15일까지로 변경해서 지정해둔 상태이다.[435] 이렇게 기간을 정한 이유는 불

---

435   『제민일보』 2019, 8월 6일자.

법으로 비상품 풋귤이 유통되면 품질에 대한 소비자 불만과 극조생감귤 판매에도 안 좋은 영향을 미치기 때문이다.

2019년에 진행된 농촌진흥청의 연구 결과에 따르면 "풋귤 수확에 가장 알맞은 시기는 꽃이 70~80% 핀 만개 시기 기준 120일 후로 나타났다. 즉 5월 5일부터 10일경에 꽃이 핀 나무는 그로부터 120일이 지난 9월 5일부터 10일경에 수확하기에 알맞다."[436]고 한다. 또한 직경 49mm 이상 되는 것을 식품으로 사용할 수 있는 풋귤의 상품으로 분류하고 그 이하의 크기는 사용하지 않고 있다. 이는 감귤청과 같은 식재료로 사용하기 위해서인 것이라 생각한다.

그런데 예전부터 청피라고 알려져 있는 한약재는 5월 중·하순 꽃이 피고 난 후 맺는 감귤 열매부터 채취해서 써왔다. 이를 크기가 작은 것부터 소개하면 다음과 같다.

먼저 청피자(靑皮子)라는 것은 직경 1cm 미만의 가장 작은 것으로 늦은 봄인 5월 하순부터 채취했다. 한편 개청피(個靑皮) 혹은 균청피(均靑皮)라고 하는 것은 5월에서 6월 사이에 자연적으로 떨어진 유과(幼果)를 수습하여 건조하거나, 혹은 절반·4등분 후 속을 긁어낸 뒤 건조한 것으로, 직경이 2~2.5cm 정도 되는 것을 지칭했다. 세 번째로는 사화청피(四花靑皮)라는 것인데 이는 7월에서 8월 사이에 덜 익은 감귤의 과실을 수확해 껍질을 열매 꼭지부터 기부(基部)까지 4등분한 다음 과육을 제거하고서 볕에 말린 것[437]이었다. 그리고 감청피(柑靑皮)라 한 것은 보통 8월에서 10

---

436 『제주일보』 2019, 8월 18일자.

437 김창민 외, 앞의 책, 권9, 5481쪽.

월 사이에 딴 후에 과육 제거한 뒤 말린 것을 말했다.[438] 마지막으로 청피(靑皮)라고 했던 것은 중양절(음력 9월 9일)에 채취한 미숙과의 껍질 혹은 본격적인 수확기인 상강(霜降) 이후에도 푸른색을 그대로 유지하고 있는 귤을 딴 다음에 과육을 제거해서 말린 것[439]을 지칭했다.

〈그림 19〉 사화청피(四花靑皮)

현재 제주특별자치도에서는 풋귤의 안전성 확보를 위해 출하 10일 전까지 공인기관에서 농약안전사용기준에 따른 잔류농약검사를 의무화하고 이를 통과한 지정 농가에서만 출하를 허가하고 있다. 이전까지만 해도 풋귤 관련 정책은 매우 변덕스러워 농가에서 갈피 잡기가 어려웠다. 명확하게 풋귤이라고 하는 것에 대해 정의를 내린 바도 없어서 문제가 많았는데 다소 늦고 부족한 면이 있지만 그러한 정책의 변화는 환영

---

438 제주한의약연구원, 2017, 「공무 출장 결과보고 자료」

439 "歲當重陽色未黃有採之者名曰摘青(중략) 青柑(중략) 及經霜之二三夕 纔盡翦", 韓彦直, 1178, 『귤록』; 현행복, 앞의 책, 274쪽(원본 영인본 쪽).

할 만한 것이라 생각한다. 그런데 요즘에 유통되는 풋귤은 수확한 다음에 4~5일 정도만 지나도 변색이 진행된다. 이를 막으려면 비닐봉지에 담아 밀봉한 채로 냉장보관을 하거나, 혹은 냉매제가 과일에 직접 닿지 않도록 스티로폼 박스에 담아 운송하거나, 보관했다가 최대한 빠르게 가공해야 한다. 물론 청피라고 하는 한약재로 만드는 것이야말로 풋귤로 할 수 있는 최선의 사용법이다.

중국과 한국의
청피 사용 기록

그런데 미숙과 또는 완숙과의 푸른 빛깔 껍질인 '청피(靑皮)'는 중국에서 언제부터 이용됐을까? 초기의 기록을 통해 살펴보면 린도인(린다오런, 藺道人)이 846년 전후에 발간했다고 추정되는『선수리상속단비방(仙授理傷續斷秘方)』, 약칭으로는『이상속단방(理傷續斷方)』이라고도 불리는 문헌에 청피가 약재로 기재된 것이 보인다. 청피는 846년 이전의 당나라 시기(唐代)부터 약재로 사용되었음을 알 수 있다.[440] 그럼에도 불구하고 청귤이 약재로 쓰인 데 대한 언급은 찾아보기가 쉽지 않다.

---

[440]   "〈目錄〉又治傷損方論〈篇名〉七氣湯 屬性 治積年久損 入經絡 服藥無效 腰背拘急 咳嗽痰涎 風勞發動 日漸羸瘦 每到秋來 損病復作 不問男子婦人 並皆治之 靑皮去白炒 陳皮去白 三棱濕紙裹煨 北梗去蘆 肉桂去粗皮 藿香去蘆 降真香 各一兩 上㕮 每服五錢 水一大盞半 姜三片 棗一枚 煎至七分 去滓 隨病上下服之", https://zh.wikisource.org〉zh-hant〉仙授理傷續斷秘方.

송(宋)나라 때인 973년 마지(마즈, 馬志)는 『개보본초(開寶本草)』에서 "유감 껍질은 약으로 쓰고, 산감 껍질은 인후동통을 치료한다. 이 밖에 나머지 어떤 감도 약으로 쓰기에 좋지 않다. 또, 사감[441]과 청감은 본질적 성질 또는 고유한 특성이 서로 비슷하여 약으로 쓰지 않는다."[442]고 했다. 이를 보면 송나라 건국 초기만 하더라도 청피라는 것이 약재로 거론되지 않았던 것을 알 수 있다. 린도인(린다오런, 藺道人)이 쓴 책을 보지 못 한 이시진(리스쩐, 李時珍) 역시도 "청귤피는 예전에 사용하는 자가 없었으나 송나라 때 이르러 의사들이 처음 사용했다."[443]고 기록에 남겼다. 사실 송나라가 건국된 지 32년이 지나서 14년에 걸친 오랜 작업을 거쳐 서기 992년에 발간한 『태평성혜방(太平聖惠方)』에 비로소 청피가 수록된 것을 볼 수 있다. 이는 오랫동안 사용되지 않던 청피가 송나라 이후에야 비로소 대대적으로 사용되기 시작했다는 근거가 된다.

1178년 한언직(한옌즈, 韓彦直)은 『귤록(橘錄)』의 「채적(採摘)」(귤따기)이란 항목에 "음력 9월 9일에 이르더라도 색깔이 아직 노랗지 않은 걸 따내는 일을 일컬어 '푸른 귤따기'라 한다. 청감은 진실로 사람들이 얻기를 좋아하는 바다. 그래서 익기를 기다리지 않고 따는 것이 상인들 사이에서는

---

441 사막라임속(*Eremocitrus*)이 아닐까 한다.

442 "志曰 柑生嶺南及江南 樹似橘 實亦似橘而圓大 皮色生青熟黃 惟乳柑皮入藥 山柑皮療咽痛 餘皆不堪用 又有沙柑青柑 體性相類.", 李時珍, 1590, 『본초강목』; 대성문화사, 앞의 책 권41, 636쪽.

443 "青橘皮 古無用者 至宋時醫家始用之", 李時珍, 1590, 『본초강목』; 대성문화사, 앞의 책 권41, 635쪽.

뛰어난 능력이라 하거니와, 혹 그렇게 한다."[444]고 했다. 또한 같은 책의 「입약(立藥)」(약의 배합, 조제) 항목에서는 "청귤은 곧 청피가 된다. 둘(귤피, 청피) 다 약에 필수적으로 따르는 것이다."[445]라고 했다. 즉, 중양절 무렵 푸른색 미숙과를 얻기 위해 서로 경쟁을 하고 청피를 만들어서 중요한 약재로도 사용했다는 것이다. 그러다가 1186년 장원소(장위안쑤, 張元素)는 『진주낭(珍珠囊)』에서 '인경보사설(引經報使說)'을 제창하면서 "진피는 위를 치료하고 청피는 아래를 치료한다."[446]고 청피의 진피와 다른 효능에 대해 언급했다. 즉, 청피는 신체 하부의 병을 치료할 때 다른 약물들을 끌고 가서 약효를 더욱 높이도록 한다는 것이다. 이러한 장원소의 견해는 그의 제자 이고(리가오, 李杲)에 의해 후대로 이어졌다.[447] 이고는 1336년 『난실비장(蘭室秘藏)』의 '갈화해정탕(葛花解酲湯)'[448] 처방에서 청피 중 가장 효과가 좋다는 '사화청피(四花靑皮)'를 사용하고 있음을 밝혔다. 그 후로 1480년에 왕새(왕시, 王璽)가 집필한 『의림집요(醫林集要)』에서는 귤의 미숙과로 만든 최고 상품인 '사화청피'의 품질 규격을 소개하기에 이르렀다.

---

444 "採摘 歲當重陽 色未黃 有採之者 名曰摘靑 (중략) 靑柑固人所樂得 然採之不待其熟 巧於 商者間 或然爾", 韓彦直, 1178, 『귤록』; 현행복, 앞의 책, 274쪽(원본 영인본 쪽).

445 "立藥 橘皮最有益於藥 去盡脈則爲橘紅 靑橘則爲靑皮 皆藥之所須者", 韓彦直, 1178, 『귤록』; 현행복, 앞의 책, 272쪽(원본 영인본 쪽).

446 "靑皮主氣滯 破積結 少陽經下藥也 陳皮治高 靑皮治低", 김창민 외, 앞의 책 권9, 5483쪽.

447 "靑皮 (중략) 皆治在下者效 引藥至厥陰之分 下食入太陰之倉", 김창민 외, 앞의 책 권9, 5483쪽.

448 "葛花解酲湯 木香二錢 人蔘去蘆 猪苓去黑皮 白茯苓 橘皮已上各一錢五分 白朮 乾生薑 神麴 炒 澤瀉已上各一錢 葛花五錢 縮砂仁五錢 四花靑皮三錢 白豆寇仁五錢", 李杲, 1336, 『난실 비장(蘭室秘藏)』; 대성문화사, 1995, 흠정사고전서 자부 5 의가류 권13 『난실비장』, 486쪽.

葛花解酲湯

木香 二錢　人參 去蘆　豬苓皮 去黑　白茯苓

橘皮 已上各錢五分　白朮　乾生薑　神麯 炒

澤瀉 已上各一錢　葛花 五錢　縮砂仁 五錢　四花青皮 三錢

白豆蔻仁 五錢

右為極細末和勻每服三錢匕白湯調下但得微汗

酒病去矣此蓋不得已而用豈可恃賴日日飲酒此

藥氣味辛辣偶因酒病服之則不損元氣何者散酒

欽定四庫全書　蘭室秘藏 卷上

病故也若頻服之損人天命

〈사진 20〉『난실비장』에 소개된 갈화해정탕(葛花解酲湯)은 칡꽃, 귤피, 사화청피 등을 가루로 내어 끓인 물(白沸湯)에 타서 마시면 땀이 나면서 숙취(酲)가 풀린다고 하는 처방이다. 그러나 이 약의 효과를 믿고 자주 술을 마시고 약도 자주 복용하면 좋지 않다고 되어 있다.

이는 애당초 약재로 사용하지 않던 청피의 효능이 점차 알려지면서 활발한 사용이 이뤄졌음을 보여준다.

한편 우리나라의 경우에도 중국과 마찬가지로 청피와 관련된 기록을 찾아볼 수 있다. 앞에서도 청피는 이중적 의미를 지닌다고 했는데, 하나는 풋귤의 껍질을 사용한 약재이고 또 다른 하나는 청귤이란 별도의 품종에서 거둔 열매의 껍질 약재를 일컫는 것이었다. 그런데 중국에서는 일찍이 당나라 시기인 9세기 중반 이전부터 청피를 사용하였는데, 우리나라의 경우에는 14세기 말 이후인 조선 시대에 와서야 비로소 청피와 관련된 기록이 확인된다.

우리나라는 1052년 이전부터 귤을 고려 왕실에 바칠 만큼 제주에서 감귤의 경작이 성행했다.[449] 더군다나 청귤 역시도 제주에서 재배되었음이 고려 시대의 학자 이규보가 1234년에 지은 시에서도 엿보인다.[450] 그럼에도, 1236년 간행된 의약서인 『향약구급방(鄕藥救急方)』에는 귤 관련 약재로서 지실(枳實)만 거론될 뿐, 진피나 청피가 보이지 않는다. 이를 보면 청피와 진피는 고려 시대 때까지만 하더라도 정식으로 만들어지지 않았던 듯하다. 다만, 1323년에 침몰한 것으로 추정되는 신안해저유물선에서 나온 물품배송증을 통해 고려, 중국 그리고 일본의 3개 국 사이에 진피 교역이 행해졌다는 사실은 확인이 가능하다.

---

449   김일우, 2000, 『고려시대 탐라사 연구』, 신서원, 105~107쪽.

450   "은근한 정 머금은 푸른 귤 바다를 건너왔으니 (殷勤靑橘渡江淮)/ 먹는 데에 중요해서가 아니라 멀리 온 것이 기특하네 (不要滋脣重遠來)/ 이월에 제 고향 떠나 이제 도착했는데도 (二月離州今始到)/ 사랑스럽구나 그윽한 향기 아직도 감도네 (可憐猶帶暗香廻)".

청피가 우리나라의 옛 문헌에서 처음 확인되는 것은 1433년에 발간된 『향약집성방(鄕藥集成方)』을 통해서이다. 더욱이 우리나라의 청피는 중국과 다르게 제주 자생의 청귤로부터 취한 것을 뜻했다. 이것이 '청피' 혹은 '청귤피(靑橘皮)'로 일컬어지는 가운데 점차적으로 우리나라의 고유 약재로 변해가는 양상, 즉 향약화(鄕藥化)의 길로 나아갔음을 보여주게 된다.

향약이라고 하는 것은 중국과는 다른 우리나라 고유의 약재를 칭하는 용어이다. 고려 시대 때부터 사용되기 시작했는데 14세기 후반 조선 시대에 이르러서는 본격적인 체계화의 과정으로 이어지게 된다. 정부 차원에서 향약 관련 전문기관들이 생겨났으며 향약을 바탕으로 해서 우리나라 한의학이 집대성되기 시작했다. 그 결과로 간행된 것이 바로 정종 1년 (1399)에 편찬된 『향약제생집성방(鄕藥濟生集成方)』이다. 이 책은 1117년 중국에서 발간된 『성제총록(聖濟總錄)』 등의 문헌을 주로 참고했다. 중국의 책에는 이미 진피와 청피가 모두 등장하는 상황이었으나 우리나라의 『향약제생집성방』에서는 진피만 언급했고 청피는 거론하지 않았다. 이렇게 된 데는 당시에 불거진 '청귤논란'이 큰 영향을 주었을 것이라 생각한다.

한의학계에서 유명한 '청귤 논란'은 송나라 무렵 자생하는 청귤을 둘러싸고 논자들마다 각각 청귤과 황귤을 같은 종류로 볼 것인지 아니면 다른 종류로 볼 것인지의 여부를 두고 논쟁을 벌인 것을 말한다. 거슬러 올라가면 무려 천년 전부터 이어져 온 청귤과 풋귤의 논쟁을 이쯤에서 멈추어야겠다고 생각을 해본다. 다만 역대의 문헌에서 잘못 기술된 것으로 인해 빚어진 혼동을 우리나라와 중국의 옛 기록들을 자세히 살펴 바르게 정리를 해보고자 한다.

846년 전후로 린도인(린다오런, 藺道人)이 『이상속단방』에서 청피(靑皮)

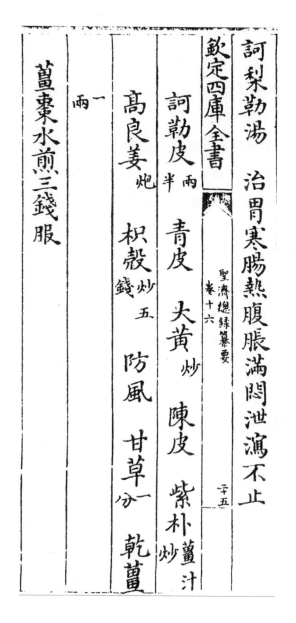

〈사진 21〉 『성제총록찬요(聖濟總錄纂要)』에 소개된 가자(*Terminalia chebula* Retz. 訶子, 訶黎勒, 訶梨
勒)의 성숙한 열매의 껍질을 사용한 가리륵탕(訶梨勒湯)에는 진피, 청피, 기각이 모두 쓰이고 있다.

를 사용한 후, 청피는 어떤 귤나무의 열매 껍질을 사용하여야 하는가가 임상에서 중요해지게 된다. 그러나 의사들은 992년 『태평성혜방』이 나올 때까지 청피를 거의 임상에 사용하지 않았고 그 이후에 비로소 대대적으로 사용하기 시작했다.

11세기 소송(쑤송, 蘇頌)에 이르면 "황귤, 청귤은 유자가 아니며, 황귤 껍질과 청귤 껍질은 서로 맛도 다르다. 또 음력 10월에 익는 귤은 모두 황귤이지 청귤이 아니다. 청귤은 곧 다른 한 가지 품종이다."[451]라고 밝히며 청귤과 황귤이 서로 구분되는 다른 품종이라고 강조함으로써 본격적인 논란의 서막이 오르게 된다.

12세기 구종석(코우쭝스, 寇宗奭)은 "청귤과 황귤은 치료 효과가 더욱이 다르다. 하물며 유자는 별종이다."[452]라고 했는데, 소송(쑤송, 蘇頌)처럼 청귤과 황귤이 별도의 다른 종이라 분명히 하지는 않았지만, 청귤과 황귤이 서로 치료 효과가 다르고, 유자는 귤과는 완전히 다른 종이라는 견해를 밝히면서 소송(쑤송, 蘇頌)의 이론에 화답하는 모양새를 취한다.

같은 12세기 한언직(한옌즈, 韓彦直)이 쓴 『귤록』을 보면 청귤이란 품종은 찾아볼 수 없지만, 녹귤(綠橘)이란 품종을 별도로 소개하고 있다. 그는 푸른색을 띤 미숙과를 청귤이라 하였고, "청귤은 곧 청피가 된다."[453]고

---

451 "今醫方 乃用黃橘靑橘 兩物不言柚 豈靑橘是柚之類乎 然黃橘味辛 靑橘味苦 本經二物通云 味辛 又 云一名橘皮 又云十月採都是今黃橘也 而今之靑橘似黃橘而小 與舊說大小苦辛不類 則別是一種耳", 唐愼微, 1082, 『증류본초』; 대성문화사, 앞의 책, 940쪽.

452 "靑橘與黃橘 治療尙別 矧柚爲別種也", 唐愼微, 1082, 『증류본초』; 대성문화사, 앞의 책, 940쪽.

453 "靑橘則爲靑皮", 韓彦直, 1178, 『귤록』; 현행복, 앞의 책, 272쪽(원본 영인본 쪽).

하여 미숙과인 풋귤을 수확하여 청피를 만들고 푸른색을 띤 녹귤은 별개로 존재하고 있다고 했다.

13세기 이고(리가오, 李杲)[454]의 제자 왕호고(왕하오꾸, 王好古)는 『탕액본초』에서 "황귤과 청귤은 같은 종류의 귤나무 열매이다. 또 서로 다른 두 가지 종류의 귤나무 열매이다."라고 두 가지로 정의하지만, 결국 왕호고(왕하오꾸, 王好古)의 기록에서 같은 종이라 말한 것이 부각되면서 이미 풋귤이 청피로 정해지는 대세가 되게 된다.[455]

우리나라에서는 한동안 청귤을 약재로 쓰지 않았고 따라서 『향약제생집성방』에도 청귤 관련 내용을 수록하지 않았다고 볼 수 있다. 반면 진피의 경우는 제주 자생의 동정귤로부터 만드는 법을 이미 터득했기에 기재하기 시작한 것으로 보인다.

15세기 들어오면서 세종은 의약 전문가들을 중국에 파견해서 약재에 대한 지식의 범위를 넓히는 한편, 우리나라 각 지방에 분포되어 있는 향약의 실태를 철저히 조사해 정리토록 했는데, 그 결과가 바로 1433년에 간행된 『향약집성방』을 비롯한 우리 고유의 한의학 서적들이다. 이때에 접어들어 비로소 중국과 다른 우리나라의 현실을 감안해서 약재의 사용

---

[454] 李東垣(1180~1251): 12세기 후반 장위안쑤[張元素]로 대표되는 易水學派의 제자이며, 北醫로 청피와 진피를 많이 사용하여 補土派의 창시자가 된다. 제자로는 왕하오꾸[王好古]와, 뤄텐이[羅天益]가 있다. 그는 『蘭室秘藏』에서 葛花解醒湯에 四花靑皮를 사용한다.

[455] "靑皮(중략)《象》(중략)《心》(중략)《液》云(중략) 或云與陳皮一種 靑皮小而未成熟 成熟而大者橘也 色紅故名紅皮 日久者佳 故名陳皮 如枳實枳殼一種 實小而輕未穰 穀大而黃紫色已穰 故殼高而治胸膈 實低而治心下 與陳皮治高 靑皮治低同意 又云陳皮靑皮二種 枳實枳殼亦有二種", 王好古, 1248, 『탕액본초』; 대성문화사, 앞의 책, 992, 993쪽.

이 본격적으로 논의되기 시작했다.

중국의 경우에는 9세기 중반 이전부터 익은 청귤이나 감귤 미숙과 껍질을 청피로 혼용하였던 반면에 우리나라는 익은 청귤의 껍질을 청피로 사용한 것으로 보이고, 청피가 『향약집성방』에 기재된다. 그 후로 우리나라에서는 익은 청귤의 껍질이 계속적으로 청피의 원료로 사용되어왔던 것으로 보이는데, 특히 감귤 자체가 귀했던 만큼 제주에서 자생하는 청귤의 껍질이야말로 귀한 청피로 대접을 받게 되었다.

15세기 후반 성종 시기에 이르면 향약에 대한 장려정책이 더욱 진전되었고 세종 시기의 『향약집성방』을 중간하면서 지속적으로 향약의 사용을 권장하였다. 게다가 한글로 간행된 『언해간이향약본초(諺解簡易鄕藥本草)』를 편찬함으로써 한의약 지식의 대중적인 보급도 병행해 나갔다. 그럼에도 불구하고 명나라의 의학이 조선에 들어와 지속적인 영향력을 행사하면서 우리나라 고유의 향약 발전이 지체된 것 또한 부인할 수 없는 사실이다.

16세기에 접어들어서도 향약은 나름대로 발전을 이어갔고 그러는 와중에 제주 감귤에 대한 연구도 계속 이어졌다. 더욱이 이 무렵부터는 제주산 감귤류에 대해 본격적으로 가치의 우열에 대해서도 논의를 시작하게 된다. 그러한 발전의 결과물 중 하나가 1811년에 조정철이 쓴 『귤유품제(橘柚品題)』이다. 조정철은 같은 책에서 청귤과 황귤은 서로 다른 종류라고 기술하고 있다. 이보다 시기가 한참 앞서는 1520년 김정(金淨)이 저술한 『제주풍토록(濟州風土錄)』에서는 "겨울이 지나 음력 2, 3월이 되면 시고 단맛이 알맞게 된다."[456]고 청귤이 익는 시기가 황귤과 사뭇 다름을 말하고 있다. 한편으로는 감귤류를 9개로 분류하기도 했다. 이러한 김정의 기록은 계속적으로 후대에 영향을 미치게 된다.

1564년 명종은 감귤의 가치를 널리 알리는 '황감제(黃柑製)'를 시행했고, 그것이 300년간 지속적으로 이어져왔다. 한편 1578년 임제(林悌)의 『남명소승(南溟小乘)』, 1602년 김상헌(金尙憲)의 『남사록(南槎錄)』을 보더라도 역시 청귤을 황귤과 다른 종이라 밝히고 있는 것이 보인다. 임제와 김상헌 모두 제주를 찾아와서 청귤을 봤기 때문에 정확하게 서술한 것이라고 할 수 있을 것 같다. 그러다가 선조 무렵인 16세기 말 이래로 오랫동안 편찬작업을 진행해 온 허준의 『동의보감』이 1611년에 비로소 간행되었고 이로써 향약의 체계화는 거의 마무리된다. 하지만 정작 저자인 허준이 제주에 와서 감귤을 보지는 못했는데, 그 결과 『동의보감』에서 보이는 청피에 대한 기록은 상당히 미흡한 것으로 여길 수밖에 없다.

제주 청귤과
청피 논쟁

허준은 제주에 와 보지는 않았으나 왕실의 의료를 담당한 어의였기 때문에 수시로 진상되어 올라온 제주 청귤에 대해서 어느 정도 알고 있었을 것이다. 그럼에도 불구하고 허준이 중국 한의서의 내용을 전적으로 신뢰하여 본격적으로 『동의보감』에 인용하면서 중국과 다른 우리나라의 실정이 거두절미되었고 이에 따라 제주 청귤의 껍질과 중국 청피의 차별

---

456 "橘柚有九種(중략) 靑橘 此品秋冬則極酸不可食 經冬到二三月 酸甛適中 五六月 舊實爛黃 新實靑嫩", 金淨, 1520, 『제주풍토록』; 濟州文化院, 앞의 책, 9, 10쪽. (원본 영인본 쪽).

성이 실종되고 말았다. 『동의보감』에서 허준이 서술한 '청귤피(靑橘皮)' 항목을 자세히 살펴보면 그러한 점을 엿볼 수 있다.

먼저 허준은 11세기 소송(쑤송, 蘇頌)이 『본초도경(本草圖經)』에 남긴 기록을 오해의 소지가 있는 상태로 인용했다. 소송이 말한 것은 "지금 의사들이 처방함에 있어 비로소 황귤과 청귤을 사용하는데, 두 약재는 유자를 지칭하지 않는다. 어찌 청귤이 유자의 부류가 되겠는가? 또 10월에 채취한다고 말하는 것은 모두가 지금의 황귤이다. 현재의 청귤은 황귤과 비슷하나 크기가 작다. 예전 분류원칙[457]을 따르더라도 (청귤은) 크기는 작고, 쓰고 매움이 (황귤과) 닮지 않아, 곧 다른 한 가지 품종이다."[458]라는 부분인데 이를 두고 허준은 '여구설대소고신부류칙(與舊說大小苦辛不類則)'이라는 문장을 삭제한 채 문장의 일부인 "금지청귤사황귤이소, 별시일종이(今之靑橘似黃橘而小 別是一種耳)"만을 인용했던 것이다. 그래서 별도의 설명이 제외된 채 인용된 이 문장을 후대의 한의학자들은 '현재의 청귤은 황귤과 비슷하고 크기가 작으나, 아마도 한 종류일 것이다.'라고 해석하게 되는 단초를 제공하게 된다.

---

[457] "恭日 柚之皮厚味甘 不似橘皮味辛苦 其肉亦如橘 有甘有酸 酸者名胡甘 今俗謂橙爲柚 非矣 案郭璞云柚似橙而實酢大於橘 孔安國云 小日橘 大日柚 皆爲柑也", 李時珍, 1590, 『본초강목』; 대성문화사, 앞의 책 권41, 632쪽.

[458] "今醫方 乃用黃橘靑橘 兩物不言柚 豈靑橘是柚之類乎(중략) 又云十月採都是今黃橘也 而今之靑橘似黃橘而小 與舊說大小苦辛不類 則別是一種耳", 唐愼微, 1082, 『증류본초』; 대성문화사, 앞의 책, 940쪽.

[459] "靑皮(중략) 與陳皮一種 靑皮小而未成熟 成熟而大者橘也(중략) 又云陳皮靑皮二種", 王好古, 1280, 『탕액본초』; 대성문화사, 앞의 책, 992, 993쪽.

한편 13세기 왕호고(왕하오꾸, 王好古)는『탕액본초(湯液本草)』에서 "청피는 진피와 한 종류이다. 청피는 작으면서 풋귤이다. 익으면서 큰 걸 귤이라 한다. 또 진피와 청피는 두 종류라 말하기도 한다."[459]라고 말한 바가 있다. 이렇게 왕호고(왕하오꾸, 王好古)가 별개의 종일 가능성을 염두에 두고 '두 종류'라고 언급한 이 내용도『동의보감』에는 기재되지 않았다. 또한 16세기 이천(리찬, 李梴)은『의학입문(醫學入門)』에 "청피는 귤피와 같은 종류인데 작으면서 색이 푸르고 미성숙한 것을 청피라 한다."[460]라고 했다. 이 가운데 허준은 '여귤피일종(與橘皮一種)'과 '미성숙자(未成熟者)'를 거두절미한 채, "청귤피(푸른귤)는 모양이 작고 색이 푸르므로 일명 청피라 한다."[461]라고만 언급해서 오해를 키웠다.

결국『동의보감』에서 소송(쑤송, 蘇頌)과 왕호고(왕하오꾸, 王好古), 이천(리찬, 李梴)의 기록 가운데에서 형태와 색만을 인용하고 청귤과 황귤의 분류에 있어서 정작 중요한 '성숙했을 때도 푸른색'을 띤다는 청귤의 특징을 누락시킴으로써 청피에 대해 논란을 초래하게 된 것이다. 허준의 기록 이래로 청귤은 익어도 작고 푸른색을 띠는 것이고, 황귤은 설익었을 때 작고 푸른색을 띤다는 것의 차별성이 실종되고 말았다. 그래서 후대로 갈수록 이를 둘러싼 논란을 더욱 키우는 원인을 제공하게 된 것이라고 할 수 있다.

---

460 "靑皮(중략) 與橘皮一種(중략) 小而色靑 未成熟者 曰靑皮", 李梴, 1575,『의학입문』; 한성사, 앞의 책, 182쪽.

461 "靑橘皮 프른귤(중략) 形小而色靑 故一名靑皮", 허준, 1613,『동의보감』; 대성문화사, 앞의 책「탕액편」, 182쪽.

青橘皮 프른귨쳥

○性溫味苦無毒主氣滯下食破積結及膈氣○形小而色青故一名青皮足厥陰引經○藥又入手少陽經氣青皮味苦理下氣定二味用散三焦氣也宜去白用糨○今之青而小別是一種耳收之去肉暴乾韓○青橘皮似乃黃橘

반면에『홍길동전』의 저자로 유명한 허균(許筠)은 제주 청귤이 달게 익어도 푸른색을 띤다고 분명히 밝혔다. 허균이『동의보감』과 거의 유사한 시기에 발간한『도문대작(屠門大嚼)』을 보면 "청귤은 제주에서 나는데 껍질이 푸르고 맛은 달다."[462]라고 한 것을 볼 수 있다.

허준은 서로 다른 주장을 하는 소송(쑤송, 蘇頌)과 이천(리찬, 李梴)의 말을 인용하면서 양측의 기록에서 자신이 필요한 부분만을 발췌해서 인용한 한편, 왕호고(왕하오꾸, 王好古)의 주장에 대해서는 아예 언급 자체를 하지 않음으로써 후대의 혼동을 불러일으킨 셈이다. 따라서『동의보감』의 청귤피 항목은 그 내용을 그대로 보자면, 미성숙과 성숙, 제주 청귤과 황귤을 분류하지 않은 채 서술함으로써 양자의 차별성이 실종되고 말았던 것이다. 그런데 이는『동의보감』의 부분적인 부실 기재로만 국한된 것은 아니다. 오히려 최근까지 이어진 청귤과 황귤의 분류에 관한 논란을 일으키는 불씨, 곧 단서가 되었기 때문이다. 그래서 늦게나마 이러한 혼동에 대해 정리할 필요성이 있어서, 필자가『동의보감』의 '청귤피' 항목에 대해 따로 언급하고 문제의 근원에 대해 살펴본 것이다.

쉽게 해결될 수 있는 문제가 최근까지 이어온 것에는 또 다른 사정이 존재한다. 우리나라와 중국 모두 귤피를 약재로 씀에 있어서는 상당 부분 공통성을 띠고 있는데, 유독 청귤의 귤껍질을 약재로 쓰느냐 여부에 있어서는 크게 다른 양상을 보여주기 때문이다. 중국에서는 지금도 청귤의 껍질을 약재로 쓰지 않는다. 반면 우리나라에서는 청귤의 청피가

---

462 "靑橘 産濟州 皮靑而味甘", m.blog.daum.net〉靑橘, 皮靑而味甘.

1433년『향약집성방』에 처음 실린 이후로 지금까지 계속 사용이 이어져 왔다. 물론 다양한 황귤 종류의 덜 익은 열매, 즉 풋귤의 껍질에서 나온 것 역시도 청피라 했던 기록이 부분적으로 확인이 된 것 역시도 논란을 키운 원인의 하나라고 할 수 있다.

청피는 1454년『세종실록지리지』에 청귤과 함께 상당량 조정으로 진상되었음이 확인된다. 조선 초기에도 당시 제주 사람은 이미 청귤로 청피를 만들고 있었던 것이다. 이러한 사정에는 중국과 차별성을 갖는 청귤이 우리나라 제주에 자생했기 때문이다. 그래서 김정 등 제주를 다녀간 인물들을 중심으로 1520년 이후의 저작들에서 제주 청귤에 대해 잘 설명하고 있다. 1611년 허준의『동의보감』에도 소송(蘇頌)이 "수확함과 동시에 알맹이는 버리고 땡볕에 말린다."[463]라고 말한 청피 제조법이 인용, 기술되기도 하였다.[464] 따라서『동의보감』의 청피 관련 기록은 상당히 미비한 편이지만 후대의 학자들은 청피가 다름 아닌 청귤의 껍질임을 명확히 인식하고 있었음을 알 수 있다.

1704년 이형상은『남환박물(南宦博物)』에서 "청귤 껍질은 푸른색의 당유자와 유사하나 작다. 이것이 청피이다."[465]라고 했다. 이는 곧 청귤이라는 것이 크기가 당유자보다 작음과 더불어 그 껍질의 형태가 당유자 껍질과 유사한 것은 물론이고 청피의 원료가 된다고 밝힌 것이라 할 수

---

463   "收之並去肉暴乾", 唐愼微, 1082,『증류본초』; 대성문화사, 앞의 책, 940쪽.

464   "收之去肉暴乾", 허준, 1613,『동의보감』; 대성문화사, 앞의 책「탕액편」, 182쪽.

465   "青橘皮 類唐柚而小 此爲青皮", 이형상, 1704,『남환박물』; 현행복, 앞의 책, 207쪽(원본 영인본 쪽).

있다. 한편, 1732년 정운경은『제주귤보(濟州橘譜)』에서 "청귤을, 따낸 작고 푸른 열매가 청피이다."⁴⁶⁶라고 하였듯이 작은 크기의 미숙과인 청귤을 청피라고 지칭했다. 그리고 1798년에 발간된 이만영의『재물보(才物譜)』에는 "청귤피, 의사들이 바야흐로 청피라 하는 것은 곧 귤이 노랗게 되지 않고 푸른 것이다."⁴⁶⁷라고 기록돼 있다. 우리나라에서도 처음으로 풋귤의 껍질을 청피라고 정의한 기록이 확인되고 있는 것이다. 이로 말미암아 풋귤의 청피와 청귤의 청피가 혼용되기 시작했다고 보는 것이 설득력을 가진다고 생각해본다.

그러다가 1811년에 이르러 조정철은『정헌영해처감록(靜軒瀛海處坎錄)』에 "청귤은 그 껍질을 말리면 청피가 된다."⁴⁶⁸고 했다. 1867년에 간행된 김정희의『완당전집(阮堂全集)』에서도 "지각과 청귤은 약재로 들어간다."⁴⁶⁹라는 내용이 나온다. 이를 보면 우리나라에서는 황귤의 미숙과뿐만 아니라 청귤의 미숙과는 물론이고 익은 것의 껍질을 청피로 계속 사용해 왔음이 명백히 드러나고 있는 것을 볼 수 있다.

한편 1893년(고종 30)에 이르러 제주로부터 중앙정부로의 진상제도가 폐지된다. 이로 말미암아 감귤을 재배하던 제주의 과원들은 생산물의 용

---

466 "青橘(중략) 摘其青顆爲青皮", 정운경, 1732,『제주귤보』; 현행복, 앞의 책, 200, 201쪽(원본 영인본 쪽).

467 "青橘皮 醫方謂之青皮 乃橘之未黃有青色者", 이만영, 1789,『재물보』, 과보(果譜), 귤조, 『제주일보』, 2018. 11. 1.

468 "青橘(중략) 乾取其皮爲青皮", 조정철, 1824,『정헌영해처감록』; 현행복, 앞의 책, 193쪽(원본 영인본 쪽).

469 "青橘石金橘皆味不佳(중략) 枳殼與青橘入藥", 김정희, 1849,『완당전집』; 현행복, 앞의 책, 185쪽(원본 영인본 쪽).

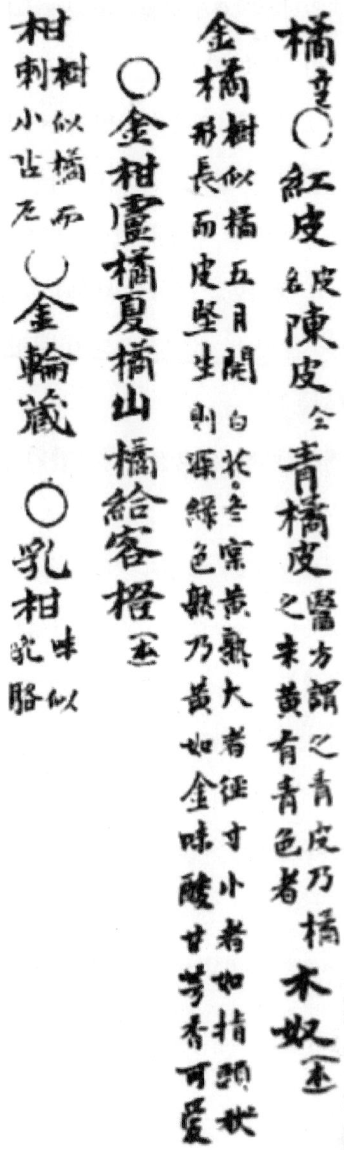

橘木奴[玉]○紅皮紅皮陳皮公靑橘皮소醫方謂之靑皮乃未黃靑靑色者乃橘木奴[玉]

金橘樹似橘五月開白花冬宗黃熟大者徑寸小者如指頭狀

形長而皮堅生則深綠色熟乃黃如金味酸甘芳香可愛

○金柑靈橘夏橘山橘給客橙[玉]

柑樹似橘而似○金輪藏○乳柑味似脃

柑刺小尖石

〈사진 23〉『재물보』의 감귤류 관련 부분

처를 찾지 못하게 되었고 결국 황폐화되기에 이른다. 그로부터 제주 청귤도 그 모습이 제주에서 차츰 사라지기 시작했다. 결국 우리나라가 중국과는 달리 제주 청귤을 사용하여 한약재인 청피를 만들었던 차별적 독자성도 퇴색해 버리고야 말았다.

우리나라에는 상강 이후에도 열매가 푸른 청귤나무가 따로 있다. 그래서 고려 시대의 사서에 제주 자생의 청귤이 등장하고 있지만, 1433년이 되어야 제주 자생 청귤로 만든 청피가 『향약집성방』에 처음으로 기재된다. 이후로 청피는 계속 제주 자생 청귤의 껍질을 사용하였다.

16세기 이천(리찬, 李梴)은 『의학입문』에서 "청피는 귤피와 같은 종류로 미성숙한 것을 청피라 한다."고 했다. 또, 이시진(리스쩐, 李時珍)도 『본초강목』에서 소송(쑤송, 蘇頌)이 말한 내용을 정확하게 알지 못하고, '소송(쑤송, 蘇頌)은 청귤이 황귤의 미숙과라는 것을 알지 못했다.'고 단정[470]함으로써 그 후 청귤은 미숙과인 것으로 인식되기 시작한다.

그러한 까닭으로 17세기 조선의 허준은 『동의보감』에서 품종의 차이와 성숙 정도를 기술하지 않은 채, "청귤피(푸른귤)는 모양이 작고 색이 푸르므로 일명 청피라 한다."고만 언급함으로써 일반 황귤과 품종이 다른 청귤을 정의하지 못하게 된다. 18세기 당시 『탐라순력도』에 보면 청귤의 생산량이 동정귤보다 많으나 진상하는 것은 동정귤이 많았던 것을 볼 수 있고, 청피와 진피의 수효가 비슷했던 양상을 볼 수 있다.

---

470   "恭曰 柚之皮厚味甘 不似橘皮味辛苦 其肉亦如橘 有甘有酸 酸者名胡甘 今俗謂橙爲柚 非矣(중략) 橘柚 蘇恭所說甚是 蘇頌不知 靑橘卽橘之未黃者 乃以爲柚 誤矣", 李時珍, 1590, 『본초강목』; 대성문화사, 앞의 책 권41, 632쪽.

하지만 이천(리찬, 李梴)과 허준으로 이어지는 견해가 우위를 점하게 된 이유는 이천(리찬, 李梴)이 저술한『의학입문』이 당시 조선 의학계에 끼친 영향이 매우 커서일 것으로 보인다. 또한 그 후에도『본초강목』이 우리나라에 미친 영향 또한 매우 컸기 때문에 풋귤을 청피의 재료로 여기는 것이 고쳐지지 못하고 지속적으로 이어져오게 된다.

미숙과인 풋귤이냐 아니면 별도의 청귤이라는 품종이냐의 차이에 대해 분명히 정리되지 않은 상황 속에서 최근 제주에서는 '풋귤과 청귤'에 관한 논쟁이 제주도의회에서 벌어졌던 것이다. 현재 제주에서는 풋귤을 청귤로 판매하는 것이 주를 이루고 있고 풋귤과 형태 면에서 매우 유사한 필리핀 원산의 깔라만시 등이 섞이면서 구분이 더욱 힘들어지고 있다. 따라서 지금부터라도 청귤에 대한 정의를 분명하게 매듭지음으로써 천년 동안이나 이어져온 관련 논쟁을 더 이상 확산 혹은 재연시키지 말고 우리 세대에 분명하게 이로 인한 혼란을 종식시켜야 할 것이다.

청피와
청귤피

청귤나무의 열매는 익어도 푸른 것이 특징이고 그 열매 껍질은 청귤피로 사용했다. 고려 시대의 학자 이규보가 지은 시를 보면 청귤은 음력 2월에도 푸르렀음을 알 수 있다. 그러나 우리나라에서는 오랫동안 청귤의 껍질을 청피로 사용하다가, 점차 중국처럼 풋귤의 껍질을 청피로 사용하게 된다.

제주 출신의 학자 김희정의 가문에서 보관 중인 문서 중 하나인「약가

(藥價)」[471]를 보면 청피의 가격을 확인할 수 있다. 마지막으로 유통되고 처방된 날짜가 단순히 경오(庚午)라고 기록되어 있으나 이를 토대로 추정해 보면 아마도 1930년까지 풋귤인지 청귤인지 확실치는 않지만 청피라는 것이 계속 유통된 것을 알 수 있다.

그 후로 1950년 무렵 일본학자 다나카(田中)에 의해 고유종 제주 청귤의 존재가 비로소 세상에 널리 알려지게 된다. 또한 그 무렵부터 제주에서는 감귤 재배가 다시 재개되기 시작하는데, 1967년경에 일본으로부터 홍진온주밀감(興津溫州蜜柑)이 우리나라로 도입되며 생산량이 많아지게 되었고 풋귤을 시장에서 격리하기 위해 2003년에는 감귤유통명령제가 시행된다. 그 후로 풋귤은 상업적 유통이 전면적으로 금지되었고 청피마저도 시장에서 자취를 감추게 된다. 그러던 것이 비교적 최근인 2016년에 들어서 다시 풋귤 유통이 가능해지면서 상황이 변화하기 시작했다. 이러한 상황을 맞아 제주에는 청귤피와 청피라는 두 가지 청피제품이 있기 때문에 무엇보다도 고유종 제주청귤나무의 재배를 촉진할 필요성이 있어 보인다.

일반적으로 황귤나무의 열매는 꽃이 지고 노랗게 열매가 익기 전까지 모두 청피로 사용하고 있는데, 성숙 정도에 따라 열매와 껍질의 상품적 명칭이 다르다. 먼저 태감(胎柑)이라는 것이 있어 매우 작고 푸른 열매를 말하는데 이를 가지고는 청감자(青柑仔), 청피자(青皮子)를 만들게 된다. 한편 소청감(小青柑)은 자연 낙과하지 않고 노란색도 띠지 않은 열매

471　제주 출신 김희정(1844~1916)家에서 보관하고 있는 당시 유통된 한약 종류와 가격을 적어 놓은 책. 인명 연대표에 〈사진 58~60〉 참조.

를 말하는데 이를 원료로 사화청피를 제조하게 된다. 청감(靑柑)은 청녹색을 띤 열매를 말하는데 이를 갖고서 청피(靑皮) 혹은 감청피(柑靑皮)를 얻게 된다. 이홍감(二紅柑)은 청색과 황색이 반반인 열매를 말한다. 이를 갖고서 만드는 것이 바로 미홍피(微紅皮) 혹은 황피(黃皮)이다. 마지막으로 대홍감(大紅柑)이 있어서 황색이거나 붉은색의 열매를 말하는데 이를 갖고서 대홍피(大紅皮) 또는 홍피(紅皮)를 얻게 된다. 이 중에서 청피라고 불리는 것은 주로 양력 8월부터 10월까지 채취한 청감(靑柑)으로 만들게 된다. 현재 제주에서는 직경 49mm 이상 되는 것을 풋귤의 상품으로 정하고 있다.

그렇다면 진피라는 최고의 약재가 있음에도 청피 또한 많이 사용하게 된 이유는 무엇일까? 청피를 본격적으로 사용하게 된 시초는 992년에 국가 주도로 발간된 『태평성혜방』에서 찾아볼 수 있다. 11세기에 들어서면서 법제청피(法製靑皮)가 건강식으로 유행하고, 소송(쑤송, 蘇頌)이 황귤과 다른 청귤의 약효[472]에 대해 언급한다. 또한 『성제총록(聖濟總錄)』에 청피를 "거백(去白)하고 볶아 쓰라."[473]고 권장하는 내용이 들어가면서 청피 사용은 한층 증가하게 된다. 그 후로 중국의 저명한 한의사들이 앞다투어 귤과 관련된 약재를 많이 처방하면서 청피의 사용이 더욱 증가하게 된다.

12세기 인경보사설(引經報使說)을 주창한 장원소(장위안쑤, 張元素)는 "진피는 맛이 매워 상부의 기운을 다스리고, 청피는 맛이 써서 하부의 기운

---

472 "性溫味苦無毒 主氣滯 下食 破積結及膈氣 本草『본초도경』", 허준, 1613, 『동의보감』; 대성문화사, 앞의 책 「탕액편」, 182쪽.

473 『성제총록(聖濟總錄)』에 '陳皮去白炒', '靑皮去白炒', '枳殼去白炒'가 보인다.

을 다스리므로, 전신의 기운을 다스리려면 두 가지를 같이 써야 하고, 마땅히 중과피를 제거해서 써야 한다."[474]고 했다. 한편 금원사대가(金元四大家)[475]의 한 사람인 유완소(류완쑤, 劉完素)도 마찬가지로 "중과피를 제거해서 써야 한다."[476]고 말한 바가 있다. 그 후로 특히 이수학파(易水學派)[477]에서 각종 질환에 청피를 자주 처방함으로써 사용의 빈도가 더욱 증가하게 된다.

13세기 이수학파의 대표인물인 이고(리가오, 李杲)는 스승의 인경보사설을 응용하면서 귤 관련 약재들을 많이 사용하였는데,[478] 특히 청피를 인경약(引經藥)으로 많이 사용하였다.[479] 그리고 그의 제자 왕호고(왕하오

---

474   "陳皮味辛理上氣 靑皮味苦理下氣 二味俱用散三焦氣也 宜去白用", 허준, 1613, 『동의보감』; 대성문화사, 앞의 책 「탕액편」, 182쪽.

475   金元시대(1115~1368년) 劉完素, 張從正, 李杲, 朱震亨 4명의 저명한 의사.

476   "欽氣丸 治久嗽痰喘 肺氣浮腫 靑皮去白(중략)", https://jicheng.tw/tcm/book/素問病機氣宜保命集_1/index.html, 『소문병기기의보명집(素問病機氣宜保命集)』「해수론 제21(欬嗽論 第21)」.

477   12세기 金代 장위안쑤[張元素] 易水學派의 창시자 - 13세기 金代 리가오[李杲] - 13세기 元代 왕하오꾸[王好古] - 13세기 元代 뤄톈이[羅天益]로 이어지고 14세기 元代 주전헝[朱震亨] - 14세기 明代 쉬옌춘[徐彦純] - 14세기 明代 류춘[劉純]에 영향을 미친다.

478   『內外傷辯惑論』에 靑皮, 靑橘皮, 靑皮去白, 靑皮去穰, 橘皮, 陳橘皮, 陳皮가 쓰이고, 『脾胃論』에 靑皮, 靑橘皮, 靑皮去白, 靑皮去穰, 橘皮, 陳皮, 橘紅, 『蘭室秘藏』「酒客病論」에 葛花解醒湯에 四花靑皮를 사용하며,/『蘭室秘藏』에서 청피에서 썩은 부위를 제거한 靑皮去腐란 용어도 보인다. "麻黃白朮湯(중략) 靑皮去腐", 李杲, 1336, 『난실비장』; 대성문화사, 앞의 책, 536쪽.

479   "諸經引導 引經藥(중략) 少陽經 手柴胡 足靑皮 厥陰經 手柴胡 足靑皮(중략) 去滯氣須用靑皮(중략) 小腹痛須用靑皮", 허준, 1613, 『동의보감』; 대성문화사, 앞의 책 「탕액편」, 51, 52, 53쪽.

꾸, 王好古)는 이고가 지은 『약류법상(藥類法象)』과 『용약심법(用藥心法)』에서 언급한 청피를 다음과 같이 요약 정의한다. 즉, "청피는 족궐음경(足厥陰經)과 수소양경(手少陽經)의 인경약(引經藥)으로, 주로 기운이 막힌 것을 풀어 소화를 돕고, 뭉치고 맺힌 것을 부수며, 횡격막에 기운이 쌓이고 막혀 생긴 답답한 증상에 양(瓤)을 제거하여 쓰는데, 체기가 없을 때 쓰면 기운이 빠지는 부작용이 있다."[480]고 하면서 청피 고유의 효능에 대해 언급한 것이다.

14세기 들어 이고와 왕호고의 영향을 받은 주진형(주전형, 朱震亨)은 『단계심법(丹溪心法)』에서 "그대로 청피를 쓰면 기분(氣分)에 들어가고, 검게 볶으면 혈분(血分)에 들어간다."[481]고 하며 가공법에 따라서 청피가 지닌 효력이 달라진다는 것을 밝혔다. 또한 주진형은 청피를 유옹(乳癰), 유방결핵(乳房結核)[482], 유방암(乳房癌) 초기[483]에 사용하기 시작했다. 주진형의 제자인 서언순(쉬앤춘, 徐彦純)은 『본초발휘(本草發揮)』에서 "간(肝), 담(膽)에 병이 있을 때, 단단하게 뭉친 병을 풀 때, 체기가 있을 때, 간(肝)과 신(腎)이 있는 아래 부위가 습한 증상이 있을 때, 좌측 신(腎)에 쌓인 기운이 있을 때"[484] 청피를 사용한다고 하면서 사용할 부위를 자세하게 언급하기도 했다.

---

[480] "青皮(중략) 足厥陰經引經藥 又入手少陽經《象》云 主氣滯 消食 破積結膈氣 去瓤《心》云 厥陰經引經藥也 有滯氣則破滯氣 無滯氣則損真氣《液》云 主氣滯 下食 破積結及膈氣(중략) 與陳皮治高 青皮治低同意", 王好古, 1248, 『탕액본초』; 대성문화사, 앞의 책, 992쪽.

[481] "青皮乃肝膽二經氣分藥(중략) 炒黑則入血分也", 김창민 외, 앞의 책 권9, 5483쪽.

[482] 유방에 멍울이 생기는 증상.

[483] "一婦性躁 難於後姑 乳生隱核 以單煮青皮湯 間以加減四物湯 加行經絡之劑 治兩月而安 此皆妳嚴始起之證 故易愈", 허준, 1613, 『동의보감』; 대성문화사, 앞의 책 「외형편」 344쪽.

16세기 들어서는 이미 청피 사용이 활성화되어 많은 명의들이 처방에 사용하였다. 우단(위퇀, 虞摶)[485]은 "청피는 간(肝)과 담(膽)의 약으로, 화를 많이 내어 옆구리에 울화가 쌓여서 오는 증상에 최고로 효과가 좋다."[486]고 했는데, 특히 스트레스로 인한 증상과 그로 인해 생기는 유방암[487] 등에 사용하였다. 특히 유방에 멍울이 생기는 초기 증상에는 청피만을 사용하여 치료하기도 했다.[488]

이천(리찬, 李梴)은 "쌓인 것을 풀고 통증을 멎게 하려면 식초로 볶는다."[489]고 하여 진통제로도 사용하였으며, 공정현(공팅셴, 龔廷賢)은 『만병회춘(萬病回春)』에서 청피가 "간(肝), 심포(心包), 삼초(三焦) 부위로 작용한다."[490]고 하여 청피의 약효 부위에 대한 연구가 한층 깊어지게 된다. 이시진(리스쩐, 李時珍)의 경우에도 식초를 이용하여 가공하면 더욱 효과가

---

484 "其用有五 足厥陰少陽之分有病則用之一也 破堅癖二也 散滯氣三也 去下焦濕四也 治左腎有積氣五也",『본초발휘(本草發揮)』卷三 果部. https://jicheng.tw/tcm/book/本草發揮/index.html.

485 『의학정전(醫學正傳)』을 지은 우단(虞摶)은 證治는 朱丹溪의 학술경험을 本으로 하고, 傷寒은 장중경, 內傷은 李杲, 小兒病은 錢乙을 따랐다.

486 "靑皮乃肝膽二經之藥 人多怒脇下有鬱積最效", 허준, 1613,『동의보감』; 대성문화사, 앞의 책「탕액편」, 182,183쪽.

487 "十六味流氣飮 治妳巖(중략) 加靑皮一錢 水煎服", 허준, 1613,『동의보감』; 대성문화사, 앞의 책「외형편」, 344쪽.

488 "單煮靑皮湯(중략) 乳房結核 靑皮四錢 剉水煎 日三服", 허준, 1613,『동의보감』; 대성문화사, 앞의 책「외형편」, 344쪽.

489 "氣短者禁用 消積定痛醋炒", 허준, 1613,『동의보감』; 대성문화사, 앞의 책「탕액편」, 182쪽.

490 "肝引經柴胡川芎行上靑皮行下(중략) 心包引經柴胡川芎行上川芎靑皮行下 三焦引經柴胡川芎行上靑皮行下", 허준, 1613,『동의보감』; 대성문화사, 앞의 책「탕액편」, 52쪽.

좋아서 기가 거꾸로 오르는 증상이나 옆구리 통증, 산중(疝症), 유방이 붓는 증상에 사용한다고 하였으나, 다만 식은땀이 나는 허약한 사람에게는 청피를 쓰지 말라고 했다.[491] 한편으로 이시진은 처방에 있어서 "청피를 넣고 귤피의 양을 반으로 줄여 쓰면, 막힌 기가 쉽게 없어지므로 신진대사가 왕성해진다."[492]고 하여 청피와 귤피를 같이 쓰면 효력이 상승하는 것에 대하여 추가적으로 설명하였다.

이렇게 많은 명의들이 청피에 대한 작용을 확장시키며 병을 다양하게 치료했기 때문에 날이 갈수록 좋은 약재로 애용되었다. 우리나라에서는 이러한 중국에서의 연구 결과들이 17세기에 간행된『동의보감』에 요약, 정리되면서 국내 한의사들 역시도 청피를 많이 사용하게 된다.

청피의 성분과
효과

풋귤의 당도(糖度)는 6~7브릭스(Brix)이고 산도(酸度)는 2~3.5%이다. 앞서 살펴본 바와 같이 풋귤로 만든 청피와 고유종 청귤로 만든 청피는 별개의 것이라고 할 수 있다. 하지만 여기에서는 관련 연구가 많이 진행된

---

491 "靑皮(중략) 治胸膈氣逆 脅痛 小腹疝氣 消乳腫 疏肝膽 瀉肺氣(중략) 味苦而辛 治之以醋 所謂肝欲散 急食辛以散之 以酸泄之 以苦降之也 陳皮浮而升入脾肺氣分 靑皮沉而降入肝 膽氣分 一體二用 物理自然也 小兒消積多用靑皮 最能發汗 有汗者不可用 說出楊仁齋直 指方 人罕知之", 李時珍, 1590,『본초강목』; 대성문화사, 앞의 책 권41, 635쪽.

492 "橘皮(중략) 加靑皮 減半用之 去滯氣 推陳致新", 李時珍, 1590,『본초강목』; 대성문화사, 앞의 책 권41, 633쪽.

것이면서 현재 유통의 주류를 차지하고 있는 일반 감귤의 미숙과 껍질인 청피(Citri Pericarpium immaturus)에 함유된 성분에 대해 살펴보고자 한다.

감귤 미숙과의 껍질로 만들어진 청피에는 정유, 플라보노이드(flavo-noid) 배당체[493], 구연산, 비타민(vitamin), 펙틴(pectin), 셀룰로스(cellulose), 시네프린(synephrine), 리그닌(lignin), 베타 글루칸(beta-glucan), 페놀 산(phenolic acids), 티라민(Tyramine) 등이 함유되어 있다. 특히 플라보노이드(flavonoid) 배당체에 해당하는 성분으로는 나리루틴(narirutin), 리모시트린(limocitrin), 헤스페리딘(hesperidin), 헵타메톡시플라본(heptamethoxyflavone), 케르세틴(qucertin) 유도체, 탄게레틴(tangeretin)[494], 노빌레틴(nobiletin), 나린긴(naringin) 등이 있다.

주요 성분과 관련하여 청피의 사용에 있어서는 약간의 금기사항도 존재하는데, 이는 청피에는 감귤피에 비해 나리루틴(Narirutin)이 10배 이상 들어있는 것[495]과 관련이 있다. 나리루틴은 강력한 항산화제로 항암작용이 있는 것이지만 예로부터 "뭉치고 맺힌 것을 부숨(破積結)으로 유방암에 썼다. 반면, 숨이 가쁘면 복용하지 말아야 한다. 발한작용도 큰지라 기가 약하거나 땀이 많은 사람도 복용을 피함이 좋다."[496]는 주의사항이 전해져오고 있는 것이다.

---

493 "각종 청피에 모두 정유가 들어 있다. 그리고 플라보노이드 배당체도 많이 들어 있다.", 신대풍출판공사, 앞의 책 中권, 2235쪽.

494 김기옥, 2017. 11. 3,「귤피의 연구개발 동향 및 산업화전략」, 제주한의약연구원, 34쪽.

495 김기옥, 앞의 책, 43쪽.

496 김창민 외, 앞의 책, 5482~5483쪽.

한편 농촌진흥청에서는 풋귤 추출물이 염증 억제를 돕고 피부보습력을 높인다는 연구 결과를 내놓은 바 있다. 보습력이 좋으면서 주름과 탄성에 영향을 주는 히알루론산이 많이 함유되어 있다는 것이다. 또한 풋귤에는 완숙 감귤에 비해 총 폴리페놀[497]과 총 플라보노이드 함량이 2배 이상 높고, 구연산 함량도 완숙과보다 3배 정도 높아 피로를 빨리 회복시키는 효과가 있다는 연구도 있다.[498] 그중에서도 헤스페리딘 성분은 특히 미성숙 과피에서 함량이 높고 채취 시기가 늦어짐에 따라 급격히 분해된다고 한다.[499] 플라보노이드 중 하나인 5-디메칠-노빌레틴(5-demethyl-nobiletin) 역시도 풋귤에 많이 함유돼 있다. 다만, 총비타민C(vitamine C)의 함량에 있어서는 19.8mg/100g으로 완숙과 49.9mg/100g의 절반 수준인 것으로 나타났다.[500]

알카로이드(Alkaloids)[501]의 일종인 씨네프린(synephrine)의 경우는 피부에 대한 효능 연구에서 강력한 진정효능을 나타내는 것이 보인다. 이로써 아토피나 여드름과 같은 여러 가지 피부 문제를 해결하는 데 있어서 크게 도움이 될 것으로 보인다.[502] 이는 지방분해작용이 있으면서 피부보습력도 향상시키기 때문에 피부의 염증억제작용에 효능을 발휘하는

---

497 polyphenols에는 flavonoid, phenolic acids, coumarins, lignans 등이 속한다.

498 『제주일보』 2018, 8월 9일자.

499 송은영 등, 1998, 「제주산 감귤류의 Hesperidin 함량의 채취 시기별 변화」, 한국식품과학회지 30(2), 306~312쪽. 헤스페리딘은 풋귤껍질에 100g 당 812.5mg, 완숙껍질에는 397.5mg이 들어 있다. 「제주일보」 2023, 8월 10일자.

500 제주대학교 친환경감귤산학연협력단.

501 알칼로이드는 자연적으로 존재하며 대개 염기로 질소를 가지는 화합물총칭.

502 「한라일보」 2018, 8월 17일자.

것이다. 그런데 씨네프린의 교감신경흥분작용 또한 보고되고 있는 상황이다. 운동경기 등에서 금지약물로 지정된 것은 아니지만, 세계반도핑기구에서는 이에 대해 관심을 가지고 오래전에 지정된 약물인 카페인, 니코틴과 같이 취급되고 있는 것이다. 씨네프린은 미성숙 과피보다는 성숙 과피에 많이 존재하는 것으로 알려져 있다.[503]

티라민(Tyramine)[504]은 시네프린(Synephrine)의 전구물질로 알려져 있는데[505] 한편으로는 인체 내에 작용하는 교감신경계 전달물질인 노르에피네프린(Norepinephrine)의 생합성 전구물질이라는 연구결과가 나오기도 했다. 티라민과 씨네프린은 사람의 체내에서도 발견되는 호르몬이라는 점이 매우 특이하다.[506]

무엇보다 청피는 수확에 있어서 시기적으로 8월 초 무렵이 가장 적절한 것[507]으로 알려져 있다. 채취 시기별로 크기는 물론이고 약효성분에서도 차이가 나기 때문에 일반적으로 한의약학에서는 오래전부터 사화청피의 경우 7월에서 8월 사이에 채취하고 일반적인 청피는 8월에서 10월 사이에 채취하는 것으로 되어 있다.

---

503   H. Takei et al., 1999. 10, 「귤의 성숙과피와 미성숙과피의 Synephrine 함량비교」, Analytical Science. Vol. 15, 1017~1020쪽.

504   티라민은 박테리아에 의해 타이로신(Tyrosine)으로부터 생성되는 물질로 여러 식물에서 발견된다.

505   T.A. Wheaton et al., 1969, 『Phytochemistry 8』, pp 85~92.

506   송동근 등, 1995, 「시네프린을 유효성분으로 함유하는 우울증 치료제」, 특허.

507   제주특별자치도 보건환경연구원이 발표한 내용에 따르면, 귤피는 8월 초가 가장 기능성 성분을 많이 함유하여 활용 가치가 가장 크다고 보고함.

외래(外來) 신맛의
귤속 열매

청귤과 풋귤을 구분하기 위한 논쟁이 천 년 넘게 진행되었지만 아직도 결말이 확실하게 난 것은 아니다. 이러한 와중에 요즘 들어 청귤의 인기가 치솟게 되자 온주밀감의 풋귤은 물론이고 외국에서 수입한 푸른색 감귤 모양의 열매들이 새롭게 인기를 끌고 있다. 한번쯤 들어보았을 '칼라만시'(Calamansi)를 비롯해서 '자바라'(じゃばら), '스다치'(すだち) 같은 것들이 대표적이다.

먼저 칼라만시(Calamansi)는 "감귤나무(C. reticulata)와 금귤(C. japonica)[508] 간의 자연 교잡을 통해 생겨난 '산감(酸柑)'이다. 생물학적으로 구분되는 종(種)은 아니지만 'Citrus × microcarpa Bunge' 또는 'Citrus × mitis Blanco' 등의 별도의 학명으로 불린다. 중간에 '×'라는 기호가 들어간 것은 그것이 생물 분류에 있어서 잡종의 경우에 사용하는 표기부호이기 때문에 그렇게 명명한 것이다. 감귤속의 분류에 있어서 전세계적으로 통용되는 스윙글(Swingle) 체계 등에서는 금귤을 금귤속(Fortunella)으로 따로 분류하는 것이 보통이다. 스윙글 체계에서는 금귤과 귤속 식물의 교잡종에 키트로포르투넬라속(× Citrofortunella)이라는 속명을 부여하였기 때문에 '× Citrofortunella microcarpa (Bunge) Wijnands' 또 '× Citrofortunella mitis (Blanco) J.W.Ingram & H.E.Moore' 등의 학명을 사용하기도 한다."[509] 칼

---

508 과거에는 금귤속(Fortunella)으로 따로 분류했으나, 귤속(Citrus)으로 분류하기도 한다.
509 https://ko.wikipedia.org/wiki/칼라만시.

라만시는 열대 및 아열대지역에 걸쳐서 경작이 이루어지는데, 필리핀이나 베트남에서는 일 년 내내 열매를 볼 수 있다. 열매가 생길 때에는 통상 녹색을 띠고 있으나, 익으면 감귤처럼 보이는데, 주로 관상용나무로 재배하는 것이 보통이다. 열매는 조그맣고 둥근 모양이 파란 레몬인 라임(lime)과 닮았다. 맛은 매우 시큼한데, 향기는 소유자(小柚子)와 비슷하고, 크기는 방울토마토만 한 것이 보통이다. 신맛과 더불어 새콤달콤한 맛도 갖고 있기 때문에 주스, 아이스티, 샐러드, 아이스크림, 마멀레이드 등의 원료로 활용된다. 필리핀에서는 다양한 음식에 넣는 즙(汁)으로 애용한다.

자바라(じゃばら)는 일본 와카야마(和歌山)현 기타야마촌(北山村)의 특산품이다. 예전에는 해당 지역에서만 나는 신비로운 과일로 여겨지기도 했으나 현재는 재배지가 확장되어 다른 곳에서도 생산이 이루어진다. 자바라는 귤속의 잡종 재배식물로, 소유자나무(*C. junos*)와 쿠넨보(*C. reticulata* 'Kunenbo')[510] 간의 교잡을 통해 생겨났다. 쿠넨보는 또한 감귤나무와 포멜로(왕귤)의 교잡종이다. 자바라의 학명은 '*Citrus × jabara* Hort. ex Yu. Tanaka'[511]으로 생산량이 매우 적어서 100% 과즙 300cc 제품의 경우에 우리 돈으로 약 25,000원 정도 되는 매우 비싼 값에 팔리고 있다. 그 또한 특정 시기에만 시장에 나오기 때문에 사먹기조차 어려운 경우가 많다.

---

510   沙柑이라 하는데 사막라임속(*Eremocitrus*)은 아니고, '*Citrus nobilis* var. *kunep* Tanaka'라는 학명을 갖는 구년모(九年母; Kunenbo; クネンボ)이다.

511   'ex'는 前者가 제안한 이름을 後者가 발표할 때 표기하는 방식이나, 후자가 더 중요하기에 전자를 생략할 수 있다. 따라서 'Hort. ex Yu.Tanaka'는 Hort.(hortorium of Gardens)가 제안하고 Yu.Tanaka(田中優)가 발표한 것을 말한다.

〈사진 24〉 자바라, 밀감, 자소엽, 생강 등을 가루 내고 혼합하여 쉽게 사용하도록 한 제품

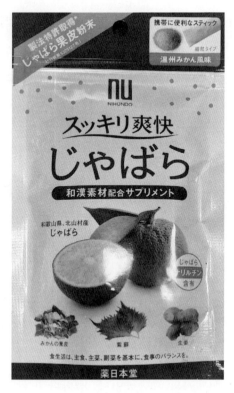

맛은 소유자에 비해 신맛이 더 강하기 때문에 초밥에 쓰이기도 한다. 원산지인 기타야마촌에서는 예로부터 정월 요리(꽁치초밥, 다시마말이, 김말이 등)를 만들 때 착즙하여 식초 대용으로 이용했다. 과육이나 과즙은 스시용 식초나 '나베모노(냄비요리)', '물두부'용으로 출시되고 있다. 자바라를 가공할 때는 출하 후에 착즙한 뒤, 냉동 보관해서 이용하는데, 주로 음료수로 가공되고 있다. 그것 말고도 잼, 마멀레이드 등으로 다양하게 출시되고 있다. 자바라(じゃばら)라는 이름은 나쁜 기운을 뜻하는 '자끼(じゃき)'와 제거한다는 '하라우(はらう)'에서 '자(じゃ)'와 '하라(はら)'를 따서 명명된 것인데, 발음할 때 연탁(連濁) 현상이 일어나 '자바라'가 됐다."512 자바라의 과피 추출물은 나리루틴

512   https://ko.wikipedia.org/wiki/자바라_(식물).

과 헤스페리딘이 온주밀감보다 2배 정도 많이 들어 있는 것으로 알려져 있는데, 이로써 꽃가루 알러지를 감소시키거니와 피부의 습윤제로서도 효과가 입증되면서 인기가 매우 높아지게 되었다.

신맛을 내는 또 다른 감귤류인 스다치(すだち, スダチ)는 원산지가 일본이다. 맛이 시다고 해 '초귤(酢橘)'이라고도 한다. 귤속 식물로 신(acid) 라임의 일종인데, 학명은 'C. sudachi'이다. 제주에서도 1997년부터 상업적인 재배가 시작되었는데, 신선이 먹는 귀한 귤이란 뜻으로 '영귤(靈橘)'이라는 명칭이 붙게 되었다. 특유의 신맛으로 인해 보통 조미용으로 쓰거나 일부 가공식품에 첨가제로 사용한다. 11월 중순경 황등색으로 착색하면 향기와 산의 함량이 점차 줄어들기 때문에 껍질이 녹색일 때 수확하게 된다.[513]

---

[513]   고정삼, 앞의 책, 111쪽.

지실과 지각은 탱자의 열매인가?
다른 감귤류인가?

지실, 지각의 재료가 되는
'枳'의 유래

한자 '枳'는 보통 '지' 또는 '기'라 발음하고, 한의학에서는 열매인 '枳實'을 '지실', '기실'로 껍질인 '枳殼'을 '지각', '기각'으로 발음한다.[514] 이렇게 두 가지로 표현하게 된 이유를 찾아보기 위해서는 먼저 중국어의 발음을 참고할 필요가 있다.

우리나라의 한자 발음은 중국의 것을 가져왔기에 탱자로 불리는 '枳'라는 한자의 발음은 물론이고 뜻 역시도 중국의 사례에 따라 여러 가지로 변한다. 기원전 중국에서 발간된 가장 오래된 언어 해석 사전인 『이아

---

[514] "[枳] 1)지 紙(上聲), 2)기 支(平聲) (중략) [枳殼: 지각 → 기각]", 李家源, 張三植 共著, 1973년, 『詳解漢字大典』, 裕康出版社, 733쪽.

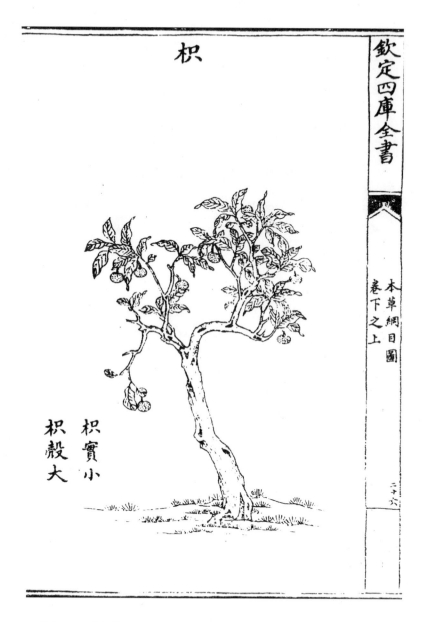

枳

枳實小
枳殼大

本草綱目圖

卷下之上

欽定四庫全書

二十六

〈사진 25〉『본초강목』에서 산둥(酸橙)을 그려 열매가 작은 것은 기실(枳實), 큰 것은 기각(枳殼)이라 하였다.

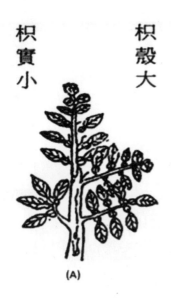

枳實小　　枳殼大

(A)

(B)

圖　二、本草綱目[9] (A)枳實(枳殼)　(B)枸橘

<사진 26>「기실여기혼효약재지감별급품질평고(枳實與其混淆藥材之鑑別及品質評估)」라는 논문에서는 기(枳, 산등)에 날개잎(翼葉)을, 탱자에는 세쪽겹잎(三出複葉)을 그린『본초강목』을 인용했다.

(爾雅)』를 보면 '枳'의 발음을 "교이절(翹移切), 음(音)은 기(岐)"[515]라 하여, 교(翹, qiáo)와 이(移, yí)가 합쳐져 발음을 기(岐, qí)라고 하였다. 서기 100년에 간행된『설문(說文)』[516]에는 "枳의 발음을 只"[517]라 한다고 했다. 이에 따라 우리나라에서는 '기'라고 발음하는 경우도 생겨났고, 한편 '지'라고 발음하는 경우도 있게 되었다. 1037년에 간행된『집운(集韻)』에서는 "장이절(章移切), 음(音)은 지(支)"[518]라 하여 장(章, zhāng)과 이(移, yí)가 합쳐져 발음을 지(支, zhi)라 읽는다고 했다. 1292년에 출간된『운회(韻會)』에서는 "거지절(居紙切)"[519]이라 하여 거(居, ju)와 지(紙, zhǐ)가 합쳐져서 음을 '기'로 읽은 것이 보인다. 중국음으로는 지(jǐ)에 해당되는 셈이다. 1375년 발간된『정운(正韻)』에서는 "제씨절(諸氏切) 음(音)은 지(紙)"[520]라고 하여, 제(諸, zhū)와 씨(氏, shi)가 합쳐져서 음은 지(紙, zhǐ)라 읽는다고 했다. 즉 '枳'의 중국 발음은 치(qí), 즈(zhi), 즈(zhǐ), 지(jǐ)로 발음되고, 한국에서는 '지' 또는 '기'로 발음되었던 것이다. 현재 한자 '枳'의 중국어 발음은 즈(zhǐ)이다. 뜻

---

515 "翹移切 音岐",『康熙字典』. https://www.zdic.net/hans/枳.

516 쉬선[許慎]의『說文解字』.

517 木似橘 从木只聲,『說文解字』. https://www.zdic.net/hans/枳. / '李時珍, 1590,『본초강목』; 대성문화사, 앞의 책 권42, 100쪽'에 "時珍曰 枳乃木名從枳 諧聲也 實乃其子 故曰枳實"에 기록된 내용은, 쉬선[許慎]의『설문(說文)』에 "枳木似橘 从木只聲"이라 하였으니, "從枳"를 "從木只聲"로 바꿔야 한다. 따라서 '枳乃木名從枳'는 '枳乃木名從只'로 교정해야 된다고 본다.

518 "集韻 章移切 音支",『康熙字典』. https://www.zdic.net/hans/枳.

519 "[韻會] 居紙切 音義同",『康熙字典』. https://www.zdic.net/hans/枳.

520 "[正韻] 諸氏切 音紙 木名 枳也",『康熙字典』. https://www.zdic.net/hans/枳.

도 탱자라는 뜻만 있는 것은 아니어서 '해치다'의 뜻도 있고, '막다'라는 뜻도 갖고 있다. [521]

한자 '枳'의 발음을 알려주기 위해서 사용된 또 다른 한자 '지(只)'는 '다만', '오직', '겨우'라는 뜻을 가지는데, 마찬가지로 '지' 또는 '기'[522]라고 발음된다. 『설문』에 나타난 바대로 "枳의 발음을 只"라 한다 했으니, 우리나라에서는 이에 따라 '기' 또는 '지'라고 발음하게 된 것이다. 1236년에 고려에서 간행된 『향약구급방』에는 '枳'를 당시 우리나라에서 불리던 이름, 즉 향명(鄕名)으로 '只沙里' 또는 '只沙伊'로 쓰고 있다. 아마도 발음은 '기사리' 또는 '지사리'로 읽었을 것으로 여겨진다. 그러나 조선 초기인 1433년에 간행된 『향약집성방』을 보면 현재의 '더위지기'란 나무 이름을 '加外左只'로 기록한 것으로 볼 때 한자 '只'를 '기'라고 읽었던 것을 알 수 있다. 그래서인지 1527년 발간된 『훈몽자회』에서 '枳'를 [:기][523]라 표기하고 있다. 이것은 중국의 영향[524]으로 점을 두 개 붙여 처음이 낮고 끝이 높은 소리인 상성(上聲)으로 성조를 표기하고 있는 것이다. 즉 '枳'의 표준발음은 '기'라고 볼 수밖에 없다. 현재 '지'라는 발음을 널리 사용하고는 있으

---

521 "[周禮·冬官考工記]橘踰淮而北爲枳 又木高多刺 可爲籬落(중략) 又[小爾雅]枳 害也", 『강희자전』. https://www.zdic.net/hans/枳.

522 "저고리나 와이셔츠 위에 덧입는, 소매 없는 옷. 일본에서 들어온 '조끼(@chokki)'를 취음하여 한자로 쓴 말을, 우리 한자음으로 읽은 것이다.", Daum 한국어사전. / 즉, '족기(簇只)'에서 只를 [기]로 발음한다.

523 "枳 팅·ᄌ:기 俗呼醜橙橙樹", 최세진(崔世珍), 1527, 『훈몽자회(訓蒙字會)』; 유덕선, 앞의 책, 46쪽.

524 『운회(韻會)』에서 지(枳)의 발음을 "거지절(居紙切)"이라 하여 중국음으로는 [jǐ]라 읽었다.

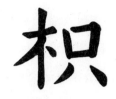

枳

탱자지(팅·즈기)
俗呼醜橙樹(속호
주등수)

〈사진 27〉 『훈몽자회』에서 枳를 [기]와 [지]로 발음하고 있다.

나 역사적인 연원을 본다면 '기'라고 하는 것이 타당해 보인다.

한편으로 감귤의 본향인 제주에서는 '기(枳)'를 어떻게 읽었는지 살펴보고자 한다. 고려 시대 이전 제주도에서는 '기(枳)'에 해당하는 감귤속 열매 종류로 '탱자'만이 있었던 것 같다. 그런데 '탱자'는 제주어로 "게탕쉬낭, 개탕쉬낭, 개탕쥐낭, 탱우지, 탱ᄌ낭, 퉁쥐낭, 퉁지낭"[525]이라 불린 것을 볼 수 있다. 여기서 열매를 뜻하는 '자(子)'를 제주에서는 '쉬'[526], '쥐', '지', 'ᄌ'라 발음했음을 알 수 있다.

그렇다면 흔히 탱자라고 알려져 있는 기(枳)는 과연 어떤 나무를 말하는 것일까? 『본초강목』에는 "기(枳)는 나무 이름이다."라고 하였는데, '기(枳)'라는 나무는 "단지 나무이지 감귤 모양의 열매나 과일에 들지 못한다."고 하였다. 이러한 까닭인지 『신농본초경』을 보면 원래 나무에 속했

---

525 김한주, 앞의 책, 95쪽.

526 [쉬]는 중국어 서(鼠)의 발음인 [shǔ] 와 유사하기도 하다.

던 귤유(橘柚)는 맛이 좋아지면서 상품(上品)에 속하는 과일로 분류되지만, 맛이 없는 기실(枳實)은 나무의 중품(中品)으로 분류[527]되는 것을 볼 수 있다. 한편『본초강목』에도 귤유(橘柚)는 산과류(山果類)에, '기(枳)'는 관목류(灌木類)에 넣고 있는 것을 알 수 있다.[528] 따라서 이를 종합해 보면 '기(枳)'는 귤나무에 비해 키가 작아 사람이 오를 만하고, 여타의 과일과 비교해서 다소 못생기고 맛과 향이 좋지 않아 굳이 먹지 않는 열매를 말한 것으로 보인다.[529]

그렇다면 탱자를 말하는 '枳'의 향명인 '기사리(只沙里)'는 과연 어떤 뜻일까?『향약구급방』을 살펴보면 '맥문동(麥門冬)'이라는 풀을 '冬乙沙伊' 또는 '冬沙伊'라 해서 현재의 '겨우살이'라는 것을 음차(音借)하여 기재하고 있는 것을 볼 수 있다. 또한 1431년에 간행된『향약채취월령』에는 '상기생(桑寄生)'이라고 하는 겨우살이 종류를 표현하면서 "뽕나무 위에 겨우살이(桑樹上冬乙沙里)"라 하고 있다. 따라서 이러한 내용들을 살펴보면 한자어 표기인 '사리(沙里)'[530]에는 '살이'라는 뜻과 함께 '겨울을 난다.'는 뜻이

---

527 "橘柚 右木上品二十種舊一十九種", 孫星衍 외, 앞의 책 권1, 2쪽. "橘柚(중략)舊在果部非", 孫星衍 외, 앞의 책 권1, 43쪽. "枳實(중략) 右木中品一十七種舊同", 孫星衍 외, 앞의 책 권2, 2쪽.

528 "山果類(중략) 橘「本經」", "橘「本經」上品 校正 志曰 自木部移入此", 李時珍, 1590,『본초강목』; 대성문화사, 앞의 책 권41, 617, 618, 632쪽. / "灌木類(중략) 枳「本經」卽枳實枳殼, 枸橘「綱目」", 李時珍, 1590,『본초강목』; 대성문화사, 앞의 책 권42, 90쪽.

529 탱자는 취귤(臭橘), 야등자(野橙子), 추등수(醜橙樹)란 이명을 갖는다.

530 '사리'의 다른 뜻은? 맥문동의 열매, 상기생의 열매, '기(枳)'의 열매인 '기실(枳實)' 모두 형태가 작은 구슬처럼 생겨, 불교에서 얘기하는 '사리(舍利)'하고도 비슷한 느낌을 갖게 한다. 또 '사리'는 국수, 실, 새끼 등을 사리어 감은 뭉치를 뜻하기도 한다.

함께 있는 것을 알 수 있다. 왜냐하면 겨울을 나는 식물인 '맥문동'과 뽕나무에 더불어 살아가는 '상기생'에 '사리'가 붙어 있기 때문이다. 이러한 것으로 볼 때 '기사리(只沙里)'라는 식물 이름의 한자 뜻을 풀어보면, '기(只)'는 '단지 과일이 아닌 나무일 뿐'이라 해석할 수 있고, '사리(沙里)'는 '추운 겨울을 나는 식물'이란 뜻을 갖고 있는 것으로 보아서 이를 합쳐 만들어진 '기사리(只沙里)'라는 단어는 추운 기후에 강한 식물인 탱자를 일컫는 것이라 생각할 여지가 충분해 보인다.

중국과 다른 환경을 가진 우리나라에서 탱자를 뜻하는 한자가 변천해 온 과정을 살펴보는 것도 필요해 보인다. 예전에는 식물 분류가 지금처럼 체계적이지 못하였고, 특히 '헤스페리디움'은 서로 모양이 비슷하여 분류가 쉽지 않았다. 그래서 '귤화위지', '유화위지'의 고사에서 보듯이, 환경적 변화에 의해 변형되어 맛도 없고 볼품없는 감귤속(Citrus) 열매이거나, 시고 맵고 쓴맛이 나는 원시 형태의 감귤속 열매인 파페다(Papeda) 또는 탱자속(Poncirus)의 열매를 기(枳)라 했을 가능성이 충분해 보인다.

한자로 정(棖)은 등(橙)을 말한다.[531] 이때의 정(棖)은 '문설주'를 뜻하는 한자인데 탱자나무의 잎 형태가 문설주에 붙이는 경첩과 유사해 보이는 것에 미루어보면 삼출복엽(三出複葉)을 표현한 것이 아닌가라는 추측이 가능해 보인다.[532] 그래서인지 정목(棖木)은 다름아닌 탱자나무를 말한다.

---

531 『본초도경』에서 "枳實(중략) 葉如棖多刺"라 한 것을 『본초강목』에서 "枳實(중략) 葉如橙多刺"라 하고, 『귤록』에서는 '소유자(小柚子)'인 '등자(橙子)'를 '정자(棖子)'라고도 기록하고 있다.

532 "枳實 팅ᄌ여름(중략) 木如橘而小 葉如棖多刺", 허준, 1613, 『동의보감』; 대성문화사, 앞의 책 「탕액편」 312쪽.

예전부터 우리나라에는 '탱자'가 흔했다. 1220년 이인로가 죽기 직전에 쓴 글에 보면 "남쪽에서 자라면 귤이 되고, 북쪽에서 자라면 정(棖)이 된다."[533]고 한 것을 볼 수 있다. 원래 '남쪽에서 자라면 귤이 되고, 북쪽에서 자라면 기(枳)가 된다.'라고 기록해야 하는데, 기(枳)를 정(棖)으로 기록한 것을 보면 이미 고려에서는 송나라의 영향을 받아 기(枳)는 탱자가 아니라 산등이고, 『귤록』을 보지 못한 관계로 탱자를 중국에서 불리는 구귤(枸橘)이라 하지 않고 정(棖)이라고 하고 있는 것으로 볼 수 있다.[534]

조선 시대 초기인 1394년 『경국대전(經國大典)』[535]에서도 "죄인을 가두는 감옥은 모두 흙벽으로 쌓고 그 바깥 사면에는 정목(棖木) 다섯 줄을 심어서 그것이 무성하기를 기다려 문을 만들어 열고 닫게"[536] 하라는 항목을 볼 수 있다. 토질이 정목(棖木)을 심기에 마땅하지 않은 땅에는 대신 가시나무를 심도록 하였던 것을 보면 가시가 많은 탱자나무를 정목(棖木)이라 한 것을 알 수 있다.

하지만 당시 중국에서는 정자(棖子)와 등자(橙子) 모두 소유자(小柚子)를 뜻하는 용어로 사용하고 있었던 것이 사실이다. 정작 한국에서는 정자(棖子)를 탱자를 지칭할 때 사용하지 못하고, 그렇다고 탱자를 기(枳)라

---

533 "在南爲橘 在北爲棖", 『파한집(破閑集)』은 이인로(1152~1220)가 죽은 후 1260년에 발간된다.

534 『귤록』에서는 '소유자'를 '정자(棖子)', 탱자를 구귤(枸橘)로 나눠 기록하고 있다.

535 조선 건국 초인 1394년 간행된 정도전의 『조선경국전(朝鮮經國典)』을 세조 때 보충하여 완성한 책.

536 "皆築土壁 其外四面植棖木五行 待其茂盛 作門開閉", https://ko.wikisource.org/wiki/조선왕조실록/세종장헌대왕실록/21년 (二十一年 夏四月 문단)/『경국대전(經國大典)』.

樘 탱

부수 木 (나무목, 4획)

총획수 15획

1. [國字(국자)] 국음은 "탱". 탱자나무.

《鄕藥集成方 80, 鄕藥本草各論, 木部中品》
枳實, 樘子, 鄕名, 탱자(들 익은 것).

《畫永編, 下》
枳實稱樘(音팅)子.

출처 : 단국대 한국한자어사전

고도 하지 못하게 되면서 새로운 글자를 만들어야 하는 필요성이 생기게 된다.

그런 이유로 1433년 『향약집성방』에는 기(枳)를 뜻하는 '기사리(只沙里)'[537]라는 용어를 사용하지 않고, 구하기 힘든 산등(酸橙) 대신, 조선에서 구할 수 있는 '탱자나무'를 뜻하는 '탱(樘)'[538]이라는 국자(國字)[539]를 새로 만들게 된다. 그리고는 탱자 열매를 '탱자(樘子)'라고 기록하기 시작한다. 그런데 1527년에 발간된 『훈몽자회』에서는 예

---

[537] 『향약구급방』에는 '기(枳)'를 향명(鄕名)으로 '기사리(只沙里)'라 하였다. / "枳 只沙里皮(기사리거플)", https://namu.wiki/w/향약구급방.

[538] 우리나라에서는 문설주의 '정(樘)'과 그물과 장막의 뜻을 가진 '장(張)' 그리고 나무 목(木)을 사용하여, 잎은 정(樘) 모양을 하고, 더욱 촘촘하게 가시나무 장벽을 만드는 나무라는 의미의 글자를 다시 만든 것이다. 그래서 죄인을 귀양살이하는 곳에서 달아나지 못하도록 가시로 울타리장벽을 만들고 그 안에 가두어 두는 '위리안치(圍籬安置)'에 탱자나무를 많이 사용하였다.

[539] 조선(朝鮮)에서 직접 만든 글자.

전부터 약재로 사용하던 탱자가 기실(枳實)이라는 것을 다시금 확인하게 되면서, '枳'를 다시 '팅·즈'라 표기하게 되었고, 자연스럽게 '탱(樘)'이라는 글자는 사라지고 만다.

1611년에 발간된 『동의보감』에도 "기실은 탱자 열매인 '팅즈여름'라 표기한 반면, '기각(枳殼)'의 한글 이름은 표기하지 않고 '왜귤'이라 적어 놓았다."[540] 그 후 조정철과 이원조는 왜귤로 기각을 만든다 하여 기귤(枳橘)[541]이라 하고 있다. 이로써 우리나라에서는 기실로는 탱자를 쓰고, 기각으로는 송나라의 영향으로 산등을 쓰려 하였지만, 산등을 구하지 못하여 변이종인 광귤을 쓰게 된 것이라고 할 수 있다. 물론 광귤 역시 구하기 어렵게 되면서 후일에는 탱자의 큰 열매를 기각으로 쓰게 되는 것을 볼 수 있다.

기(枳)를 약으로 사용한
역사적 고찰

처음에는 기(枳)란 약재로 탱자의 열매가 사용되었음을 분명히 알 수 있다. 기원전에 출간된 『산해경』, 『안자춘추』, 『주례』 등에 '기(枳)'가 나오고, 그 후 『황제내경소문』과 『신농본초경』에 탱자나무 열매를 지칭하는 '기실(枳實)'이 보이기 때문이다. 『황제내경소문』에 '기실'의 기록은 「오장

---

540   "枳實팅즈여름(중략) 枳殼(중략) 倭橘", 허준, 1613, 『동의보감』; 대성문화사, 앞의 책 「탕 액편」, 312, 313쪽.

541   이원조, 1843, 『탐라지초본』; 현행복, 앞의 책, 186쪽(원본 영인본 쪽)./ 조정철, 1824, 『정 헌영해처감록』; 현행복, 앞의 책, 194쪽(원본 영인본 쪽).

생성편(五藏生成篇)』에 나타나는데, "오장(五臟)의 상태를 나타내는 기운은 얼굴에 기색을 드러내므로, 얼굴색이 누렇게 기실(탱자)과 같은 색을 띠면 죽는다."[542]고 한 것이 바로 그것이다. '기실'이라고 하면서 열매의 표면에 드리운 색이 누렇다고 표현하고 있다. 따라서 그러한 표현은 탱자의 덜 익은 열매를 지칭하지 않고, 잘 익은 열매의 색을 말하고 있는 것이라고 할 수 있다. 또한『명의별록』에서 보이는 것 역시도 기실이 탱자를 뜻하는 것임을 알 수 있다. 내용을 보면 "기실은 황하지류(黃河支流)의 시냇가와 연못가에서 나고, 음력 9~10월에 채취하여 그늘에서 말린다."[543]고 하여 탱자의 생산지가 황하(황허, 黃河) 근처이고 열매는 누렇게 익는 시기에 따라고 말하는 것을 볼 수 있다. 따라서 3세기『명의별록』에 나오는 기실의 채취 시기를 보면 잘 익은 탱자 열매를 사용하였다는 방증으로 볼 수 있다.

1세기에 이미 난산(難産)에 효과 있는 수태산(瘦胎散)[544]이라는 약재의 처방에 잘 익은 탱자인 '기(枳)'가 사용되었다는 기록이 있는 것을 보면 이미 오래전부터 탱자를 약재로 사용했음을 알 수 있다. 이시진(리쓰전, 李時珍)이 밝힌 바에 따르면 이미 3세기 초[545]에 이르러 탱자를 기각(枳殼)과

---

542   "五藏之氣 故色見(중략) 黃如枳實者死", 馬元臺 외, 1919년,『황제내경소문영추합편』; 북경중서의학연구총회, 앞의 책『소문』「오장생성편(五藏生成篇)」第十, 96, 97쪽(재수록).

543   漢나라(B.C. 202~A.D. 220) 말기 또는 서진(西晉: 265~317)과 동진(東晉: 317~420) 때 成書됐다고 보이며 지금은 사라지고 없어진 작자 미상의『명의별록(名醫別錄)』, "『別錄』曰 枳實生河內川澤 九月十月采 陰乾", 李時珍, 1590,『본초강목』; 대성문화사, 앞의 책 권 42, 100쪽.

544   기(각) 4냥 감초 2냥을 가루 낸 후 1돈씩 끓인 물에 타서 복용하는 처방.

기실(枳實)로 보다 세밀히 구별하여 쓰기 시작한 것을 알 수 있다. 하지만 당시 중국을 대표하는 한의사 장기(장찌, 張機)는『상한론』을 펴내면서 탱자의 열매인 기실을 사용한 처방을 많이 보여주었는데, 보통의 탱자는 기실이라 하고 탱자의 큰 것은 따로 '기실대(枳實大)'라[546] 하여 '기실'의 같은 종류라고 표기하였을 뿐, 따로 '기각'이라는 용어를 사용하지는 않았다. 그래서 심괄(선쿠오, 沈括)[547]은『보필담(補筆談)』에서 "육조(六朝)[548] 이전 의방에는 오직 기실만 있고 기각은 없다. 다만 후인들이 탱자의 '작고 어린 것은 기실, 큰 것은 기각이다.'라고 말할 뿐이다."[549]라고 한 것이다. 즉, 장기(장찌, 張機)의 당대에는 현재 통용되는 기각이란 이름의 약재를 기실대(枳實大)로 기록한 것이다.

중국에서는 오래전부터 탱자의 약효에 대해서 알았고, 5세기경에 이르면 탱자의 열매인 기실을 이미 약효를 기준으로 세밀하게 분류하기 시

---

545 魏나라(220~265)와 晉나라(서진 265~317, 동진 317~420) 때 저술된『오보본초(吳普本草)』또는『오씨본초(吳氏本草)』에 실려 있다. "時珍日 枳實枳殼氣味功用俱同 上世亦無 分別 魏晉以來 始分實殼之用", 李時珍, 1590,『본초강목』; 대성문화사, 앞의 책 권42, 101쪽.

546 "小承氣湯方(중략) 枳實三枚大者炙", 張仲景, 3세기,『중경전서』; 중국의약총서, 앞의 책 「상한론(傷寒論)」, 214쪽.

547 북송(北宋)의 걸출한 과학자, 字는 存中, 錢塘人으로 寄籍吳縣인 선쿠오[沈括](1031~1095)는『몽계필담(夢溪筆談)』二十六卷,『보필담(補筆談)』二卷,『속필담(續筆談)』一卷을 撰한다.

548 六朝는 중국에서 한(漢)이 망하고 수(隋)가 중국을 통일하기까지의 과도기(220~589)를 말한다.

549 "『침괄보필담(沈括補筆談)』云 六朝以前 醫方 唯有枳實 無枳殼 後人用枳之小嫩者爲枳實 大者爲枳殼", 孫星衍 외, 앞의 책 권2, 23쪽.

작했다. 뇌공(레이궁, 雷公)은 "큰 탱자를 사용하는 데 있어 작은 탱자를 사용하지 말아야 하는데 성질에 따라 약효가 다르기 때문이다."[550]라고 했다. 그러한 이유에 대해서는 "작은 탱자와 큰 탱자는 성질과 효능이 같지 않다. 따라서 큰 탱자를 사용하려면 맵고, 쓰고, 비린내가 나며 외과피 작은 구멍 사이사이 틈에 기름 얼룩이 있는 것을 취해야 하고, 오래 묵은 것이 좋다. 속과 씨를 제거하고 밀기울과 함께 볶아 밀기울이 검게 되면 밀기울을 제거한 후 쓴다."[551]고 하였다. 또한 5세기경에 도홍경(타오홍징, 陶弘景)은 "탱자는 지금 곳곳에 있는데, 채취하면 쪼개서 말려 씨를 제거하고 향이 나도록 살짝 더 말려 구워 쓰고 묵은 것이 좋다. 민간 처방에서는 많이 쓰지만 도가(道家)에서는 쓰지 않는다."[552, 553]라고 하였다. 7세기 소공(쑤공, 蘇恭)은 "이미 탱자를 기실(枳實)이라 하였으니, 모름지기 씨(核)와 과육(瓤)이 합쳐져 있어야 하는데, 씨와 과육을 제거하지 않으면 쉽게 썩기 때문에 지금은 전혀 그렇게 하고 있지 않다."[554]라며 작은 탱자와 큰

---

550 "商州枳殼(중략) 雷公云 凡使 勿使枳實 緣性效不同 若使枳殼 取辛苦腥並有隙油", 唐愼微, 1082, 『증류본초』; 대성문화사, 앞의 책, 649쪽.

551 "斅曰 枳實枳殼 性效不同 若使枳殼 取辛苦腥並有隙油者 要塵久年深者爲佳 並去穰核 以小麥麩炒至麩焦 去麩用", 李時珍, 1590, 『본초강목』; 대성문화사, 앞의 책 권42, 100쪽.

552 "弘景曰 枳實采 破令乾 除核 微炙令乾用 以陳者爲良 俗方多用 道家不須", 李時珍, 1590, 『본초강목』; 대성문화사, 앞의 책 권42, 100쪽.

553 "成州枳實(중략) 陶隱居云 今處處有採 破令乾用之 除中核 微炙令香 亦如橘皮 以陳者爲良(중략) 俗方多用 道家不須", 唐愼微, 1082, 『증류본초』; 대성문화사, 앞의 책, 650쪽.

554 "恭曰 旣稱枳實 須合核穰 今殊不然", 李時珍, 1590, 『본초강목』; 대성문화사, 앞의 책 권42, 100쪽. / "唐本注云 枳實曰乾乃得陰便濕爛也 用當去核及中瓤乃佳 今或用枳殼乃爾 若稱枳實須合核瓤 用者殊不然", 唐愼微, 1082, 『증류본초』; 대성문화사, 앞의 책, 650쪽.

탱자 모두 씨와 과육을 제거한 후에 써야 한다고 주장했다. 8세기에 와서 진장기(천짱치, 陳藏器)는 "『신농본초경』에서 탱자는 음력 9~10월에 채취한다고 하였지만 음력 7~8월에 채취한 것만 못한데, 두꺼워져서 맛이 맵기 때문이다."[555]라고 하여, 작은 탱자의 약효를 이용하려면 덜 익은 어린 상태, 즉 유과(幼果)일 때 따서 쓰라고 하였다. 이러한 여러 가지 이유로 인해 중국에서는 예전부터 채취 시기에 따라 탱자의 약효가 달라진다고 생각했음을 알 수 있다.

그런데 중국에서는 약의 효능이 서로 비슷하면서 기(枳)의 소재가 되는 열매들이 여러 가지 있었다. 바로 산등(酸橙)이라는 종류가 그것이다.

기원전에 사마천이 저술한 『사기』를 보면 '등(橙)'이라는 것이 나오는데, 이때의 등(橙)은 다름 아닌 '산등(酸橙)'을 말한다. 이 '산등'이 약재로서 인정을 받은 것은 10세기 무렵부터이다. 마지(마즈, 馬志)는 탱자보다 큰 "산등인 기각이 섬서성(산시성, 陝西省) 상주구(상저우구, 商州區)의 시내와 골짜기에서 나고, 음력 9~10월에 채취해 그늘에 말린다."[556]고 약재로 소개하기 시작했다. 11세기에 이르러 소송(쑤송, 蘇頌)은 각 지역 특산의 도지약재(道地藥材)로 '성주기실(成州枳實)', '여주기각(汝州枳殼)' 그리고 '상주기각(商州枳殼)'을 소개한다. 그는 『도경본초』에서 "산등은 지금 섬서성(산시성, 陝西省) 상락시(상뤄시, 商洛市)의 서쪽 지역과 사방 각지의 주(州)와 군

---

555 "藏器曰『本經』枳實 用九月十月不如七月八月 旣厚且辛", 李時珍, 1590,『본초강목』; 대성문화사, 앞의 책 권42, 100쪽.

556 "志曰 枳殼生商州川谷 九月十月采 陰乾", 李時珍, 1590,『본초강목』; 대성문화사, 앞의 책 권42, 100쪽.

(郡)에 다 있지만, 상주(상저우, 商州)에서 나는 것을 좋게 여긴다. 나무는 귤과 비슷하나 작으며, 높이는 1.5~2m 남짓으로 잎은 삼출복엽(三出複葉)이고 가시가 많다. 봄에 흰 꽃이 피고, 가을이 되면 열매가 맺힌다. 음력 7~8월에 채취한 것을 기실이라 하고, 음력 9~10월에 채취한 것을 기각이라 한다. 지금 의가에서는 껍질이 두꺼우면서 작은 것을 기실, 완전히 커진 것을 기각으로 여기는데, 두 가지 약재 모두 복부 쪽으로 뒤집었을 때, 복부 쪽 모양이 동이[557]의 주둥이 모양이고 오래 묵은 것을 좋은 것으로 여긴다."[558]라면서 산등나무에 대해 자세히 설명하고 있다. 그런데 재미있는 것은 여기에서 소송(쑤송, 蘇頌)이 열심히 설명한 것이 산등이 아니고 실은 탱자나무라는 점이다. 책에 그려진 그림을 봐도 잎이 세 갈래이고 가시가 크고 많은 것을 볼 수 있으며 기실은 탱자의 미숙과를, 기각은 탱자의 완숙과를 그렸음이 드러난다. 그런데 이러한 착오와 더불어 "기(枳)는 상주에 나는 것이 좋고, 길 근처에서 나는 것을 민간에서는 '취귤(臭橘)' 즉 '탱자'라 부르는데 쓰기에 적합하지 않다."[559] 하여 기(枳)와 탱자가 다

---

557 盆은 '보통 둥글고 배가 부르고 아가리가 넓은 질그릇'을 말한다.

558 "頌曰 今洛西江湖州郡皆有之 以商州者爲佳 木如橘而小 高五七尺 葉如橙多刺 春生白花 至秋成實 七月八月釆者爲實 九月十月釆者爲殼 今醫家以皮厚而小者爲枳實 完大者爲枳殼 皆以翻肚如盆口狀 陳久者爲勝 近道所出者 俗呼臭橘 不堪用", 李時珍, 1590, 『본초강목』; 대성문화사, 앞의 책 권42, 100쪽. / "葉如棖多刺", 唐愼微, 1082, 『증류본초』; 대성문화사, 앞의 책, 650쪽. / "葉如橙多刺", 蔡炎璋, 2013년(中華民國 102年 7月), 「枳實與其混淆藥材之鑑別及品質評估」, 5쪽.

559 "『圖經』曰 今京西江湖州郡皆有之 以商州者爲佳(중략) 近道所出者 俗呼臭橘 不堪用", 唐愼微, 1082, 『증류본초』; 대성문화사, 앞의 책, 650쪽.

르다고 주장을 하면서 더욱 심한 혼동을 야기하게 된다. 이에 대해 12세기 한언직(한옌즈, 韓彦直)은 "탱자(구귤, 枸橘)의 작은 것은 기실과 비슷하며, 큰 것은 기각과 비슷하다. 상주(상저우, 商州)의 기(枳)와 비교해보면 진실로 거의 같다."[560]고 하면서 기(枳)의 진위를 구별하여야 한다고 말한다. 이러한 점을 두루 살펴보면 오랫동안 중국에서는 탱자를 기(枳)로 쓰고 있다가, 후에 산둥을 정식으로 기(枳)로 쓰기 시작하면서 점차 탱자를 배제하기 시작한 것으로 볼 수밖에 없다. 그 후 『본초강목』[561]에는 '기실은 작은 것, 기각은 큰 것'이라 하며 기(枳)를 가시가 없는 산둥으로 그렸고, 탱자인 구귤(枸橘)은 가시가 많게 그렸다. 이로써 중국에서는 산둥은 기(枳), 탱자는 구귤로 완전히 분류하게 되면서 탱자를 기(枳)의 정품으로 쓰지 않게 된 것이다.

그런데 산둥을 사용하는 기(枳)는 특정 산지(産地)에 따라 도지약재(道地藥材)가 된다. 지리적으로 볼 때, 산둥(酸橙)은 진링화이허(천링화이허, 秦嶺·淮河)의 북쪽인 황하(黃河) 근처에서 자라지 못하고, 친링화이허의 남쪽에 위치한 상주구(상저우구, 商州區)에서 자란다. 산둥 열매인 '상주기각(商州枳殼)'은 『증류본초』에서 그림으로 소개되고 도지약재(道地藥材)가 되었다.

기실과 기각은 같은 나무에서 맺히는 열매인데, 다만 큰 열매를 기각이라 하는 것을 또한 알 수 있다. 12세기 구종석(코우쭝스, 寇宗奭)은 "기실, 기각은 같은 열매이다. 작은 것은 성질이 강렬하면서 신속하고, 큰 것은

---

560 "枸橘(중략) 小者似枳實 大者似枳殼(중략) 與商州之枳, 幾逼眞矣" 韓彦直, 1178, 『귤록』; 현행복, 앞의 책, 235쪽(원본 영인본 쪽).

561 "枳實小 枳殼大", 李時珍, 1590, 『본초강목』; 대성문화사, 앞의 책 권40, 219쪽.

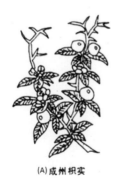

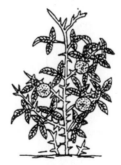

(A) 成州枳实　　　　　　(B) 汝州枳売

圖 一、本草圖經[6]之(A)枳實 (B)枳殼

〈사진 29〉「기실여기혼효약재지감별급품질평고」라는 논문에서 성주기실(成州枳實)은 꽃이 피고 익지 않은 열매를, 여주기각(汝州枳殼)은 꽃이 진 후 익은 열매를 표현한 『도경본초』의 기(枳) 그림을 인용했으나, 모두 세쪽겹잎과 가시를 가진 탱자의 특성을 그리고 있다.

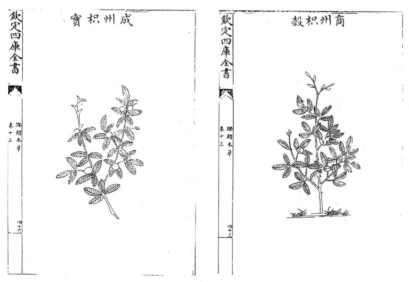

〈사진 30〉, 〈사진 31〉

『증류본초』에서도 성주기실(成州枳實)은 익지 않은 열매와 세쪽겹잎을, 상주기각(商州枳殼)은 세쪽겹잎, 가시 그리고 익은 열매를 표현하여, 역시 세쪽겹잎과 가시를 가진 탱자의 특성을 그리고 있다.

약하면서 느리다. 그러므로 장기(장찌, 張機)가 갑자기 발병한 상한병(傷寒病)을 치료할 때, 승기탕(承氣湯)에 모두 기실을 쓴 것은 소통시키면서 신속하게 쓸어내리거나 굳은 것을 깨뜨리려는 의도이고, 그 후 다른 사람들이 사용한 처방에는, 다만 혜살한 풍(風)으로 막힌 기를 소통시키기 위해 평소 복용할 수 있는 것으로 기각을 사용하였으니, 그 의미가 이와 같다."[562]고 하였다. 그래서 장기(장찌, 張機)는 대변을 보지 못하여 가슴과 배가 불룩해지는 증상이 심한 경우에는 대승기탕(大承氣湯)에 약효가 강하고 빠른 작은 탱자를 쓰고, 가벼운 경우는 소승기탕(小承氣湯)에 약효가 느린 큰 탱자를 쓴 바가 있다. 그 후에도 다른 사람들이 사용한 처방을 보면 대부분 기의 소통을 원활히 하고자 기각을 사용했다는 것을 알 수 있다.[563]

하지만 기각과 기실의 기미와 효과는 거의 같다고 여겨도 무방할 것이라 생각한다. 16세기 이시진(리스쩐, 李時珍)은 기각과 기실에 대하여 "열매가 곧 씨인 기실(枳實)은 후세 사람들이 풋것이어서 성질이 급하다 하고, 익은 것은 '기각'으로 불렀다. 날 때는 껍질이 두꺼우면서 실하고, 익으면 껍질이 얇으면서 허하니, 바로 청귤피(靑橘皮)와 진귤피(陳橘皮)의 의

---

[562] "宗奭曰 枳實枳殼一物也 小則其性酷而速 大則其性詳而緩 故張仲景治傷寒倉卒之病 承氣湯中用枳實 皆取其疏通決泄破結實之義 他方但導敗風壅之氣 可常服者 故用枳殼 其義如此", 李時珍, 1590, 『본초강목』; 대성문화사, 앞의 책 권42, 100쪽.

[563] "大承氣湯方(중략) 大黃四兩 厚朴半斤 枳實五枚 芒硝3合(중략) 小承氣湯方 大黃四兩 厚朴二兩 枳實三枚大", 張仲景, 3세기, 『중경전서』; 중국의약총서, 앞의 책 「상한론」, 214쪽. / 後世方인 經絡을 疏通시켜 關節을 부드럽게 하고 怒氣를 진정시킨다는 소경순기산(疎經順氣散), 경락을 소통시켜 氣道를 잘 통하게 하는 오약순기산(烏藥順氣散), 痰이 결려 옆구리가 아플 때 쓰는 순기화담전(順氣化痰煎)에 모두 枳殼을 사용하고 있다.

미이다. 송(宋)나라 사람들은 기각 한 항목을 다시 내었는데, 잘못된 것이다. 구종석(코우쭝스, 寇宗奭)이 뭉쳐 단단한 것을 깨뜨림으로써 기실이라 이름 삼았다고 한 것도 꼭 그렇지는 않다."[564]고 하였다. 또 "기각과 기실의 기미와 효과, 쓰임은 모두 같고 예전에는 분별하지 않았다. 12세기 장원소(장위안쑤, 張元素)와 13세기의 이고(리가오, 李杲)는 상부의 병은 기각으로 하부의 병은 기실을 사용하여 치료하여야 한다고 설명한다. 그러나 대체로 두 약재의 효능은 모두 기운을 이롭게 하는 데 있다. 기(氣)가 내려가면 기관지천식이 멎게 되고, 기가 움직이면 막히고 불러 오르던 것이 사그라들고, 기가 통하면 찌르는 통증이 멎으며, 기가 매끄러워지면 뒤가 무지근한 것이 사라진다. 그러므로 기실로도 가슴을 편하게 하고, 기각으로도 위와 창자를 편하게 할 수 있다. 그래서 장기(장찌, 張機)는 가슴과 등이 아프고 막히며 그득해진 증상을 치료할 때 기실을 주요 약으로 삼았고, 여러 다른 의사들은 하혈, 치질, 설사, 변비, 속이 당기고 뒤가 무지근한 증상을 치료하는 처방에 기각을 통용하였다. 즉, 왕호고(왕하오꾸, 王好古)가 말한 것[565]처럼, '기실로 단순히 하부만을 치료하는 것'도 아니고, '기각도 상부만을 치료하는 것'이 아니다. 대체로 입술에서 항문[566]

---

564 "時珍曰 枳乃木名從枳 諧聲也 實乃其子 故曰枳實 後人因小者性速 又呼老者爲枳殼 生則皮厚而實 熟則殼薄而虛 正如靑橘皮陳橘皮之義 宋人復出枳殼一條 非矣 寇氏以爲破結實而名 亦未必然", 李時珍, 1590, 『본초강목』; 대성문화사, 앞의 책 권42, 100쪽.

565 13세기 왕하오꾸[王好古]가 말한 "枳殼主高 枳實主下", 李時珍, 1590, 『본초강목』; 대성문화사, 앞의 책 권42, 101쪽.

566 "四十四難曰 脣爲飛門 齒爲戶門 會厭爲吸門 胃爲賁門 太倉下口爲幽門 大小腸會爲闌門 下極爲魄門 是謂七衝門. (人但知飮食從飛門而入 精粕從魄門而出)"『難經』. https://ctext.org/nan-jing.

까지 모두 폐(肺)가 주관하니, 전신을 소통하는 기운은 하나의 기(氣)일 뿐이다. 그래서 기실과 기각 이 두 가지는 분별해도 되고 나누지 않아도 지장이 없다."[567]라면서 명확히 구분해서 사용하지 않아도 상관이 없다고 주장하였다.

현재 중국에서 기(枳)로 쓰는 약재는 산등과 함께 탱자도 사용되고 있다. 중국에서 10세기 이전에 기(枳)의 정품이 탱자이었던 상황이 다시 돌아온 것이다. 이는 송대(宋代) 이후에 산등(酸橙)이 기(枳)의 정품으로 주류가 되어 통용되면서,[568] '산등'[569]을 구하기가 점점 어려워진 것과 관련이

---

567 "時珍曰 枳實枳殼氣味功用俱同 上世亦無分別 (중략) 潔古張氏東垣李氏又分治高治下之說 大抵其功皆能利氣 氣下則痰喘止 氣行則痞脹消 氣通則痛刺止 氣利則後重除 故以枳實利胸膈 枳殼利腸胃 然張仲景治胸痺痞滿 以枳實爲要藥 諸方治下血痔痢大腸秘塞裏急後重 又以枳殼爲通用 則枳實不獨治下 而殼不獨治高也 蓋自飛門至魄門 皆肺主之 三焦相通 一氣而已 則二物分之可也 不分亦無傷", 李時珍, 1590, 『본초강목』; 대성문화사, 앞의 책 권42, 101쪽.

568 蔡炎璋, 앞의 책, 1쪽.

569 산등(酸橙; *C. aurantium* L.) - 상주기(商州枳).

570 빠뻬다(Papeda)로 인도네시아 동부에 있는 빠뿌아[Papua New Guinea]이다. '후베이성 의창기(宜昌枳)'는 '의창등(宜昌橙)' 또는 이창파페다(ichang papeda)라 한다. / "Papeda 감귤류는 많은 원시 형태를 포괄하는 데 사용되는 일반적인 설명자이다. *C. junos*, 가보스(*C. sphaerocarpa*), 이창(*C. ichangensis*), 스타치(*C. sudachi*) 등, 파페다 감귤류 내에는 15종 이상의 알려진 종, 아종 및 하이브리드 종이 있으며, 이러한 시트러스의 대부분은 잘 문서화되지 않은 수많은 과일과 함께 야생에서 발생한다.

파페다 감귤류는 천천히 자라는 강건한 관목(灌木)이나 작은 나무이며, 특성은 다른 감귤류 품종보다 서리에 대한 강한 저항을 나타내, 역사적으로 서리와 질병 저항을 향상하기 위해 상업 품종에 대한 대목(臺木)으로 사용돼왔다. 파페다 감귤류의 일부 유형은 또한 전 세계적으로 작은 규모로 재배되며 향수, 화장품 및 바디케어 제품, 향료제 및 향기로

있다. 그러한 사정 속에서 감귤속의 다른 열매[570]나 '원시 형태의 감귤속 열매' 혹은 탱자[571]를 기(枳)로 사용하게 된 것이다.[572] 그래서 현재 중국에서는 원칙적으로 기각과 기실 모두 기원식물을 '산등'으로 삼아서 정품으로 여겨 쓰고 있지만, 그 밖에도 기실(枳實)로 녹의(綠衣)기실, 향원(香圓)기실, 첨등(甛橙)기실, 구연(枸櫞)기실, 유(柚)기실[573]을 쓰고 있다. 기각(枳殼)도 녹의(綠衣)기각, 향원(香圓)기각, 대대화(玳玳花)기각[574], 첨등(甛橙)기각, 구연(枸櫞)기각을 쓰고 있다. 이와 같이 여러 가지 감귤속 열매들이 다양하게 기실과 기각으로 유통되고 있는 실정이다.[575]

이러한 현상은 우리나라에도 영향을 미치게 된다. 한국에서는 탱자를 기실로 꾸준히 사용하였는데, 단지 기각(枳殼)만은 중국에 따르려 하

사용된다. 파페다 감귤류는 수천 년 동안 야생으로 성장해 온 열대 아시아, 중국, 일본이 원산지인 고대 과일의 그룹이다. 이 감귤류의 각 유형은 과일이 야생에서 쉽게 교차수분으로 역사적으로 추적하기 어렵고, 지속적으로 새롭고 밀접하게 관련된 과일이 개발되고 있다." Wikipedia..

571   구귤(枸橘), 비룡계(飛龍系)탱자, 몬스트로사(Monstrosa) - 녹의기(綠衣枳).

572   "近時難得枳實 人多植枸橘于籬落間 收其實 剖乾之 以之和藥味 與商州之枳幾逼眞矣 枸橘又未易難得 取朱欒之小者 半破之 日暴以爲枳 異方医者不能辨", 韓彦直, 1178,『귤록』; 현행복, 앞의 책, 235쪽(원본 영인본 쪽)./ "枸橘色青氣烈 小者似枳實 大者似枳殼", 韓彦直, 1178,『귤록』; 현행복, 앞의 책, 244쪽(원본 영인본 쪽).

573   "주란(朱欒)의 작은 열매를 반으로 쪼개어 말린 것(朱欒之小者 半破之 日暴以爲枳)", 韓彦直, 1178,『귤록』; 현행복, 앞의 책, 235쪽(원본 영인본 쪽).

574   대대(玳玳; 광귤; *C. aurantium* L. var. *amara* Engl.)는 왜귤(倭橘)의 하나로 주산지가 강소성(장쑤성, 江蘇省)이어서 소기각(蘇枳殼)이라 한다.

575   "古本草記載的枳實枳殼 與今市售的酸橙枳實枳殼相一致. 但在市售的枳實枳殼中發現用柚香櫞等作枳實枳殼收購時注意鑒別", 潘綱, 앞의 책, 265쪽.

였으나 '산등'을 구하기 힘들어 대신에 '광귤'을 선택하게 된다. 그래서 17세기 허준은 "기실은 '탱자 열매'라 하고, 기실의 나무를 '귤나무와 비슷하고 문설주 형태의 작은 잎을 가진 가시가 많은 나무'라 표현하였다. 또, 기각은 시트러스(*Citrus*)속(屬)에 속하는 '왜귤(倭橘)'을 사용하였다. 그래서인지 두 약재의 기미는 같다고 보았으며 약효 또한 비슷하다고 서술하게 된다."[576] 이를 보면 조선에서는 기실과 기각의 기원식물이 달랐던 것을 알 수 있다. 허준 이후로는 '소유자의 미숙과'[577]도 기실로, 하귤[578]도 기각(枳殼)으로 사용한다. 현재 한국에서는 기실은 탱자의 미숙과, 기각은 "광귤나무, 하귤나무 또는 그 재배 변종의 미숙과일"[579]로 정의하면서 기실과 기각 모두 미숙과를 약재로 사용하고 있는 상황이다.

여기에서 기원전부터 현재까지 그리고 중국과 우리나라에서 공통적으로 바뀌지 않은 공통적 사실은, 기실이 기각보다 덜 익은 상태를 말하고 있는 것이다. 현재도 이러한 이론을 토대로 하여 한의학에서 처방에 사용하고 있다. 더 나아가 기실은 열매가 매우 작은 '애기실'이 좋다고도 하고 있는 실정이다. 하지만 애당초 한의학 서적에 기록된 대로 약재로 사용한 기실이란 것이 잘 익어서 누런빛을 띠는 본연의 탱자 열매가 아닐까 생각한다.

---

576 "枳實팅ᄌ여름(중략) 木如橘而小葉如棖多刺(중략) 枳殼(중략) 枳卽橘屬(중략) 濟州有之 名倭橘", 허준, 1613, 『동의보감』; 대성문화사, 앞의 책 「탕액편」, 312, 313쪽.

577 소유자의 "未熟果는 枳實(탱자)의 代用品으로서 藥用으로 한다.", 이창복, 앞의 책, 504쪽.

578 하귤(夏橘; 日本夏橙; *C. aurantium* var. natsudaidai)은 하귤기(夏橘枳)로, 고등(苦橙)에 속해서 기각(枳殼)으로 사용한다.

579 식품의약품안전청, 2002, 『대한약전외한약(생약)규격집』, 346쪽.

기(枳)로 쓰는 약재
- 구귤

기(枳)로 쓰는 약재에는 먼저 오랫동안 탱자로 통용된 '구귤(枸橘)'을 들 수 있다. 탱탱한 열매를 맺는 탱자나무는 구부정하면서 귤과 비슷하여 구귤(枸橘)이라고 명명되었다. 학명은 폰시루스 트리폴리타(*Poncirus trifoliata* (L.) Raf.)[580]이고, 달리 부르는 이명으로는 탱자(팅즈), 취귤(臭橘), 야등자(野橙子), 추등수(醜橙樹) 등이 있다. 탱자나무의 열매는 약용으로 쓰고, 묘목(苗木)은 다른 감귤류에 접붙이는 대목(臺木)으로 그리고 다 자란 성목(成木)은 담장의 울타리로 사용하는 것이 보통이다. 12세기에 한언직(한옌즈, 韓彦直)은 "탱자의 작은 것은 기실과 비슷하며, 큰 것은 기각과 비슷하다. 의사들이 많이 사용한다. 요즘 기실(枳實)을 얻기 어려워 사람들은 탱자를 울타리 사이에 많이 심고, 열매를 수확한 뒤 그것을 쪼개어 말려 여러 약재와 배합하는데, 상주(상저우, 商州)의 기(枳)와 비교해보면 진실로 거의 같다. 탱자 또한 많이 얻기가 쉽지 않기 때문에, '주란'의 작은 것을 취하여 반으로 쪼개어 햇볕에 말린 후 기(枳)로 삼는다. 다른 지방 의사들은 기(枳)의 진위를 따지지 않고 사용하여 질병을 치료하고 낫게 한다. 병을 낫게 하는 데 약이 귀할 뿐이지, 누가 그 진위를 판별하면서 쓰겠는가!"[581]라면서 기(枳)로 쓰이는 약재에 탱자를 사용해도 무방함을 강조하고 있다. 그런데 16세기 이시진(리스쩐, 李時珍)은 "탱자는 곳곳에 있

---

580   김창민 외, 앞의 책 권1, 531쪽.

다. 민가에서는 대부분 종자를 거두어 심고는 울타리를 삼고, 혹은 작은 열매를 거두어 '기실'이나 '청귤피'로 속여서 판매하기도 하니, 잘 구별해야 한다."[582]라고 하면서 살짝 다른 입장을 보여주기도 하였다.

'탱자'와 '산등(酸橙)'의 구별은 크기로 알 수 있지만, 다음과 같이 구별할 수도 있다. 탱자는 잎이 작은 삼출복엽(三出複葉)이고 어긋나며 가시가 많고, 결실기인 양력 9월이나 10월에 수확한다. 그러나 산등(酸橙)은 단신복엽(單身複葉)[583]으로 양력 7월에 채취하여 기실을 만들고 양력 9, 10월 채취하여 기각을 만든다. 또한 탱자는 감귤나무나 포멜로, 시트론 등의 귤속의 주요 식물들과는 개화 시기가 달라서 자연교잡이 일어나지 않지만, 인공교잡을 통해 여러 재배품종이 만들어지는 것을 볼 수 있다. 탱자와 매우 비슷한 것에 의창지(宜昌枳)라는 것이 있는데, 이름에 탱자를 말하는 지(枳)가 붙기는 했으나 스윙글 체계에서 파페다에 속하고 탱자와는 엄연히 다른 종으로 봐야 한다.

탱자의 열매인 구귤(枸橘) 열매는 맛은 맵고 쓰고 시면서 찬 성질을 가

581　"枸橘(중략) 小者似枳實 大者似枳殼(중략) 醫家多用之(중략) 近時難得枳實 人多植枸橘
　　　于籬落間 收其實 剖乾之 以之和藥味 與商州之枳 幾逼眞矣 枸橘又未易多得 取朱欒之小
　　　者 半破之 日暴以爲枳 異方醫者不能辨用以治疾亦愈 藥貴於愈疾而已 孰辨其爲眞僞耶!"
　　　韓彦直, 1178,『귤록』; 현행복, 앞의 책, 235쪽(원본 영인본 쪽).

582　"時珍曰 枸橘處處有之(중략) 人家多收種爲藩籬 亦或收小實 僞充枳實及靑橘皮售之 不
　　　可不辨", 李時珍, 1590,『본초강목』; 대성문화사, 앞의 책 권42, 102쪽.

583　한 장의 잎 몸으로만 이루어진 단엽처럼 생겼는데 실제로는 복엽인 잎을 말한다. 복엽이
　　　란 얼핏 보기에 여러 잎이 달린 것처럼 보이지만, 실은 하나의 잎이 갈라져 2개 이상의
　　　작은 잎을 이룬 잎을 말한다.

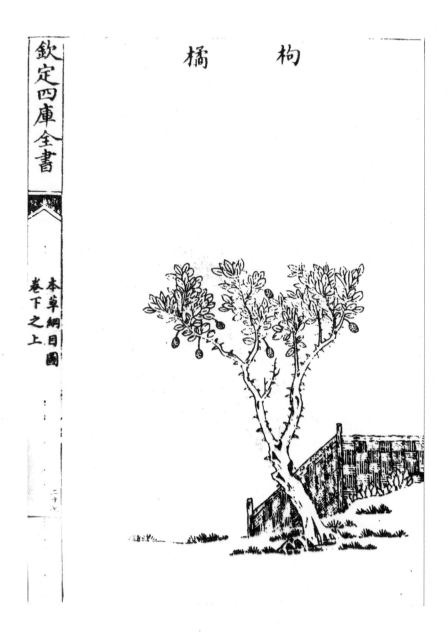

진다.[584] 『중약대사전』을 보면 구귤 열매의 주요 성분은 "폰시린(poncirin), 헤스페리딘(hesperidin), 로이폴린(rhoifolin), 네오헤스페리딘(neohesperidin), 나린긴(naringin), 스키미아닌(skimmianine) 등이 함유되어 있다. '나린긴'은 과피에만 들어 있고, 과육에는 들어 있지 않다. 과피에는 정유성분(volatile oils)이 약 0.47% 함유되어 있는데, 정유 속에는 알파 피닌(α-pinene), 베타 피닌(β-pinene), 미르신(myrcene), 리모넨(limonene), 캄펜(camphene), 감마 테르 피넨(γ-terpinene), 로 사이멘(ρ-cymene), 카리오필렌(caryophyllene) 등이 함유 되어 있다."[585] 또 그 외로 "스티리폴리올(citrifoliol), 시트리폴리사이드 (citrifolioside), 팔미트산(palmitic acid), 스테아르산(stearic acid), 올레산(oleic acid), 리놀레산(linoleic acid), 알파리놀레산(linolenic acid), 시네프린(synephrine), 엔 메틸티라민(N-methyltyramine)이 있고, 미숙과인 경우는 폰시마린 (poncimarin), 이소폰시마린(isoponcimarin), 아우랍텐(aurapten), 6가 메토자이 아우랍텐(6-methoxyaurapten), 베르갑텐(bergapten), 임페라토닌(imperatorin) 등 이 있다."[586]고 되어 있다. 한편 약효에 대해서는 "파기(破氣)[587]하고 열을 내리며 술독을 없앤다. 땀을 내게 하고 가래를 삭이고 소변을 잘 나오게 한다. 따라서 타박상, 소화불량, 변비, 유방에 단단한 멍울이 생긴 증세에

---

584 『본초강목』에는 나오지 않고, 『동의보감』에는 "性寒ー云微寒 味苦酸ー云苦辛 無毒", 허 준, 1613, 『동의보감』; 대성문화사, 앞의 책 「탕액편」, 312쪽.

585 김창민 외, 앞의 책 권1, 532쪽.

586 蔡炎璋, 앞의 책, 46쪽.

587 "氣機의 소통을 원활하게 함으로써 울결, 적체된 氣를 풀어주는 치법.", 한의학용어제정 위원회, 앞의 책, 405쪽.

사용한다."[588]고 서술되어 있다. 또한 처방에 대해서는 "흰 반진(斑疹)이 생겨 온몸이 가려운 증상에는 작은 탱자를 잘게 썰어 밀기울과 함께 노랗게 될 때까지 볶아 가루 낸다. 이것을 2돈씩 술에 담가 조금 후에 그 술을 마신다. 처음에는 탱자 달인 물로 환부를 씻어 준다."[589]고 하였다.『본경봉원』을 보면 "탱자는 줄기에 가시가 많아 파기(破氣)하고 열을 내리는 효능이 산등의 기(枳)보다 낫다."[590]고 하면서 효과에 대해 서술한 것을 볼 수 있다. 한편 탱자의 잎인 구귤엽(枸橘葉)[591]의 성질은 따뜻하며 독이 없는 것으로 되어 있다. 성분으로는 폰시린(poncirin), 네오폰시린(neoponcirin), 나린긴(naringin), 로이폴린(rhoifolin) 등이 함유되어 있다. 처방을 보면 풍기(風氣)로 인한 감기 기운이 있을 때 여린 잎을 달여 차 대신 마시면 좋은 것으로 알려져 있다.『본초강목』을 보면 "피고름을 설사하고 뒤가 무지근한 증상에, 비해(萆薢)와 같은 양을 함께 약성이 남도록 볶고 가루 낸다. 이것을 2돈씩 차에 타서 복용한다. 또한 종기를 삭이고 독을 이끌어내는"[592] 효능이 있다고 한 것을 볼 수 있는데, 더불어 후루(喉瘻)[593]에

---

588 김창민 외, 앞의 책 권1, 532쪽.

589 "白疹瘙癢遍身者 小枸橘細切 麥麩炒黃爲末 每服二錢 酒浸少時 飮酒 初以枸橘煎湯洗患處『救急方』", 李時珍, 1590,『본초강목』; 대성문화사, 앞의 책 권42, 103쪽.

590 "『本經逢原』枸橘與枳同類 其幹多刺 故破氣散熱之力過之", 신대풍출판공사, 앞의 책 권中, 1241쪽.

591 김창민 외, 앞의 책 권1, 533쪽.

592 "下痢膿血後重 同萆薢等分炒存性硏 每茶調二錢服 又治喉瘻 消腫導毒", 李時珍, 1590,『본초강목』; 대성문화사, 앞의 책 권42, 102, 103쪽.

"탱자 잎을 물에 달여 계속 복용하면 반드시 낫는다."[594]고 한 것 역시도 탱자의 잎을 사용한 잘 알려진 처방이라고 할 수 있다.

한편 탱자의 꽃인 구귤화(枸橘花)에도 폰시린(poncirin) 등의 성분이 함유되어 있는[595] 것을 볼 수 있는데, 별도로 처방에 사용한 기록은 없는 것으로 보인다. 그런데 특이하게도 탱자의 가시를 말하는 구귤자(枸橘刺)[596]는 처방에 사용된 것을 알 수 있는데, "풍치(風齒)나 충치(蟲齒)로 통증이 오면 달인 물 1홉을 나누어 수시로 입에 머금는다."[597]는 기록이 있는 것을 볼 수 있다. 한편 탱자의 종자인 구귤핵(枸橘核)은 유효 성분도 많고, 처방에도 두루 사용된 것을 볼 수 있다. 주요 성분은 "이소핌피넬린(isopimpinellin), 헤라클레닌(heraclenin), 프란제닌하이드레이트(prangeninhydrate), 리모닌(limonin), 이찬진(ichangin)"[598]과 더불어 "지방, 수크로스(sucrose), 리모넨(limonene), 임페라토린(imperatorin), 베타시토스테롤(β-sitosterol), 베르갑텐(bergapten) 등을 함유한다."[599]고 되어 있다. 처방에는 "장풍(腸風)[600]으로

---

593 咽喉頭部에 생긴 염증성 부스럼이나, 咽喉頭癌의 초기 증상으로 목구멍에 부스럼이 포갠 듯이 겹겹이 나타나나 아프지 않고, 시간이 한참 지난 뒤에 터진 구멍에서 악취가 나오며 음식을 먹지 못하는 이상한 증상/ "咽喉怪證 咽喉生瘡 層層如疊 不痛 日久有竅出臭氣 廢飲食" 李時珍, 1590, 『본초강목』; 대성문화사, 앞의 책 권42, 103쪽.

594 "咽喉怪證(중략) 用臭橘葉煎湯連服 必愈 『夏子益奇病方』" 李時珍, 1590, 『본초강목』; 대성문화사, 앞의 책 권42, 103쪽.

595 김창민 외, 앞의 책 권1, 533쪽.

596 김창민 외, 앞의 책 권1, 533쪽.

597 "風蟲牙痛 每以一合煎含之", 李時珍, 1590, 『본초강목』; 대성문화사, 앞의 책 권42, 103쪽.

598 蔡炎璋, 앞의 책, 46쪽.

599 김창민 외, 앞의 책 권1, 533쪽.

하혈이 멎지 않는 증상에 저근백피(樗根白皮) 같은 양과 함께 볶아 가루 낸
다. 이것을 1돈씩 조협자(皂莢子) 달인 물에 타서 복용하여"[601] 치료한다는
기록이 보인다.

탱자나무 뿌리껍질인 기근피(枳根皮)라고도 하는 구귤근피(枸橘根皮)[602]
에도 주요 성분이 많이 함유되어 있다. 성분을 보면 리모닌(limonin), 마르
메신(marmesin), 세셀린(seselin), 베타-시토스테롤(β-sitosterol), 폰시트린
(poncitrin) 등을 함유하는 것을 볼 수 있다. 주요한 효능으로는 7세기 최우
석(추이위시, 崔禹錫)이 『약성론』에서 밝힌 바대로 "술에 담근 것을 달여 입
에 머금으면 치통이 줄어들고 가래도 삭인다. 환자가 기력이 있다면 넣
어 사용하라."[603]고 한 것을 볼 수 있다. 또한 8세기 진장기(천짱치, 陳藏器)
는 "가루 내어 방촌비(方寸匕)를 복용하면 야계병(野雞病)이란 치질로 피가
나는 증상을 치료한다."[604]고도 하였다. 용법은 1.5~3돈을 달여서 복용
하거나 가루 내어 복용하는 것이 일반적이다. 그리고 탱자나무의 가지
혹은 줄기껍질을 말하면서 다른 이름으로 기여(枳茹), 기경피(枳莖皮)라고

---

600   대장염이나 대장궤양으로 출혈이 생기는 병.

601   "腸風下血不止 同樗根白皮等分炒硏 每服一錢 皂莢子煎湯調服", 李時珍, 1590, 『본초강
       목』; 대성문화사, 앞의 책 권42, 103쪽.

602   "지근피(枳根皮)", 김창민 외, 앞의 책 권8, 5082, 5083쪽. / 『중약대사전』에는 枳根皮라 하
       였으나 枸橘根皮라 하는 것이 옳다.

603   "根浸酒煎含治齒痛消痰 有氣加而用之", 唐愼微, 1082, 『증류본초』; 대성문화사, 앞의 책,
       648쪽.

604   "陳藏器云 根皮 主野雞病 末服方寸匕", 唐愼微, 1082, 『증류본초』; 대성문화사, 앞의 책,
       649쪽.

도 하는 구귤수피(枸橘樹皮)[605]에도 효능이 있는 것으로 알려져 있다. 4세기 갈홍(거홍, 葛洪)은 『주후방』에서 "중풍으로 몸이 경직되어 굽혔다 폈다 하는 동작을 반복하지 못하는 증상을 치료한다. 벗겨낸 나무껍질 1되를 술 1~3되에 하룻밤 동안 담근다. 이것을 따뜻하게 하여 5홉~1되씩 복용하고, 술이 다 떨어지면 다시 만들어 복용한다."[606]고 하였다. 또한 7세기 손사막(쑨쓰먀오, 孫思邈)은 『천금방』에서 "갑자기 발병한 구안와사에 기각(枳殼)의 열매 표면을 알맹이 바로 위까지 긁어 떨어진 껍질가루인 기여(枳茹) 5되를 약한 불로 구어 습기를 제거하고 술 3되에 담근 다음, 다시 약한 불로 약맛이 날 때까지 따뜻하게 데워 따뜻할 때 마신다."[607]고 하였다. 이와 더불어 『본초강목』에서는 중풍 후유증에 두루 사용하였음을 알 수 있다.[608] 한편 구귤은 풋귤과 매우 유사한 모양을 가지는데, 풋귤에 들어 있는 씨네프린(synephrine) 성분이 구귤의 미성숙과에는 들어 있지 않기 때문에[609] 성분 분석을 통해서야 비로소 구별이 가능하다.

605   李時珍, 1590, 『본초강목』; 대성문화사, 앞의 책 권42, 103쪽.

606   "商州枳殼(중략) 治中風身直 不得屈伸反覆者 刮枳樹皮一升 酒三升 漬一宿 服五合至一
       升 酒盡再作良", 唐愼微, 1082, 『증류본초』; 대성문화사, 앞의 책, 649쪽. / "成州枳實(중
       략) 治卒中急風身直 不得屈伸反覆者 刮取枳木皮屑 謂之枳茹 一升 酒一升 漬一宿 服五
       合 至盡再作良", 唐愼微, 1082, 『증류본초』; 대성문화사, 앞의 책, 650쪽. / "中風身直 不得
       屈伸反復 及口僻眼斜 刮皮一升 酒三升 漬一宿 每溫服五合 酒盡再作", 李時珍, 1590, 『본
       초강목』; 대성문화사, 앞의 책 권42, 102쪽.

607   "千金方 主口癬眼急風 枳茹刮取上靑爲末 欲至甁上者得茹五升 微火灼 去湿气 以酒三升
       漬 微火暖令得藥味 逐性飲之", 唐愼微, 1082, 『증류본초』; 대성문화사, 앞의 책, 649쪽.

608   "中風强直 不得屈申 細切一升 酒二升 浸一宿 每日溫服半升 酒盡再作", 李時珍, 1590, 『본
       초강목』; 대성문화사, 앞의 책 권42, 103쪽.

609   "高效液相層析鑑定(HPLC) 綠衣枳實並未檢出 synephrine", 蔡炎璋, 앞의 책, 109쪽.

기(枳)로 쓰는 약재
- 광귤

　기(枳)로 쓰는 또 다른 약재에는 광귤(廣橘)이 있다. 우리나라에서는
예전부터 기각(枳殼)이라는 약재에 주로 광귤을 사용하였다. 우리나라에
서는 새롭게 도입된 약재의 이름을 지을 때, 도입된 새로운 약재가 한국
에 현존하는 약재와 비슷하면서 중국에서 들어왔다면 당(唐), 일본에서
들어왔다면 왜(倭)라고 기존에 존재하던 약재의 이름 앞에 붙이는 것이
상례였다. 대표적으로 세종 때부터 기각으로 사용되어온 품종인 왜귤(倭
橘)은 일본에서 도입된 귤의 한 품종이라고 할 수 있다.

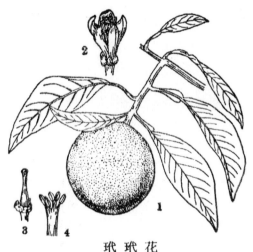

玳 玳 花
1.果枝　2.花　3.雌蕊　4.雄蕊

〈사진 33〉 강소신의학원(江蘇新醫學院)이 간행한 『중약대사전』에 그려진 날개잎이 있는 광귤(廣橘)
그림

1520년 김정(金淨)은『제주풍토록』에서 인도(印度)가 원산이면서 일본, 즉 왜(倭)에서 들어온 대대(玳玳; *C. aurantium* var. *amara*)라는 품종에 대해, '왜 귤'이라 지칭하면서 "열매의 크기가 당유자 다음으로 크고, 맛은 당유자 에 미치지 못한다."[610]고 기록한 바 있다. 그 후 1613년에 허준은 "기각은 우리나라에 오직 제주에 있고 왜귤이라 한다."[611]라고 하여, 대대(玳玳), 즉 왜귤로 기각이라는 약재를 만든다고 정의를 내렸다.

　　1732년에 이르러 비로소 정운경(鄭運經)이『제주귤보』에서 기각과 왜 귤을 서로 다른 품종이라 거론하게 된다. 그 이유는 대대(玳玳)라는 귤이 제주에 들어온 지 300년 이상 지나면서 이미 귀화식물이 되어 있었기 때 문이다. 따라서 정운경이 생존해 있을 당시에 새롭게 일본에서 들어온 귤의 품종인 별귤(別橘; *C. platymamma*)이 새롭게 '왜귤'로 되면서 기존의 대 대(玳玳)에서 왜귤이라는 명칭이 없어지게 된 것이다. 따라서 "기각은 크 기가 등(소유자) 또는 귤과 같고 익어도 맛이 매워서 입에 맞지 않아 먹기 가 힘들다. 속성이 바람에 약하여 결실을 봄이 지극히 드물어 약재로 쓰 일 뿐이다."[612]라고 하면서 광귤에 대해 묘사하고 있고, "왜귤은 모양이 작은 호리병박만 하고 맛이 엿과 같이 달다."[613]고 하면서 기각은 맛이 맵

610　"倭橘實大次於唐柚而味又不及唐柚", 김정, 1520,『제주풍토록』; 현행복, 앞의 책, 223쪽 (원본 영인본 쪽).

611　"枳殼(중략) 我國惟濟州有之名倭橘", 허준, 1613,『동의보감』; 대성문화사, 앞의 책「탕액 편」, 313쪽.

612　"枳殼 大如橙橘 雖爛熟而味辛辣 剌口難食 性畏風 結實甚稀 藥用而已", 정운경, 1732,『제 주귤보』; 현행복, 앞의 책, 200쪽(원본 영인본 쪽).

613　"倭橘 形如小葫蘆 其甘如餳 似有査滓之味 有淸津而欠潤滑也", 정운경, 1732,『제주귤보』; 현행복, 앞의 책, 202쪽(원본 영인본 쪽).

기 때문에 완전히 서로 다른 품종이라고 기록하고 있다.

그런데 1824년 조정철(趙貞喆)은 『정헌영해처감록』에서 따로 왜귤을 소개하고 있지 않다. 이는 100년 가까운 시간이 지나면서 『제주귤보』에서 소개된 새로운 왜귤이 이미 별귤이라는 이름으로 통용되었기 때문이다. 그러면서 조정철은 대대(玳玳)라는 귤을 지칭하는 지귤(枳橘)이란 새로운 명칭을 내세우게 된다. 그는 덧붙이기를 "기각을 만들기에 지귤(枳橘)이라 하고, 열매껍질에 주름은 심하지 않다. 다음 해 음력 2~3월에 잘 익어 맛이 당유자보다 낫다. 그러나 익기 전인 음력 8월에 따서 말려 기각을 만들고, 의술용으로 팔기에 귤유의 품종으로 불리지 않고 다만 기각이라 한다."[614]고 하였다.

1843년 이원조(李源祚)는 『탐라지초본』에서 일본에서 들어온 새로운 품종들로 '별귤, 기각을 만드는 지귤(枳橘), 왜귤'[615]을 설명하고 있다. 이 원조가 저술한 문헌에도 또한 왜귤이라는 명칭이 보이는 것은 아마도 다시 새로운 종이 일본에서 한국으로 도입된 때문으로 보인다. 새롭게 등장한 왜귤은 아마도 "1740년경에 일본 야마구치현(山口縣)에서 발견되었다고 하는 하귤(夏橘; C. natsudaidai)"[616]이 아닐까 한다. 현재 제주에서 '나스

---

614 "但識刀圭用 焉知橘柚幷 洞庭三月後 味帶瓊漿淸 右 枳橘大小亞於唐柚 樣亦如之 而皮不甚皺 至明年二三月則爛熟 味勝唐柚極佳 但官府與島人八月摘取乾作枳殼 或作醫司之貢 或售刀圭之用 不以橘柚稱之 但名枳殼 人無知其味者甚可惜也", 조정철, 1824, 『정헌영해처감록』; 현행복, 앞의 책, 192, 193쪽(원본 영인본 쪽).

615 "別橘(중략) 枳橘 樣如唐柚而皮不甚皺 八月摘取乾作枳殼 若至明春則爛熟 味勝於唐柚子(중략) 倭橘實大次於唐柚而味不甚佳", 이원조, 1843, 『탐라지초본』; 현행복, 앞의 책, 186, 188쪽(원본 영인본 쪽).

616 고정삼, 앞의 책, 94쪽.

미깡'으로 불리는 하귤(夏橘)을 산등(酸橙)과 광귤(廣橘), 탱자처럼 하귤기각(夏橘枳殼)이라는 이름으로 쓰고 있기도 하다.

이와 같이 한국에서는 중국에서 기각으로 사용한 산등(酸橙)을 구하기 힘든 상황임을 반영하여 그 변이종인 광귤 또는 하귤을 기각으로 사용하였음을 알 수 있다. 현재 제주에는 "1894년 김홍집 총리대신이 하사한 것으로 전해지는 하귤(夏橘; C. natsudaidai)이 감귤박물관에 기증돼 이식되어 전시되고"[617] 있는 것을 볼 수 있다.

기(枳)로 쓰는 약재인 광귤(廣橘)의 다른 이름인 대대(玳玳, とうひ)[618]는 원산지인 일본에서 정월에 길운이 오기를 기원하며 도코노마(床の間)[619]에 장식하는 떡의 일종인 가가미모찌(かがみもち)[620] 위에 얹는 '다이다이등(玳玳橙)'이라는 감귤류에서 유래하였다. 물론 일본에서도 요즘에는 구하기 힘든 품종인 까닭에 '대대(玳玳)' 대신 일반 감귤을 올리는 경우도 많다고 한다.

---

617 「조선일보」, 2020년. 8월 29일.

618 일본에서는 とうひ하면 玳玳를 보통 말한다. 그러나 とうひ에 とう는 橙이고 ひ는 皮다. 그러니 橙皮도 된다. 그러나 여기서 橙은 (C. junos)가 아니라 玳玳橙(C. aurantium var amara)이다.

619 "도코노마(床の間)는 일본의 건축 중에, 방에서 어떤 공간을 마련해 인형이나 꽃꽂이로 장식하고, 붓글씨를 걸어 놓는 곳을 말한다. 벽 쪽으로 움푹 패여 있으며, 바닥이 방바닥보다 위로 올라가 있는 것이 특징이다. 집에 손님이 오면 손님은 도코노마를 등지고 앉고 주인은 그 맞은편에 앉는다. 무로마치 시대에 생긴 것으로 본다. 도코노마는 각 가정의 부를 상징하는 용도로도 이용되곤 한다." 위키백과.

620 경병(鏡餠)은 병경(餠鏡)이라고도 하고, '신에 대한 공물'이다. '가가미모찌'는 설날 또는 좋은 날 신령과 부처 앞에 둥글납작한 거울처럼 만든 크고 작은 찹쌀떡 두개를 포개어 차려놓는 떡을 말한다. かがみ(거울).

대대(玳玳)는 겨울이 되면 익어서 황갈색이지만 따지 않고 이듬해 여름까지 두면 흐릿한 녹색으로 돌아온다. 다음 해 겨울에는 다시 황갈색으로 변한다. 즉 해마다 반복해서 색이 변한다. 그래서 대대(代代)라고 이름이 붙게 된 것이다. 오랫동안 나무에 달려있게 되는 대대(代代) 열매의 수명은 약 3년이다. 즉 세 번에 걸쳐 색이 변하게 되는 것이다. 그래서 다른 이름으로 '회춘등(回春橙)'[621]이라 하면서 원산지인 일본에서도 귀하게 여기는 것이었는데, 허준은 『동의보감』에서 '왜귤(倭橘)'[622]이라 칭하면서 기각(枳殼)으로 사용하는 것이라고 기록을 남기고 있다.

그런데 현재 우리나라에서 대대(玳玳)는 쓴귤의 하나인 광귤(廣橘)로 불리고 있다. 생육의 특징을 보면 "광귤은 5~6월에 꽃이 피고 꽃은 백색이며 향기가 있고, 10월에 열매가 성숙되며 지름 6~8cm이며 황갈색으로 익고 다음 해 여름철까지 가지에 달려 있다. 과피와 과육이 잘 떨어지지 않으며 내피(內皮)는 10~12실(室)로 되어 있고 중심부가 비어 있으며 과육이 매우 신맛이 난다."[623]고 알려져 있다. 한편 중국에서도 이를 재배하는 것을 볼 수 있는데, "대대(代代), 대대등(玳玳橙), 대대귤(玳玳橘), 회청등(回靑橙), 회춘등(回春橙)"[624]으로 부르며, 음력 7~8월[625]에 "덜 익은 열매를

---

621   김창민 외, 앞의 책 권3, 1204쪽.

622   "枳殼(중략) 我國惟濟州有之名倭橘", 허준, 1613, 『동의보감』; 대성문화사, 앞의 책 「탕액편」, 313쪽.

623   김태정, 앞의 책 권2, 271쪽.

624   김창민 외, 앞의 책 권3, 1204쪽.

625   "枳殼(중략) 七八月採實 暴乾 以肉厚翩肚如盆口狀(육질이 두껍고 배껍데기가 뒤집어진 것이 마치 동이의 아가리 같으면서) 陳久者爲上", 허준, 1613, 『동의보감』; 대성문화사, 앞의 책 「탕액편」, 313쪽.

채집한다. 꽃은 대대화(玳玳花), 지각화(枳殼花)로 약으로 사용한다."[626]고 하였다. 우리나라에서 부르는 광귤이라는 이름보다 대대(代代)라는 이름이 중국과 일본에서 공히 보편적으로 사용되는 것을 볼 수 있다.

광귤(*C. aurantium* var. *amara*)의 꽃봉오리를 말하는 대대화(玳玳花)[627]는 다른 이름으로 지각화, 대대화(代代花), 산등화(酸橙花)로도 불린다. 약재로 사용하기 위해서는 5~6월에 꽃봉오리를 따서 먼저 센 불로 7~8할 되게 말려 황색이 되도록 약한 불에 말리면 되는데, 태우면 안 되는 것으로 알려져 있다. 보관에도 주의를 기울여야 하는데, 주로 건조한 곳에 두고 벌레가 먹지 못하게 하고 곰팡이가 슬지 않게 해야 한다. 주요한 성분으로는 네오헤스페리딘(neohesperidin), 나린긴(naringin), 정유 등이 함유돼 있고, 정유로는 리모넨(limonene), 리나룰(linalool), 제라니올(geraniol), 시트로네롤(citronellol), 발레르산(valeric acid) 등이 있는 것으로 보고되고 있다. 대대화(玳玳花)의 맛은 달고 약간 쓴 것이 특징인데, 가슴 밑이 단단하고 더부룩하여 갑갑한 증상, 구토, 식욕부진 등에 1.85~2.96g을 달여서 마시거나 차에 담가 마시면 효능을 보는 것으로 알려져 있다.

광귤의 껍질을 말하는 대대피(玳玳皮), 광귤의 과육을 말하는 대대(玳玳), 광귤의 종자인 대대핵(玳玳核), 그리고 광귤의 잎인 대대엽(玳玳葉)에 모두 유효성분이 함유되어 있는 것을 알 수 있다. 대대피(玳玳皮)의 성분으로는 정유로 미르신(myrcene), 오시민(ocimene), 테르피놀린(terpinolene), 피닌(pinene), 캄핀(camphene), 리모넨(limonene), 리나룰(linalool), 테르피네올

---

626   김창민 외, 앞의 책 권3, 1203, 1204쪽.

627   김창민 외, 앞의 책 권3, 1203~1205쪽.

(terpineol), 네롤(nerol), 파르네솔(farnesol), 네로리돌(nerolidol), 자스몬(jasmone), 노넬알데하이드(nonyl aldehyde), 데크알데하이드(capric aldehyde), 카프릴산(octanoic acid), 페닐아세트산(phenylacetic acid), 벤조산(benzoic acid), 메칠 안트라닐레이트(methyl anthranilate) 등이 있다.[628]

한편 대대(玳玳)의 성분으로는 헤스페리딘(hesperidin), 네오헤스페리딘(neohesperidin), 나린긴(naringin), 시트르산(citric acid), 시트라우린(citraurin), 말산(malic acid), 살리칠산(salicylic acid), 탄닌(tannin) 등이 함유[629]되어 있고, 대대핵(玳玳核)에는 지방(fat) 약 18%와 리모닌(limonin)이 들어[630] 있으며, 대대엽(玳玳葉)에는 스타치드린(stachydrine)과 정유가 들어[631] 있는 것으로 알려져 있다.

기(枳)로 쓰는 약재
- 산등

탱자와 광귤을 기(枳)로 사용해온 우리나라와 달리 산등(酸橙)은 중국에서 기(枳)의 재료로 오랫동안 사용되었던 감귤의 한 종류이다. 다만 우리나라에서는 환경이 재배에 적합하지 않아 이를 찾아보기가 힘들 뿐이다. 산등(酸橙)은 열매, 줄기의 껍질, 뿌리의 껍질, 잎 등을 두루 사용한다.

---

628   김창민 외, 앞의 책 권3, 1205쪽.

629   김창민 외, 앞의 책 권3, 1205쪽.

630   김창민 외, 앞의 책 권3, 1205쪽.

631   김창민 외, 앞의 책 권3, 1205쪽.

먼저 산등 열매의 성분[632]으로는 헤스페리딘(hesperidin), 네오헤스페리딘(neohesperidin), 나린긴(naringin), 시네프린(synephrine), 엔 메틸티라민(N-methyltyramine), 퀴놀린(quinoline), 나르코틴(narcotine), 노르아드레날린(noradrenaline), 트립타민(tryptamine), 티라민(tyramine) 등이 있는데, 산등의 미숙과에는 완숙과와는 다르게 나린긴(naringin), 로이폴린(rhoifolin), 로니세린(lonicerin), 노빌레틴(nobiletin), 탄게레틴(tangeritin), 세넨시틴(senensitin), 네오헤스페리딘(neohesperidin) 등이 있다. 이 중에서 네오헤스페리딘(neohesperidin) 성분은 산등이 익으면 사라지는 것으로 알려져 있다. 한편 산등의 종자에는 리모노이즈(limonnoids), 이찬진(ichangin), 노밀린(nomilin), 리모닌(limonin), 오바큐논(obacunone), 디아세틸 노밀리닉 산(deacetyl-nomilinic acid), 이소리모닉 산(isolimonic acid), 노밀리닉 산(nomilinic acid) 등이 함유되어 있다고 한다.

『동의보감』에서 기경피(枳莖皮)[633]라는 것은 산등(酸橙)의 "나무껍질, 기각(枳殼) 표면을 긁어 떨어진 껍질"[634]을 말하는 데 다른 이름으로 기여(枳茹)[635]라고 부르기도 한다. 기여(枳茹)의 효능으로는 "성주(成州) 지방의 기(枳)의 나무껍질과 줄기껍질은 수창(水脹)[636]과 갑작스레 풍증으로 뼈마

632   蔡炎璋, 앞의 책, 45쪽.
633   허준, 1613, 『동의보감』; 대성문화사, 앞의 책「탕액편」, 313쪽.
634   "樹皮也 或云 枳殼上 刮下皮也", 李時珍, 1590, 『본초강목』; 대성문화사, 앞의 책 권42, 102쪽.
635   李時珍, 1590, 『본초강목』; 대성문화사, 앞의 책 권42, 102쪽.
636   "비창(脾脹)으로, 딸꾹질을 잘하고 사지에 번열이 나면서 답답하고 몸이 무거워 옷 무게도 이기지 못하며 잠자리를 불안해하는 병증", 한의학용어제정위원회, 앞의 책, 148쪽.
637   "療水脹 暴風 骨節攣急", 허준, 1613, 『동의보감』; 대성문화사, 앞의 책「탕액편」, 313쪽.

디가 욱신거리고 경련하며 몹시 오그라드는 것을 치료한다."[637, 638, 639, 640]는 것이 잘 알려져 있다. 한편 기근피(枳根皮)[641]라는 것은 산등(酸橙)의 한 종류인 상주기각(商州枳殼)[642]의 뿌리껍질을 말한다. 이에 대해『본초강목』에서는 "술에 담가 우려낸 것으로 치통에 입을 헹구면 치통이 줄어들고, 달여 낸 즙을 복용하면 대변에 피가 나오는 증상을 치료한다."[643]고 하였다. 그리고 "오치(五痔)[644]로 피가 나는 증상도 치료한다."[645]는 것 또한 제시되어 있다. 산등(酸橙)인 기(枳)의 여린 잎은 달리 기수엽(枳嫩葉)이라 하는데, "달여 낸 물을 차 대신 마시면 풍을 제거한다."[646]는 효능이 알려져 있다.

---

638 "枳樹枳莖及皮 療水腥 暴風 骨節疼急", 김창민 외, 앞의 책 권8, 5129쪽.

639 "樹莖及皮 主水腥暴風 骨節疼急", 李時珍, 1590,『본초강목』; 대성문화사, 앞의 책 권42, 102쪽.

640 "成州枳實(중략) 枳樹莖及皮 療水腥暴風 骨節疼急", 唐愼微, 1082,『증류본초』; 대성문화사, 앞의 책, 650쪽.

641 김창민 외, 앞의 책 권8, 5082, 5083쪽. / 허준, 1613,『동의보감』; 대성문화사, 앞의 책「탕액편」, 313쪽.

642 唐愼微, 1082,『증류본초』; 대성문화사, 앞의 책, 648쪽.

643 "浸酒 漱齒痛, 煮汁服 治大便下血, 末服 治野雞病有血", 李時珍, 1590,『본초강목』; 대성문화사, 앞의 책 권42, 102쪽.

644 치질을 다섯 종류로 나눈 것. "五種 一曰牡痔(수치질) 二曰牝痔(암치질) 三曰脈痔 四曰腸痔 五曰氣痔 又有 酒痔 血痔 瘻痔", 허준, 1613,『동의보감』; 대성문화사, 앞의 책「외형편」, 534쪽.

645 "主五痔 大便下血", 허준, 1613,『동의보감』; 대성문화사, 앞의 책「탕액편」, 313쪽.

646 "煎湯代茶 去風 時珍 出茶譜", 李時珍, 1590,『본초강목』; 대성문화사, 앞의 책 권42, 102쪽.

기(枳)로 사용한
감귤속 열매의 특성

기(枳)로 사용한 대표적 감귤속(*Citrus*) 열매들로 구귤, 광귤, 산등이 있다고 했는데 각각 원산지 및 주요 산지에서 차이가 난다. 탱자의 다른 이름인 구귤(枸橘; *Poncirus trifoliata*)은 예전에는 "중국 황하(황허, 黃河)의 북쪽 산"[647]과 "황하 근처 시냇가와 연못가에서 났다."[648]고 알려져 왔으나, 그후 5세기 이후부터는 "중국 전역 곳곳에 나는"[649] 것으로 보고 있다. 우리나라에서는 "경기도 이남의 해발 100~700m 지역"[650]에서 나는 것을 볼수 있다. 광귤(廣橘; *C. aurantium* var. *amara*)은 원산지가 인도(印度)[651]라고 알려져 있는데, 예전 문헌에도 "우리나라에서는 오직 제주에 있다."고 전해지고 있으며 현재에도 제주에서만 자란다. 산등(酸橙; *C. aurantium*)의 경우를 보면 10세기 무렵에는 섬서성(산시성, 陝西省) 상주구(상저우구, 商州區)[652]에서 나다가, 11세기에는 섬서성 상락시(상뤄시, 商洛市)의 서쪽과 사방 각지의 주(州)·군(郡) 그리고 감숙성(간쑤성, 甘肅省) 성현(청현, 成縣)[653], 하남성

---

647 "又北二百里 曰北嶽之山 多枳棘剛木", 정재서, 앞의 책, 119쪽.

648 "『別錄』曰 枳實生河內川澤 九月十月采 陰乾", 李時珍, 1590, 『본초강목』; 대성문화사, 앞의 책 권42, 100쪽.

649 "陶隱居云 今處處有採", 唐愼微, 1082, 『증류본초』; 대성문화사, 앞의 책, 650쪽. / "處處有之", 李時珍, 1590, 『본초강목』; 대성문화사, 앞의 책 권42, 102쪽.

650 김태정, 앞의 책 권2, 269쪽.

651 김태정, 앞의 책, 권2, 271쪽.

652 商州區는 상뤄시[商洛市]의 縣級행정구역이다.

653 성주(成州)기실.

(허난성, 河南省) 여주시(루저우시, 汝州市)[654]까지 생산 지역이 확대된다. 현재 중국에서는 "진령(秦嶺) 이남 여러 곳"[655]에서 나는데, 그 밖에도 "아시아 동남부에 나고, 대만에는 남쪽섬인 난서(란위, 蘭嶼)에 겨우 자라"[656]는 것으로 알려져 있다.

한편 구귤, 광귤, 산등은 개화 시기와 채취 시기에 있어서도 차이가 난다. 구귤(枸橘; *Poncirus trifoliata*), 즉 탱자는 일반적인 귤속의 식물과 개화 시기가 다르고[657] 자연교잡이 일어나지 않는다. 그래서 예전부터 인공교잡을 통해 여러 재배 품종을 만드는 데 이용하였다. 탱자는 음력 3월[658]부터 시작하여 양력 5월까지 꽃[659]이 피고 채취 시기는 제시하는 책마다 서로 다른데, 『명의별록』에서는 "음력 9~10월에 채취한다."고 하면서 황색으로 완전히 익었을 때를 말하지만, 『동의보감』을 보면 음력 7~8월 열매를 딴[660] 것을 알 수 있는데 이는 유과(幼果)인 기실로 사용하기 위한 것임을 알 수 있다. 또한 『중약대사전』에서도 "결실기를 양력 9~10월이라 하였지만, 양력 8~9월에 열매가 덜 익었을 때 따서 사용한다."[661]고 한 것

---

654 린루현[臨汝縣]이라고도 하고 여주기각(汝州枳殼)이 유명하다.

655 蔡炎璋, 앞의 책, 30쪽.

656 "亞洲東南部, 臺灣僅產蘭嶼", 蔡炎璋, 앞의 책, 37쪽.

657 "동뎡귤(중략) 夏初生白花(중략) 팅ᄌ여름(중략) 春生白花", 허준, 1613, 『동의보감』; 대성문화사, 앞의 책 「탕액편」, 181, 312쪽.

658 "枸橘(중략) 二月開白花", 李時珍, 1590, 『본초강목』; 대성문화사, 앞의 책 권42, 102쪽./ "枸橘(중략) 三月開白花", 蔡炎璋, 앞의 책, 11쪽.

659 『중약대사전』에는 개화기가 양력 4~5월이고, 『한국의 자원식물』에서는 개화기가 5월이다.

660 "至秋結實 七八月採暴乾", 허준, 1613, 『동의보감』; 대성문화사, 앞의 책 「탕액편」, 312쪽.

661 김창민 외, 앞의 책 권1, 531쪽.

을 보면 채취 시기에 따라 약재의 쓰임이 다르기 때문임을 알 수 있다. 광귤(廣橘; *C. aurantium var. amara*)의 경우에는 "양력 5~6월에 꽃이 피고, 양력 10월에 열매가 성숙한다."[662]고 되어 있는데, "기각은 미성숙과를 사용했기에 음력 7~8월 열매를 따고 땡볕에 말렸다."[663]는 것을 알 수 있다. 한편 산등(酸橙; *C. aurantium*)의 경우에 "개화 시기는 양력 4~5월이고 결실기는 양력 9~12월이다."[664]라고 되어 있지만, "기실은 유과(幼果)를 사용하였으므로 음력 7~8월에, 기각은 미성숙과이므로 음력 9~10월 열매를 채취했다."[665]고 하여 채취 시기별로 효능을 구분한 것이 눈에 띈다.

그런데 구귤, 광귤, 산등과 같이 기(枳)라는 약재로 사용되는 감귤류의 열매를 건조하는 방법은 사실상 동일하다고 할 수 있다. 즉, "모든 약재는 음력 8월 이전에 채취한 경우는 햇볕에 말리거나 불에 말리는 것이 좋으며, 음력 10월 이후부터 정월사이에 채취한 경우는 그늘에서 말리는 것이 좋다."[666]고 한 것이다. 그러면서 "음력 9~10월에 채취한 탱자는 그늘에서 말린다."[667]고 하였고, "음력 7~8월에 채취한 것은 땡볕에서 말린다."고도 했다.

662　김태정, 앞의 책, 권2, 271쪽.

663　"七八月採實暴乾", 허준, 1613, 『동의보감』; 대성문화사, 앞의 책 「탕액편」, 313쪽.

664　"花期 4-5月, 果期 9-12月", 蔡炎璋, 앞의 책, 30쪽.

665　"頌曰 (중략) 春生白花 至秋成實 七月八月采者爲實 九月十月采者爲殼", 李時珍, 1590, 『본초강목』; 대성문화사, 앞의 책 권42, 100쪽.

666　"諸藥 八月已前採者 皆日乾火乾乃佳 十月已後至正月採者 乃可陰乾", 허준, 1613, 『동의보감』; 대성문화사, 앞의 책 「탕액편」, 31쪽.

667　"『別錄』曰 枳實生河內川澤 九月十月采 陰乾", 李時珍, 1590, 『본초강목』; 대성문화사, 앞의 책 권42, 100쪽.

기실과 기각을 구분하는 기준으로 가장 크게 작용하는 것이 바로 열매의 크기라고 하면 현재 한약재 기실(枳實)의 규격기준은 어떻게 해야 할 것인지 생각해볼 필요가 있다. "현재 기실의 규격기준은 폰시린 (poncirin) 2% 이상, 지름 1~2cm로 규정한다, 하지만 시중에 '애기실'[668]이 라 하여 지름 1cm 미만의 것이 고가로 유통되고 있는데, 폰시린은 어릴 수록 더 많이 함유되어 있다. 원래 기실은 탱자완숙과였는데, 현재 미숙 과 중에서도 미숙과인 애기실을 선호하는 것은 잘못이다."[669]라는 것에 주의를 기울일 필요가 있다. 그러나 『도경본초』에 도지약재(道地藥材)인 성주기실(成州枳實)의 경우를 보면 "꽃과 열매가 같은 나무에 그려져 있는 것"[670]을 알 수 있는데, 이를 보면 꽃이 지면서 자란 크기가 아주 작은 애 기실이 더 좋을 수도 있겠다는 생각을 하게 된다.

기실,
기각의 효능

기실로 사용하고 있는 감귤류 열매의 성분을 비교하면 미묘한 차이가 있는 것을 볼 수 있다. 현재 중국에서는 산둥(酸橙)의 유과(幼果), 산둥(酸 橙)재배변종의 유과, 첨둥(甛橙)의 유과를 건조하여 주로 기실(枳實)로 사 용하고 있는 반면에 한국에서는 탱자의 유과를 건조하여 기실로 사용하

---

668   아이같이 작다 하여 붙여진 이름으로 아주 작은 크기의 기실 열매.
669   김인락, 2004, 「약효동등성을 위해 기원에 주의해야할 한약재」, 동의대학교 본초학교실, 3쪽.
670   "成州枳實 花果並存", 蔡炎璋, 앞의 책, 2쪽.

는 것이 일반적이다. 산등, 첨등, 탱자로 만든 기실의 성분을 각각 분석해 본 결과, "플라보노이드(Flavonoid) 함량은 산등이 최고로 높고, 총 폴리페놀(polyphenol) 함량은 탱자가 가장 높았다."[671]는 것을 볼 수 있다. 성분 차이에 따른 효능 차이가 분명히 존재함을 볼 때, 앞으로도 이와 같이 지속적으로 탱자로 만든 기각과 산등으로 만든 기각을 비교, 분석하여 더욱 높은 품질의 약재로 만들어갈 필요성이 충분히 있어 보인다.

　열매의 크기에 따른 기실과 기각의 효능 분류에 대해서는 심괄(선쿠오, 沈括)의 견해를 참조할 필요가 있다. 11세기에 심괄(선쿠오, 沈括)은『몽계필담(夢溪筆談)』이라는 책에서 "육조(六朝) 이전 의방에는 오직 '기실'만 있고 '기각'이라 불리는 약재는 없다. 고로, 예전『본초』에는 다만 '기실'만 있을 뿐이다. 그러나 후인들이 탱자 또는 산등의 작고 어린 것은 기실, 큰 것은 기각이라 하며 사용할 뿐이다. 기실과 기각이 주로 치료하는 증상은 따로 있어, 곧 별도로 기각 한 조항을 내어 기실 뒤에 기재하였으나, 두 약재의 주치하는 바가 역시 서로 다르지 않으니, 옛날 사람들이 말한 기실은 곧 기각이다.『본초』에 기재된 기실의 주치는 곧 기각의 주치이고, 후세 사람들이 이미 별도로 기각 조항을 만들어 놓고, 기실 조항 중에서 기각이 주치하는 병증을 골라내어 합쳐서 따로 한 가지 조항을 만든 것이다. 예전『증류본초』의 기실 조항에는『신농본초경』과『명의별록』에서 말하는 기실의 주치가 합쳐져서 남아 있다. 후세 사람들은『신농본초

671　"總黃酮含量 酸橙爲三者中最高 總多酚類含量 綠衣枳實爲三者中最高", 蔡炎璋, 앞의 책, xii쪽.

경』의 기실 조항에 기재된 글자들이 경서이기 때문에 감히 바꾸지 못하여, 기실과 기각 두 조항이 서로 저촉되어 중복되는 것을 피하지 못하고 서로 다르지 않게 됐다. 내 생각으로는『신농본초경』의 기실 조항에 기재된 '주대풍재피부중 여마두고양 제한열결 지이 장기육 이오장 익기경신(主大風在皮膚中 如麻豆苦痒 除寒熱結 止痢 長肌肉 利五臟 益氣輕身)'이라는 구절과『명의별록』에 기재된 '안위기 지당설 명목(安胃氣 止溏泄 明目)'이라는 구절은 모두 기각의 효능을 말하는 것으로 해당 항목을 전부 기각의 조항에 넣어야 할 필요성이 있다. 훗날 간행된『개보본초』를 보면 또 다른 주치가 나오는데, 서술된 구절, 즉 '통이관절 노기 해수 배박민권 산유결 흉격담체 축수 소창만 대장풍 지풍통(通利關節 勞氣 咳嗽 背膊悶倦 散留結 胸膈痰滯 逐水 消脹滿 大腸風 止風痛)'과 같은 종류는 모두 나중에 덧붙여져서 주치증이 늘어나게 되는 것이라고 할 수 있는데 이 또한 다만 기각에 해당되는 조항이라는 것을 알 수 있다. 한편으로『명의별록』에 기록된 조항인 '제흉협담벽 축정수 파결실 소창만 심하급비통 역기(除胸脅痰癖 逐停水 破結實 消脹滿 心下急痞痛 逆氣)'는 모두 기실의 효능에 해당하는 바, 원래 기실이라는 항목에 남겨 두었어야 하는 것으로 보인다. 각각의 약재가 별도로 주치하는 바가 있으면 이를 첨부하여 늘리는 것도 가능하다. 기(枳)에 대해 이와 같이 기실과 기각이라는 두 개의 조항으로 비로소 나누면, 각각 주치하는 곳을 알 수 있고 심지어 서로 혼란에 이르지 않게 될 것으로 보인다."672

기실과 기각의 효능에 대해 황도연(黃度淵)이 제시한 견해도 참고할 필요성이 있다. 황도연은 기실과 기각의 효능에 대하여 다음과 같이 짤막하게 정리한 바가 있는데, "기실은 쓴맛이 있어 음식으로 체하여 가슴이 막혀 답답한 것을 소화시키고, 뭉친 것을 깨뜨려 담(痰)과 묽은 가래를 삭이는 것이 장기이다. 기각은 기실보다 성질이 약간 따뜻하여 기운이 맺힌 것을 풀고 창자를 부드럽게 넓히니 배가 더부룩하게 불러 오르는 창만을 가라앉히는 데 없어서는 안 된다."[673]고 하여 효능 면에서 기실과 기각의 차이를 보여주는 것을 알 수 있다.

이렇게 기실과 기각의 효능에 대해 다양한 견해들이 존재하지만, 이를 종합하여 공통적인 부분에 해당되는 것을 찾아볼 수 있다. 기실과 기각은 모두 찬 성질을 갖고 있어서 스트레스가 쌓여 나타나는 열감을 내려주어, 사이다처럼 가슴을 시원하게 뻥 뚫어준다. 또한 속이 더부룩하고 소화가 원활하지 않을 때 그리고 변비, 설사, 복통에도 쓰인다. 그리고 피부 또는 오장육부 사이에 있는 노폐물을 제거함으로써 피부병과 위하

672 『夢溪筆談』六朝以前醫方 唯有枳實 無枳殼 故本草亦只有枳實 后人用枳之小嫩者为枳實 大者爲枳殼 主療各有所宜 遂別出枳殼一條 以附枳實之后 然兩條主療 亦相出入 古人言枳實者 便是枳殼《本草》中枳實主療 便是枳殼主療 后人既別出枳殼條 便合於枳實條內 摘出枳殼主療 別爲一條 舊條內只合留枳實主療 后人以《神農本經》不敢摘破 不免兩條相犯 互有出入 予按《神農本經》枳實條內稱 主大風在皮膚中 如麻豆苦痒 除寒熱結 止痢 長肌肉 利五臟 益氣輕身 安胃氣 止溏泄 明目 盡是枳殼之功 皆當摘入枳殼條 后來別見主療 如通利關節 勞氣 咳嗽 背膊悶倦 散留結 胸膈痰滯 逐水 消脹滿 大腸風 止風痛之類 皆附益之 只爲枳殼條 舊枳實條內稱 除胸脅痰癖 逐停水 破結實 消脹滿 心下急痞痛 逆氣 皆是枳實之功 宜存於本條 別有主療亦附益之可也 如此二條始分 各見所主 不至甚相亂乱", 신대풍출판공사, 앞의 책 中권, 1238, 1239쪽.

673 "枳實味苦消食痞 破積化痰是長技, 枳殼味溫解氣結 寬腸消脹不可缺", 황도연, 1884, 『방약합편』; 남산당, 앞의 책, 239쪽.

수, 탈장, 치질, 자궁하수에도 사용된다. 성분 중에서 특히 비타민C와 헤스페리딘은 고혈압과 당뇨, 고지혈증에도 많은 도움이 되며 감기 예방에도 좋은 것으로 알려져 있다.

이렇듯 기실과 기각은 효능이 서로 유사하지만 기실이 기각보다 약효의 측면에서 훨씬 강하기 때문에 증상이 더욱 심한 경우에 사용하는 것이 일반적이다. 기실과 기각은 모두 뭉친 것을 흩어버리는 작용만 있고 기운을 보충하지는 않기 때문에, 임신부나 허약자, 위장기능이 저하된 경우에는 기운을 떨어뜨리므로 복용하지 말아야 할 필요성도 있다. 한편 차(茶)로 마실 때는 산등이나 탱자를 밀기울과 함께 볶아 가루 내 뜨거운 물에 풀어 마시면 좋은데, 그러면 스트레스가 풀리면서 눈이 맑아지게 된다. 이 경우에 4~10g을 물에 넣고 향이 날아가지 않게 가볍게 우려내어 마시면 된다. 쓴맛이 강하면 꿀이나 설탕을 타거나, 설탕에 재어 두었다가 물에 타서 마셔도 된다. 산등이나 탱자를 우려낸 물을 입욕제로도 활용할 수 있다.

기(枳)라는 재료를 사용한 처방 중에서 특히 수태산(瘦胎散) 처방과 관련해서는 보다 엄밀히 살펴볼 필요가 있다. 이를 살펴보면 광무제[674]의 누나 호양공주(湖陽公主)가 난산으로 고생한 경험이 있던 터라, 방사들은 수태산(瘦胎散)을 처방하여 임신 5개월부터 출산할 때까지 하루에 한 번 복용하게 하였는데, 쉽게 출산하였을 뿐만 아니라 태 속의 나쁜 병들도 없어졌다."[675]는 것이 전해내려오는 것을 알 수 있다.

이러한 내용을 11세기 두임(두런, 杜王)은 당시 '수태산'에 사용된 기(枳)

---

674   光武帝(A.D. 25~57).

에 대해 기각(枳殼)이라고 하면서『두임방(杜壬方)』이라는 책에 기록해 놓게 된다. 이러한 내용에 대해 12세기 전반의 구종석(코우쭝스, 寇宗奭)은『본초연의(本草衍義)』에서 "태(胎)가 튼튼하면 태아가 힘이 있어 쉽게 출산하는데, 기각으로 약을 만들어 복용하면 도리어 태아가 힘이 없게 되고, 아울러 태아도 기가 약해져 기르기 어렵게 되는데, 태아를 축소시켜 쉽게 출산한다고 하는 말은 매우 그렇지 않다."[676]라는 주장을 하게 된다.

그러나 12세기 후반 장원소(장위안쑤, 張元素)는『활법기요(活法機要)』에서『두임방』의 수태음(瘦胎飮)을 변형하여, 기각과 백출(白朮)로 만든 환을 제시하고 있다. 그렇게 조제된 환을 날마다 복용하면 태아가 야위게 되고 결국 손쉽게 출산을 하게 되는데 바로 그 처방을 속태환(束胎丸)[677]이라 하였고, 처방에 기실이 아닌 기각을 사용하라 했다. 한편 14세기 주진형(주전형, 朱震亨)은 "난산은 울적하고 게으른 사람이나 부귀하게 대접받는 집안에서 잘 보인다. 옛 처방인 '수태음'은 '호양공주'를 위해 만든 것이다. 내 누이가 난산으로 고통을 받았는데, 이는 몸이 살찌고 앉아 있기만 하여 생긴 것이다. 나의 누이는 호양공주와 반대된다고 생각한다. 공주처럼 대접받는 사람은 기가 필시 실하므로 기를 소모시켜 고르게 되면

675　『杜壬方』宋代 두임(杜壬) 쓴 책으로 佚失됨. "『杜壬方』載湖陽公主苦難產 有方士進瘦胎飮方 用枳殼四兩 甘草二兩 爲末 每服一錢 白湯點服 自五月後一日一服 至臨月 不惟易產 仍無胎中惡病也", 李時珍, 1590,『본초강목』; 대성문화사, 앞의 책 권42, 101쪽.

676　"時珍曰 (중략) 寇宗奭『衍義』言胎壯則子有力易生 令服枳殼藥反致無力 兼子亦氣弱難養 所謂縮胎易產者 大不然也 以理思之 寇氏之說似覺爲優", 李時珍, 1590,『본초강목』; 대성문화사, 앞의 책 권42, 101쪽.

677　"張潔古『活法機要』改以枳朮丸日服 令胎瘦易生 謂之束胎丸", 李時珍, 1590,『본초강목』; 대성문화사, 앞의 책 권42, 101쪽.

쉽게 출산할 수 있다. 그러나 지금 나의 누이는 살이 쪄서 기가 허하고, 앉아 있기만 하여 기가 운행하지 못하니, 산모의 기를 보해 주어야 한다. 따라서 자소음(紫蘇飲)에 기를 보해 주는 약을 더하여 10첩 이상을 복용하게 하니 마침내 쉽게 출산하였다."[678]라고 하면서 임부의 상태에 따라 처방을 달리하라고 주장한다.

이러한 수태산에 대해 16세기 이천(리찬, 李梴)은 "수태기감산(瘦胎枳甘散)으로 새롭게 명명하면서 임신한 지 8, 9개월에 사용하고 태기가 막혀 그득할 때 늘 복용하면 아이를 쉽게 낳는다."[679]고 처방을 제시하였다. 또 16세기 이시진(리스쩐, 李時珍)은 "간혹 임신 중에 기가 왕성하나 잘 체하는 사람은 그냥 써도 되지만, 그러지 않을 경우는 임신 8~9월에 반드시 기각에 자소경(紫蘇梗)을 사용하여 기를 순조롭게 하여야 한다. 임신 중에 기가 막힘이 없으면 출산 후에도 허하지 않으나 타고난 기가 약하다면 복용하기에 매우 좋지 않다."[680]고 하여 구종석의 이론이 타당하다고 하면서 임부의 상태에 따라 처방을 달리하라고 주장한다.

---

678 "震亨曰 難產多見於鬱悶安逸之人 富貴奉養之家 古方瘦胎飲 爲湖陽公主作也 予妹苦於 難產 其形肥而好坐 予思此與公主正相反也 彼奉養之人 其氣必實 故耗其氣使平則易產 今形肥則氣虛 久坐則氣不運 當補其母之氣 以紫蘇飲加補氣藥 十數貼服之 遂快產", 李時珍, 1590,『본초강목』; 대성문화사, 앞의 책 권42, 101쪽.

679 "수태기감산(瘦胎枳甘散) 孕婦八九月內 胎氣壅滿 宜常服之 滑胎易產 枳殼五兩 甘草一兩 右爲末 每服二錢 白湯點服 或加香附一兩 尤妙", 허준, 1613,『동의보감』; 대성문화사, 앞의 책「잡병편」卷之十「婦人」, 178쪽.

680 "時珍曰 (중략) 或胎前氣盛壅滯者宜用之 所謂八九月胎必用枳殼蘇梗以順氣 胎前無滯 則 產後無虛也 若氣稟虛弱者 卽大非所宜矣", 李時珍, 1590,『본초강목』; 대성문화사, 앞의 책 권42, 101쪽. 胎前은 임신에서 분만까지의 기간으로 임신기간 중을 말한다.

6장

귤피의
가공

귤피의 가공과 수치
감귤피를 가공한 진피의 종류

귤피의 가공과
수치

한의학에서 수치(修治)라고 하는 것은 약재로 사용하는 것의 성질을 사용하고자 하는 용도에 알맞게 바꾸기 위하여 정해진 방법대로 가공처리하는 것을 말한다. 다른 말로는 정해진 법도에 따른다고 해서 법제(法製)라는 용어를 쓰기도 했다. 귤피의 경우에도 한약재로 사용한 역사가 오래된 만큼 효능을 최대화하기 위해 다양한 수치 방법에 대한 연구가 진행되어 왔고 관련 기록 또한 오래전부터 남아 있는 상태이다.

귤피의 수치와 관련된 최초의 기록이 보이는 것은 5세기경에 뇌공(레이궁, 雷公)[1]이 저술한 『뇌공포자론』이다. 책에서 뇌공은 "귤피의 중과피(中果皮)를 제거하고 잉어껍질[鯉魚皮]로 싸서 보관했다가 꺼내 사용한

---

1   "雷公(?~?): 남북조시대 의약학가(醫藥學家) 雷斅를 말하거니와, 약물학(藥物學)의 발전에 크게 공헌함", 한의학대사전편찬위원회, 앞의 책, 38쪽.

다."[2]면서 보존재로 잉어껍질을 언급하고 있다.

8세기 초반에 이르러 맹선(멍셴, 孟詵)은 귤피는 햇볕을 사용해 말려 건피(乾皮)를 만들고, 또한 건피를 잘 묵혀서 진피(陳皮)로 사용한다고 했다. 9세기 중기의 구단(쥬똰, 咎段)은 『식의심경(食醫心鏡)』에서 "귤피를 타지 않을 정도로 볶은 후 으깨 가루 내고 차 마시는 법[3]처럼 마신다."[4]고 했는데 이 경우에는 불(火)을 사용하여 덖어 비벼내 가루로 만든 말차(抹茶)를 만들어 마시는 것처럼 귤피가루차를 마셨다고 한다.

10세기 후반에 발간된 『성혜방(聖惠方)』에서는 "귤피를 끓인 물(水)에 담가 중과피인 흰 부분을 제거하고 햇볕에 말린 후, 밀가루(麵)가 노랗게 될 때까지 볶아서 사용한다."[5]는 내용이 보인다. 12세기 후반 『귤록(橘錄)』에는 "설탕(糖)을 사용해 귤을 조려 '약귤'이라 한다."[6]고 했음도 확인된다. 13세기 중반 『직지방(直指方)』에는 좋은 흙(土)으로 귤피를 볶아서 쓴다고 했다. 14세기 중반 주진형(주전헝, 朱震亨)은 "진피를 그릇에 먼저 넣은 후, 소금(鹽)을 넣고, 진피가 물에 잠기도록 물을 부은 후, 불로 조려서

---

2   "斅曰 (중략) 凡修事 須去白膜一重 剉細 以鯉魚皮裹一宿 至明 取用", 李時珍, 1590, 『본초강목』; 대성문화사, 앞의 책 권41, 633쪽.

3   唐代에는 茶葉을 덖고 비벼 가루로 만든 후, 해당 차 가루를 뜨거운 물에 넣고 달인 다음 소금을 첨가해 마셨다.

4   "食醫心鏡云 (중략) 橘皮半兩 微熬作末 如茶法煎呷之", 唐愼微, 1082, 『증류본초』; 대성문화사, 앞의 책, 940쪽.

5   "橘香散 中医方剂名 出自『袖珍方大全』卷四 引『太平圣惠方』主治小儿吹乳致乳痈 痛极不可忍者 未结即散 已结即溃 (중략) 陈皮 (汤浸去白 晒 面炒黄)", https://baike.baidu.com/item/橘香散.

6   "鄕人有用糖熬橘者 謂之藥橘", 韓彦直, 1178, 『귤록』; 현행복, 앞의 책, 273쪽(원본 영인본 쪽).

사용"7하는 방법을 제시하고 있다. 15세기 초반『보제방(普濟方)』에는 "묵힌 진피에서 중과피를 제거한 후 술(醖)을 사용해 말려 사용한다."8고 하면서 아울러 "중과피가 있는 상태로 묵힌 진피를 술(酒)을 사용해 삶은 후 말려 가루 내어 사용한다."9는 내용도 추가했다.

16세기에 들어와서는 여러 한의약 문헌에서 약재 가공의 중요성을 더욱 강조하게 된다. 16세기 중반의 진가모(천쟈모, 陳嘉謨)는『본초몽전(本草蒙筌)』에서 "제약의 목적은 적중함을 중히 여긴다. 만일 그렇지 못하면 적절한 효과를 거둘 수 없을 것이오, 너무 지나치면 기운과 맛을 상실한다."10고 했다. 이는 귤피뿐 아니라 일반적으로 모든 약재의 수치를 정해진 원리에 따라서 신중하게 해야 함을 강조한 것이었다. 16세기 후반의 이시진(리스쩐, 李時珍) 역시도 "각기 수치하는 법은 본 처방에 따라야 한다."11고 했다. 곧, 진단에 따른 수치 방법의 중요성을 말하고 있는 것이다. 그래서 이시진은 추위로 인한 병에는 귤피에 생강즙(薑汁)을 사용한

---

7   "陳橘皮半斤 入砂鍋內 下鹽五錢 化水淹過 煮乾", 李時珍, 1590,『본초강목』; 대성문화사, 앞의 책 권41, 634쪽.

8   "陳橘皮散 出聖惠方(중략) 陳橘皮一兩湯浸去白醖焙", 朱橚 외, 15세기초,『보제방(普濟方)』; 대성문화사, 1995, 흠정사고전서 자부 5 의가류 권20『보제방』, 100쪽.

9   "陳皮連白 酒煮 焙 硏末 每溫酒服 二錢 米飮下", 李時珍, 1590,『본초강목』; 대성문화사, 앞의 책 권41, 634쪽./ 윗글은 '陳皮連白 酒煮 焙 硏末 每溫酒(調)服 二錢 (不飮酒者) 米飮下'가 줄여진 문장인 것 같다.

10   이상인, 앞의 책, 47쪽.

11   "去白者 以白湯入鹽 洗潤透 刮去筋膜 晒乾用 亦有煮焙者 各隨本方", 李時珍, 1590,『본초강목』; 대성문화사, 앞의 책 권41, 633쪽.

다고 했다.[12]

17세기 허준도 귤피가 수치를 거친 다음 갖게 되는 효능을 인정해『동의보감(東醫寶鑑)』에 기록하고 있다. 위에서 언급한 몇몇 역사적 기록만을 보더라도 귤피를 수치하는 데 있어서 불(火), 물(水), 흙(土), 소금(鹽), 술(酒) 등의 다양한 재료들이 사용된 것을 볼 수 있다. 현재 한의학에서는 그러한 전래의 방법 말고도 식초, 녹차 등의 다양한 방법을 동원해서 귤피의 수치를 행하고 있다.

귤피 가공의 역사와
이유

오래전부터 감귤의 열매껍질을 단순히 귤피와 진피 상태에서 약재로 사용하지 않고 시간과 노력을 들여 복잡한 수치 과정을 거친 것에는 분명한 이유가 존재한다.

우선 수치 과정을 거쳐 가공한 다음, 썩지 않게 장시간 보관하여 발효가 이루어지도록 하면 귤피의 약효는 시간이 지날수록 높아지기 때문이다.

두 번째로는 좋은 향기와 맛, 빛깔을 유지하여 약효를 보존하도록 하기 위함이다. 감귤의 껍질에는 불포화지방산에 해당하는 정유(精油)가 많이 함유되어 있는데, 이것이 산화(酸化)[13]되면 특유의 불쾌한 냄새(臭)가

---

[12]　"脾寒諸瘧 不拘老少孕婦 只兩服便止 眞橘皮取白切(去白切) 生薑自然汁浸過一指 銀器內 重湯煮 乾焙 硏末 每服三錢", 李時珍, 1590,『본초강목』; 대성문화사, 앞의 책 권41, 634쪽.

[13]　산패(酸敗), 변패(變敗), 기름의 열화현상(劣化現象), rancidity라 한다.

발생하게 되고 그러한 산화 과정에서는 산소, 빛, 열, 구리(銅)와 같은 금속, 세균, 효소, 습기 등에 의한 성질의 변화가 더욱 촉진되는 양상을 보이게 된다. 그렇기 때문에 귤피가 산화되지 않도록 보관용기를 잘 선택한 다음에 저장을 해야 약효가 오랫동안 제대로 보존되는 것이다. 현재는 산화방지를 위해 질소가스를 충전한 다음 밀봉하든가 아니면 산화방지제나 실리카겔과 같은 제습제를 첨가하여 서늘하면서 어두운 곳에 보관하도록 하고 있다.

세 번째는 열매의 모든 부위는 서로 다른 약효가 있는 관계로 각각의 부위를 분리해 다양하게 활용하기 위해서이다. 그중에서도 주황과 흰색의 2층으로 된 감귤의 껍질은 잘 나누어지지 않는다. 그 이유는 껍질 중에는 접착제와 유사한 성격을 지닌 물질인 펙틴(pectin)이 다량 함유되어 있기 때문이다. 열매를 자연방치하면 펙틴은 과육에서 수분이 나와 녹게 된다. 또한 오랫동안 삶게 되면 세포막과 세포 사이에서 접착제 역할을 하는 다당류인 펙틴이 녹아 세포 사이의 결합이 약해져 느슨해진다. 이는 껍질의 이층 구조를 제대로 분리하기 위해서는 직접 칼과 같은 도구로 나누거나 또는 열을 이용해 껍질에 균열이 생기게 한 다음 나눠야 한다는 것을 의미한다. 물을 사용하는 경우에는 뜨거운 물에 넣었다가 꺼내는 식으로 데쳐서 수치를 하기도 한다.[14]

---

14   "去白者 以白湯入鹽 洗潤透 刮去筋膜 晒乾用 亦有煮焙者 各隨本方", 李時珍, 1590, 『본초강목』; 대성문화사, 앞의 책 권41, 633쪽. / "橘皮(중략) 去白時 不可浸於水 中止以滾湯手蘸三次 輕輕刮去白 要極淨", 繆希雍, 1622, 『선성재광필기』; 대성문화사, 앞의 책, 273쪽.

네 번째는 '인경보사설' 이론에 따라 껍질과 기타 물질을 배합하여 다양한 치료 목적에 부합되도록 가공하기 위해서이다. 다양한 재료를 이용하여 수치를 하는 과정에서 해당 재료의 성분들이 감귤 껍질과 어우러져 새로운 효능을 발휘하게 되는 것이다.

다섯 번째로는 약재로 사용하기 위해 불필요한 부위를 제거하기 위해서이다. 다른 의미로는 선택한 부위의 약효를 더욱 강화하는 효과를 내려는 목적을 갖고 있다. 5세기『뇌공포자론(雷公炮炙論)』[15]을 보면 "반드시 귤피의 하얀 막 1층을 제거하고 잘게 썬다."[16]고 했다. 13세기 후반에 간행된『약성부(藥性賦)』에서도 "담[17]을 삭이고 체기를 풀기 위해서는 하얀 부위를 제거하라."[18]고 주장하는 내용이 담겨 있다. 또한『탕액본초(湯液本草)』에서도 "만약 가슴 부위에 답답한 체기를 다스리려면 반드시 흰 부위를 제거하라."고 했는데, 17세기 후반 왕앙(왕앙, 王昂)은 "포만감을 없애기 위함"[19]이라고 그러한 이유를 밝히기도 했다. 우리나라에서도 황도연

---

15 『뇌공포자론』는 원래 雷斅가 편찬하고, 胡洽이 다시 개정하였는데, 대략 5세기경에 이루어졌다고 본다. 원서는 남아 있지 않으나, 1932년 張驥가 부분적으로 거론한 기록에 근거하여 보충·편집한 것임, 한의학대사전편찬위원회, 앞의 책, 38쪽.

16 "斅曰(중략) 凡修事 須去白膜一重 到細 以鯉魚皮裹一宿 至明 取用", 李時珍, 1590,『본초강목』; 대성문화사, 앞의 책 권41, 633쪽.

17 "담(痰) [병리] (동) 담음(痰飮) 수음(水飮): 속발성 병인의 하나. 진액이 정상적으로 운화되지 못해 체내에 머물러 쌓여 있는 병리산물. 이것은 2차적으로 다른 질병을 일으키는 원인이 된다.", 한의학용어제정위원회, 앞의 책, 81쪽.

18 "『藥性賦』: 味辛苦性溫無毒 可升可降 陽中之陰也 其用有二. 留白者補胃和中 去白者消痰泄氣", https://yibian.hopto.org/shu/?sid=75884.

19 "去穰者 免脹", 王昂, 1694,『증비본초비요』; 대방출판사, 앞의 책「약성총의」, 10쪽.

(黃度淵)이 쓴『방약합편(方藥合編)』[20]에 중국 학자들의 이론이 그대로 기재되고 있다. 가슴 속 체기에 사용하기 위한 약재로 귤피를 쓰려면, 불필요한 부위라고 할 수 있는 열매 껍질 가운데의 흰 부위를 제거해서 쓰는 것이 약효를 한층 높인다고 한 것을 받아들인 것이다. 더구나 감귤 껍질의 하얀 부위에는 쓰면서도 약간의 단맛이 들어있기 때문에 껍질의 매운맛을 줄여 약효를 감소시키므로 제거하는 것이 당연히 좋겠다는 생각을 하게 된다.

　여섯 번째로는 부작용을 일으킬 수 있는 강한 성질을 죽이는 효과를 내기 위해서이다. 귤피는 다른 약재에 비해 정유 성분을 더 많이 함유하고 있는 편이다. 16세기『의학입문(醫學入門)』을 보면 "진피는 끓인 물에 담가 우린 후 씻어서 바싹 말리는 성질을 죽인다."[21]고 했다. 19세기 후반의 장병성(장빙청, 張秉成)도『본초편독(本草便讀)』에서 "귤피는 향기가 세고 물질조직이 축축하지 않고 깔깔하게 말라 있다."[22]고 했다. 이와 같이 귤피가 갖고 있는 바싹 말리는 성질을 줄이기 위해서는 물을 사용하거나 혹은 오랫동안 보관해야 하는 것이다.

　수치를 하는 일곱 번째 이유는 약효를 더욱 좋게 만들기 위해서이다. 예를 들어 소금은 인체 내에서 약물을 밑으로 내려 윤택하게 하는 약리

20　"去穢免脹", 황도연, 1884,『방약합편』; 남산당, 앞의 책, 289쪽.

21　"蒼朮半夏陳皮用湯泡洗 去其燥性", 허준, 1613,『동의보감』; 대성문화사, 앞의 책「탕액편」, 33쪽.

22　"橘皮(種類甚多) 惟廣産者最勝 陳者良 味苦辛 性溫 氣香質燥", http://jicheng.tw/tcm/book/本草便讀/index.html.

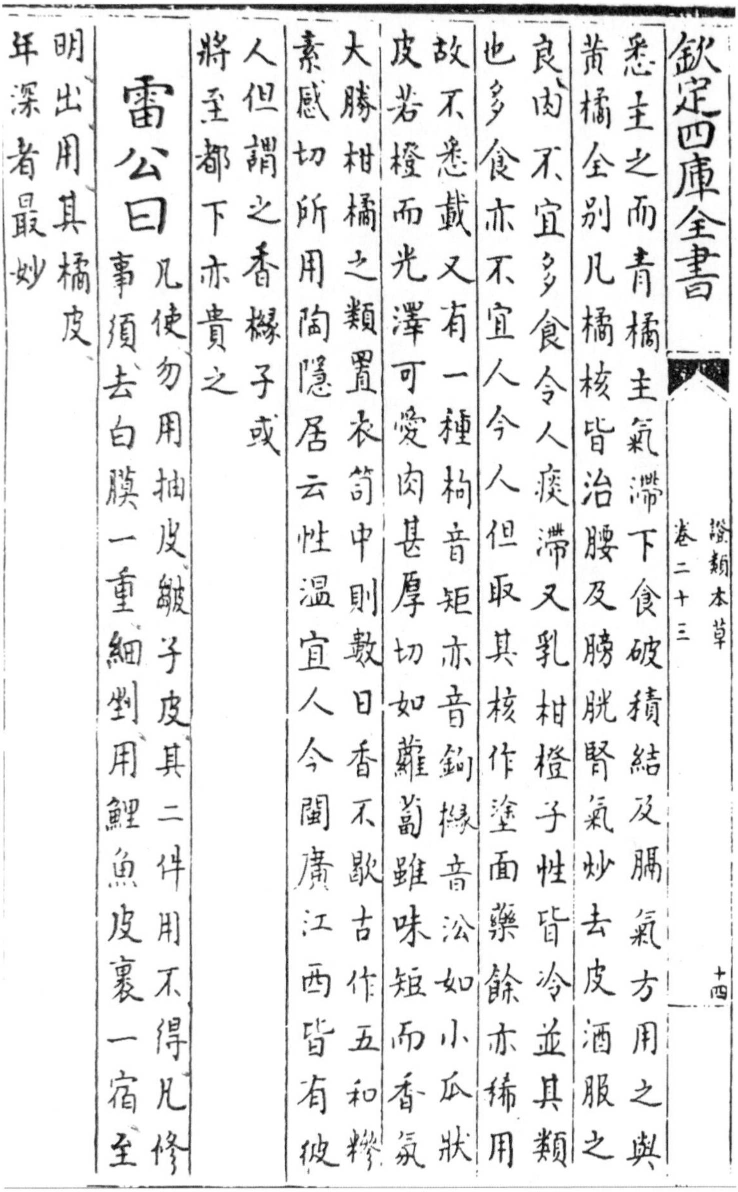
欽定四庫全書　證類本草　卷二十三　十四

悉主之而青橘主氣滯下食破積結及膈氣方用之與黄橘全别凡橘核皆治腰及膀胱腎氣炒去皮酒服之良肉不宜多食令人痰滯又乳柑橙子性皆冷並其類也多食亦不宜人今人但取其核作塗面藥餘亦稀用故不悉載又有一種枸音矩亦音鉤櫞音沿如小瓜狀皮若橙而光澤可愛肉甚厚切如蘿蔔雖味短而香氣大勝柑橘之類置衣笥中則數日香不歇古作五和糝素感切所用陶隱居云性溫宜人今閩廣江西皆有彼人但謂之香櫞子或將至都下亦貴之

雷公曰凡使勿用柚皮皺子皮其二件用不得凡修事須去白膜一重細剉用鯉魚皮裹一宿至明出用其橘皮年深者最妙

〈사진 34〉『증류본초』에 기록된『뇌공포자론』에 나온 귤피의 수치 관련 최초 기록

작용을 일으킨다. 소금으로 수치하면 음(陰)의 기운을 보함과 동시에 열을 내리는 작용을 하게 된다.[23] 이러한 작용으로 인해 생체 내의 정상체액이 변질돼서 발생하는 담(痰)을 치료하는 것이다. 따라서 『본초편독』에서도 "귤피는 소금물로 볶으면 담을 치료하는 데 탁월하다. 역시 담의 근본을 치료하는 것"[24]이라고 한 것이다.

여덟 번째는 맛을 좋게 하려고 첨가물을 사용하는 것이라고 볼 수 있다. 이 경우에 대표적인 첨가물로는 설탕, 꿀, 술, 식초 등을 들 수 있다.

마지막으로는 향을 높이기 위해 첨가물을 사용하는 것을 들 수 있다. 대표적인 첨가물이 바로 차(茶)의 잎이다.

이러한 이유들을 살펴보면 결국 감귤 열매 껍질의 수치는 약재로서의 효능을 높이는 한편, 증상에 따라 효능이 좋은 부위를 택하는 가공의 과정이면서 맛과 향을 추구하고 복용하기에 더욱 쉽도록 만드는 다양한 요소들이 복합적으로 작용하는 것임을 알 수 있다.

---

23 "食鹽 鹹甘辛寒 鹹潤下 故通大小便 鹹走血而寒勝熱 (중략) 鹹入腎 (중략) 鹹潤燥而辛泄肺 故治痰飲喘逆", 王昂, 1694, 『증비본초비요』; 대방출판사, 앞의 책, 193쪽.

24 "橘皮 (중략) 用鹽水炒極能治痰 以其能燥濕理氣 亦治痰之本也", http://jicheng.tw/tcm/book/本草便讀/index.html.

25 "食醫心鏡云 (중략) 又方 治卒食噎以 陳皮一兩 湯浸去瓤 焙爲末", 唐愼微, 1082, 『증류본초』; 대성문화사, 앞의 책, 940쪽.

귤피 가공의 첫걸음
- 껍질의 제거

귤피의 가공은 열매에서 과육과 껍질을 분리하는 것으로부터 시작된
다. 이후 중과피를 제거하는 것이라고 할 수 있는데 예전의 문헌을 보면
귤피의 효능을 높이기 위해 세심한 방법을 사용해서 제거했음을 알 수
있다.

중과피를 제거하기 위한 손쉬운 방법으로 9세기 중기의 구단(쥬똰, 씀
段)은 "진피를 끓인 물에 담아 지푸라기 같은 섬유질인 양(穰)을 제거한
다."[25]고 했다. 11세기 후반에 간행된 『태평혜민화제국방(太平惠民和劑局
方)』에서는 "먼저 뜨거운 물에 담근 다음, 껍질의 안쪽을 잘 문질러 양(穰)
을 제거한다."고 했다. 이어 16세기 이시진(리스쩐, 李時珍)은 "끓인 소금물
로 씻고 골고루 축여서 귤피에 소금물이 충분히 스며들면 껍질 안쪽의
섬유질을 긁어 제거하고 햇볕에 쬐어 말려 사용하거나, 또는 소금물로
삶아서 거백하여 불에 쬐는 법도 있다."[26]고 하면서 높은 온도에서 가공
할 것을 권했다. 이는 이전의 오랜 경험이 축적되어서 가능했던 것이 분
명한데, 왜냐하면 펙틴의 끈끈하게 달라붙는 성질이 온도가 높을수록 약
해지기 때문이다. 하지만 17세기 초반 무희옹(먀오시용, 繆希雍)은 "껍질의
중과피를 분리할 때 물에 푹 담그지 말고, 껍질을 손으로 잡고서는 곤탕

---

26   "其說出於聖濟經 去白者 以白湯入鹽洗潤透 刮去筋膜 晒乾用 亦有煮焙者 各隨本方", 李
     時珍, 1590, 『본초강목』; 대성문화사, 앞의 책 권41, 633쪽.

(滾湯)[27]에 세 차례만 담그고 데치고는, 살살 하얀 부분을 밀어서 중과피를 제거해야 하고, 작업은 매우 깨끗하게 해야 한다."[28]고 하면서 주의를 기울여야 한다고 했다.

감귤피의 효능을 높이기 위해서는 당연히 유기농이나 무농약으로 재배한 친환경감귤의 껍질을 사용해야 한다. 물론 농약을 사용해서 재배한 감귤일지라도 아주 철저한 세척과정을 거쳐서 농약 성분을 제거하면 충분히 이용할 수 있다. 중과피를 효과적으로 분리하려면 냉동을 거치는 방법을 써도 좋다. 일단 감귤을 냉동실에서 꽁꽁 얼리게 되면 과육의 수분이 얼면서 팽창해 껍질이 탱탱해진다. 그런 다음 물에 담그게 되면 얼었던 수분이 녹으며 껍질이 늘어난다. 그런 다음 중과피의 하얀 부분을 살살 칼로 밀어서 제거한다. 펙틴은 얼려도 영양소가 파괴되지 않기 때문에 껍질도 간단히 벗길 수 있는 토마토의 경우에 권장할 만한 방법[29]이지만 감귤의 경우에는 이 역시 수고가 많이 들어간다. 손쉽게 제거하는 가장 편리한 쉬운 방법은 '박피기(zester)'[30]를 사용하여 겉껍질(zest)을 분리하는 것이다.

---

[27] 滾湯은 中火로 20~30분 끓인 물을 말하고, 煲湯은 재료를 솥에 넣고 2시간 이상을 끓이는 것을 말한다,

[28] "橘皮(중략) 去白時 不可浸於水 中止以滾湯手蘸三次 輕輕刮去白 要極淨", 繆希雍, 1622, 『선성재광필기』; 대성문화사, 앞의 책, 273쪽.

[29] 사마키 타케오 외, 2001, 『부엌에서 알 수 있는 과학』; 구성회, 앞의 책, 103쪽.

[30] 키친제스터; 감귤류 과일로부터 풍미를 얻기 위한 주방용품으로 길이가 약 4인치이고 손잡이와 손잡이 끝에 구부러진 금속판이 있다. 그 금속판 위에는 여러 개의 뾰족한 둥근 구멍이 뚫려 있다.

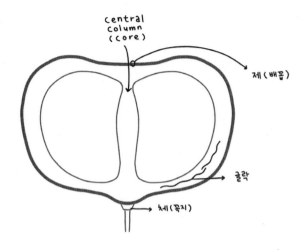

central
column
(core)

제 (배꼽)

귤락

체 (꼭지)

〈그림 20〉 감귤단면의 꼭지(蔕)와 배꼽(臍)

감귤의 껍질을 편리하면서도 효능과 모양을 좋게 벗겨내는 방법이 오래전부터 전해져 내려오는데 이를 박피법(剝皮法)이라고 한다. 박피(剝皮)는 바람에 건조시킨, 즉 풍건(風乾) 과정을 거친 감귤을 깨끗한 도구를 사용하여 껍질과 과육으로 분리하여 벗기는 과정이다.

껍질을 분리하는 모양과 방법에 따라 대칭이도법(對稱二刀法), 정삼도법(正三刀法), 기계이용법이 있다. 세 가지 방법 모두 세 가닥으로 분리되는 좋은 모양의 삼화(三花)귤피를 만들게 된다.

송(宋)나라 때부터 내려온 '정삼도법'은 꼭지(체, 蔕)를 아래로 향하게 잡고 배꼽(제, 臍)에서 꼭지 쪽을 향하여 120도 각도(角度)로 나누어 사람 인(人)자 모양으로 세 번의 칼질을 해서 만든다. 이렇게 정삼등분(正三等分)을 하면 꼭지 부위에서 서로 만나는 3개의 꽃잎처럼 보이는 삼화(三花)귤피가 된다.

대칭이도법은 꼭지를 위로 향하게 잡고 정(丁)자 모양으로 두 번 칼질하여 삼등분(三等分)하는 방법이다. 보통 집에서 할 경우는 도마 위에 꼭지가 아래로 향하게 감귤을 놓고서, 배꼽 부위를 중앙점으로 삼고, 칼로 일자(一字)로 자른 후, 숟가락을 이용해 알맹이와 속을 분리하면 이화(二花)귤피가 되고, 십자(十字)로 자르고 과육을 제거하면 사화(四花)귤피가 된다.

오래전부터 이어져온 '대칭이도법', '정삼도법'은 모두 중국 광동성의 무형문화유산으로 지정, 보존되고 있다. 이런 전통적인 방법은 힘이 많이 들고 다소 비효율적이라 요즘에는 기계를 이용한 '기계박피법'을 사용한다. 기계를 사용하지만 귤피를 '정삼도법'의 방법을 따라 잘라내게 된다.

귤피 가공의 핵심
- 자법(炙法)

일단 감귤의 껍질을 벗겨내 적당히 건조시킨 다음에는 이를 볶거나 구워서 효능이 좋고 오랫동안 보관이 가능한 진피로 만들게 된다. 이러한 가공방법을 자법(炙法)이라고 하는데, 볶거나 구울 때 소금, 식초, 술 등을 보조재로 사용했다.

감귤피를 소금물을 사용하여 볶거나 굽는 방법을 염자(鹽炙)라 하고 그러한 방법을 염자법(鹽炙法)이라고 한다. 염자를 하는 목적은 약물을 밑으로 내리는 약리작용을 일으켜 음(陰)의 기운을 보함과 동시에 화(火)를 내리는 작용도 하여 약물이 서로 협력하여 치료효과를 증강시키기 위해서이다.[31] 또한 소금의 기미가 함한(鹹寒)하여 열을 내리고, 굳은 것을 무르고 부드럽게 하여 덩어리를 푸는 것이기 때문에 그러한 기능을 추가하려는 목적도 있는데, 건조한 것을 촉촉이 적셔 대소변을 좋게 하는 효능을 보이게 된다.[32]

통상적으로 염자법은 "적당량의 소금물에 약물을 넣고 잘 저은 후 흡수되게 한 다음, 볶은 후 차가운 곳으로 꺼내 말리는"[33] 방식을 사용한다. 소금을 사용하면 이물질도 제거되고, 미생물 체내의 수분이 삼투압의 작용으로 유출되기에 미생물의 발육 자체를 늦추게 된다. 더욱이 염도가 20% 이상이면 미생물 번식이 완전히 억제되는데 그렇기 때문에 오래 저장할 수 있게 된다. 반면에 약재를 방부의 목적이 아닌 적당한 발효과정을 거치도록 하려면 소금의 농도를 낮추면 된다. 한편으로는 소금 성분이 많으면 건강에 해롭기 때문에 농도를 낮춰야 할 필요성도 있다. 농도를 낮추면 발효숙성 과정에서 인체에 이로운 유익균이 더욱 증가하게 되고, 적은 양의 소금은 신맛을 약하게 하고 단맛을 강하게 하는 효과도 볼수 있다. 이러한 이유로 소금물은 귤의 보관에도 이용할 수 있다.

그렇기 때문에 염자법에 사용되는 소금물을 만드는 것에도 정해진 방법이 있다. 100g의 잘 건조된 약재 즉 감귤피가 물에 잠기게 하려면

---

31 "鹽炙的目的 1. 引藥下行 增强療效(중략) 2. 增强滋陰降火的作用", 成都中醫學院, 앞의 책, 84쪽.

32 "通大小便(중략) 涼血潤燥(중략) 引火下行(중략) 能軟堅也", 김창민 외 권6, 3417, 3419쪽.

33 "將定量食鹽加適量水溶化 與藥物拌勻 放置悶潤 待鹽水被吸盡後 用文火炒至一定程度 取出放凉或乾燥", 성도중의학원, 앞의 책, 84쪽.

400cc의 물이 필요하다. 이때 약재 소금은 2~3g 정도를 넣으면 된다. 만약에 감귤피 100kg를 가공하려면 소금 2~3kg를 사용하면 된다.[34] 이렇게 하면 염도가 0.5~0.75% 되는 염자에 적당한 소금물이 만들어지게 된다. 소금을 물에 녹이기 위해서는 일단 물을 따뜻하게 만든 다음에 소금을 넣고 녹이면 된다. 그리고 보통 물이 맑아진 다음에 염자에 사용하면 된다.

또 다른 자법(炙法)의 종류에는 식초를 이용하는 초자법(醋炙法)이 있다. 약물의 정선, 혹은 절제가 이루어진 다음 일정량의 쌀식초(米醋)를 넣고 볶는 방법이 바로 초자법이다. 초는 신맛이 나서 간경(肝經)에 들어가고 혈분(血分)에 작용한다. 따라서 콜레스테롤을 저하시켜 지방간을 막는 작용을 한다. 또한 수렴·해독작용과 아울러 뭉친 것을 풀고 아픈 것을 멎게 하는 작용도 있다.[35] 그래서 초자의 목적은 "약물을 간경으로 들어가게 하고 혈액에 작용하여 맺힌 피를 풀어지게 하고 피에 생기를 돋우며 움직임을 증강시키는 것이다. 이로써 통증을 멎게 하는 데 작용한다."[36] 한편 약물에 신맛이 더해짐으로써 그것만으로도 침을 고이게 하고 소화액 분비도 촉진해 갈증을 해소하는 한편 식욕도 돋우게 된다. 이는 영양소의 체내 흡수를 용이하게 하는 촉진제로 작용하는 것인데 그렇게 함으로써 영양분이 모여 기운을 만들고 수렴하여 모이게 한다.

---

34 "鹽的用量通常是每 100 公斤藥物 用食鹽 2~3公斤", 성도중의학원, 앞의 책, 84쪽.

35 "將淨選或切製後的藥物 加入定量米醋拌炒的方法称謂醋炙法 醋性味酸苦微溫 入肝經血分 具有收斂 解毒 散瘀止痛的作用" 성도중의학원, 앞의 책, 74쪽.

36 "醋炙目的 1. 引藥入肝 增强活血止痛的作用", 성도중의학원, 앞의 책, 74쪽.

초자법을 사용해서 만들어진 한약재는 피로를 풀어주는 한편 피로를
야기하는 물질인 젖산의 생성을 막고 일단 만들어진 젖산을 분해하는 데
작용하는 것이다. 한편으로는 약재의 "독성을 줄여 부작용을 감소시키기
도 한다. 또한 나쁜 맛이나 냄새를 교정"[37]하는 효과도 곁들여지게 되는
데 아울러 복용의 편리함도 가져오게 된다. 더욱이 식초는 산소와 헤모
글로빈의 친화력을 높여 뇌에 충분한 산소를 공급하여 머리를 맑게 해주
고 기억력도 증진시켜 준다. 특히 회춘 호르몬이라고도 불리는 파로틴
(parotin)의 분비를 촉진하여 세포의 노화를 막고 뼈를 강하게 하면서 체내
의 칼슘 흡착력을 높여서 골의 질량도 늘리게 된다. 이 밖에도 정장 작용
을 통하여 배가 더부룩하고 꾸르륵거림이 생기는 경우와 묽은 대변이나
설사 등과 같은 증상의 개선에도 도움을 준다. 그렇기 때문에 식초를 사
용하는 "초자법은 간에 울체된 기운을 소통시켜 풀게 하거나, 어혈을 풀
어 통증을 그치게 하거나, 체내에 쌓인 수기를 밑으로 모는 작용을 일으
키는 약물의 보조매개물로 많이 사용된다."[38]

감귤피를 가공할 때에는 술(酒)을 사용하기도 했는데 이를 주자법(酒
炙法)이라고 한다. 한의학에서 술을 이용해 약재를 가공하는 경우 아예
술에 담그는 방법이 있는데 이는 주침법(酒浸法)이다. 주자법(酒炙法)[39]은

---

37 "2. 降低毒性 減少副作用(중략) 3. 矯臭矯味", 성도중의학원, 앞의 책, 74쪽.

38 "故醋炙法多用于疎肝解鬱散瘀止痛攻下逐水的藥物", 성도중의학원, 앞의 책, 74쪽.

39 "加入定量酒 拌炒的方法稱爲酒炙法", 성도중의학원, 앞의 책, 66쪽./ 한편, 오늘날 알콜
   추출 방식과 비슷한 술을 넣고 달이는 것도 주자법(酒煮法)이라 한다. 이 방식은 수용성
   이 아닌 약물을 추출할 때나, 사지말단으로 약물작용을 보내길 원할 때 사용한다.

술을 넣어 약재를 섞은 다음 볶거나 굽는 방법을 말한다. 의외로 주자법은 감귤류 열매의 약재 가공에도 널리 쓰여 왔다.

술을 한약 가공의 보조매개물로 쓰는 이유는 술이 "기미가 달고 매우며, 기운이 대단히 뜨겁고 향기가 있으므로 기운을 올리고 흩어지게 한다. 곧, 술은 막힌 것을 뚫어 약의 효력이 잘 나아가게 하고 어혈을 풀어 혈액순환을 촉진시켜 경락을 통하게 하는 데 작용하므로, 경락에 막혀 있는 어혈과 풍사(風邪)를 제거하여 혈액순환을 촉진하고 경락을 통하게 하는 약물에 많이 쓴다."[40]는 기록을 통해 확인이 된다. 그리고 주자법에 사용되는 술은 전분질이 없는 맑은 술을 사용해야 좋다.

주자법은 "약성을 고치고 바꿔서 인체의 상부로 약효를 끌어가고, 어혈을 풀어 혈액순환을 촉진시켜 경락을 통하게 하는 작용도 증강시킨다. 또한 나쁜 냄새를 없애 좋게 바꾸는 데도 작용"[41]하는 특징도 갖고 있다. 주자법에 사용하는 술의 비율도 문헌에 전해진다. 통상적으로 보면 "주자법에 사용하는 술은 황주(黃酒)로 알코올 농도가 15~20도에 달하는 것이 좋다. 술의 용량은 일반적으로 100kg의 약물에 황주 10~20리터를 사용한다. 백주(白酒), 곧 알코올 농도가 50도 이상의 것도 쓸 수 있다. 이 경우는 술의 용량을 절반으로 줄인다."[42]고 한 것을 볼 수 있다. 일반적으로

---

40 "酒甘辛大熱 氣味芳香 能升能散 宣行藥勢 活血通絡 故酒炙法多用于活血散瘀 祛風通絡 的藥物", 성도중의학원, 앞의 책, 66쪽.

41 "酒炙目的 1.改變藥性 引藥上行(중략) 2.增强活血通絡作用(중략) 3.起矯臭作用", 성도중 의학원, 앞의 책, 66쪽.

42 "酒炙法所用的酒以黃酒爲佳. 酒的用量: 一般爲每 100 公斤藥物 用黃酒 10~20 公斤. 部 分地區亦有用白酒的 用量宜減半", 성도중의학원, 앞의 책, 66쪽.

음식을 조리할 때 청주를 사용해도 되는데, 이는 청주가 비린내를 제거해줄 뿐 아니라 감칠맛 성분인 호박산이 들어 있어 깊은 맛을 더해주기 때문이다.[43] 하지만 한약재에 주자법을 사용하려면 알코올 도수가 15도 이상에 달하는 술을 써야 한다. 그렇기 때문에 희석식 소주나 증류식 전통소주를 사용하는 것이 좋다.

술을 사용해서 약재를 가공할 때는 명심해야 할 주의사항이 있다. 이는 "술이 약물로 침투할 때 용기의 덮개를 반드시 밀폐하여 알코올의 증발을 막는다는 것이다. 만약 술의 양이 적어 약물과의 배합이 쉽지 않으면, 먼저 술에 적당량의 물을 첨가하여 희석한 뒤, 약물을 넣고 섞어서 술이 스며들도록 해도 괜찮다. 또한 가열하여 볶을 때 화력을 세게 하지 말고 계속 뒤젓는다. 일반적으로 볶아서 약재가 마르고 색깔이 짙게 변하면 즉시 꺼낸 다음 서늘한 곳에 펼쳐 놓는다."[44]는 것이다. 알코올 도수가 낮은데 술의 양이 적다고 물을 첨가해서 희석시키면 물로 인한 약성 변화가 생기니 또한 조심해야 한다, 약주의 향과 맛은 증숙과 건조 과정에서 전부 없어지고 남아있지 않아야 한다는 점도 명심해야 한다.

주자법에 사용되는 술은 지게미를 걸러내 맑게 한 후 열처리를 하지 않아야 한다. 주자법에 열처리를 안 한 맑은 술을 사용해야 하는 이유는 술 찌꺼기가 있으면 그것이 귤피 표면에 붙어 주침(酒浸), 곧 술의 내부 침

---

43 사마키 타케오 외, 2001, 『부엌에서 알 수 있는 과학』, 구성회, 앞의 책, 062쪽.

44 "注意事項 1. 在用酒悶潤藥物的過程中 容器上面應加蓋 以免酒迅速揮發 2. 若酒的用量較小 不易與藥物拌均時 可先將酒加水適量稀釋后 再與藥物拌潤 3. 加熱炒製時 火力不可過大 翻動宜勤 一般炒至近乾 顔色加深時 卽可取出攤晾", 성도중의학원, 앞의 책, 66, 67쪽.

투를 방해하고, 증숙 과정에서 표면에 녹아 고착되는 코팅화가 이루어지기 때문에 결과적으로 효과적인 건조와 증숙을 방해하기 때문이다. 코팅화를 막으면 약재 내부에 작은 구멍도 많이 생겨나게 되고 약재 성분의 저분자화도 잘 일어나 약효가 좋아지게 되기 때문에 맑은 술을 사용해야 하는 것이다.

또한 열처리가 되지 않은 술을 쓰는 것은 살아있는 효모균이 주침 과정 중에 숙성을 활성화시키고 이로운 균을 증식시킴으로써 잡균의 증식을 억제하기 때문이다. 그런데 이러한 증숙 과정은 귤피의 중심까지 술이 흡수되도록 충분한 양과 시간이 필요하다는 것을 알아야 한다. 이로써 주제진피(酒制陳皮)의 높은 추출률을 기대할 수 있는 것이다.

맑은 술이면서 효모도 살아있고 알코올 도수는 15~20도가 되는 것을 주침법과 주자법에 사용하는 것이 좋다. 그런 조건을 갖춘 술을 먼저 한약과 배합된 다음에 채반이나 배롱(焙籠)을 사용해서 쪄내고 저온에서 숙성시켜 건조하는 과정을 거치거나 주자법의 보료로 사용하면 된다. 이러한 주자법은 현재의 진피 제제에도 널리 쓰이는 방법이다.

장기 보존을 위한
노력

진피는 정성 들여 만드는 것도 가장 중요한 문제였으나 워낙 인기가 좋은 약재인 관계로 장기간의 저장을 통한 유통의 활성화도 필수적인 요소였다. 물론 효과적인 저장과 유통을 위해서는 먼저 감귤의 품질이 좋아야 하고 가공도 잘 되어 있어야 한다. 그렇게 좋은 재료로 만들어진 감귤피는 오래 묵힐수록 약효가 상승하므로 장기 보관법이 고안되고 계속하여 발전해 왔다. 한편으로는 감귤 열매 자체를 장기 보관하기 위해서 녹두[45], 생석회, 대껍질[46], 댓잎[47], '잎이 달린 조릿대, 죽순의 겉껍질'[48] 등이 사용되기도 했다.

　12세기 한언직(한옌즈, 韓彦直)은 "벌레가 있어 감귤을 갉아 먹는다."[49]고 하면서 감귤이 벌레에 취약함을 지적했다. 16세기경 이천(리찬, 李梴)은 "진피는 진짜와 가짜, 햇것과 묵은 것을 자세히 판별해야 하고, 만약 케케묵고 곰팡이가 생기면 모두 사용할 수 없다."[50]고 부패한 진피의 사용을 몹시 경계했다. 두 사람 모두 감귤과 더불어 진피와 같은 관련 약재들이 쥐와 벌레, 곰팡이로부터 피해를 많이 받고 있고 그로 인해 가공, 저장, 유통에 많은 문제가 있음을 알고 있었다. 한편으로는 노지에서 감귤나무를 키울 경우 달팽이가 감귤 껍질을 갉아먹어 상품성을 떨어뜨리고 달팽

45　"惟藏菉豆中 則經時不變 蓋橘性熱 豆性涼也", https://zh.wikisource.org/wiki/遊宦紀聞/卷02.

46　『탐라순력도』「橘林風樂」에 보면 방풍림으로 대나무가 심어져 있고 감귤을 저장하는 데도 쓰였다.

47　대나무 잎의 찬 성질을 이용해, 상자에 귤을 담을 때 댓잎을 깔기도 하고, 아예 대나무 숲에 귤을 저장하기도 했다.

48　『橘錄』에 "鄉人有用糖熬橘者謂之藥橘 入蒻之灰于鼎間"이란 문구에서 蒻은 箬으로 대껍질 또는 얼룩조릿대, 筍皮(죽순의 껍질)이다. 따라서 '蒻之灰'란 대껍질이나 조릿대(잎이 달린 채로) 또는 죽순의 겉껍질을 태운 재를 말한다.

49　韓彦直, 1178,『귤록』; 현행복, 앞의 책, 275쪽(원본 영인본 쪽).

50　"眞僞新陳仔細看(중략) 陳皮(중략) 若陳腐經黴者 皆不可用", 李梴, 1575,『의학입문』; 한성사, 앞의 책, 152쪽.

이가 분비하는 점액질에 의해 병원균을 옮기면서 부패과를 발생시키기 때문에 이에 대한 대비를 할 필요성도 있다.[51]

과학기술이 발전한 현재의 상황에서 보면 한의약에서 사용한 가공방법과 보관법은 이물질, 곰팡이독소, 위해물질, 중금속, 잔류 농약 등을 줄일 수 있는 방안을 두루 뜻하는 것이고 약재를 오랫동안 잘 보관할 수 있기 위한 목적을 갖고 있다. 진피의 경우에는 변질되거나 썩지 않게 오래 보존을 해야만 진짜 좋은 품질의 약재로 만들어지게 된다. 장기간의 보존을 위해서는 저장온도 관리가 무엇보다 중요하다. 일단 저장온도를 높이면 미생물이 과다 증식하여 발효가 급속히 일어나면서 산패나 연부현상이 나타나므로 적정온도인 0~5℃에서 냉장저장하면 숙성을 지연시킬 수 있다.

만약 냉동저장을 하게 되면 숙성이 정지되기는 하지만 너무 낮은 온도에 두면 얼게 되어 성분 자체가 변질될 수 있다. 따라서 좋은 진피를 만들기 위해서는 적당한 저장온도에 맞춰서 발효를 억제시킬 수 있는 보조재료도 필요하게 된다. 그러한 발효억제제로는 항균성과 수소이온농도(pH)를 보았을 때 완충기능을 가진 소재를 사용하는 것이 좋다. 그래서 감나무잎, 대나무잎, 솔잎, 녹차잎, 자몽추출물, 매실농축액, 키토산, 올리고당, 소금, 설탕 등을 사용하게 되는 것이다.

---

51   달팽이는 『동의보감』에 蝸牛(집진들팽이 海羊)와 蛞蝓(집업슨들팽이)로 나누고, 제주감귤원에서 발견되는 주요 달팽이는 명주달팽이, 들민달팽이, 민달팽이, 두줄달팽이. 동양달팽이 등이 있다. 맥주와 커피박을 활용한 달팽이 유인트랩이 있는데, 커피박은 달팽이의 몸을 녹이는 효과가 있다.

역사적으로 보면 감귤피나 진피를 오래 저장하기 위해서는 소금과 설탕을 많이 사용해왔었다. 하지만 요즘에 들어서는 소금과 설탕이 건강에 해롭다는 인식 때문에 그 농도를 낮추는 상황이다. 그럼에도 저당, 저염으로 가공된 경우에는 상대적으로 보존성이 떨어지는 만큼 진피와 같은 경우에는 밀폐 용기에 보관을 하고 개봉하면 반드시 저온냉장고에 보관해야 한다.

특이하게도 진피 제제의 보관에 제일 먼저 사용한 재료는 잉어 껍질이었다. 5세기에 발간된 뇌공(레이궁, 雷公)의 『뇌공포자론』을 보면 귀한 귤피를 오래 저장하고 좋은 진피를 만드는 방법으로 "반드시 귤껍질의 하얀 막 1층을 제거하고, 잘게 썰어 잉어 껍질[52]로 싸서 하룻밤 재우고, 날이 밝으면 꺼내 사용한다."[53]는 기록이 보인다. 이렇게 감귤피의 흰 부분을 없애고 묵혀둔 것을 진귤홍(陳橘紅)[54]이라 했다. 잉어 껍질을 사용하는 이유는 향기로운 휘발성의 기름 성분 곧 정유(精油)가 많은 외과피를 변질되지 않게 사용하기 위해서였다. 즉, 지방의 자동산화에 의해 생기는 특유의 기름 냄새, 곧 불쾌한 냄새로 인해 진피의 향이 나빠지는 것을 막기 위해서였다. 이는 감귤피를 잉어 껍질로 밀폐한 다음에 보관하면

---

52 잉어 비늘(鯉魚鱗)은 산후에 생긴 어혈을 깨뜨리고 지혈하는 작용이 있고, 잉어 껍질(鯉魚皮)은 단백질, 지방, lutein, astacene와 비슷한 종류의 적색색소, lutein-ester, 알파-doradexanthin-ester, 베타-doradexanthin-ester, astaxanthin(카로티노이드의 일종으로 항산화제)이 들어 있어 은진(癮疹)을 치료한다. 김창민 외 권7, 4442, 4444쪽.

53 "凡修事 須去白膜一重 細剉 用鯉魚皮裹一宿 至明 出 用 其橘皮 年深者最妙", 唐愼微, 1082, 『증류본초』; 대성문화사, 앞의 책, 940쪽.

54 "骨哽在咽 磁石火煆醋淬 陳橘紅焙多年漿水脚炒 等分爲末 別以漿水脚和丸芡子大 每含嚥一丸《聖濟錄》", 李時珍, 1590, 『본초강목』; 대성문화사, 앞의 책 권40, 570쪽.

산소의 공급을 차단해 정유의 산화가 덜 진행되기 때문이다. 다른 한편으로는 잉어의 껍질에 스며있는 강물의 소금기 역시도 귤피 보관에 도움을 주는 것으로 볼 수 있다. 감귤피의 보관에 잉어 껍질을 사용한 것이 다소 생소하지만 이러한 방법은 나름대로 과학성이 있는 것이라고 할 수 있다. 현재에도 섬유질과 향이 강한 채소요리에 유사한 방법이 사용되기도 하는 것을 볼 수 있는데, 고기로 야채를 싸서 재운 후 먹거나, 고기로 야채를 돌돌 감아 먹는 것이 바로 그러한 방법이라고 할 수 있다. 조리의 과정에서 기름을 조금 넣어 무치면 야채가 한결 부드러워지고 향기가 유지되는 것을 볼 수 있다. 이는 결국 약물의 성분을 파악한 다음에 그러한 분석 결과에 따라 별도의 용기에 보관하는 것이 필요하다는 것을 말하는 것으로 보아야 한다.

이를 보면 잉어 껍질을 사용한 것은 감귤 향기가 기체화해 날아 흩어지는 것을 막는 한편, 좋은 향기가 산화되어 악취가 발생하는 현상을 방지하기 위해 사용한 훌륭한 방법이었음을 알 수 있다. 하지만 잉어 껍질 말고도 그 이후로 지속적인 연구를 통해 변질을 일으키는 수분을 제거하기 위한 건조저장법이 꾸준히 소개되기도 했다.

12세기경 장원소(장위안쑤, 張元素)가 약물을 인체 내 딱히 필요한 곳으로 보내야 한다는 '인경보사설(引經報使說)'을 제창했는데 이는 사용 약물이 인체에 작용할 때 경로를 따라 각 장기에 약효 물질이 흡수되어 치병 효과가 나타나는 것을 인경보사라고 하면서 효과적인 치료의 기전을 제시한 것이다.[55] 장원소의 이론으로부터 출발해서 감귤피와 기타 물질을

---

55   이상인, 앞의 책, 45쪽.

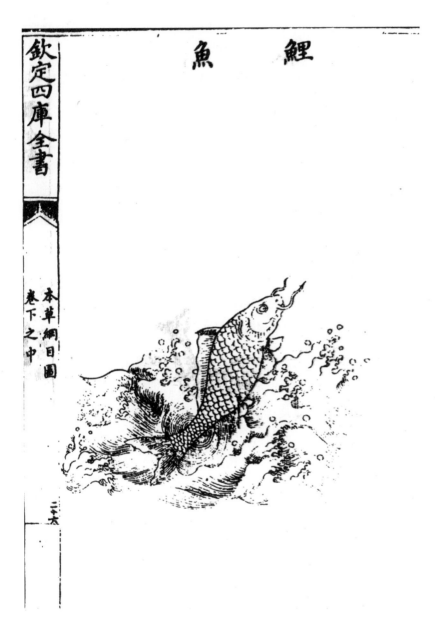

<서진 35>『본초강목』에 그려진 잉어(鯉魚) 그림.

배합하는 감귤피 가공법도 생겨나고 발전되게 된다. 이전에도 소금, 식초, 설탕, 꿀, 술, 차, 생강 등이 진피(陳皮) 제조에 사용되고 있었지만 인경보사설에 의거해 치료 목적에 부합하도록 적극적으로 제조되고 사용되기 시작했다.

인경보사설(引經報使說)을 더욱 발전시켜 17세기 초반 허준은 『동의보감』에서, 17세기 후반 왕앙(왕앙, 王昻)은 『증비본초비요(增批本草備要)』에서 약물의 법제에 대해 자세히 기록하고 있다.[56] 두 사람의 의견을 요약하자면 '간(肝)으로 약을 보내려면 식초를 사용해 제제하고, 심폐(心肺)로는 동변(童便), 비위(脾胃)로는 흙, 설탕, 꿀을, 폐(肺)로는 설탕, 꿀, 동변을, 신(腎)으로는 소금, 전신(全身)으로는 술을, 몸을 따뜻하게 할 때는 생강을 사용하라.'는 것으로 정리할 수 있다.

가공재료에 쓰이는 한약재들은 처방에 사용되어 인경보사설(引經報使說)에서 말하는 것처럼 자체적으로 귀경(歸經)하는 장부로 들어가 치료 효과를 높인다. 또 수치에 사용되는 이러한 약재는 부가약(附加藥)으로 사용되는 것으로, 이것들은 대부분 식품이며, 각종 제형의 보료로서 부형제(賦形劑)[57]로서 약력효과를 강하게 하거나 나쁜 맛을 없애는 작용도 한다.

---

56 "凡酒製升提 薑製溫散 入鹽走腎而軟堅 用醋注肝而收斂 童便製 除劣性而降下 米泔製去燥性而和中 乳製潤枯生血 蜜製甘緩益元 陳壁土製 借土氣以補中州 麵麥麴製 抑酷性而勿傷上膈 黑豆甘草湯漬 並解毒致令平和 羊酥豬脂塗燒 咸滲骨容易脆斷 去穰者免脹 去心者除煩 此製治各有所宜也", 王昻, 1694, 『증비본초비요』; 대방출판사, 앞의 책 「약성총의」, 10쪽.

57 "정제(錠劑)나 환약(丸藥) 등의 제제과정에서 주약(主藥)의 양이 적은 경우에 약을 먹기 쉽게 하거나, 어떤 빛깔과 형태를 갖추게 하려고 더 넣는 물질. 락토오스나 녹말을 주로 사용한다.", Daum. 한국어사전.

결국 약물의 성분에 따라 다양한 가공방식 중에서 적합한 것을 선택해서 가공함으로써 부패되지 않고 오래 저장이 가능하게 된다. 그 결과로 오랜 숙성을 거친 진피가 만들어지게 되는데 이로써 진피라는 것이 오래 묵히면 좋아지는 6가지 약, 곧 '육진양약(六陳良藥)'[58]의 하나로 자리를 잡게 되는 것이다.

---

58 "생약은 원칙적으론 신품이 좋으나 다음 六가지는 묵을수록 좋다.", 황도연, 1884, 『방약합편』; 남산당, 앞의 책, 109쪽./ "六陳良藥 狼毒 枳實 橘皮 半夏 麻黃 吳茱萸 爲六陳 皆欲得陳久者 良 其餘 須精新也『本草』○ 麻黃 荊芥 香薷 陳皮 半夏 枳實 枳殼 吳茱萸 狼毒 宜用陳久者『入門』", 허준, 1613, 『동의보감』; 대성문화사, 앞의 책 「탕액편」, 32쪽.

감귤피를 가공한
진피의 종류

화제진피(火制陳皮)

인간의 오랜 조상이 원시적인 생활방식에서 벗어나서 비로소 문명을
만들어나갈 단초를 마련하게 된 것은 바로 불(火)의 사용이다. 물론 감귤
피의 건조에 있어서는 불을 사용하는 것보다 햇볕에 말리는 것이 가장
오래된 방법이면서 현재에도 즐겨 사용되는 방법이다. 하지만 다양한 이
유로 인해 불을 사용하는 것이 감귤피에 함유된 수분을 제거하는 좋은
방법으로 여겨지고 있다. 이와 같이 불을 이용해 가공한 진피를 화제진
피(火制陳皮)라 말한다.

모든 약재는 두 가지 유형의 수분을 함유하는 것이 보통이다. 하나는
약재의 성분과 직접 강하게 결합돼 있는 결합수(結合水)이고, 다른 하나는
약재 속 빈틈에 존재하면서 온도·습도 등의 변화에 따라 이동하거나 증
발하는 자유수(自由水)이다. 비록 눈에 보이지는 않지만 미생물은 자유수

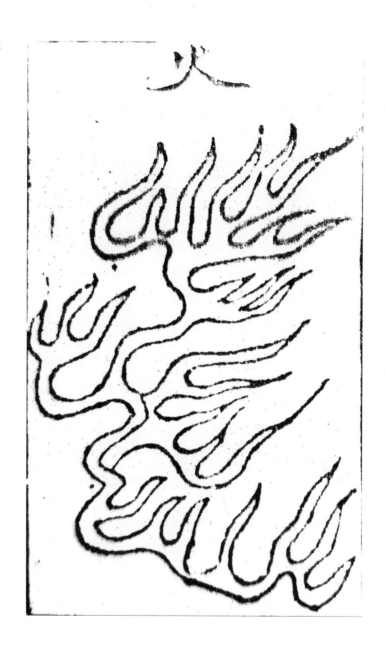

〈사진 36〉 사서삼경의 하나인 『서경(書經)』에 그려진 불(火)의 그림.

를 자신의 활동공간으로 삼고 있는데, 그 결과 부패작용이 생겨나서 곰 팡이 등도 생겨나게 된다.[59] 이러한 이유로 인해 약재에 함유된 수분 역 시도 자유수에 해당하는 수분의 비율을 낮추는 방향으로 증발시켜 말리 는 방법이 사용되는데, 이를 건약법(乾藥法)[60]이라고 부른다. 여기서 미생 물에 의한 부패에 직접적으로 관련이 있는 약재의 수분 비율을 '수분활성 도'[61]라 하는데 수분활성도가 60% 미만이면 좀처럼 부패가 일어나지 않 게 된다.

약재를 말리는 방법은 보통 채취 시기에 따라 다른데, 음력 9월 이전 에 채취한 것은 햇볕에 말리는 것이 좋고 음력 10월 이후에 채취한 것은 그늘에 말리는 것이 좋다.[62] 그러나 환경오염으로 인해 공기의 질이 저하 된 요즘에는 인공건조방식을 더욱 선호하게 되었다.

인공건조방식으로 불을 사용하는데, 불은 온도에 따라 나뉜다. 예전 부터 온도가 110~130℃의 은근한 불은 문화(文火), 130~180℃의 중간 불

---

59   사마키 타케오 외, 2001, 『부엌에서 알 수 있는 과학』; 구성회, 앞의 책, 142쪽.

60   "乾藥法 暴乾者 於日中晒乾也 陰乾者 謂不露日暴 於陰影處乾之爾", 허준, 1613, 『동의보 감』; 대성문화사, 앞의 책「탕액편」, 31쪽.

61   수분활성도가 98~99%이면 미생물 생육에 아주 적합하고, 보통 세균은 94%, 효모는 88%, 곰팡이는 80%, 내건성곰팡이·내삼투압성효모는 65%에서 생육이 잘 된다. 꿀은 수 분활성도가 34.5%에 불과하여 방부효과가 좋은 것이다. / 물분자량은 18g/mol, 꿀분자 량은 180g/mol이다. 꿀 속 수분이 5%일 때 물은 5g/18g/mol=0.278mol, 꿀은 95g/180g/mol=0.528mol 이다. 따라서 꿀의 수분활성도는 0.278/(0.278+0.528)x100 = 34.5%이다./ 수분함량측정법으로는 물질 속의 자유수와 결합수를 모두 측정하나 미생 물은 자유수만을 이용할 수 있으므로 자유수만을 측정한 수분활성도가 필요한 것이다.

62   허준, 1613, 『동의보감』; 대성문화사, 앞의 책「탕액편」, 31쪽.

은 중화(中火), 180~200℃의 센 불은 무화(武火), 200~300℃인 아주 센 불은 탕(燙)[63]이라고 했다. 16세기『의학입문』에서도 "무릇 약재를 사용할 때 싸서 굽거나, 뜨거운 물에 우리거나, 뭉근한 잿불에 묻어 굽거나, 볶는 것은 독성을 없애고자 함이다."[64]라고 했듯이 약의 성질을 누그러뜨리기 위해 각종 방식을 이용해 가열한다고 했던 것이다. 이러한 가열방법은 단백질 성분의 독소를 제거할 때나 열을 가하여 음식을 조리하는 경우에도 널리 사용되고 있는 것을 볼 수 있다.

그런데 강한 불은 맛과 향을 보존하기도 하지만 재료 속으로 열이 전달되기 전에 타버리는 경우도 생기게 된다. 따라서 열이 재료 전체에 닿을 수 있도록 불에서 가급적 멀리하는 것이 좋다. 가열하면 일부 영양소가 제거되기도 하지만 대개의 경우 소화흡수가 용이하도록 해주어 영양소의 체내 이용을 높여준다. 이는 녹말 결정을 물에 풀어 가열하면 풀처럼 호화(糊化)가 일어나 느슨해지게 되고 결국 소화효소가 작용하기 좋아져 소화율이 상승하는 것과 같은 원리라고 할 수 있다.

또 다른 예로는 콩의 경우에서 찾아볼 수 있다. 콩에는 트립신[65]의 활동을 방해하는 단백질이 있어 날것 상태로는 소화가 잘 안 된다. 하지만

---

63 "武火: 指大而猛的火 溫度約180℃. 文火: 指小而緩的火. 溫度約為110~130℃. …炒黃: 以文火為主, 少數藥物用中火, 中藥炒至微黃. 或微焦…炒焦: 用中火或武火加熱, 炒至藥物表面成焦黃或焦褐…燙: 炒的一種, 溫度較高約200~300℃. ", www.xms.tmu.edu.tw/xms/.

64 "陳皮專理氣連白補脾胃(중략) 凡藥用火炮湯泡煨炒者製其毒也", 李梴, 1575,『의학입문』; 한성사, 앞의 책, 152쪽.

65 Trypsin은 이자에서 분비되는 소화효소로 펩신과 함께 제일 중요한 단백질분해효소이다.

콩을 가열하면 단백질에서 변성이 일어나 트립신이 활성화되어 소화가 잘 되는 것을 알 수 있다. 채소에 있는 유기산도 물, 특히 뜨거운 물에 잘 녹는 성질이 있어 데치거나 조리기를 하면 유기산이 잘 우러난다.

감귤피를 약재로 건조하는 법과 관련된 건약법에도 단계별로 정해진 방법이 존재했다. 첫 번째로 풍건(風乾)이라고 하는 것은 열매를 물로 잘 세척해 이물질을 제거한 후 상온에서 껍질에 물기가 없을 때까지 바람에 말리는 것이다. 다음으로 폭건(曝乾)이 있는데 일단 풍건을 거친 다음 과육을 제거하고 햇볕이 강할 때 바싹 말리는 방법이다. 마지막으로는 잘 건조된 껍질을 바람이 잘 통하고 습기가 없는 그늘진 곳에서 말리는 것이 있는데 이를 양건(晾乾)이라 했다. 세 단계를 거친 후에 보관을 위해 저온 저장하면 되는 것이다.

한편 껍질은 까거나 자를 때 껍질세포에 상처가 나게 된다. 이로써 세포 안에 들어있는 산화효소와 폴리페놀(polyphenol)이라는 배당체, 곧 당(糖)과 다른 유기화합물이 결합된 물질이 나오게 되는 것이다.[66] 껍질이 공기에 닿으면 효소에 의해 폴리페놀이 산화되면서 거무스름해지고, 그것이 항산화물질로서 면역기능을 증진시키는 껍질세포 내 폴리페놀에게도 손상을 줄 수 있다. 이를 방지하기 위해서 방출된 효소와 폴리페놀을 물로 씻어내는 것이 필요하다.[67]

또한 "효소의 경우는 반응이 대략 35~40℃에서 가장 활발하다. 이 범

---

66   사마키 타케오 외, 2001, 『부엌에서 알 수 있는 과학』; 구성회, 앞의 책, 84쪽.

67   고정삼, 2004, 『식품생물산업』, 유한문화사, 99, 100쪽.

위를 넘으면 효소단백질이 변성되기 시작해 반응속도가 오히려 느려지고, 일정 온도 이상이면 더 이상 작용치 않는다."[68]는 지적도 귀담아 둘 필요가 있다. 이는 효소의 반응을 없애려면 약재를 용기에 넣고 130℃ 이상의 불을 사용해 말리면 용기의 온도가 40℃를 넘게 되므로 효소는 반응속도가 급감하는 한편, 점차 활동도 멈추게 되기 때문이다. 이와 달리 35℃ 이하의 저온에서 건조 혹은 가공을 하면 약재의 색이나 맛이 변하는 것을 방지할 수 있는데, 이 경우에는 방향(芳香)도 유지되는 것이 특징이다.

자연건조의 경우에는 35℃ 이하의 햇볕 또는 그늘에서 말린다. 특히, 그늘에서 천천히 말리면 정유성분의 손실 역시도 줄어들게 된다. 이러한 이유로 감귤열매 껍질은 서늘하고 어두운 곳에 보관해야 하는 것이다. 이러한 보관법은 용기를 40℃ 이상이 되도록 덥힌 다음에 가공한 것에도 그대로 적용될 수 있다.

10세기 후반에 간행된 『태평성혜방(太平聖惠方)』을 보면 "밀가루가 노랗게 될 정도로 볶는다."라는 표현을 볼 수 있는데, 이는 구체적으로 볶는 온도를 제시한 것이라 생각된다. 밀가루가 노랗게 되는 온도는 보통 40℃ 정도이다. 그렇기 때문에 건조기를 사용하는 경우에도 건조실의 온도가 40℃를 약간 넘도록 할 필요가 있다. 노랗게 볶은 이유와 관련해서는 "약의 성질을 완화하고, 유효성분 추출을 쉽게 하는 한편, 치료효과도

---

68   사마키 타케오 외, 2001, 『부엌에서 알 수 있는 과학』, 구성회, 앞의 책, 84쪽.

69   "炒黃的主要目的是緩和藥性 或使有效成分易于煎出 提高療效 幷能破壞某些藥物中的酶 以保存甙類成分", 성도중의학원, 앞의 책, 34쪽. / 酶는 효소를 甙는 배당체(글루코사이드)를 말한다.

높이고, 배당체의 보존도 도모하면서 효소작용을 억제하기 위함이다."[69] 라고 했다. 이는 약성분의 소화, 흡수를 돕고 체내 이용률을 높이기 위한 방법인 셈이다. 11세기에 들어서 전문적인 의학교육을 담당했던 기관이 바로 '태의국(太醫局)'인데, 여기에 소속된 약국의 처방들을 모아 발간한 『태평혜민화제국방(太平惠民和劑局方)』을 보면 "가공이 되지 않은 청피와 진피를 수치하려면, 먼저 뜨거운 물에 담근 후, 껍질의 안쪽에 붙어 있는 양(穰)을 문질러 제거하고, 땡볕에 말린 후 밀기울을 사용해 볶아 약용으로 사용하면 되나, 간혹 급할 때는 단지 양(穰)을 제거한 후, 불에 쬐어 말려 사용해도 된다."[70]고 한 것이 보인다.

그 밖에도 불을 이용한 다양한 방법이 문헌에 제시되어 있는데, 12세기 후반 『귤록』을 보면 '훈감(熏柑)'을 만드는 방법이 소개되어 있는 것을 볼 수 있다. 이는 보관성을 좋게 가공하는 방법이라 생각된다. 한편 14세기 중반 주진형(주전형, 朱震亨)은 "전신에 흐르는 간의 기운을 원활히 소통하게 하려면 청피를 검게 볶아 약에 넣으면 혈액소통에 도움이 된다."[71]고 했는데, 보통의 경우와는 달리 검게 볶는 가공방법인 것이다. 이러한 초진피(炒陳皮)를 만드는 방법은, 일단 깨끗하게 잘 말린 감귤 껍질을 면발처럼 가늘게 채로 썰어낸 다음, 용기에 넣어 중간 불로 가열하여 검은 빛이 도는 짙은 갈색이 되게 볶은 후, 약간의 맑고 깨끗한 물을 분무기를

---

70 "陳皮青皮 凡使先以湯浸 磨去穰 曝乾 麩炒入藥用 或急用只焙乾亦得", 『태평혜민화제국방(太平惠民和劑局方)』 「과채부(果菜部)」. https://jicheng.tw/tcm/book/太平惠民和劑局方/index.html.

71 "震亨日 (중략) 疏肝氣加青皮炒黑則入血分也", 李時珍, 1590, 『본초강목』; 대성문화사, 앞의 책 권41, 635쪽.

사용하여 뿌리고 불티가 없어지면, 꺼내어 그늘이나 서늘한 곳에서 말려서 만드는데, 비위기능을 좋게 하고 설사를 멈추게 한다. 이와 같이 약재의 사용 목적에 따라서 가공의 방법을 다양하게 적용했던 것이다.

결국 감귤피의 가공과 저장에 있어서 온도 설정은 약재의 수분 제거와 효소작용의 억제를 도모하면서 더 나아가 주요 성분을 보존하고 혈액순환의 보조물로 작용하도록 하는 효능을 발휘하기 위한 매우 중요한 것이라고 할 수 있다.

수제귤피(水制橘皮)

귤피를 가공하는 데 있어서 물은 진피를 만드는 데 사용하는 과정보다는 세척의 과정에 주로 사용되기 때문에, 이를 수제진피(水制陳皮)라 하지 않고 수제귤피(水制橘皮)라 한 것이다. 추후에 좋은 진피로 가공하기 위해서는 무엇보다 깨끗한 물과 솔을 사용해 감귤을 세척하는 것이 필요하다.

허준의『동의보감』을 보면 약재로 쓰는 물의 종류만 해도 모두 33종이 되는 것을 볼 수 있다. 그중에서도 약재를 가공하는 데 쓰는 기본적인물을 지칭해서 청수(淸水)라고 했다.

『동의보감』에는 우물물(井泉水)을 여름에는 차고 겨울에 따뜻한 좋은물이라 한천수(寒泉水)라 하였고, 새벽에 처음 길은 물은 정화수(井華水), 우물물을 길어다가 항아리에 붓지 않아 여러 가지 기운이 섞이지 않은깨끗한 물은 신급수(新汲水)라 분류하고 있다.

예전에는 식수로 우물물을 사용했기 때문에 물을 받아놓은 다음에 반드시 끓여서 한참 동안 놓아두고 오염 성분을 가라앉힌 다음에 웃물을 사용했다. 그렇게 하지 않으면 물에서 풍기는 냄새와 맛이 다 좋지 않았기 때문이다. 또한 마시거나 병을 치료하는 데 쓰는 물은 모두 맑은 샘물을 새로 길어다가 썼고 한곳에 고여 있어서 더러워지거나 흐리고 미지근한 물은 사용하지 않았는데, 맑은 샘물이 아니면 효과가 없을 뿐만 아니라 오히려 사람에게 해를 끼치므로 마땅히 삼가야 좋다는 의견을 따른 것이다.[72]

물론 요즘에는 정수기가 있어서 굳이 예전과 같은 복잡하면서도 귀찮은 방법까지는 동원하지 않아도 되지만, 오염되지 않은 물을 사용해야 하는 것은 변함이 없다. 그래서 실험실에서 사용하는 물은 청수보다 살균작용을 거친 오존수를 사용하기도 한다.

세척 과정 말고도 감귤피를 가공(加工)하려면 당연히 물을 사용해야 한다. 이는 마른 감귤피를 "가늘게 썰기(切) 위해 처리하는 과정에서 필요한 기초적인 것으로, 감귤피에 물을 뿌리는 림법(淋法), 감귤피를 물에 담그는 포법(泡法), 물이 껍질 표면에 차츰 스며들게 하는 침윤법(浸潤法) 등이 있다."[73] 그중에서도 포법은 감귤 모양 열매껍질의 조(燥)한 성질을 누그러뜨리기 위해 사용되는 것[74]이라고 할 수 있다. 이러한 과정을 거친

---

72 "用須煎滾 停頓一時 後醴下墜 取上面清水用之 否則氣味俱惡(중략) 凡諸飲水療疾 皆取 新汲淸泉 不用停汚濁煖 非直無效 固亦損人 宜愼之", 허준, 1613, 『동의보감』; 대성문화사, 앞의 책 「탕액편」, 58쪽.

73 성도중의학원, 앞의 책, 23, 24, 25쪽.

74 "陳皮用湯泡洗 去其燥性", 허준, 1613, 『동의보감』; 대성문화사, 앞의 책 「탕액편」, 33쪽.

다음에 원하는 형태로 썰고 나서 약재로 사용하게 된다.

감귤 모양 열매껍질을 약재로 만들기 위해서는 일단 품질이 안 좋은 것은 솎아내 과감히 버리고 좋은 것만을 고르는 정선 가공(淨選加工)이 절대적으로 중요하다. 정선은 약물로 만드는 초보 가공 과정에 해당한다. 이는 열매를 솔(刷)과 깨끗한 물(淸水)을 사용해 잘 털고 또 헹군 다음에 껍질 표면에 부착된 흙, 모래, 벌레 등의 이물질을 제거하는 것이다. 그다음에는 건조의 과정을 거치는데 껍질 표면이 어느 정도 마르면 껍질을 까고 알맹이는 버리게 된다. 뒤이어 껍질 안쪽에 붙어 있는 섬유질마저도 없애는 작업을 하고 나서 다시 잘 씻어 말려서 약재로 사용하게 되는 것이다.

20세기 후반에 간행된 『중약대사전(中藥大辭典)』을 보면 "솔을 가지고 흙을 털어내고 이물질을 없애고 깨끗한 물을 뿌려 수분이 귤피에 잘 스며들면 면발처럼 썰거나 작게 조각내 그늘에서 말린다."[75]고 서술돼 있다.

최근 농촌진흥청의 국립원예특작과학원 감귤연구소에서 발표한 자료에 따르면, 감귤 선과과정에서 솔과 물을 사용해 세척한 감귤이 기존의 물 세척 및 피막제인 왁스를 사용한 경우보다 신선도가 높았다고 한다. 감귤 향을 만드는 방향성 성분에 대한 종합적인 분석 결과에서도 감귤향의 주성분인 디-리모넨(di-limonene)이 솔을 사용한 물 세척 감귤에서 가장 높게 나타났다. 반면에 신선도가 떨어지는 감귤에서 나는 나쁜 냄새의 정도를 나타내는 푸르푸랄(furfural), 벤젠(benzene), 아세트알데히드(acetaldehyde) 성분은 물 세척과 피막제 사용의 감귤에서 가장 높이 잔존하

---

[75] "刷去泥土 揀淨雜質 噴淋淸水 悶潤後切絲或切片 晾乾", 신대풍출판공사, 앞의 책 下권, 2514쪽.

는 것으로 나타났다.[76] 요즘에 와서는 감귤 세척을 할 때 물과 오존수를 섞어서 쓰거나 또는 소금물 등을 같이 사용하는 것이 보통이다.

면제진피(麵制陳皮)

밀가루를 사용해서 만들어낸 진피가 바로 면제진피(麵制陳皮)이다. 10세기 후반에 간행된 『태평성혜방』을 보면 "진피에서 중과피를 제거하고 잘 말린 후 밀가루(麵)를 흩뿌려 그것이 노랗게 될 때까지만 볶는다."고 하면서 귤피의 수치에 밀가루를 사용했음을 밝히고 있다. 밀가루로 수치를 할 때에는 당연히 적당한 용기를 사용하였고 문화(文火)라고 하는 약한 불로 용기 안쪽의 온도가 40℃에 이를 정도로 볶아냈다. 이는 곧 귤피에 흩뿌려둔 밀가루가 노랗게 변할 때까지만 볶으면 되는 것이다.

참밀(소맥, 小麥)[77]의 경우에는 『황제내경영추(黃帝內經靈樞)』에 "심장병에는 마땅히 밀을 먹는다."[78]고 한 것에서 보듯이 기원전부터 약재로 활용돼 왔다. 17세기 후반에 발간된 『본초비요(本草備要)』에서는 "밀가루를 섞어 반죽하여 만든 메주로 강한 성질을 억제해, 먹으면 곧 토하는 상격(上膈)에 걸리지 않게 하여야 한다."[79]고 했다. 이것은 원래 춘장(春醬)을

---

76 「서귀포신문」, 2017. 4. 11. / www.seogwipo.co.kr/news/articleView.html?idxno=136650.

77 보리(大麥)와 구별하기 위해 소맥이라 부른다. 메밀은 蕎麥이다.

78 "心病者 宜食麥 羊肉 杏薤", 馬元臺 외, 1919년, 『황제내경소문영추합편』; 북경중서의학연구총회, 앞의 책 『영추』 「오미편(五味篇)」 제56, 340쪽(재수록).

79 "麵裹麴製抑酷性 勿傷上膈", 王昂, 1694, 『증비본초비요』; 大方出版社, 앞의 책 「약성총의」, 10쪽. / 이 내용을 『방약합편』에서는 "麵煨麴製抑酷性"이라 잘못 인용하고 있다.

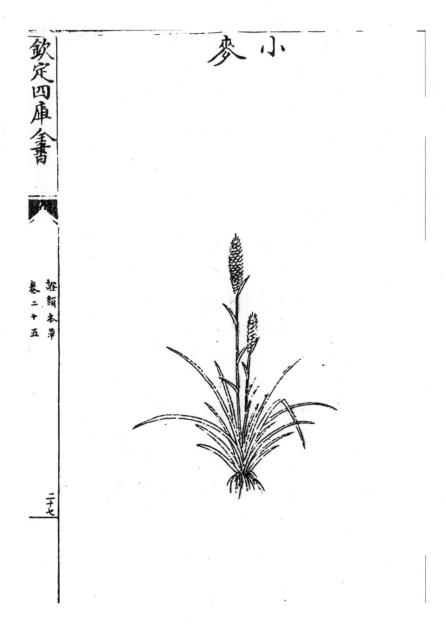

麥 小

欽定四庫全書

證類本草

卷二十五

二十七

〈사진 37〉『증류본초』에 그려진 참밀(小麥) 그림.

만들 때 콩에 밀가루를 섞어서 발효시키면 콩의 비린내가 누그러진다는 것이지만, 같은 방법을 한약의 수치에도 이용해서 강한 성질을 죽이는 데 사용했다.

현재도 밀가루는 오염물질을 제거하고 나쁜 냄새를 잡기 위해 많이 사용한다. 물에 쌀뜨물이나 밀가루를 풀어 놓으면 아주 작은 입자 가루가 떠다니는 것을 볼 수 있는데 이를 '콜로이드(colloid)'라고 한다. 콜로이드는 바닥에 잘 가라앉지 않는 성질을 가진다. 그래서 이 가루들을 이용해 약재를 씻으면 약재의 표면에 부딪히며 마찰을 일으켜 오염물을 분리시키는 동시에 가루 입자의 표면에 흡착시키게 된다. 한편 쌀이나 밀의 가루는 기름 성분과도 쉽게 잘 섞인다. 이렇게 이물질을 흡착한 가루 입자는 콜로이드 특유의 성질 때문에 그릇의 표면에 다시 붙지 않고 물속에 떠다닌다. 이러한 특성을 활용하여 약재 표면에 붙어있는 기름 성분의 오염물을 제거하게 되는 것이다.

만약 세제를 쓰지 않고 쌀이나 밀의 가루도 없이 그냥 씻어낸다면 일부 오염물이 떨어지기는 하겠지만 대부분 다시 표면에 달라붙고 만다. 또한 밀가루를 사용해 수치를 하면 오염물질과 독성을 제거할 뿐 아니라 약재 본연의 향기를 더욱 살려 보존을 가능하게 해준다. 그러한 방식으로 좋은 약재가 만들어지는 것이다.

한편 밀가루만 수치에 사용한 것이 아니고 밀가루를 만들다 남은 부산물인 밀기울 역시도 수치에 사용했다. 오히려 한약 가공을 위해 볶을 때 사용하는 고체의 보조재료로 밀가루보다 밀기울(麩)[80]을 더 많이 쓰기

---

80   소맥(밀)씨를 감싸고 있는 껍질인 종피(種皮)로 '小麥麩'라고도 한다.

도 했다. 이는 밀을 빻아 만든 밀가루보다는 밀가루를 체로 쳐서 남은 찌꺼기인 밀기울이 한약가공의 첨가물로 사용했을 때 보다 효능이 좋았기 때문인데 역사적 연원도 깊다고 할 수 있다.

밀기울(부, 麩)은 3세기 초반에 간행된 백과사전류 서적인『광아(廣雅)』에서 보듯이 애초에는 단지 '밀가루'라는 뜻으로 사용되고 있었다.[81] 하지만 차츰 '밀기울'이라는 뜻으로 변하는데, 이는 밀기울이 가진 약물로서의 성질과 그 유용성이 한의학자들에 의해 부각이 되면서 생겨난 현상이었다. 8세기 초반 진장기(천짱치, 陳藏器)는『본초습유(本草拾遺)』에서 "참밀은 가을에 파종해 이듬해 여름에 익어 사시사철의 기운을 족히 받는다. 자연히 차고 따뜻한 기운을 함께 겸하니 밀기루는 따뜻하고 밀기울은 차갑다."[82]고 하면서 밀가루와 밀기울의 성질을 구분했다. 11세기 후반에 발간된『본초도경』을 보면 "밀기울의 성질은 (밀가루와) 반대로 차가워서 속을 편하게 하고 열을 사라지게 한다."[83]고 기록된 것을 볼 수 있다. 한편으로는 밀기울이 차가운 기운을 지녔기 때문에 열기를 식힐 뿐 아니라 약재가 가진 자극성을 누그러뜨리는 보조매개물로 사용한다는 점도 종종 거론되곤 했다. 16세기 중반의『본초몽전』을 보면 "밀기울은 강한 성

---

81 "康熙字典 麩[亥集下][麥部]康熙筆画: 16画部外筆画: 5画.《廣韻》莫撥切 音末 [玉篇]麪也 今呼米屑爲麩 [類篇]麩也 [廣雅]謂之麪, 或作麩", https://zidian.qianp.com/zi/麩.

82 "今按陳藏器本草云 小麥 秋種夏熟 受四時氣足 自然兼有寒溫 麪熱麩冷 宜其然也", 唐愼微, 1082,『증류본초』; 대성문화사, 앞의 책, 1003쪽.

83 "小麥性寒 作麪則溫而有毒 作麴則平胃止痢 其皮爲麩 性復寒 調中去熱 亦猶大豆作醬 豉性便不同也", 唐愼微, 1082,『증류본초』; 대성문화사, 앞의 책, 1004쪽.

질을 억제한다."[84]고 했던 것을 볼 수 있다. 그래서 성질이 강한 기실이나 기각의 수치에 많이 사용하게 되는 것이다.

현재도 진피를 만들 때 밀기울을 사용한다. 우선 중화(中火)로 용기를 가열한 다음 밀기울을 뿌린다. 이어 연기가 나면 미리 골라 둔 진피를 투입하고 쉬지 않고 저어준다. 그런 다음 약물의 표면이 황색을 띠면 꺼내서 밀기울을 체로 걸러내고 차가운 데서 말리면 되는 것이다. 밀기울은 통상 10kg의 무게를 지닌 약물에 1~2kg을 사용하면 된다.[85]

밀가루를 사용해서 감귤피를 수치하는 경우에는 심장에도 도움을 주고, 오염물질과 독성을 제거하며 향기 증강 효과뿐만 아니라 비린내 완화에도 탁월한 효과를 보는 것이다. 밀기울을 사용해서 볶으면 밀가루를 사용해 얻는 효과 외에 비위(脾胃)를 돕는 작용이 있는 약물의 기능을 더욱 좋게 해주는 것이다. 요즘에는 소맥분과 진피가루를 이용해 진피면(陳皮麵) 혹은 귤피 가루를 이용해 귤피면(橘皮麵)도 만드는 것도 볼 수 있다.

토제진피(土制陳皮)

진피를 만들 때 수십여 가지의 방법을 사용하는데 그 가운데 하나로 흙을 사용하는 것이 있다. 흙을 사용하여 만드는 진피 제제가 바로 토제진피(土制陳皮)이다.

---

84 "烘 焙 炒 燙 煅 (淬) 炙 煨·相對 (중략) 麩炒: 明代《本草蒙筌》有"麥麩皮製抑酷性勿傷上膈", www.xms.tmu.edu.tw/xms/.

85 "麥麩的用量一般爲每100公斤藥物 用麥麩10~20公斤", 성도중의학원, 앞의 책, 51쪽.

8세기 초반 『본초습유』를 보면 "땅 위에서 밑으로 3척(약 93.3cm)[86]의 깊이까지는 똥거름이고, 3척의 깊이 아래에 자리한 것이 흙이다. 무릇 당연히 위에 있는 오물은 버리며, 물이 스며들지 않은 흙을 사용한다."[87]고 하면서 그러한 흙을 "좋은 누런 흙(好黃土)"[88]이라 했다는 기록이 보인다. 아무 흙이나 가져다 쓴 것이 아니라 문헌상으로 볼 때 약재를 만드는 수치용 흙으로 '황토', '서벽토(西壁土)', '복룡간(伏龍肝)' 등을 사용했다. 이렇게 흙을 사용해 약재를 볶아 수치하는 방법을 토초법(土炒法)[89]이라 일컬었다.

13세기 중반 양사영(양스잉, 楊士瀛)은 『직지방(直指方)』에서 "음식물이 들어가면 위가 뒤집혀 소화되지 않고 토해내는 증상에 진짜 귤피를 햇볕을 쬔 서쪽 벽의 흙으로 향기 날 만큼 가볍게 볶아 가루로 만들어"[90] 복용하라고 했다. '서벽토'는 태양이 지는 곳에 위치한 땅의 흙으로 기(氣)를 내리는 성질인 하기(下氣) 작용이 있다고 여겨짐에 따라, 음식을 아래로 내리려 할 때 사용되고 있는 것이다. 장소뿐만 아니라 묵은 정도도 중요했다. 16세기 중반에 간행된 『본초몽전』에는 "오래된 벽의 흙으로 볶아

---

86 당대(唐代) 도량형으로 1척은 현재 31.10cm에 해당한다. 따라서 3척은 93.3cm가 된다.

87 "黃土 『拾遺』〈釋名〉藏器曰 張司空言 三尺以上曰糞 三尺以下曰土 凡用當去上惡物 勿令入客水", 李時珍, 1590, 『본초강목』; 대성문화사, 앞의 책 권40, 584쪽.

88 "好黃土(중략) 三尺已上曰糞 三尺已下曰土 凡用當去上惡物 勿令入客水 乃爲眞土", 허준, 1613, 『동의보감』; 대성문화사, 앞의 책 「탕액편」, 67쪽.

89 "藥物加入灶心土(伏龍肝)同炒稱爲土炒(중략)黃土或赤石脂", 성도중의학원, 앞의 책, 55쪽.

90 "反胃吐食 眞橘皮 以日照西壁土 炒香爲末", 李時珍, 1590, 『본초강목』; 대성문화사, 앞의 책 권41, 634쪽.

伏 龍 肝

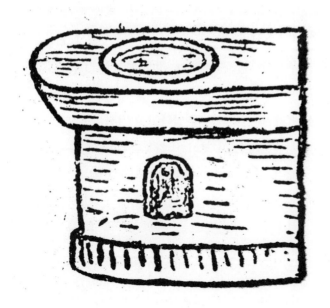

〈사진 38〉『본초비요』에 그려진 복룡간의 그림. 솥 밑의 아궁이 바닥에 오랫동안 불기운을 받아 적갈색으로 만들어진 흙이다. 복룡(伏龍)은 오랫동안 숨겨져 드러나지 않은 우수한 약재를 뜻하고, 적갈색을 띠어 간(肝)과 비슷하여 명명하였다.

만든 진피는 진짜 좋은 흙의 기운을 빌려 신속하게 위장기능을 돕게 된다."[91]고 했다.

토초의 목적과 관련해서는 19세기 중반 능환(링환, 凌奐)이 『본초해리(本草害利)』에서 잘 설명을 해두었다. 이는 약물을 "비위라는 소화기관으로 끌고 가려면 흙으로 볶는다."[92]는 것에서 볼 수 있듯이 비위에 작용하는 약물의 효능 증강을 위해서도 행해졌고, 구역질과 설사를 그치도록 하기 위해서 사용되기도 했다.

흙 대신 '복룡간'을 사용하기도 했다. 복룡간은 일명 조심토(竈心土, 灶心土)라고 하는 것인데, 이는 부엌에 있는 가마솥에 오랫동안 나무를 땔 때 만들어진 아궁이 바닥의 흙이다. 10년 이상 된 아궁이 바닥 아래로 1척(31.10cm) 깊이로 파면 참흙이 나오는데 자줏빛을 내는 것을 쓰면 효과를 극대화시킬 수 있다.[93] 복룡간은 땔감을 무수히 태우는 과정 속에서 일종의 제련이 자연스럽게 이루어질 때 만들어진다. 그래서 각종 식물성 알칼리(Alkali)인 탄소, 수소, 질소로 이뤄진 유기화합물의 알칼로이드(Alkaloid)를 함유하게 된다. 알칼로이드는 생물의 생리작용에 커다란 영향을 미치며 위산(胃酸)의 중화작용도 일으키는 효능을 가졌다.

---

91 "如《本草蒙筌》有'陳壁土制 竊眞氣驟補中焦'的記載", 성도중의학원, 앞의 책, 55쪽.

92 "《本草害利》: '洗淨切片曬乾或炒黃用 入脾胃土炒 入腎鹽水炒'", 성도중의학원, 앞의 책, 56쪽.

93 "丹房鏡源云 伏龍肝 或經十年者 竈下掘深一尺下 真片 紫螯色者 可用", 唐愼微, 1082,『증류본초』; 대성문화사, 앞의 책, 174쪽; "伏龍肝(중략) 此是竈中 對釜月下 黃土也 經十年以上 竈下掘深一尺下 有真土 紫色者 可用", 허준, 1613,『동의보감』; 대성문화사, 앞의 책 「탕액편」, 66쪽./『단방경원(丹房鏡源)』이란 책은 당대(唐代) 獨孤滔가 저술한 책이다.

토제진피를 만들기 위해서는 먼저 흙을 용기에 넣고 중화(中火)의 불로 살살 볶다가 흙가루가 잘 움직이게 되면 잘게 채 썬 진피를 넣어 부단히 저어준다. 그러다가 진피 표면이 누르스름하게 타고 흙냄새가 나기 시작하면 꺼낸 다음, 체로 흙을 털어내고 차가운 곳에 펼쳐서 식히는 과정을 거치면 토제진피가 만들어진다. 통상 진피 100kg에 아궁이 바닥에서 불기운을 오래 받은 흙, 즉 복룡간 25~30kg을 사용한다. [94]

당제진피(糖制陳皮)

설탕(당, 餳, 餹, 糖)을 이용해서 진피를 만들고 이를 오래 묵히면 당제진피(糖制陳皮)가 만들어진다.

오늘날에는 설탕이 비교적 흔하지만 처음 설탕이라는 것이 선보였을 때에는 지금과 다른 모습을 보였고 오늘날 보게 되는 정제당 형태를 띠기까지는 여러 단계를 거쳐서 왔다.

설탕은 애초에는 지금 볼 수 있는 고체의 형태가 아니었다. 이는 "옛적에 사탕수수(蔗)를 '미음' 같은 형태인 '자장(蔗漿)'으로만 만들어 마셨다. 이후 자장을 졸여 '자당(蔗餳)'을 만든다."[95]라는 기록에서도 확인할 수 있다. 이때 '당(餳)'[96]이라고 하는 것은 자장보다 더욱 뻑뻑한 꿀 같은 형태를

---

[94] "土炒(중략) 每100公斤藥物 用灶心土25~30公斤", 성도중의학원, 앞의 책, 55쪽.

[95] "按王灼『餹霜譜』云 古者惟飮蔗漿 其後煎爲蔗餳", 李時珍, 1590,『본초강목』; 대성문화사, 앞의 책 권41, 695쪽.

[96] "時珍曰 按劉熙《釋名》云 餳之淸者曰飴 形怡怡然也 稠者曰餳 强硬如錫也", 李時珍, 1590,『본초강목』; 대성문화사, 앞의 책 권41, 496쪽.

말하게 된다.

이처럼 설탕의 모양은 초기에는 액체와 비슷한 형태였으나 점차 고체로 만드는 제조법이 나오게 된다. 3세기 만진(완전, 萬震)은 『양주이물지(涼州異物志)』[97]에서 "실제로 사탕수수즙을 졸인 후 땡볕에 말리면, 뭉쳐서 돌처럼 보이지만 매우 가벼우므로 '석밀(石蜜)'이라 한다."[98]는 기록을 볼 수 있다. 예전보다 더욱 뭉쳐진 엿과 같은 고체 형태가 등장하게 된 것이다. 6세기의 유소(류자오, 劉昭)에 따르면 "흰엿을 졸여 녹인 다음 사자(猊) 형상의 틀에 찍어 만든 것을 예당(猊餳)"[99]이라고 했다는 기록 또한 보인다.

7세기 초 당(唐) 태종 때에 이르면 서역(西域) 지방으로부터 자사당(紫沙餹)의 제조기술을 받아들이게 된다. 그래서 형태가 뻑뻑한 꿀 같은 모양의 자당, 돌 같은 석밀, 모래알 같은 모습의 '사당(沙餹)', 서리 같은 '당상(餹霜)', 얼음 같은 '빙당(氷餹)'이 등장한다.[100] 이들은 모두 보라색(紫色)을

---

97 "萬震은 삼국시대 오나라(229~280년) 사람을 말하고", https://baike.baidu.com〉item〉萬震. 또 "涼州는 간쑤성[甘肅省]과 닝샤후이족자치구, 칭하이성 동북부, 신장위구르자치구 동남부, 내몽골자치구 아라산맥[阿拉山] 일대를 말한다.", https://zh.wikipedia〉wiki〉涼州.

98 "時珍曰 按萬震《涼州異物志》云 石蜜非石類 假石之名也 實乃甘蔗汁煎而曝之 則凝如石而體甚輕 故謂之石蜜也.", 李時珍, 1590, 『본초강목』; 대성문화사, 앞의 책 권41, 695쪽.

99 "以白餹煎化 模印成人物獅象之形者爲饗餹《後漢書注》所謂猊餹是也", 李時珍, 1590, 『본초강목』; 대성문화사, 앞의 책 권41, 695쪽./ 예전부터 전해지는 우리나라의 요리책에서도 "판에 모양을 설탕으로 형용하여 만들면 향당(饗糖)이라 한다."고 했다, https://blog.naver.com/blisskim47/220687207786.

100 "時珍曰 此紫沙餹也 法出西域 唐太宗始遣人傳其法入中國 以蔗汁過樟木槽 取而煎成 清者爲蔗餳 凝結有沙者爲沙餹 漆甕造成 如石如霜如冰者 爲石蜜爲餹霜爲冰餹也" 李時珍, 1590, 『본초강목』; 대성문화사, 앞의 책 권41, 694쪽.

띠고[101] 있는 것이 특징이다. 시간이 지나면서 설탕의 모습은 더 하얗고, 더 치밀해지며 더욱 다양하게 정제되기 시작한다.

659년『당본초(唐本草)』를 보면 공지약(콩쯔웨, 孔志約)이 "석밀은 사당을 졸여 만들기도 하는데 떡 같은 덩어리로도 만들 수 있고, 황백색이다."[102]라고 한 것을 볼 수 있다. 소경(쑤징, 蘇敬)의 경우에는 백색을 띠는 설탕을 만들기 위한 방법으로 "석밀에 물, 우유, 쌀가루를 섞어 졸이면 덩어리가 만들어지는데, 떡처럼 엷고 편편하게 만들면 단단하면서 무거워진다."[103]고 했다. 8세기 초반에 간행된『식료본초(食療本草)』에는 "사탕수수 즙과 우유를 같이 달이면 곱고 하얀빛을 띠게 된다."[104]라는 내용이 보인다. 이를 '유당(乳餹)'이라고 불렀다.

8세기 중반에 이르러 추(쯔우, 鄒)라는 승려가 촉(蜀)의 수녕(쑤이닝, 遂寧) 지역에 있는 산산(싼산, 傘山)에 머물면서 처음으로 정밀한 당상제조법을 전수받아 본격적으로 제조에 나섰다는 기록이 전하기도 한다.[105] 그래서 8세기 허인칙(쉬런거, 許仁則)의『자모비록(子母祕錄)』에는 '하얀 당(白

101 "時珍曰 此紫沙餹也 法出西域", 李時珍, 1590,『본초강목』; 대성문화사, 앞의 책 권41, 694쪽.

102 "志約曰 石蜜出益州及西戎 煎鍊沙餹爲之 可作餅塊 黃白色", 李時珍, 1590,『본초강목』; 대성문화사, 앞의 책 권41, 695쪽.

103 "恭曰 石蜜用水 牛乳 米粉和煎成塊 作餅堅重 西戎來者佳", 李時珍, 1590,『본초강목』; 대성문화사, 앞의 책 권41, 695쪽.

104 "石蜜(乳糖)(중략) 此皆煎甘蔗汁及牛乳汁 則易細白耳", 孟詵, 8세기,『식료본초』; 張鼎, 앞의 책, 80쪽.

105 "唐初以蔗爲酒 而餹霜則自大歷間有鄒和尙者 來住蜀之遂寧繖山 始傳造法", 李時珍, 1590,『본초강목』; 대성문화사, 앞의 책 권41, 695쪽.

餹)'106이라는 표현이 등장한다. 12세기 전반 구종석(코우쭝스, 寇宗奭)은 『본초연의(本草衍義)』에서 유당을 불순물과 어두운 색을 없애 노랗고 하얗게 만들었는데 이를 '염당(捻餹)'이라 일컬었다. 더군다나 염당은 "쉽게 녹아 약에 사용하면 비할 데가 없이 아주 묘하다."107는 평을 얻기도 했다.

한편 12세기 중반 왕작(왕줘, 王灼)의 『당상보(餹霜譜)』를 보면 서리 같은 '당상(餹霜)'을 모양에 따라 오품(五品), 빛깔로는 사품(四品)으로 나누는 것을 볼 수 있다.108 왕작은 하얀색의 당상에 대해서는 좋은 등급을 매기지 않았다. 그럼에도 불구하고 당(餹)은 이후로 계속 더욱 하얗게 정제되는 추세로 나아가게 된다.

14세기 오서(오루이, 吳瑞)가 저술한 『일용본초(日用本草)』에는 "잔가시가 돋아 있고 공처럼 둥근 것은 '구당(毬餹)', 떡처럼 만든 것은 '당병(餹餅)'이라 하고, 사당(沙餹) 가운데 돌처럼 굳은 것을 모래 알갱이처럼 잘게 깨서 투명하고 희어진 것을 당상이라 한다."109고 했다. 더욱 정제되고 서

---

106   "腹中緊服 白餹以酒三升 煮服之 不過再服《子母秘錄》", 李時珍, 1590, 『본초강목』; 대성문화사, 앞의 책 권41, 695쪽.

107   "今人謂之乳餹 其作餅黃白色者 謂之捻餹 易消化 入藥至妙", 李時珍, 1590, 『본초강목』; 대성문화사, 앞의 책 권41, 695쪽.

108   "按王灼《餹霜譜》云(중략) 凡霜一瓮 其中各色亦自不同 惟疊如假山者爲上 團枝次之 瓮鑑次之 小顆塊又次之 沙脚爲下 紫色及如水晶色者爲上 深琥珀色次之 淺黃又次之 淺白爲下", 李時珍, 1590, 『본초강목』; 대성문화사, 앞의 책 권41, 695쪽.

109   "瑞曰 稀者爲蔗餹 乾者爲沙餹 毬者爲毬餹 餅者爲餹餅 沙餹中凝結如石 破之如沙 透明白者 爲餹霜", 李時珍, 1590, 『본초강목』; 대성문화사, 앞의 책 권41, 694쪽.

리처럼 가볍고 하얀 모양을 가진 당상이 나오게 된 것이다.

16세기 후반에 간행된『본초강목(本草綱目)』에는 석밀이 더욱 정제되어 잔모래 크기이면서 하얀색을 띤 '백사탕(白沙餹)'과 함께, 밀도가 더 치밀해져서 얼음처럼 단단하게 된 하얀색의 빙당(冰餹)도 나온다.[110] 책의 저자인 이시진은 "지금 시중에서 팔고 있는 것은 '미당(米餹)'과 같은 것들을 섞은 것이니 잘 알아야 한다."[111]고 주의가 필요함을 말하면서 순수한 것만 약으로 사용하라고 했다. 설탕이 오늘날과 같은 형태를 띠게 되는 것은 17세기 후반에 이르러서였다. 이는『본초비요(本草備要)』에 당상보다 더 하얀 '백상당(白霜糖)'[112]이 나오는 사실을 통해 알 수 있다.

설탕은 감귤 모양 열매와 결합해 각종의 제제물을 만드는 데 사용되어 왔다. 12세기 후반의『귤록』을 보면 설탕으로 귤을 조려 만든 약귤(藥橘)과, 훈감(熏柑)을 설탕에 재우는 방법이 나와 있다.[113] 한편 13세기 중반 사유신(셰웨이신, 謝維新)의『사류합벽(事類合璧)』에서는 소유자(橙)를 다양한 식재료로 쓰는 방법과 함께 설탕을 이용해 '등정(橙丁)'을 만드는 방

---

110 "時珍曰 石蜜卽白沙餹也 凝結作餅塊如石者爲石蜜 輕白如霜者爲餹霜 堅白如冰者爲冰餹 皆一物有精粗之異也 以白餹煎化 模印成人物獅象之形者爲饗餹", 李時珍, 1590, 『본초강목』; 대성문화사, 앞의 책 권41, 695쪽.

111 "今之貨者 又多雜以米餳諸物 不可不知", 李時珍, 1590, 『본초강목』; 대성문화사, 앞의 책 권41, 694쪽.

112 "甘蔗(중략) 蔗汁熬之 名石蜜 卽白霜糖", 王昂, 1694, 『증비본초비요』; 대방출판사, 앞의 책, 155쪽.

113 "入篛之灰于鼎間 色乃黑 可以將遠 又橘微損 則去皮以肉瓣安竈間 用火熏之 曰熏柑 置之糖蜜中 味亦佳", 韓彦直, 1178, 『귤록』; 현행복, 앞의 책, 273쪽(원본 영인본 쪽).

법도 소개하고 있다.[114] 15세기 후반 영국에서 감귤류 열매의 껍질을 가지고 잼과 비슷한 마멀레이드(marmalade)를 만들기 시작한 것을 보면 일찌감치 감귤류와 설탕의 조화가 잘 이루어지는 것을 알 수 있다.

애초 설탕이 감귤류 열매와 함께 사용된 목적은 주로 식품으로 사용하기 위해서였다. 그러던 것이 점차 설탕을 감귤류 열매에서 나온 약재인 귤피, 진피와 결합하기 시작했고 식품이 아닌 약으로 사용하게 되었다. 이는 달리 보면 설탕에 귤피, 진피가 지닌 기능성이 더해진 것이라 할 수 있다.

감귤피와 설탕이 합쳐져 약재로서의 기능이 알려진 뒤로 오히려 식품으로 먹는 활용법과 빈도가 늘어났다. 16세기 후반에 간행된『본초강목』을 보면 "석밀과 등자피, 귤피에 각종 재료를 섞어서 월병(月餠) 같은 납작한 모양의 케이크(餠塊)인 '당전(餹纏)'을 만든다."[115]고 했거니와, 금귤(金橘)의 경우에는 "설탕과 함께 만들거나 꿀에 졸여 만들면 좋다."[116]고도 했다. 17세기 초반『동의보감』에 소개된 소유자(小柚子, C. junos) 껍질을 설탕으로 절인 등당(橙糖)[117]은 후대에 계속 전해졌는데 이것이 오늘날 우리가 즐겨 먹는 유자차를 만드는 주재료이다. 18세기 초반에 간행된『화한

---

114   "橙(중략) 其實大者如盌(중략) 可以糖製爲橙丁 可以蜜制爲橙膏", 李時珍, 1590,『본초강목』; 대성문화사, 앞의 책 권41, 637쪽.

115   "以石蜜和諸果仁 及橙橘皮 縮砂 薄荷之類 作成餠塊者 爲餹纏", 李時珍, 1590,『본초강목』; 대성문화사, 앞의 책 권41, 695쪽.

116   "金橘(중략) 糖造蜜煎者佳", 李時珍, 1590,『본초강목』; 대성문화사, 앞의 책 권41, 639쪽.

117   "橙子皮(중략) 今之橙糖卽此也〈俗方〉", 허준, 1613,『동의보감』; 대성문화사, 앞의 책「탕액편」, 187쪽.

삼재도회』를 보면 유감(乳柑)의 껍질을 조각내 설탕으로 9년간 오래 담근 '달마은(達磨隱)'도 볼 수 있다.[118]

18세기 중반의 『본초강목습유(本草綱目拾遺)』에는 "'당귤홍(糖橘紅)'은 귤홍을 당상으로 가공한다."[119]는 기록이 나온다. 이는 감귤류 열매 바깥 층의 껍질을 입자가 매우 고운 설탕으로 가공하여 만든 것이다.[120] 이것은 현재도 한약재로 즐겨 쓰이고 있다.

예전에는 과자 같은 귤정과(橘正果), 떡과 같은 귤병(橘餅), 꿀떡 같은 귤병고(橘餅餻)나 귤홍고(橘紅餻)를 만들어 먹었다. 서양에서는 18~19세기 무렵에 감귤이나 오렌지의 껍질을 설탕에 절인 '귤껍질 설탕절임(candied mandarin orange peel)'이 인기를 끌었다. 우리나라에서는 19세기 전반 서유구(徐有榘)의 『임원십육지(林園十六志)』에 설탕으로 유감(乳柑)을 쪄서 설탕 절임으로 만든 '당전감(糖纏柑)'이 나오는데, 이것이 오늘날에 '당과(糖果)' 라 하는 것이다.

20세기에 들어 중국 광서성(광시성, 廣西省) 버바이(博白) 지방에서는 추운 겨울에 진피를 설탕에 절인 진피당(陳皮糖)을 즐겨 만드는데 이는 간식거리로 시장에서 유통된다. 진피당은 먹으면 가래를 없애 숨쉬기를 편하게 하고 추위도 이겨내도록 하는 한편, 폐를 건조하지 않게 적셔주는 효과를 볼 수 있어서 인기가 좋다고 한다.

---

118   "又用乳柑去瓤切片 以沙糖爲衣者 名達磨隱", https://namu.wiki/Search?q=達磨隱.

119   "糖橘紅 (중략) 橘類的果皮(外層皮)用糖霜加工製成", 신대풍출판공사, 앞의 책 下권, 2547쪽.

120   김창민 외, 앞의 책 권3, 1169쪽.

요즘은 설탕을 신선한 생 귤피, 혹은 진피와 합친 다음에 물로 우려내 차로 만들어 마시거나 혹은 진피효소를 만들어 먹기도 한다. 중국 남부 지방에서는 당유자 껍질(柚皮)에 설탕을 넣은 다음 이를 짜게 만들어 늘 두고 먹는 식재료로 쓰기도 한다. 한편 요즘도 미국에서는 오렌지 껍질을 이용한 껍질과자(orange peel candy)가 생산[121]되는 것을 볼 수 있는데, 오렌지 껍질에 초콜릿을 입히기도 한다.

밀제진피(蜜制陳皮)

진피를 꿀을 이용하여 수치(修治)하게 되면 이를 밀제진피(蜜制陳皮)라고 부른다. 설탕이나 꿀과 같은 당류 물질은 꾸준히 한약 제제의 보조매개물로 쓰여 왔다. 그 이유는 오장(五臟)을 편하게 하고 기운을 북돋게 하고 방부에도 도움을 주기 때문이다. 그래서 저장식품을 만들 때도 즐겨 사용하는 것이다. 특히 쓴맛을 줄이는 동시에 감미료로 단연코 타의 추종을 불허하기 때문에 인기가 더욱 좋다.

감귤 모양 열매의 제제(製劑)에도 꿀을 많이 이용해 왔는데, 꿀이 가진 기미는 달고 평(平)하여 급한 것을 느슨하게 하고 비위기능을 도우며, 폐를 촉촉이 적셔 기침을 멎게 하고, 맛을 교정하여[122] 자극성을 줄이고 약의 부작용을 완화하는 등의 작용을 하는 것으로 알려져 있다. 이러한 효능이 강하기 때문에 약재에 정량의 꿀을 버무리고 볶거나 굽는 밀자법(蜜

---

121   고정삼, 2007, 『제주감귤』, 제주문화, 428쪽.

122   "甘緩益脾 潤肺止咳 矯味", 성도중의학원, 앞의 책, 94쪽.

炙法)이 발달하게 된 것이다. 또한 귤피에 있는 펙틴은 적당한 산(酸), 당
(糖) 그리고 물이 있으면 젤화(gel化)가 일어나 굳어져 젤리 상태가 되므로
여러 가지 가공식품을 만들 때 쉽게 응용할 수 있다.

감귤류에 꿀을 이용한 옛 기록을 보면, 13세기 중반 사유신(셰웨이신,
謝維新)의『사류합벽』에 "소유자(橙)는 꿀로 조려 정과(正果)를 만들어도 좋
고, 과일에서 짜낸 즙에 꿀을 가하여 가열하여 수분을 증발시키고 농축
시켜 만든 일종의 잼(jam)인 등고(橙膏)를 만들어도 된다. 냄새를 맡으면
향기롭다. 먹으면 감미롭다. 진실로 좋은 과일이다."[123]라고 기술한 것을
볼 수 있다. 이 경우에 좀 더 신맛이 강한 '소유자(小柚子)'는 감귤보다 산
이 많이 함유되어 있어 제품의 색깔이 좋아지기도 한다.

16세기 후반에 간행된『본초강목』에는 "소유자(橙)는 신물을 씻어내
고 썰어서 소금이나 꿀에 버무려 달여 두고 먹는다고 했는데, 한편 구연
(枸櫞 C. medica)을 이용해 꽃이나 새를 새겨서 꿀로 졸여 정과를 만들어 식
탁에 놓고 먹으면서 즐긴다."[124]란 사실도 확인할 수 있다.

19세기 전반에 서유구가 지은『임원십육지』에는 꿀로 감(柑)을 조린
밀전감자(蜜煎柑子), 유자를 꿀로 조려 만든 유자꿀조림인 밀전유(蜜煎柚)
가 보인다.[125]

---

123 "橙(중략) 可以蜜煎(중략) 可以蜜制爲橙膏 嗅之則香 食之則美 誠佳果也", 李時珍, 1590,
『본초강목』; 대성문화사, 앞의 책 권41, 637쪽.

124 "橙(중략) 洗去酸汁 切和鹽 蜜 煎成貯食(중략) 枸櫞(중략) 雕鏤花鳥 作蜜煎果 食置几案
可供玩賞", 李時珍, 1590,『본초강목』; 대성문화사, 앞의 책 권41, 637, 638쪽.

125 edu. itkc. or. kr.

꿀로 수치한 밀제진피(蜜制陳皮)의 효과는 당제진피와 비슷한 것으로 여겨진다. 꿀의 단맛이 기운을 누그러뜨리면서 원기회복을 돕는 것이다. 한편 나쁜 맛을 없애주는 이른바 교미(矯味) 작용이 있어서 한약을 복용할 때 역겨운 기운을 완화시켜 준다.

밀제진피를 만드는 법을 보면, 일단 깨끗하게 말려 만든 귤껍질 100kg을 작게 네모난 덩어리로 조각낸다. 다음에 꿀 반냥(18.75kg) 정도를 용기에 넣고 센 불로 가열하다 끓으면 문화(文火)로 약하게 줄여 끓는 상태를 유지한다. 손가락 끝으로 비볐을 때 꿀의 점성이 약간 증가되고 노랗게 달궈지면, 조각낸 귤껍질을 넣고 볶아서 귤껍질 표면이 노랗게 변하고, 손에 꿀이 달라붙지 않을 때 용기에서 꺼내어 서늘한 곳에서 말린다. 말린 후에는 곧바로 밀폐 저장을 해야 한다. 그러지 않으면 이내 습기를 빨아들여 진득해지거나 발효가 일어나 변질되기도 한다. 요즘에는 꿀을 대신해서 올리고당이나 물엿 등의 액체 당료를 사용하기도 한다.

역사적으로 보면 감귤 모양 열매의 껍질을 오래 저장하기 위해서 소금과 설탕을 많이 사용해 왔다. 하지만 점차 소금이나 설탕이 건강에 해롭다는 인식이 확산되면서 농도를 낮추는 것을 선호하는 분위기가 생겨나게 됐다. 그렇기 때문에 꿀이 한약 제제의 보조물로서 더욱 주목받게 된 것이라 할 수 있다.

염제진피(鹽制陳皮)

소금(鹽)[126]을 이용해서 진피를 수치하는 것이 바로 염제진피(鹽制陳皮)
이다. 『신농본초경』을 보면 소금은 이미 기원전부터 한약재로 사용되어
왔다. 소금은 자연적으로 지층의 일부를 이루며 암석처럼 만들어진 융염
(戎鹽)과 바닷물이나 우물물의 소금기가 천연적으로 응축되어 얻어진 결
정체인 노염(鹵鹽)[127]으로 크게 나뉘는데, "융염과 노염은 나쁜 이물질이
나, 독충, 미생물 등을 없앤다."[128]고 효능이 전해져 왔다.

---

126 소금을 뜻하는 염(鹽)이란 글자를 풀어 보면 신(臣), 인(人), 로(鹵), 명(皿)이란 글자로
　　나뉜다. 鹵는 소금(※)을 자루(占)에 담은 모양이다. 따라서 鹽은 관리가 사람들에게
　　소금을 자루나 그릇에 넣어 판다는 뜻이 된다. 소금은 예로부터 국가에서 전매하는 물품
　　이었다. 19세기 이규경(李圭景)은 『오주연문장전산고』의 「추염변증설(秋鹽辨證說)」에
　　서 "토염은 흙에서 나오고, 융염은 돌에서 나오고, 목염은 나무에서 나오고, 봉염은 풀에
　　서 나온다. 천연소금을 노라 하고, 인조소금을 염이라 한다(土鹽生于土, 戎鹽生于石, 木
　　鹽生于樹, 蓬鹽生于草, 天生曰鹵, 人造曰鹽)." 하였다. 즉, 인조소금은 염(鹽) 또는 식염
　　(食鹽)이라 했다. 인조소금은 염제(炎帝) 당시 숙사(夙沙)라는 사람이 처음으로 바닷물
　　을 끓여 소금을 만들었다. 식염(食鹽)이 눈처럼 흰 것을 좋은 소금이라 했다.
127 "頌曰 並州末鹽 乃刮鹹煎煉者 不甚佳 所謂鹵鹹是也(蘇頌曰 모든 州의 末鹽은 소금기를
　　긁어내어 달인 것으로 매우 좋지 못한데 이른바 노함(鹵鹹)이 그것이다.)", 李時珍, 1590,
　　『본초강목』; 대성문화사, 앞의 책 권40, 705쪽. "散鹽 卽末鹽 出於海及井 並煮鹹而成者
　　其鹽皆散末也(散鹽은 末鹽이라고도 하고, 바다와 우물에서 나는데, 모두 소금기를 졸여
　　만드는 것으로 모두 가루이다.)", 李時珍, 1590, 『본초강목』; 대성문화사, 앞의 책 권40,
　　706쪽. / 말염은 바닷물이나 짠물이 솟는 샘물 또는 엉겨 말라붙은 소금기를 졸여 만든 것
　　으로 식염의 한 종류이다. 천일염(天日鹽)은 바닷물을 태양열로 증발시켜 만든 것이고,
　　식염(食鹽)은 바닷물을 가지고 사람이 끓여 만든 것으로 서로 다르다. 천일염을 오래두
　　면 쓴맛을 내는 성분인 마그네슘과 염화칼슘이 빠져나가 풍미가 한결 좋아진다.
128 "戎鹽(중략) 去毒蠱(중략) 鹵鹽(중략) 除邪及下蠱毒", 孫星衍 외, 앞의 책 권3, 4쪽.

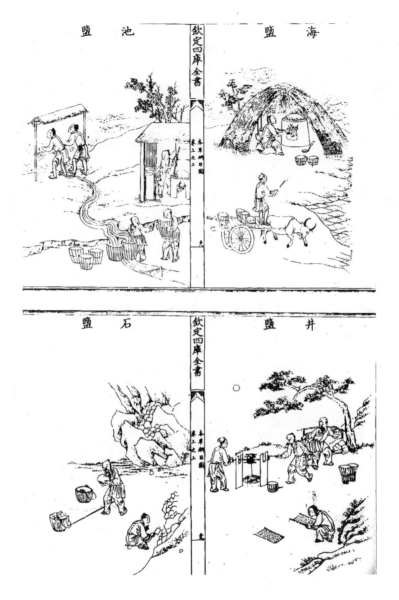

〈사진 39〉『본초강목』에 그려진 소금(鹽)의 그림. 소금은 산출되는 곳에 따라 바닷물로 만들면 해염(海鹽), 염전(鹽田)에 설치한 못에서 만들면 지염(池鹽), 바닷물을 모아둔 웅덩이나 소금기가 있는 우물에서 만들면 정염(井鹽), 돌산에서 캐내면 석염(石鹽)이라 한다.

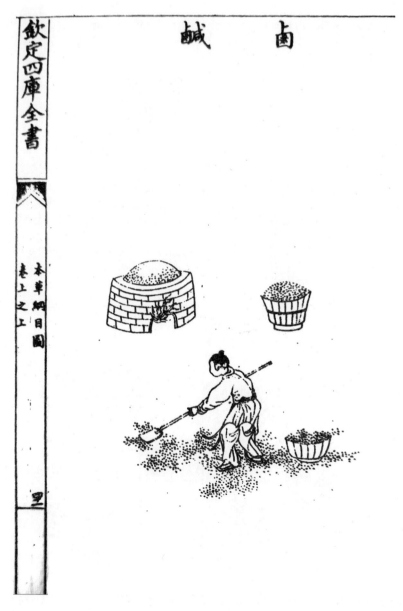

〈사진 40〉『본초강목』에 그려진 노함(鹵鹹) 그림. 소금은 형태에 따라 덩어리로 된 소금인 융염(戎鹽), 가루로 된 소금인 노염(鹵鹽)으로 나눈다. 노염은 노함이라고도 한다.

소금 중에서도 특히 약효가 좋은 융염은 중국 서쪽 산악지대에서 난다. 그곳에 융(戎)족, 강(羌)족이 살기에 융염, 강염(羌鹽)이라 하는데, 청해성(칭하이성, 靑海省)의 청해호(칭하이후, 靑海湖)에서도 나기에 청염(靑鹽) 또는 대청염(大靑鹽)이라 부르는 것이 더 보편적으로 알려져 있다. 청염은 전문적인 용어로 암염(Halite; 巖鹽)이라 하는 돌소금(石鹽)의 한 종류이다. 암염은 순수할 때는 무색이지만 종종 청색이나 보라색으로 얼룩지는 경우가 있다.

3세기 화타(화퉈, 華佗)의 제자인 이당지(리당즈, 李當之)가 지은 『이씨약록(李氏藥錄)』을 보면 "융염은 맛이 쓰고 악취가 난다. 바다의 조수에 해안가의 돌들이 오랫동안 적셔져 돌에 소금이 응결된 것"[129]이라고 유래에 대해 밝혀놓았다. 5세기 도홍경(타오훙징, 陶弘景)은 "알이 곯아 속이 물크러진 썩은 달걀 냄새 같은 악취가 나는 것이 진품"[130]이라고도 하였다. 청염은 황산이온(SO_4^{--})을 0.25% 정도 함유하고 있기 때문에, 황화합물의 가스가 만들어지면서 계란 썩은 냄새가 나는 특징을 가진다. 그렇기 때문에 청염은 일반 암염이나 흔히 보는 식염과는 본질적으로 다른 소금인 것이다. 9세기 『북호록』에서 "의료 처방에는 대체로 헤아려 생각하건대 청염을 사용해야지 홍염을 사용하지 않는다."[131]고 하면서 청염이 가진 약성을 높이 평가하기도 했다.

---

[129] "戎鹽 味苦臭 是海潮水澆山石 經久鹽凝着石 取之", 신대풍출판공사, 앞의 책 上권, 769쪽.
[130] "正如卵段雞子臭者 言是眞", 신대풍출판공사, 앞의 책 上권, 769쪽.
[131] "醫方但用靑鹽而不用紅鹽", 신대풍출판공사, 앞의 책 上권, 769쪽.

한의학에서는 소금의 이물질 제거와 살균해독작용에 주목하여 한약에 이용해 왔다. 소금은 미생물 속의 수분을 삼투압작용을 통해 배출시키기 때문에 미생물의 자체 발육 속도를 늦추게 되는데 이것이 바로 소금이 가진 살균의 원리가 된다. 한편 소금물은 염도[132]에 따라 분류하는데, 담수인 강물은 염도가 0.05%이고, 저염수는 0.05~3%, 인간의 체액은 0.9%, 바닷물인 해수는 3.5% 정도가 된다. 김치의 경우에는 염도가 2~3%인 것이 먹기에 좋다고 하는데, 한약재를 가공할 때 보료로 사용하는 소금물의 염도는 0.5~0.75%가 적당하다.

산화 방지를 위해, 즉 약재의 변색을 방지해서 외관상 보기 좋게 하는데에도 소금을 사용한다. 또한 소금은 채소를 절일 때 사용하면 채소가 연해지면서도 사각사각 씹히는 맛을 유지하면서 또한 보존성이 높아지는 것은 볼 수 있는데 이를 보통 '숨을 죽인다.'고 표현한다. 또한 어패류와 채소를 묽은 농도의 소금물에 절이면 자가효소작용과 세균의 발효작용으로 각기 아미노산과 젖산을 생산한다. 아미노산은 감칠맛을 더하고 젖산은 김치 특유의 맛과 향을 낸다. [133]

한편으로는 식재료에 소금을 더하면 표면 부근의 세포가 수분을 빼앗겨 굳게 되고 단백질을 빠르게 응고시키는 성질이 있는 것을 보게 된다. 이를 응용하여 소금을 뿌려 고기나 생선의 표면이 빨리 굳어지면 안쪽 속살의 맛있는 고기즙이 밖으로 나오는 것을 막을 수 있게 되는 것이

---

132 해양세균은 2~5%, 대부분의 세균은 2% 이하의 염도에서 잘 생육한다. 염도가 20% 이상이면 미생물 번식은 완전히 억제된다.

133 사마키 타케오 외, 2001, 『부엌에서 알 수 있는 과학』; 구성회, 앞의 책, 134쪽.

다.[134] 소금에는 재료를 단단히 조여 주는 효과가 있어서 일단 재료에 소금이 첨가된 뒤에는 설탕이 배어들기가 어렵다.[135] 그리고 악취의 원인이 되는 트리메틸아민 등은 소금물에 잘 녹기 때문에 소금물로 씻어내는 것이 효과적이다.

5세기경에 뇌공(레이궁, 雷公)은 귤피의 저장에 소금이 아닌 잉어 껍질을 사용했지만 일반적인 소금 사용법을 알고는 있었다. 같은 시기의 도홍경(타오훙징, 陶弘景)의 경우도 "고기를 소금으로 절이면 오랫동안 변하지 않는다."[136]고 해서 염장법(鹽藏法)[137]을 알고 있었다. 그럼에도 진피제제에 쓰지는 않았다.

소금을 진피제제에 적극적으로 이용하기 시작한 것은 12세기경 장원소(장위안쑤, 張元素)가 '인경보사설'을 제창한 이후부터였던 것으로 추정된다. 14세기 주진형(주전형, 朱震亨)이 "묵은 귤피 반 근을 질그릇에 넣은 후, 소금 5돈을 넣어 진피가 물에 잠기도록 물을 부은 후, 불로 조려서 사용

---

134   사마키 타케오 외, 2001, 『부엌에서 알 수 있는 과학』; 구성회, 앞의 책, 060쪽.

135   사마키 타케오 외, 2001, 『부엌에서 알 수 있는 과학』; 구성회, 앞의 책, 066, 067쪽.

136   "食鹽(중략) 然以浸魚肉 則能經久不敗", 李時珍, 1590, 『본초강목』; 대성문화사, 앞의 책 권40, 706쪽.

137   배추김치를 만들 때, 처음에 15~20%의 소금물로 배추를 절이면, 소금이 채소 안으로 침투해 채소의 풋내를 제거하고, 씹기에 알맞게 만들어주며, 채소에 존재하는 부패균을 죽이고, 조직을 무르게 하는 연화촉진효소(PG)의 활동을 정지시킨다. 그다음으로 2~3%의 염도로 배추를 절여 발효균을 키우며 숙성시킨다. 김치가 숙성되는 후반기에는 産膜효모가 PG(Polygalacturonase)를 생산하여 펙틴이 분해되어 김치가 물러지는 연부(軟腐) 현상을 가속화시킨다.

한다."¹³⁸고 한 것을 볼 수 있듯이 인경보사설이 제기된 이후에 소금을 진
피제제에 썼다. 16세기경 이천(리찬, 李梴)은 진피를 "몸통의 아래에 위치
한 콩팥 쪽으로 보내기 위해서는 소금물에 담근다."¹³⁹고 했다.

19세기에 간행된『본초편독』을 보면 "귤피를 소금물로 볶으면 담(痰)
을 치료하는 데 탁월하다. 귤피가 안개나 이슬과 같은 기운인 습기를 말
리게 하고 기운을 다스리는 작용이 있으므로, 역시 담의 근본을 치료하
는 것"¹⁴⁰이라 했다.

20세기에 출간된『중약대사전』에는 "깨끗한 귤홍(橘紅)에 끓인 소금물
을 골고루 뿌려 흡수되면 바람이 통하는 그늘에 말려 사용한다. 귤홍
50kg마다 소금 1kg에 따뜻한 물을 적당히 넣고 녹여 물이 맑아진 다음
사용한다."¹⁴¹고 했다. 이는 귤홍에 소금물을 골고루 뿌려 흡수되면 잘게
면발처럼 썰거나 작게 조각내어 말린다는 것이다.

진피를 만들 때에는 방부효과만을 강조해서는 안 되고 적당한 발효가
진행되도록 해야 한다. 또한 소금 성분이 많으면 건강에 해롭기에 농도
를 0.5~0.75% 이하로 낮추는 것이 좋다. 이는 진피의 발효숙성 과정에서

---

138 "潤下丸(중략) 陳橘皮半斤 入砂鍋內 下鹽五錢 化水淹過 煮乾", 李時珍, 1590,『본초강목』;
     대성문화사, 앞의 책 권41, 634쪽.

139 "入下焦用塩水浸 肺燥者童尿浸晒用", 허준, 1613,『동의보감』; 대성문화사, 앞의 책「탕액
     편」, 182쪽.

140 "橘皮(중략) 燥濕理氣 散逆和中 同補藥則補 同表藥則表 同瀉藥則瀉 用鹽水炒極能治痰
     以其能燥濕理氣 亦治痰之本也", http://jicheng.tw/tcm/book/本草便讀/index.html.

141 "橘紅: 揀去雜質 刷淨 用時折碎. 鹽橘紅:取淨橘紅 用鹽開水 均勻噴灑 使其吸收 晾乾(중
     략)每橘紅100斤 用食鹽2斤 溫開水適量化開澄清", 신대풍출판공사, 앞의 책 下권, 2515쪽.

인체에 이로운 유익균과 비타민C가 더욱 증가하기 때문인데, 적은 양의 소금을 제대로 사용하면 신맛을 약하게 하고 단맛을 강하게 해주는 효과도 볼 수 있다.

소금물은 감귤 보관에도 이용할 수 있다. 소금물에 5~10분 정도 감귤을 넣고 1~2분간 흔들어주면 감귤 표면의 농약이 제거되는데, 그다음에 소금물에서 꺼내어 물기를 제거하여 보관하면 15일 정도는 신선하게 보관할 수 있다. 또한 감귤피에 소금을 사용하면 감귤피 주변의 염분농도가 내부보다 높아져 삼투작용이 발생하면서 물이 밖으로 빠져나와 감귤피는 더욱 건조해진다. 이로써 감귤피를 더 오래 보관할 수 있다. 소금은 또한 효소의 활동을 방해하기 때문에 변색도 방지해준다. 이러한 과정을 거친 진피를 곧 염제진피(鹽製陳皮)라 하는 것이다. 이렇게 소금 사용의 진피제제는 그 방법이 꾸준히 발전되어 나아가 현재까지도 이어지고 있다.

초제진피(醋制陳皮)

식초 또한 진피제제에 사용했는데 이를 초제진피(醋制陳皮)라고 한다. 식초 그러니까 초산(醋酸) 역시도 기원전부터 한약재로 사용되어 왔다. 기원전에 간행된 문헌인 『황제내경영추』의 「오미론편(五味論篇)」에 따르면 "신맛을 먹으면 그 효능은 근육에 작용한다."[142]고 했고, 『황제내경소문』

---

142   "故酸入而走筋矣", 馬元臺 외, 1919년, 『황제내경소문영추합편』; 북경중서의학연구총회,
       앞의 책 『영추』 「오미론편(五味論篇)」 제63, 364쪽(재수록).

의「선명오기편」에는 "신맛은 간(肝)에 들어간다."[143]는 구절이 나온다. 애초에 식초는 간과 근육에 작용하는 약재로 사용하였던 것이다.

식초에 대해 잘 알려진 고사성어로 "개가 사나우면 술이 시어진다."는 구맹주산(狗猛酒酸)의 일화가 있다. 여기서는 포도당이 알코올 발효를 거쳐 술이 되고, 초막(醋膜)[144]이 형성된 다음 초산 발효를 거쳐 '초산'이 만들어지는 과정을 엿볼 수 있다. 그래서인지 3세기에 발간된『상한론(傷寒論)』을 보면 '초산'을 고주(苦酒)라 한 것을 볼 수 있고, 이를 사용하여 더욱 효과 좋은 약을 만든다는 사실 또한 확인된다.[145] 보통 식초는 초산이 3% 정도 함유된 수용액이지만 약에 사용하는 초(酢)는 산도가 훨씬 높다. 그래서 유희(류씨, 劉熙)의『석명(釋名)』에는 "아주 좋은 초(醋)인 고주(苦酒)는 산도(酸度)가 아주 높은 것으로 시고 쓰다."[146]고 하였다. 산도가 가장 높은 것은 초산이 100%인 무수초산(無水醋酸)[147]이고, 다음으로는 초산 99%

---

143 "五味所入 酸入肝", 馬元臺 외, 1919년, 『황제내경소문영추합편』; 북경중서의학연구총회, 앞의 책『소문』「선명오기편(宣明五氣篇)」제23, 190쪽(재수록).

144 초막은 알코올발효 중 생성되는 섬유소(cellulose)와 초산균 혼합물질이다. 즉, 산소를 좋아하는 초산균들이 수면 위로 올라와 공기층과의 사이에 생기는 막이다. 초산균은 알코올발효액에서 알코올을 영양으로 번식하면서, 산소를 매개로 알코올을 초산으로 변환시키는 역할을 한다. 초산균의 숫자가 많아지면 균사체가 발효액 표면에 초막을 형성한다.

145 "苦酒湯方 제93 半夏 (중략) 鷄子一枚 去黃 內上苦酒 著鷄子殼中(계란 1개를 깨서 노른자위는 버리고 흰자위를 좋은 초에 넣어 계란껍질 가운데 앉힌다)", 張仲景, 3세기, 『중경전서』; 중국의약총서, 앞의 책「상한론」, 254쪽.

146 "苦酒 淳毒甚者 酢(且)苦也", https://baike.baidu.com/item/苦酒/10288608.

147 無水醋酸(acetic anhydride; CH3CO-O-COCH3)은 초산 두 분자가 축합반응으로 물 한 분자가 빠지면서 생성된 것으로, 무수초산에 물을 가하면서 끓이면 다시 초산(CH3COOH+H2O)으로 돌아간다.

이상인 빙초산(氷醋酸)[148]이 있으나 이러한 것을 약으로 쓰지는 않았다.

5세기에 발간된『본초경집주(本草經集注)』에서 초는 "소염작용과 부기를 내리고 살균작용이 강하다."[149]고 되어 있다. 7세기의『신수본초(新修本草)』에는 "초는 여러 가지가 있는데 쌀식초(米醋)만 약으로 쓴다."[150]고 하였다. 11세기에 발간된『증류본초(證類本草)』에서는 "약에 사용하려면 2~3년 지난 초가 좋다."[151]고 했다. 이로써 쌀을 재료로 만들어 3년 이상이 경과된 식초를 최고의 약으로 인정했음을 알 수 있다.

12세기 장원소(장위안쑤, 張元素)가 내경이론을 근거로 인경보사설을 제창한 이후로 약물작용 효과에 대한 이론이 세밀해지면서 식초는 약물의 보조매개물로도 활발히 쓰이게 된다.

16세기에 간행된『의학입문』을 보면 청피(靑皮), 곧 미숙한 풋귤의 껍질을 이용해서 "뭉친 것을 풀고 아픈 것을 멎게 하려면 식초로 축여 볶아서 쓴다."[152]고 했듯이, 근육피로 증상에 주로 식초를 사용했다.『본초강목』에서는 "초와 술을 사용하면 어떤 부위로든지 약을 보낼 수 있는데, 초(醋)는 오래되면 될수록 좋고 혜(醯)라고도 하며, 역시 쓴맛이 나서 통상

---

148   氷醋酸(acetic acid)은 어는점이 16~17도로 보통 고체로 존재한다.

149   "主消癰腫 散水氣 殺邪毒", 김창민 외, 앞의 책 권9, 5491쪽. / 散水氣라는 것은 水性泛濫하여 생긴 부종을 收斂작용이 있는 식초가 寧謐(안정)시킬 수 있다는 것을 말한다.

150   "醋有數種 此言米醋 若蜜醋 麥醋 麹醋 桃醋 葡萄 大棗(중략) 等諸雜果醋 及糟糠等醋 會意者 亦極酸烈 止可噉之 不可入藥也". 唐愼微, 1082,『증류본초』; 대성문화사, 앞의 책, 1010쪽.

151   "然 藥中用之 當取二三年米酢良", 唐愼微, 1082,『증류본초』; 대성문화사, 앞의 책, 1010쪽.

152   "靑皮(중략) 去穰 用消積定痛 醋炒", 李梴, 1575,『의학입문』; 한성사, 앞의 책, 182쪽.

쓴 초(혹은 술)라고도 일컫는다."[153]고 했다. 아울러 "미숙한 풋귤의 껍질인 청귤피를 식초에 버무린 다음 기와에서 볶은 후 약으로 사용한다."[154]고 한 것을 볼 수 있다. 건축물의 재료인 기와를 청귤피를 볶을 때 사용한 것은 그것이 진흙과 모래로 만든 질그릇 용기보다 금속 성분을 많이 함유하고 있어서 열을 높이기 쉬우면서 높아진 열을 더욱 오래 지속할 수 있기 때문이다. 더구나 막힌 "간의 기운을 잘 흩어 내고자 할 경우에는 식초로 가공하면 더욱 좋다. 이는 청피의 맵고 쓴 성질이 간기(肝氣)를 흩어내고 내려가게 하는 가운데, '간기를 쓸어내리는 신맛'을 가진 초도 더해짐으로써 간기의 소통을 보다 왕성히 촉진하기 때문이다."[155] 한편, 1694년 왕앙(왕양, 王昂)은 "초를 사용하면 간에 집중적으로 영향을 주고, 그 외의 부위에서는 수렴하는 작용도 일으킨다."[156]고 했다.

미생물 중에서 세균의 번식이 활발해지는 산도는 pH 6~9 정도의 중성이다.[157] 그래서인지 산성을 띠는 초는 미생물의 번식을 어느 정도 막으면서 약효를 오랫동안 보존할 수 있게 해준다. 또한 그릇의 녹과 비린

---

153 "醋酒爲用 無所不入 逾久逾良 亦謂之醯 以有苦味 俗呼苦酒", 李時珍, 1590, 『본초강목』; 대성문화사, 앞의 책 권41, 498쪽.

154 "靑橘皮修治 時珍曰 靑橘皮乃橘之未黃而靑色者 薄而光 其氣芳烈(중략) 入藥以湯 浸去瓤 切片醋拌 瓦炒過用", 李時珍, 1590, 『본초강목』; 대성문화사, 앞의 책 권41, 635쪽.

155 "時珍曰(중략) 其色靑氣烈 味苦而辛 治之以醋 所謂肝欲散 急食辛以散之 以酸泄之 以苦降之也", 李時珍, 1590, 『본초강목』; 대성문화사, 앞의 책 권41, 635쪽./ "肝은 發散하기를 좋아하므로 매운맛으로 보하고, 收斂하기를 싫어하므로 신맛(酸味)으로 사(瀉)한다(肝欲散 急食辛以散之 用辛補之 酸寫之)", 馬元臺 외, 1919년, 『황제내경소문영추합편』; 북경중서의학연구총회, 앞의 책 『소문』 「장기법시론편」 제22, 183쪽(재수록).

156 "用醋 注肝而收斂", 王昂, 1694, 『증비본초비요』; 대방출판사, 앞의 책 「약성총의」, 10쪽.

내는 물론이고 더러움도 함께 제거해준다. 알칼리성 세제를 사용한 다음 중화시킬 때 사용할 수도 있는데, 감귤로부터 농약을 씻어낼 때에 약알 칼리성인 베이킹소다와 식초로 씻는 이유가 여기에 있다. 그래서 '살사독(殺邪毒)'이라 하면서 살균작용이 있다고 한 것이다.

식초에는 단백질을 굳게 하는 성질이 있어서 생선에 식초를 뿌리고 나서 구우면 석쇠에 껍질이 잘 눌어붙지 않는다.[158] 또한 칼슘 성분을 녹이는 작용이 있어 칼슘이나 마그네슘의 흡수를 촉진하는 효과도 있다. 한편으로는 약재의 변색을 방지하는 데 사용하기도 한다.

초제진피의 제제 방법은 "정량의 식초와 약물을 잘 섞어서 밀폐하여 귤껍질이 눅눅해질 때까지 방치하여 식초가 조직 내부까지 완전히 흡수되면 솥에 넣고 문화를 사용하여 볶아 일정 정도에 이르면 꺼내 식힌다. 식초는 100kg의 약물에 식초 20~30kg이고, 최대 50kg를 넘지 않도록 한다. 만약 식초의 분량이 모자라면 적당량의 물로 희석한 후 약물을 넣고 골고루 섞는다."[159]고 되어 있다.

157　효모·곰팡이는 약산성(pH 4~6), 세균은 중성(pH 6~9), 젖산균·낙산균은 산성(pH 3.5)에서 생육이 가능하다. 따라서 유기산이 많아 식품 pH가 낮으면 잡균이 잘 자라지 못해 보존성이 향상된다. 같은 pH일 때는 초산〉젖산〉구연산 순으로 항균효과가 있다.

158　사마키 타케오 외, 2001, 『부엌에서 알 수 있는 과학』; 구성회, 앞의 책, 070쪽.

159　"將定量的米醋與藥物拌勻 放置悶潤 待醋被吸盡後 置鍋內 用文火炒至一定程度 取出放凉 一般藥物均采用此法 其優点是能使醋滲入藥物組織內部(중략) 醋的藥物一般爲每 100 公斤藥物 用米醋 20~30 公斤 最多不超過 50公斤" 성도중의학원, 앞의 책, 74, 75쪽./ 민윤(悶潤)은 눅눅해지다.

주제진피(酒制陳皮)

술은 감귤 모양 열매의 가공에 있어 보조매개물로도 많이 사용했는데, 이 경우를 말해서 주제진피(酒制陳皮)라고 한다.

술 역시도 기원전부터 한약 가공의 보조매개물로 꾸준히 사용되어 왔다. 기원전에 기술된『황제내경소문』의「탕액료례론편(湯液醪醴論篇)」을 보면 "오랜 옛날에는 맑은 술(湯液)과 탁한 술(醪醴)을 만들어 질병에 대비하였다. 그리 오래되지 않은 옛날에는 나쁜 기운이 가끔 들어오면 복용하여 없앴다."[160]라는 내용이 등장한다. 또한 같은 책의「혈기형지편(血氣形志篇)」에서도 술을 사용하여 만드는 제제물로서 '요약(醪藥)'[161]이라는 것이 소개된다. 이는 일종의 팅크제(Tinc劑)나 물파스(liquid paster)와 같은 것으로 아픈 부위에 문지르거나 독(毒)을 빨아내는 데 사용했다. 이것도 또한 약주의 범주에 들어가는 것이라고 볼 수 있다.

맑은 술 혹은 탁한 술은 그 어느 것도 모두 약주(藥酒)가 될 수 있다. 약주는 약재를 술에 담가 우러나게 하거나 혹은 즙을 내어 빚은 것을 말한다. 이 밖에도 중탕의 과정을 거친 다음 찌꺼기를 버리고 빚어낸 술도 약주라고 한다. 탁한 술 가운데 료(醪)는 막걸리, 예(醴)는 단술을 말하는데,

---

160 "自古聖人之作湯液醪醴者 以爲備耳(중략) 中古之世(중략) 邪氣時至 服之萬全", 馬元臺 외, 1919년,『황제내경소문영추합편』; 북경중서의학연구총회, 앞의 책『소문』「탕액료례론편」제14, 114쪽(재수록).

161 "形數驚恐 經絡不通 病生於不仁 治之以按摩醪藥", 馬元臺 외, 1919년,『황제내경소문영추합편』; 북경중서의학연구총회, 앞의 책『소문』「혈기형지편」제24, 200쪽(재수록).

단술은 '주례(酒醴)'라고 부르기도 했다. 지금에 와서는 맑은 술을 청주(淸酒), 탁한 술을 탁주(濁酒)라 부른다.

4세기 후반에 이르러 장담(장잔, 張湛)은 『양생요집(養生要集)』에서 "술은 사람에게 이롭기도 하고 해롭기도 하다. 그러나 자기 몸에 맞게 만들어 마시면 모든 맥을 널리 펼치고 온화하게 하므로 나쁜 기운을 없애고 냉기를 물리친다."[162]고 했다. 5세기 타오훙징은 술은 "약 기운이 잘 퍼지게 하고 온갖 나쁘고 독한 기운을 없앤다."고 하면서 "약사들은 더욱 잘 지켜 그 약 기운을 잘 돌게 하여야 한다."[163]고 주장했다. 8세기 초반 멍셴의 『식료본초』를 보면 술은 "모든 약 기운을 잘 돌게 하고, 맥을 통하게 한다."[164]고 하면서 뛰어난 효능을 제시하는 내용이 나온다. 1505년에 편찬된 유문태(류원타이, 劉文泰)의 『본초품휘정요(本草品彙精要)』에서는 술에 대해 "모든 채소의 독을 제거한다."[165]고 하면서 식초와 마찬가지로 해독 작용이 있음을 말하고 있다. 16세기 후반에 간행된 『본초강목』을 보면 "음력 12월에 술을 빚어 수십 년이 흐르고도 변하지 않은 묵은 술은 혈을 조화시키고 기운을 기르며, 위를 따뜻하게 하여 찬 기운을 몰아내지만,

---

162 "养生专家张湛在《养生要集》(중략) 酒者 能益人亦能損人 节其分 剂而饮之 宣和百脉 消邪却冷也", https://www.cdstm.cn/gallery/media/mkjx/xgbnysdw_6456/201907/t20190717_919785.html.

163 "主行藥勢 殺百邪惡毒氣 大寒凝海 惟酒不冰 明其熱性獨冠群物 藥家多須 以行其勢", 『신수본초(新修本草)』卷第十九, https://www.theqi.com/cmed/oldbook/book27/b27_19.html.

164 "行百藥(중략) 通脈", 孟詵, 8세기, 『식료본초』; 張鼎, 앞의 책, 310쪽.

165 "解一切蔬菜毒", 김창민 외, 앞의 책 권8, 4990쪽.

담(痰)과 화(火)를 발동시키기도 한다."[166]라고 하여 오래 저장한 술을 약으로 사용하면 좋지만 당연하게도 적당히 마셔야 한다고 하였다. 이러한 기록들은 술 가운데에서도 오랫동안 저장한 것이 한약 가공의 보조매개물로서 좋다는 것이다.

이러한 술을 감귤류에 이용하여 약효를 얻는 것을 간단히 알아보면, 15세기 초반에 출간된 『보제방』에 "하얀 중과피가 있는 묵힌 진피를 술로 달인 다음, 말린 후 가루 낸 뒤"[167]에 사용했고, 16세기 후반 『본초강목』에서는 이러한 방법으로 수치한 진피를 "변비가 심할 때"[168] 썼다는 기록이 보인다. 아마도 이러한 처방은 중과피에 다량 함유된 팩틴질과 술의 효능을 사용하기 위함으로 보인다. 여기서 팩틴은 소화가 잘 안되므로 대변의 양이 많아지고 대변을 적당히 부드럽게 유지하는 작용을 하고, 약간의 술기운은 대장 점막을 자극하므로 배변작용도 좋게 하는 것이다.

이 밖에도 감귤류의 하나인 "향란(문단, 혹은 '분깡'이라고도 일컫는 귤 품종)의 씨를 제거하고 썰어 사기병에 넣은 다음 술을 넣어 밀봉한 후 하룻밤 동안 삶아서 물렁물렁해지면 꿀을 적당히 가하여 잘 저어서 수시로 먹는다."[169]는 기록도 찾아볼 수 있다.

---

166 "老酒 臘月釀造者可 經數十年不壞 和血養氣 暖胃辟寒 發痰動火", 李時珍, 1590, 『본초강목』; 대성문화사, 앞의 책 권41, 500쪽.

167 "陳皮連白 酒煮 焙 硏末", 李時珍, 1590, 『본초강목』; 대성문화사, 앞의 책 권41, 634쪽.

168 "大腸閟塞 陳皮連白 酒煮 焙 硏末 每溫酒服二錢 米飮下", 李時珍, 1590, 『본초강목』; 대성문화사, 앞의 책 권41, 634쪽.

169 "痰氣欬嗽 用香欒去核 切 砂缾內浸酒封固 一夜煮爛 蜜拌勻 時時含咽" 李時珍, 1590, 『본초강목』; 대성문화사, 앞의 책 권41, 638쪽.

현재 중국에서는 고품질 고량주인 백주에 귤피를 20일 이상 담가 마시는 경우가 적지 않다. 마셔본 이들은 술맛이 깔끔하고 입 안이 상쾌해진다고 한다. 또한 적당히 마시면 허파의 열기를 식히고 열로 인해 생기는 가래도 없앤다는 경험담도 적지 않다. 이는 우리나라에서 소주를 마실 때 양파나 오이를 넣어 마시는 것과 같은 이치라고 할 수 있겠다.

일본의 경우도 예전부터 '등피(橙皮, とうひ)'를 사용하여 약으로 사용하였는데, 일본에서 사용한 등피는 현재 한의약에서 말하는 등피(橙皮)[170]와는 다른 것이었다. 즉 광귤(廣橘)이라고 하여 쓴맛이 나는 품종의 껍질인 고등피(苦橙皮)[171]라고 할 수 있다. 이는 "광귤(C. aurantium var. amara)의 껍질을 알코올이나 에테르(ether)에 담아둔 다음, 유효 성분을 뽑아내어 등피팅크(橙皮丁幾 tincture)란 약을 만들었다. 이는 황갈색을 띠고 쓴맛이 나며, 소염제와 방향건위제로 썼다."[172]고 한다. 팅크제제와 같은 경우는 기각·기실로 사용하는 열매로도 만드는[173] 것을 볼 수 있다.

주제진피를 만드는 방법은 일단 깨끗하게 잘 건조한 귤껍질에 술, 식

---

170 "등피 橙皮 (중략) 甛橙 Citrus sinensis (L.) Osbeck. 의 열매껍질이다.", 김창민 외, 앞의 책 권3, 1476쪽.

171 "酸橙 Citrus aurantium L. 의 열매 껍질도 등피로 하여 약용으로 쓰는데 '苦橙皮'라 한 다.", 김창민 외, 앞의 책 권3, 1476쪽.

172 "苦味健胃薬 日本薬局方品は橙皮(とうひ)粗末 越年草(センブリ)粗末 山椒(サンショウ) 粗末に70%エチルアルコールを用い冷浸法で製する. 黄褐色の液体で特異な芳香を有し苦味がある. 消化不良, 食欲不振 胃アトニーなどに用いる.", https://kotobank.jp〉word〉苦味チンキ_56040.

173 김창민 외, 앞의 책 권8, 5121·5122쪽.

초, 소금물을 약간씩 넣고 골고루 뒤섞는 것으로 시작한다. 반나절 정도 밀폐하여 보료인 술, 식초, 소금물 등이 귤껍질에 깨끗이 흡수되면 센 불에서 푹 쪄낸 다음에 햇볕에 쬐어 말려서 주제진피를 만드는 것이다. 재료의 분량을 보면 귤피 100kg에 식초 3kg, 황주(黃酒)와 소금을 각각 5kg씩 사용한다.[174] 술을 수치에 사용하기는 하지만 이 경우 술의 향과 맛은 증숙과 건조 과정에서 전부 없어지고 결국에는 남아있지 않게 된다.

강제진피(薑制陳皮)

생강을 날것으로 혹은 말려서 진피제제에 사용하면 강제진피(薑制陳皮)가 만들어진다.

강(薑)이라는 것은 생강(生薑)을 말하는데 이를 말려서 만든 건강(乾薑)은 기원전에 기술된 『신농본초경』에서 볼 수 있다. "건강은 맛은 맵고 따뜻하며 중초(中焦)[175]를 따뜻하게 하고 지혈시키며 땀을 내게 한다. 생강(生薑)은 더욱 좋다. 또 오래 복용하면 나쁜 냄새를 없앤다."[176]고 하는 효능을 이용해 두루 약재를 가공하는 데 사용하였다. 그 후로도 강(薑)은 다양하게 가공되어 약재로 사용되기도 했고 가공의 보료로 사용하기도 했다.

---

174   http://fanwencheng.com/zh-hk/fbsh/changshi/q5xj7v.html.

175   "소화흡수를 담당하는 비위(脾胃)에 원기(元氣)를 공급하고 조절하는 기능", 한의학용어제정위원회, 앞의 책, 347쪽.

176   "乾薑 味辛溫(중략) 溫中止血出汗(중략) 生者尤良 久服去臭氣", 孫星衍 외, 앞의 책 권2, 6쪽.

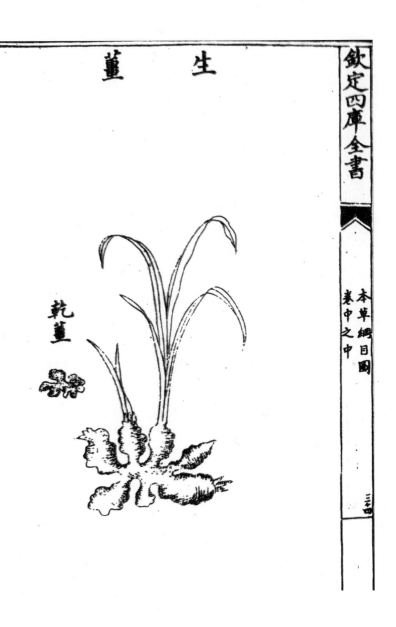

生薑

乾薑

欽定四庫全書

本草綱目圖
卷中之中

三十四

〈사진 41〉『본초강목』에 그려진 생강(生薑)과 건강(乾薑)의 그림.

강(薑)의 효능이 워낙 뛰어났기 때문에 밭에서 캐어낸 상태 그대로의 생강 말고도 다양하게 가공된 형태가 존재했다. 먼저 수확한 상태 그대로의 생강은 "오장에 가서 작용하고, 담을 삭이고 기운이 치오르는 것을 내리게 한다. 생강은 약의 성질은 따뜻하나 껍질의 성질은 차므로, 반드시 뜨겁게 작용하게 하려면 껍질을 제거해야 하고, 차게 하려면 껍질째로 써야 한다."[177]고 했다. 다음으로 건강(乾薑)이라는 것이 있는데 이는 구워 말린 생강을 말하는 것으로 외강(煨薑)[178]이라 부르기도 했다. 생강으로 건강을 만드는 법에 대해서는 "생강을 물에 씻어 약한 불에 통째로 구워 쓴다. 구운 것은 속을 따뜻하게 하고, 생것은 체내의 독기를 피부로 발산시킨다."[179]고 했다.

백강(白薑)은 "생강의 겉껍질만을 벗겨냈지 특별히 가공하지 않은 것으로 빛이 희다. 폐(肺)와 위(胃)에 있는 찬 기운을 치료한다."[180]고 했다. 다른 하나는 바로 건생강(乾生薑)인데, 건생강에 대해서는 "껍질째로 자연적으로 마른 것이다. 비위에 있는 찬 기운과 습한 기운을 치료한다."[181]고 효능이 알려져 있다. 마지막으로 생강을 압착해서 만든 생강즙(生薑汁)

---

[177] "歸五藏去痰下氣(중략) 性溫而皮寒 須熱卽去皮 要冷卽留皮", 허준, 1613, 『동의보감』; 대성문화사, 앞의 책 「탕액편」, 198쪽.

[178] 중약대사전 김창민 2842쪽.

[179] "以生薑作乾薑有法 水洗慢火炮用 炮則溫中 生則發表", 허준, 1613, 『동의보감』; 대성문화사, 앞의 책 「탕액편」, 198, 199쪽.

[180] "去皮 未經釀者 色白 治肺胃寒邪", 허준, 1613, 『동의보감』; 대성문화사, 앞의 책 「탕액편」, 199쪽.

[181] "留皮自乾者 治脾胃寒濕", 허준, 1613, 『동의보감』; 대성문화사, 앞의 책 「탕액편」, 199쪽.

이 있다. 생강즙의 효능은 "약독(藥毒)을 제거하고 나쁜 피를 없앤다. 또한 비위(脾胃)에 원기(元氣)를 공급하고 조절하는 기능을 고르게 하여, 냉(冷)을 제거하고 담(痰)을 제거하며 식욕과 소화를 촉진한다."[182]고 되어 있다.

한의학에서 말하는 강자법(薑炙法)은 정선되어 썰어진 약재에 일정량의 생강즙을 버무리고 볶거나 굽는 방법을 말한다. 생강은 신온(辛溫)하여 약의 힘을 비(脾)로 가게 하며, 몸을 따뜻하게 하고 약효가 밖으로 퍼져나가게 하는 작용을 갖기 때문에 주로 담(痰)의 치료에 사용하여 기침과 구역질을 멈추게 하는 효능을 얻게 된다. 한편 생강을 즙으로 만들어서 약물을 가공하면 약물이 가진 자극성으로 인해 생겨나는 부작용을 완화하고 치료효과를 증강시킬 수 있다.

16세기 후반 한의학자 이시진(리스쩐, 李時珍)도 "비(脾)가 차가워 생긴 여러 가지 학질에는 생강즙에 흰 부분을 제거한 귤피를 넣고 중탕한 다음 불기운에 말리고 가루 내어 사용한다."[183]며 생강즙을 이용해 질병이 가진 냉기를 제거하고자 했다. 18세기에 이르러 황궁수(황꿍시우, 黃宮綉)는 『본초구진(本草求眞)』에서 "찬 기운에 의해 생기는 담증(痰症)에는 강즙으로 수치하는 것이 좋다."[184]고 하며 찬 기운에 의한 여러 질환에 생강을

---

182 "汁解毒藥 破血調中 去冷除痰 開胃", 김창민외 앞의 책, 권5, 2843쪽.

183 "脾寒諸瘧 不拘老少孕婦 只兩服便止 眞橘皮去白切 生薑自然汁浸過一指 銀器內重湯煮 焙乾研末 每服三錢 用隔年靑州棗十個 水一盞 煎半盞 發前服 以棗下之《適用方》", 李時珍, 1590,『본초강목』; 대성문화사, 앞의 책 권41, 634쪽.

184 "寒痰薑汁製",『본초구진(本草求眞)』. https://jicheng.tw/tcm/book/本草求眞_1/index. html.

사용하여 수치하는 것을 권하고 있다. 최근에는 귤피와 생강 분말을 혼합해 뜨거운 물에 타서 마시는 스틱 형태로 만든 '귤피생강차'도 상품으로 나오는 것을 볼 수 있다.

강제진피를 만드는 방법은 비교적 어렵지 않다. 일단 귤피에 정량의 생강즙을 골고루 버무린 다음에 밀폐하여 놔두면 눅눅해지면서 생강즙이 점점 약물의 내부로 스며들게 된다. 그다음으로 용기에 넣고 문화(文火)로 볶고 꺼내서 서늘한 곳에서 말리면 된다. 또 다른 방법으로는 귤피에 정량의 생강즙을 골고루 버무린 다음 생강즙이 모두 흡수되면 건조시키는 것이 있다.

강제진피를 만들 때 생강과 진피의 용량[185]은 보통 100kg의 귤피에 생강 10kg을 사용하면 된다. 만약 생강이 없다면 생강을 말린 건강을 달여서 사용하면 된다. 이때 사용하는 건강의 용량은 생강의 1/3 정도면 된다.

생강즙을 손쉽게 만드는 법[186] 두 가지를 소개하면 다음과 같다. 하나는 찧어서 만드는 방법이다. 생강을 깨끗이 씻은 후에 잘게 썰어 적당한 용기에서 찧어 부순다. 적당량의 물을 넣고 압착하여 즙을 짜낸다. 즙을 짜낸 찌꺼기에 다시 물을 부어 찧고 또 압착하여 즙을 짜내는 것을 2~3차례에 걸쳐 진행한 다음 짜낸 즙을 합쳐서 생강즙으로 사용한다.

생강즙을 만드는 다른 방법은 달여서 만드는 것이다. 생강편(生薑片) 또는 건강편(乾薑片)을 용기에 넣고 적당량의 물을 넣고 끓여 달인 물을 얻는다. 걸러낸 찌꺼기에 다시 물을 가하여 달인 후 걸러내고 짜낸 다음

---

185 성도중의학원, 앞의 책, 91, 92쪽.
186 성도중의학원, 앞의 책, 91, 92쪽.

에 두 번에 걸쳐 달여 낸 물을 하나로 합친다. 합친 물을 적당히 농축하여 이용하면 된다.

생강즙을 만드는 과정에는 주의사항[187]이 있는데, 일단 생강즙을 만들 때 물의 양이 많지 않아야 한다는 것이다. 일반적으로 생강의 양은 최후에 얻어질 생강즙과 1:1 비율이 되게 하는 것이 적당하다고 여겨진다. 또 다른 주의할 점은 귤피와 생강즙을 골고루 버무리는 것이다. 골고루 버무려서 충분히 밀폐한 다음 눅눅해질 정도로 생강즙이 완전히 흡수되면 문화로 볶아 건조시켜야 하는데 그렇지 않으면 효과를 보기 힘들다.

생강의 적정한 보존 온도는 14℃로 냉장고에 그대로 두면 거무스름해져서 변화가 생겨나게 된다. 그렇기 때문에 신문지에 싸서 써늘한 곳에 보존하는 것이 효과적인 보관 방법이 된다.[188]

차제진피(茶制陳皮)

차(茶葉)를 사용해서 만들어낸 진피가 바로 차제진피(茶制陳皮)이다. 중국에 여행을 다녀온 사람들이 간혹 감귤피나 진피로 덮여 있는 보이차를 선물로 가져오는 경우를 종종 보게 된다. 차(茶) 또한 한약재의 가공에 있어서 즐겨 사용되어온 것이라고 할 수 있다.

차(茶)는 탕제(湯劑)에 비해 복용이 쉽고 치료 효과도 뚜렷해서 역대의 왕들이 평소 기분 조절이나 가벼운 증상의 치료를 위해 자주 이용하였다.

---

187   성도중의학원, 앞의 책, 91, 92쪽.
188   사마키 타케오 외, 2001,『부엌에서 알 수 있는 과학』; 구성회, 앞의 책, 112쪽.

차는 맛은 쓰면서 달고 기운은 서늘한 특징을 갖고 있다. 효능을 보면 머리와 눈을 맑게 하고 답답함과 갈증을 제거하며 가래를 삭이고 소화를 도우며 소변을 잘 나오게 하고 해독하고 각성하는 효능이 있다. 한편으로 기력을 돕기도 하고 마음을 즐겁게 하는 효능 또한 갖고 있다.[189]

차(茶)의 종류를 구분하는 데 있어서 가장 잘 알려져 있는 것은 찻잎을 수확 시기에 따라 분류하는 것이다. 채취의 시기에 따라 햇빛의 양과 기온이 다르기 때문에 그 영향으로 차의 성분 함량이 달라져 맛과 향에서 차이가 발생하게 된다. 보통 찻잎을 늦게 딸수록 떫은맛을 내는 카테킨과 비타민C의 함량은 증가하는 반면에 감칠맛 성분인 아미노산이나 카페인의 함량은 감소하므로 첫물차가 가장 부드러운 맛과 향을 낸다.

한편 발효 정도의 차이에 따라 차를 구별하기도 한다. 녹차는 산화가 전혀 일어나지 않은 차를 말하고 우롱차는 산화 정도가 10~70% 정도 일어난 차를 말하며 85% 이상 산화가 일어난 차는 보통 홍차라고 부른다.

찻잎의 산화는 사과의 갈변 현상과 같은 것으로 보면 된다. 즉 미생물에 의한 일반적인 발효와 달리 찻잎에 존재하는 산화효소에 의해 찻잎에 들어 있는 폴리페놀 성분이 산화되는 것이다. 따라서 녹차를 만들기 위해서는 찻잎을 따자마자 곧바로 산화를 막는 과정을 거쳐야 하고, 홍차를 만들기 위해서는 시들도록 그대로 방치하면 된다. 그런데 보이차는 찻잎에 존재하는 산화효소에 의해서만 산화하는 것이 아니라 미생물의 촉매작용이 발효를 이끌어 내는 차라는 특징을 갖는다.

---

189   김창민 외, 앞의 책 권2, 1098쪽.

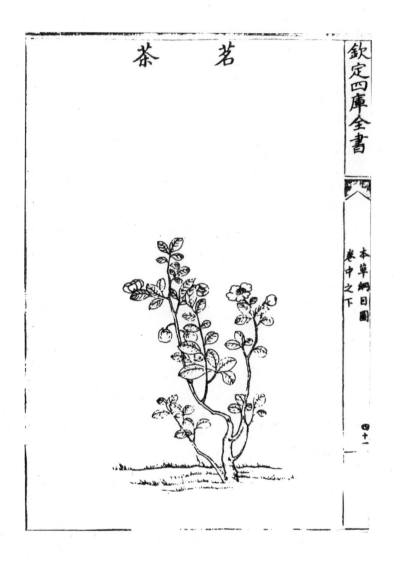

〈사진 42〉『본초강목』에 그려진 명다(茗茶)의 그림. 차잎은 채취 시기에 따라 이름이 다르다. 갓 돋아 나와 잎이 다 펴지지 않은 아주 어린잎은 참새의 혀와 같아 작설차(雀舌茶) 또는 고다(苦茶)라 하고, 청명(淸明) 이전에 딴 것을 명전차(明前茶), 곡우(穀雨) 이전에 딴 것을 우전차(雨前茶)라 하며, 그 이후에 늦게 딴 것은 명차(茗茶)라 하는데 잎이 질기고 두껍다. 차잎은 3년 이상 묵혀서 약으로 쓰기 도 한다.

차에서 발생하게 되는 산화를 막기 위해서는 열에 약한 산화효소를 제거하기 위해 찻잎을 볶거나 찌는 과정을 거치면 된다. 이러한 과정을 거치지 않으면 찻잎에 함유된 카테킨 성분이 산화효소에 의해 산화돼 새로운 성분이 생성되는데, 이로 인해 홍차가 붉은색을 띠게 되는 것이다. 우롱차는 산화가 어느 정도 진행된 후에 녹차와 마찬가지로 볶거나 찌는 과정을 거치는 경우다. 그렇기 때문에 우롱차는 홍차의 붉은 갈색에 가까운 빛깔을 띠면서도 향기는 녹차에 가까운 특징을 갖는다.

제대로 차를 우려내기 위해서는 찻물의 온도가 중요한데, 차의 특성에 맞게 물의 온도를 맞출 필요가 있다. 가늘고 어린잎으로 만드는 녹차는 낮은 온도에서 우려내야 하고 우롱차, 홍차, 보이차는 높은 온도에서 우려내야 제맛과 함께 원하는 효능을 얻어낼 수 있다. 이는 감칠맛을 내는 아미노산 성분은 용해도가 높아 비교적 저온에서도 잘 우러나는 반면에 떫은맛을 내는 폴리페놀 성분은 고온에서 잘 우러나기 때문이다.[190] 따라서 녹차는 70℃, 우롱차는 90℃, 홍차는 95℃ 이상, 보이차는 100℃가 적정온도가 된다.

차나무는 일부의 변종을 제외하고는 카멜리아 시넨시스(*Camellia sinensis* O. Ktze.s)라는 학명으로 통칭되지만 같은 차나무라 할지라도 생산지에 따라 맛과 향이 구분 가능하기 때문에 이를 분류에 사용한다. 먼저 송라차(松羅茶)는 학명이 '*Camellia sinensis* O. Ktze.'로 차와 같고, 중국 안휘성(안후이성, 安徽省) 송라산(松羅山)에서 나는 차를 말하는데 소화작용이

---

190   사마키 타케오 외, 2001, 『부엌에서 알 수 있는 과학』; 구성회, 앞의 책, 132, 133쪽.

강한 특징을 보이며 한약에 많이 이용한다.[191] 다음으로는 보이차(普洱茶)가 있는데 이는 학명을 'Camellia sinensis O. Ktze. var. assamica Kitamura'라 하고 특징으로는 소화작용과 더불어 나쁜 기운을 물리치고 설사를 멈추게 하는 효능이 있다.[192] 보이차라는 이름은 중국 운남성(윈난성, 雲南省)의 보이산(普洱山)이 원산지이기 때문에 붙여지게 되었다고 한다.[193]

오래전부터 한의학자들이 차에 대해 주목한 것은 특유의 의학적 효능이 있기 때문이었다. 비록 한의사는 아니었지만 9세기 초반의 시인 백거이(바이쥐이, 白居易)는 "봄날 모낸 진흙 따뜻하고, 밤에 덖은 찻잎 향긋하다."[194]라고 읊으며 봄에 힘든 일을 하면서 생긴 고된 일과의 힘겨움과 번민을 밤이 되어 덖은 차를 마시며 기분을 전환시켜 풀어내는 풍경을 묘사하고 있다.

9세기 중반의 구단(쥬판, 昝段)은 『식의심경』에서 식사 후 소화를 돕는 기호식품으로 누런빛이 나도록 볶은 귤피 가루를 차의 경우와 마찬가지로 뜨거운 물에 담가 우려 마시라고 했다. 이렇게 차를 뜨거운 물에 우리는 것을 포법(泡法) 또는 침포(浸泡)라고 한다.

13세기 후반의 왕호고(왕하오꾸, 王好古)는 『탕액본초(湯液本草)』에서 차라는 것이 "심포(心包)와 간에 들어가 머리와 눈을 맑게 하고, 소변을 잘

---

191   김창민 외, 앞의 책 권2, 1102쪽.

192   "產滇南者曰 普洱茶 則兼消食 闢瘴 止痢之功", 김창민 외, 앞의 책 권2, 1102쪽.

193   김창민 외, 앞의 책 권4, 2315, 2316쪽.

194   "春泥秧稻暖(춘니앙도난), 夜火焙茶香(야화배차향)", https://www.poetrynook.com/poem/題施山人野居./「題施山人野居」/秧(모심다, 앙), 稻(벼 도).

나오게 하고, 열로 인한 갈증을 없애고, 기를 내려 소화를 돕고, 각성하게 한다. 그 본체의 성질이 하행하므로 여하튼 머리와 눈을 맑게 한다."[195] 고 하면서 주요 효능을 설명했다.

17세기 초반 우리나라의 허준은 『동의보감』에서 "어떤 사람이 구운 거위고기를 좋아하여 계속 먹는 것을 보고, 의사가 반드시 내옹(內癰)[196] 이 생길 것이라고 하였으나 끝내 병이 생기지 않았다. 그래서 그 사람을 찾아가서 알아보니 그 사람은 매일 밤 식힌 차 한 사발을 꼭 마시곤 하였는데, 이것이 해구초독(解灸炒毒)[197]을 한 것이다."[198]라고 차가 지닌 뛰어난 효능을 실제의 사례를 통해 알려주기도 했다.

19세기 중반 왕사웅(왕스슝, 王士雄)이 지은 『수식거음식보(隨息居飲食譜)』에서는 차가 "심신을 맑게 하고 간담의 열을 식히며 폐와 위를 청정하게 하고 하강시키는 작용을 한다."고 했다.[199]

비교적 최근인 20세기 후반에 간행된 『중약대사전』에 보면 "차의 주성분은 카페인이지만 또 다른 성분으로 폴리페놀 물질인 탄닌(tannin)이

---

195   "茗苦茶(중략) 入手足厥陰經(중략) 淸頭目 利小便 消熱渴 下氣消食 令人少睡(중략) 其體
       下行 如何是淸頭目", 王好古, 1248, 『탕액본초』; 대성문화사, 앞의 책, 987쪽.

196   "장부에 발생하는 옹(癰)", 한의학용어제정위원회, 앞의 책, 69쪽.

197   구초독(灸炒毒)은 굽거나 볶아서 생기는 독으로 HCAs 또는 PAHs 등의 물질이다.
       HCAs(헤테로 사이클릭 아민류)는 불로 가열하면 고기 속에 들어 있는 아미노산과 크레
       아틴이 결합해 만들어지고 이 물질은 DNA와 결합해 돌연변이 세포를 생성한다. 또
       PAHs(다환방향족탄화수소)는 고기를 불로 가열할 경우 표면에 있는 지방과 육즙을 태
       워 연기가 발생하는데 그 연기 속에 들어 있다. 벤조피렌(Benzopyrene)이 여기에 속하고
       1급 발암성물질이다.

198   허준, 1613, 『동의보감』; 대성문화사, 앞의 책 「탕액편」, 314쪽.

199   "淸心神 涼肝膽滌熱 肅肺胃", 김창민 외, 앞의 책 권2, 1099쪽.

있다. 탄닌은 카테킨(catechin)과 갈산 에스테르(gallic acid ester)의 혼합물로 높은 비타민P 활성작용이 있어서 모세혈관을 강인하게 하고 항산화작용과 항균작용을 나타낸다."[200]고 하였다. 그런데 차에 들어있는 탄닌은 감 종류에 들어있는 탄닌과 다르게 단백질과 분리되어 있어 입 안을 텁텁하게 하지 않는 특징을 갖는다.

차와 감귤 모양 열매가 결합된 양상을 살펴보면 우선, 귤껍질 속에 보이차(普洱茶)를 넣어 묵힐수록 약효가 좋아지는 진피와 묵힐수록 향이 좋아지는 보이차를 혼합한 '진피보이차(陳皮普洱茶)'가 있다. 진피보이차를 일컬어 '감보차(柑普茶)'라 말하기도 한다. 진피보이차가 아닐지라도 신선한 감귤피와 차를 동시에 우려 마시게 되면, 몸의 기운을 편안하게 하고, 비위기능을 도와 배가 부른 것을 없애주고, 진액을 생성하여 목구멍을 축여주고, 열을 내려 기침을 멎게 하는 작용이 있다[201]고 하니 참고할 필요가 있겠다.

중국 남부에 주로 거주하는 객가(客家)[202] 사람들은 등자(橙子; *C. junos*)의 껍질을 짜고 달게 만들어 늘 식재료로 갖추고 있는데 주로 그것을 기름에 튀기거나 설탕으로 조려 다양한 맛을 낼 때 사용한다.[203] 또한 발효

---

200 김창민 외, 앞의 책 권2, 1097, 1098쪽.

201 "理氣消脹 生津潤喉 淸熱止咳", https://patents.google.com/patent/CN103636832A/zh.

202 객가인은 하카(Hakka)라 하고, 西晉(265~316) 말년부터 元(1271~1368)대까지 황하 유역에서 점차 남방으로 이주한 종족이다. 지금은 광둥(广东)·광시(广西)·푸젠(福建)·장시(江西)·후난(湖南)·쓰촨(四川)·하이난(海南)·타이완(台湾) 등에 분포한다.

203 "소금이나 설탕에 절여 먹거나, 찧어 떡처럼 둥글넓적하게 만들어 먹거나, 갈아 가루 내어 복용한다.", 김창민 외, 앞의 책 권3, 1473쪽.

숙성차를 알맹이를 파낸 등자(橙子) 껍질 속에 넣어서 '오래 묵혔다.'라는 뜻을 갖는 '진년노유차(陳年老柚茶)'를 만들어 약으로 쓰기도 한다. 우리가 집에서 된장과 김치를 만들어 먹듯이 객가 사람들은 거의 모든 가정마다 등자피(橙子皮)를 만드는 고유의 방식을 가지고 있다. 요즘에도 보면 예전부터 물려받은 100년이 넘는 등자피를 판매하기도 하는데, 워낙 가격이 높아서 자손들에게 유산으로 물려주기도 한다.

다음으로 찻잎과 산감(酸柑)[204]을 결합한 '산감다(酸柑茶)'를 소개하도록 하겠다. '산감차(酸柑茶)'는 '감차(柑茶)'라고도 한다. 산감은 한동안 건강식으로 인기를 끌었던 '칼라만시'라는 작고 푸른 수입 귤을 말한다. 이를 중국에서는 번감(番柑), 사계감(四季柑), 산포감(酸抛柑)이라 한다. 산감다는 중국 소수민족이면서 고산족(高山族)인 운남성(윈난성, 雲南省)의 묘족(苗族)이 처음 만들기 시작한 것으로 알려져 있다.

만드는 방법을 소개하면 다음과 같다. 먼저 산감다를 만드는 재료는 산감(酸柑) 가운데에서도 덜 익어서 신맛이 강하면서 이왕이면 크기가 큰 풋것을 고르는 것이 가장 좋다. 그런 산감을 수확하여 잘 세척하고 햇볕으로 표면에 물기가 없어질 정도로 말린다. 7일 정도 놔둬서 껍질이 부드러워지면 속을 파낸 다음 파낸 과육에서 즙을 짜서 익힌 찻잎(熟茶)과 골고루 섞는다. 산감의 껍질 안에 과육즙을 섞은 찻잎으로 채운 후 끈으로

---

204 "酸柑主要分布亚洲南部 主要成分是果胶 俗名: 番柑 四季柑 酸抛柑(중략) 在我国广东省 梅州市一带所盛产的酸柑 外形较一般柑橘大 直径约有100-150毫米 果皮厚 约10-15毫米 造型颇为美观 但是果肉很酸 不适合食用 所以才叫"酸柑" (중략) 学名: *Citrus microcarpa* Bunge 分布高度: 低海拔", https://baike.baidu.com/item/酸柑/6031084.

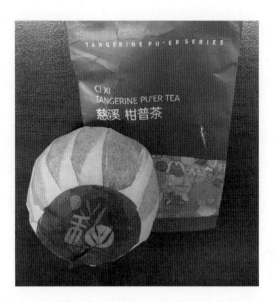

〈사진 43〉 광동성(광둥성, 廣東省) 강문시(장먼시, 江門市) 신회구(신후이구, 新會區)에서 생산되는 '자계(츠시, 慈溪) 감보이차(간푸얼차, 柑普洱茶)'.

동여매서 찜기에 올려놓고 10분 정도 쪄낸 다음에 햇볕에 며칠간 말리면 된다. 산감의 껍질이 금홍색 혹은 황갈색으로 변하다가 점차 단단해지면서 흑갈색을 띠게 되면 비로소 산감다가 완성된다. 아홉 번 찌고, 아홉 번 햇볕에 쬐는 구증구쇄(九蒸九晒)를 하면 더욱 좋은 것으로 알려져 있다. 완성된 산감차는 산감의 껍질 속에 채워 넣은 찻잎과 그 껍질을 작게 잘라 끓는 물에 부어 우려내 마시면 된다. 산감차 가운데 10년 이상 숙성된 것은 진년산감차(陳年酸甘茶)라 부르면서 최고로 친다. 여기서 중국에서 전래되는 산감차를 소개하기는 했지만, 산감의 대용으로 제주에서 가장 신맛도 곁들여진 감귤류 열매 가운데 '산물'이나 혹은 '온주밀감'의 풋귤을 이용해 보는 것도 좋지 않을까 생각한다.

한편 진피보이차(陳皮普洱茶)라고 하는 것은 중국의 광동성(광둥성, 廣東省)에서 많이 생산되는데 달리 감보차(甘普茶)라고도 부른다. 이는 산감차에서 일반 차(茶) 대신 보이차를 익힌 보이숙차(普洱熟茶)를 넣어 건조시킨 것이다. 건조하지 않은 귤껍질을 그대로 복용하면 몸을 차게 하는 성질이 있는 반면에 말린 진피를 사용하면 몸을 따뜻하게 해 주는 효과가 있다. 진피의 쓰고 매운맛과 과육의 신맛, 차의 쓰고 단맛이 조화롭게 어우러져 만들어지는 것인데, 이는 진피와 차의 효능을 동시 겸하는 효능을 갖게 된다.

말린 진피가 아닌 신선한 귤피와 찻잎을 동시에 우려 마셔도 좋다. 신선한 귤피를 차를 우려낼 때 함께 사용하면 기운을 다스려 소화가 잘 되게 하고, 목을 촉촉이 적셔주고, 속열을 식혀 기침을 멎게 해준다.

법제진피(法制陳皮)

약재 그 자체가 보료로 사용되어 다른 약재를 가공하는 방식을 법제(法製)라 하는데, 법제의 방식으로 사용하여 귤피를 가공하고 제제(製劑)로 만든 것을 법제진피라 한다. 법제진피에 대한 초기의 기록은 1281년 간행된 나천익(뤄톈이, 羅天益)의『위생보감(衛生寶鑑)』에서 볼 수 있다.[205]

---

[205] "法製陳皮 消食化氣 寬利胸膈 美進飲食 茴香炒 甘草炙各二兩 青鹽炒一兩 乾薑 烏梅肉 各半兩 白檀二錢半 右六味共爲末 外以廣陳皮半斤 湯浸去白 淨取四兩 切作細條子 用水 一大碗 煎藥末三兩同陳皮條子一處 慢火煮 候陳皮極軟 控乾少時 用餘剩乾藥末拌勻焙乾 每服不拘多少 細爵 溫薑湯下 無時", https://www.theqi.com/cmed/oldbook/book47/b47_05.html.

법제진피(法制陳皮)의 효능은 무엇보다 음식물을 잘 소화시키면서 가슴이 답답하고 그득한 증상을 편안히 해주고 입맛을 좋게 하여 맛있게 먹을 수 있게 해주는 것으로 알려져 있다.

법제진피를 만드는 방법은 약간 복잡한데 이는 일반적인 한약을 만드는 처방이라고 보면 된다. 먼저 사용되는 약재는 볶은 회향(茴香), 구운 감초(甘草) 각 2냥, 볶은 소금 1냥, 마른 생강, 오매육(烏梅肉) 각 반 냥, 백단향(白檀香) 2돈 반인데 이 모두를 가루를 내서 사용한다. 필수 재료인 진피(陳皮)는 반 근(5냥)을 사용하는데 끓는 물에 담가 중과피를 제거한 다음 만들어진 깨끗한 귤홍(橘紅) 4냥을 잘게 면발처럼 썬다. 물 한 대접에 가루 내서 미리 만들어둔 약 3냥과 썰어진 귤홍을 한데 넣어 달이고서 나중에는 약한 불로 익힌다. 귤홍이 아주 부드러워지면 건져내서 말리다가 나머지 가루로 만든 약과 말린 귤홍을 골고루 잘 섞은 후 불에 쬐어 말리면 된다. 이를 복용할 때에는 정해진 양에 관계없이 복용하는데 아무 때나 복용하면 된다. 대개의 경우 법제진피를 잘 씹거나 따뜻한 생강 달인 물로 같이 넘기는 방법으로 복용한다.

현재도 법제진피는 상당히 인기가 있어서 계속적으로 다양한 약재를 사용하여 법제진피를 만들고 있다. 예로 들면, 천패진피(川貝陳皮), 사담진피(蛇膽陳皮), 감초진피(甘草陳皮) 등이 있다. 단, 약으로 사용하는 진피는 3년 이상 묵힌 것을 사용하는 것이 좋다.

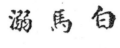

白馬溺

本草備要　鶴獸部

本草備要　人部

便童

△童便

鹹寒(時珍曰)溺能引肺火下行。從膀胱出乃其舊路降
火滋陰甚速。潤肺散瘀(鹹走)血 治肺痿失音吐衄損
傷(凡跌打損傷瘀血悶欲死者擘開口以熱尿灌之下喉卽醒並宜服若用他藥恐熱瘀者反致)

胞胎不下之功 凡產後血暈敗血入肺陰 取十二歲
韭汁 更好冬月用

本草備要　人部

虛久嗽火蒸如燎者惟此可以治之(就濁溺甚無一死膿寒涼藥百無一生)
以下童子 少飲火 無朝火
不食葷腥酸鹹者佳去頭尾取中間一節清澈如水者用當熱
飲熱則眞氣尚存其行至速冷則惟有鹹寒之性入薑汁韭汁
湯溫之

二三五

〈사진 44〉, 〈사진 45〉『본초비요』에 그려진 백마뇨(白馬溺)와 사내아이 오줌(童便)의 그림.

540　박람궁기

변제진피(便制陳皮)

워낙 다양한 방식으로 진피 제제가 만들어지다 보니 신기한 방법을 사용한 것 또한 존재하는데 일단 변제진피(便制陳皮)라고 하여 어린아이의 소변인 동변(童便)을 사용한 것이 알려져 있다.

3세기『명의별록』에 "사람의 오줌은 성질이 차고 맛은 짜며 독이 없으며, 남자 어린이 소변이 더욱 좋다."[206]고 하면서 약재로 사용될 가능성을 열어두었다. 10세기에 이르러 일화자(르화즈, 日華子)는 "건강한 어린 남자아이 오줌은 심장과 허파를 적셔준다."[207]고 효능에 대해 기록했다. 또한 14세기의 주진형(주전헝, 朱震亨)은 동변에 대해 "화기를 내려주는 성질이 극히 빠르다."[208]고 추가적인 효능을 말한 바 있다. 16세기에 간행된『의학입문』을 보면 귤피를 "동변에 담갔다가 건조시켜 사용하라."[209]고 수치 방법을 제시하였는데, 우리나라의 허준 역시도 이러한 내용을『동의보감』에 그대로 기술하였다. 그래서인지 18세기에 발간된『본초구진(本草求眞)』에서는 "화(火)와 담(痰)으로 인해 생긴 병을 치료하려면 동변으로 귤피를 수치한다."[210]고 했다.

---

[206] "人尿(중략) 氣味鹹寒無毒(중략) 童男者尤良 別錄", 李時珍, 1590,『본초강목』; 대성문화사, 앞의 책 권42, 530쪽.

[207] "人尿(중략)『일화자제가본초』(중략) 潤心肺", 김창민 외, 앞의 책 권7, 4466쪽.

[208] 『단계심법(丹溪心法)』에 "尿者 小便也 降火極速", 허준, 1613,『동의보감』; 대성문화사, 앞의 책「탕액편」, 93쪽.

[209] "肺燥者 童尿 浸晒用", 허준, 1613,『동의보감』; 대성문화사, 앞의 책「탕액편」, 182쪽.

[210] "治火痰童便製", 김창민 외, 앞의 책 권2, 691쪽.

한편 감귤피의 수치에 백마의 오줌(白馬尿)을 사용한 기록도 볼 수 있다. 12세기 송(宋)나라 때 왕황(왕쾅, 王貺)은 『전생지미방』에서 "청피를 백마 오줌에 3일간 담가 오줌이 청피에 잘 스며들어 부드러워지면 30개로 잘게 썰어 사용하라."[211]고 하였다.

균제진피(菌制陳皮)

붉은색을 띠고. 감자(柑子)라는 명칭으로 불리며, 학명으로는 '시트러스 베니코지(*Citrus benikoji*)'[212]라고 알려진 감귤나무 종류는 당분이 풍부하여 껍질에 균[213]이 잘 번식하게 된다. 이러한 감귤 껍질에 자연적으로 서식하는 균들 중에서 유익균(菌)만을 이용하여 약으로 만들어 내는 것이 균제진피(菌製陳皮)라 한다. 이는 감귤피나 감귤피 가루, 감귤피 용액에 특정의 유익균을 주입하거나 특정의 유익균으로 발효시켜 만든다.

하지만 농약 살포와 환경오염으로 인해 유익균을 가진 감귤피를 만들

---

211 "伏梁丸 靑皮 白馬尿浸三日 令軟透切三十箇", 王貺, 12세기초, 『전생지미방(全生指迷方)』; 대성문화사, 1995, 흠정사고전서 자부 5 의가류 권9 『전생지미방』 25쪽.

212 'benikoji'는 紅를 뜻하는 'beni'와 누룩 또는 메주를 뜻하는 'koji'의 합성어로 紅麴이라 한다. 'koji'는 일본어 'こうじ'에서 나온 것으로 (種)麴이며 yeast·mold·bacteria가 같이 들어 있는 것을 말한다. koji菌은 누룩곰팡이를 말한다. / '누룩'이란 굵게 간 밀이나 쌀 따위를 반죽하여 만든 덩이를 숙성시켜 술을 빚는 데 쓰는 발효제이다. / '메주'란 삶은 콩을 찧어 덩이를 지어서 띄워 말린 것으로 간장, 된장, 고추장 따위를 담글 때 쓴다.

213 저온균(-10~30℃)은 바닷물, 민물, 어패류에 존재하며 *Pseudomonas, Candida, Vibrio* 등이 있고, 중온균(5~55℃)은 방선균, 곰팡이, 효모, 병원균 등 대부분 세균이 여기 속한다. 고온균(25~85℃)에는 고온성 곰팡이가 있고, 온천·화산·해저의 열수(熱水), 퇴비, 고온 환경에서 분리한다.

기가 매우 힘든 실정이다. 진피를 오랜 기간 동안 자연 숙성 발효한다는 것 자체가 잡균에 의한 오염 및 부패의 문제점을 태생적으로 갖고 있기 때문에 아무리 유기농감귤피를 재료로 한다 하더라도 멸균실, 발효전용실, 숙성실 등의 엄격한 관리가 가능한 설비가 갖추어져 있지 않으면 제대로 된 약을 만들 수 없다.

그럼에도 진피를 제제하면서 굳이 미생물, 즉 균을 사용하는 것은 여러 가지 이로운 점이 있기 때문이다. 이와 관련한 최근 연구에서는 "감귤피와 같은 식물체의 외벽은 분해되기 어려운 펙틴(pectin), 셀룰로스(cellulose), 리그닌(lignin), 베타-1-4-글루칸(beta-1,4-glucan) 등과 같은 성분들로 구성돼 있고, 생리활성물질들은 이러한 외벽 내부에 존재하기 때문에 단순히 뜨거운 물을 이용한 열수추출방법으로는 추출이 어렵다. 그래서 미생물을 이용하여 감귤피를 발효시킨 다음에 열수추출(熱水抽出)하여 성분검사를 한 결과 헤스페리딘(hesperidin) 함량이 가장 높아졌다."[214]는 결과를 내놓기도 했다.

한편 인체는 장내에서 물질이 13,000 분자량 이하일 때 흡수가 되기 시작하는데, 3,000 분자량 이하로 저분자화된 물질은 흡수가 잘 일어난다. 그렇지만 분자량이 큰 고분자 다당체 또는 배당체 형태의 생리활성 물질은 사람의 소화효소로 원활히 대사하지 못하기 때문에 흡수가 용이하지 않다. 그러므로 헤스페리딘(hesperidin)[215]이라는 성분은 당을 포함한 배당체(글리코시드, glycoside)이기 때문에 장내 세균에 의해 가수분해를 받

---

214   김태윤 외, 앞의 책, 122쪽.

215   rutinose와 결합한 flavanone 배당체 형태로 존재한다. 화학식은 C28H34O15, 분자량은 610이다.

〈사진 46〉 감귤이 익어가면서 변하는 색채(色彩)와 귤껍질에 살고 있는 미생물(微生物)을 의인화하고 균제진피의 하나인 사화진피(四花陳皮)를 형상화했다.

아 비당체인 헤스페리틴(hesperitin)으로 전환되거나 또는 인체의 외부에서 오랫동안 묵힌 진피로 만들어야 흡수가 용이하게 된다.

진피는 저장기간이 오래될수록 "헤스페리틴(hesperitin)[216]의 함량이 높고, 진통효과 및 항 알러지 효과가 증가한다."[217]는 연구 결과가 또한 나와 있는 상태이다. 그런데 저장기간이 길어질수록 정유는 휘발성이라 감소하게 마련이다. 또한 감귤류에 가장 많이 존재하는 플라보노이드류(flavonoids)는 과일의 숙성 및 발효 시에 함량이 감소하지만 배당체 성분들의 당분해가 일어나게 된다. 예컨대 헤스페리딘(hesperidin), 나린긴(naringin)이 비배당성분(Aglycon)[218]인 헤스페리틴(hesperitin)이나 나린게닌(naringenin)으로 변환되면서 생성된 물질에 지방대사 개선의 효능이 있게 되는 것이

---

216   hesperitin, 화학식은 C16H14O6, 분자량은 302이다.

217   신용욱, 2012. 9. 30. 「진피의 저장기간에 따른 항알러지효과 비교」, 대한본초학회지, 논문.

다.[219] 한편으로는 "발효식품에는 티라민 함량이 많으며 진피의 경우도 마찬가지로 추정된다. 티라민유도체가 가지는 부작용으로 고혈압이 있으나 진피에는 시트루신 D(citrusin D)라는 항고혈압성분이 있어 부작용을 줄이고, 온주감귤(C. unshiu)을 발효한 물질이 현저하게 지방간을 감소시킨다."[220]는 최근의 연구도 찾아볼 수 있다. "진귤(C. sunki)의 과피 발효산물이 숙취를 해소하고, 간의 지질 방울(lipid droplets)마저도 치료한다."[221]는 효능 또한 새롭게 밝혀지기도 했다. 감귤피에 존재하여 신진대사를 활발하게 만들어주는 시네프린은 진피에서는 나타나지 않는 특징이 있으나 살균작용이 있는 움벨리페론(umbelliferone)과 항암작용을 하는 노빌레틴(nobiletin)은 까맣게 탄 것 같은 초흑색(焦黑色) 진피에 더욱 많고, 항산화 및 항염증 효과가 있는 아케세틴(acacetin)은 짙은 갈색을 띠는 심갈색(深褐色) 진피에 많다고 한다.

현재 시중에는 신후이진피는 물론이고 고초균(Bacillus subtilis)을 이용한 발효진피, 소나무 뿌리에 자라는 복령균(Poria cocos)을 이용한 진피 등 여러 종류의 균제진피가 나오고 있지만 국내에서 만들고 있는 명가진피환(名家陳皮丸)보다 성능이 우수하지 못하다.

---

218 글리코사이드를 가수분해할 때 얻어지는 당질 이외의 부분(the non-sugar fragment of glycoside) hesperidin → hesperetin, naringin → naringenin, neohesperidin → hesperetin, rutin → quercetin, quercitrin → quercetin.

219 복성해 외, 1997, 「감귤류를 이용한 첨단산업개발전망」, 논문.

220 김세재 외, 2004, 「발효감귤(C. unshiu)의 지방간 사멸효과」, 한국식품과학회지 36(4), pp.669-676.

221 Deok-Bae Park et al., 2007, 「발효진피(C. sunki)의 지방간 사멸효과」, Food Sci. Biotechnol., 16(2).

균제진피제제 가운데 유익균으로 발효시켜 균제진피액을 만드는 방법은, 먼저 친환경귤피(진피)를 깨끗한 물에 담근 후에 잘 씻어서 상온에서 건조한 다음 입자를 굵게 분쇄한다. 그렇게 분쇄된 귤피(진피)에 4배 정도의[222] 물을 넣고 100℃ 불로 2시간 가열하고 끓여 충분히 익힌다. 충분히 익힌 분쇄된 귤피(진피)가 들어있는 수용액을 20~40℃의 상온에서 서서히 식힌다. 분쇄된 귤피(진피)가 들어있는 수용액을 20~40℃의 상온으로 유지시킨 상태에서 프로바이오틱스[223]와 프로바이오틱스에서 나오는 당전이 효소를 갖고서 미생물의 배양온도에 맞게 2~8시간 발효시킨다.[224] 그런 다음에는 이렇게 만든 발효액에 10배 이상[225] 정도의 물을 가하여 100℃ 정도로 1~2일에 걸쳐 가열하고 졸이는 것이 필요한데, 이러한 과정을 거쳐 더욱 많은 성분을 추출하고 발효미생물을 멸균하면서 또한 효소를 불활성화시키게 된다. 이를 상온에서 식힌 후 여과하여 찌꺼기를 버리면 걸쭉한 '균제진피액'을 얻게 되는데, 저온에 저장해 두고 필요할 때마다 꺼내서 사용하면 된다.[226] 이 균제진피액에 필요에 따라 다시 종균과 감귤분말을 섞어 원하는 환(丸)을 만들 수 있다.

---

222 4세기 『주후방』에 기록된 '귤피일물탕'에는 '물 606.9cc에 귤피 154.65g을 넣고 202.3cc 되게 달여 찌꺼기는 버린다.'

223 『비급천금요방(備急千金要方)』에 橘皮湯을 만들 때 橘皮를 입으로 씹어서 이용한다.

224 이러한 과정을 거치면 생리활성물질이 많이 추출되고, 배당체라 하더라도 당과 아글리콘 형태로 분해되어 인체 내에서 소화흡수가 용이한 상태인 3,000분자량 이하의 저분자화된 물질로 변한다.

225 "解諸魚毒方 陳橘皮二兩 水三升煮取升半 去滓服即愈", 12세기 『성제총록』.

226 7세기 孫思邈은 『천금방』에서 "귤피 달인 것을 극히 차가운 곳에 놔두었다가 마신다." 하였다.

7장

감귤속 열매를 이용한
가공품

감귤속 열매를
이용한 가공품

                                     감귤속 열매들은 처음 사람들이 접했던 예전에는 맛이 매우 시어서 제대로 과일로 취급하지 않았다. 이후 자연적인 변이 등에 의해 맛이 개선된 품종을 발견하거나 인간 스스로 재배 기술을 발전시키면서 차츰 당도가 높아지기 시작했다. 따라서 당도가 높으면 과육을 그대로 먹거나 액상 형태로 만들어 마셨다. 그렇다고 할지라도 여전히 신맛이 강하기 때문에 당도를 높이는 가공기술은 필수적이었고, 한편으로는 다른 과일에 비해 비교적 저장성이 떨어졌기 때문에 가공과 저장 기술 또한 필요했다. 그러한 결과로 오늘날에는 감귤속 열매를 이용한 많은 종류의 제품이 만들어지게 되었다.

止衄血立效亦傅金瘡出血 蘇頌

附方新二 一金瘡出血 榴花半斤石灰一升搗和陰乾每用少許傅之立止崔元亮

方鼻出血 酢榴花二錢半黃蜀葵花一錢為末每服一錢水一盞煎服效乃止 聖濟錄

九竅出血 石榴花揉塞之 取效葉亦可

橘 本經上品

校正 部 志曰自木部移入此

釋名 時珍曰橘從矞音鷸諧聲也又云五色為慶二

象橘實外赤内黃剖之香霧紛鬱有似乎矞雲橘之從矞又取此意也

集解 時珍曰橘柚生江南及山南山谷十月采恭曰

柚之皮厚味甘不似橘皮味辛苦其肉亦如橘

〈사진 47〉『신농본초경』이 기술될 당시에는 귤유(橘柚)가 맛이 시어 과일로 취급하지 않아 목부(木部)에 상품(上品)으로 분류된다. 그러나 귤유가 점차 달게 되면서 10세기 마지(마즈, 馬志)는 목부(木部)에서 과부(果部)로 옮겨 분류하였고(志曰自木部移入此), 11세기 『증류본초』에도 과부(果部)에, 16세기 『본초강목』에도 역시 과부(果部)인 산과류(山果類)에 넣어 분류한다.

감귤 주스(juice)[1], 감귤차
그리고 감귤음료

감귤을 먹는 가장 대중적인 방식은 껍질을 벗겨내고 과육을 맛보는 것이지만 보다 섭취를 좋게 하고, 보관기간을 늘려 계절에 상관없이 따뜻하게 혹은 시원하게 먹도록 하기 위해 여러 종류의 마실 거리를 만드는 것 역시 인기가 많다.

다양한 감귤 음료 중에서 가장 널리 알려져 있는 것은 주스이다. 주스에는 희석하여 마실 수 있는 과육농축원액인 고밀도 농축주스, 그리고 주스를 건조시켜 제조한 분말주스도 있다. 보통 과즙(juice)이 95% 이상일 경우에는 천연과즙주스라고 한다. 이와 같이 과일을 단순하게 착즙하기만 하여 그대로 완제품으로 만든 것은 비농축주스(NFC, not from concen-

---

1 고정삼, 2007, 『제주감귤』, 제주문화, 373~375쪽./ nectar는 과일을 갈거나 으깨서 만든 단맛이 나는 음료를 지칭하는데, 과육을 짜낸 즙이 진하면 넥타(nectar), 과육즙과 설탕을 섞어 만들면 시럽(syrup)이라 한다.

trate)라고 한다. 다른 재료를 약간 첨가하여 착즙하면 혼합과즙음료(과즙이 50~95%)라고 하거나 희석과즙음료(과즙이 10~50%)라고 한다. 한편으로는 과즙이나 과실 퓌레(puree)[2] 또는 과육조각이 15% 이상이고 과립 5~30%를 혼합한 제품은 과립과즙음료라 한다.

중국을 시작으로 우리나라와 일본에서는 감귤을 이용한 차 종류를 즐겨 마시기도 했다. 다류(茶類)는 크게 분말차, 침출차(leached tea), 추출차(extracted tea) 등으로 나뉘는데, 감귤을 이용한 차 역시도 이러한 다양한 방식을 적용해서 만들고 있다.

감귤 껍질을 분쇄해서 만들어 마시는 것에 '귤피가루차(橘皮末茶)'가 있다. 우리가 흔히 알고 있는 분쇄녹차인 말차(抹茶)는 뜨거운 물로 찻잔(茶椀)을 덥히고 아울러 뜨거운 물에 담가 불린 찻솔로 찻가루와 물을 저어 거품 내어 마시는 것으로 물에 녹지 않는 성분도 모두 먹을 수 있다. 그러나 말차와 달리 귤피가루차는 9세기 구단(쥬뙨, 씀段)이 처음 시도한 것으로, 그는 "화가 치밀어 가슴에서 큰 불이 일어날 때, 성질을 죽이고 가래를 삭이며 음식을 소화시키려면, 귤피 반 냥을 덖어서 가루 내고는 뜨거운 물에 귤피 가루를 타서 차로 마시라."고 하였다.

가루 내지 않고 말린 감귤 껍질을 이용한 것으로는 '귤피차(橘皮茶)' 또는 '진피차(陳皮茶)'가 있다. 잘 말린 귤피 혹은 진피 10~20g를 뜨겁게 끓인 물에 우려서 차 대용으로 마시는데, 간혹 설탕을 타서 마시기도 한다.

---

2   퓌레(퓨레, puree)는 과일, 육류, 채소를 갈아 체로 걸러 걸쭉하게 만들어서 요리에 기본적인 맛을 내는 재료를 말한다.

매일 1~3회 우려낸 물을 마시면 되고 건더기도 함께 먹으면 좋다.

　말리지 않은 감귤 껍질을 이용한 것에 '생귤피차(生橘皮茶)'가 있다. 이는 가급적이면 친환경으로 재배한 감귤 껍질로 만들어야 한다. 신선한 친환경 생귤피를 알맞게 썰거나 쪼개어 물로 끓여 설탕(흑설탕)이나 꿀을 타서 차로 만들어 마시거나, 차(茶)처럼 덖고 비비고 식혀 마시거나, 찻잎과 동시에 우려내 마시면 기운을 다스려 스트레스가 풀리고, 식사 후 배부름도 없애며, 침을 돌게 하여 목을 적셔준다. 또 열을 식혀주어 헛기침을 멎게 하는 작용을 해주는 것으로 알려져 있다.

　풋귤을 이용한 풋귤차[3]는 요즘 들어 인기가 좋아졌다. 보통 풋귤차 원액은 풋귤과 설탕을 1:0.8의 비율로 담그고 일주일 정도 지나서 믹서로 곱게 갈아서 만든다. 원액을 뜨거운 물이나 찬물에 섞어 마시면 청으로 담가 마시는 것보다 훨씬 진하고 건강한 풋귤차가 된다. 한편 청감차(青柑茶)라는 것은 찻잎 없이 어린 풋귤만을 통째로 말려 뜨거운 물에 우려 마시는 것이다.

　한편 감귤의 껍질과 더불어 광귤의 꽃인 대대화(代代花)로 만든 '귤피대대화차(橘皮代代花茶)[4]' 역시 잘 알려진 감귤차의 하나이다. 이는 귤피(橘皮) 6g, 대대화(代代花) 6g, 감초 3g를 잘게 잘라서 펄펄 끓는 물에 우려 마신다. 향기가 매우 뛰어난 것이 특징인데, 효능을 보면 위를 건강하게 해주고; 막힌 기운을 뚫어주고 통증을 그치게 해준다고 되어 있다.

3　　「제주대학교 친환경감귤산학연협력단」.

4　　何国樑 외, 1993,『疾病飲食療法』권二, 廣東科技出版社, 84쪽.

귤피대대화차가 유명하지만 일반적인 감귤꽃으로 '귤화차(橘花茶)[5]'를 만들 수도 있다. 이는 귤화 3g, 홍차가루 3g를 끓는 물에 불려 우려내서 차처럼 마시면 되는데, 위(胃)를 편안하게 해주는 역할을 한다.

귤의 잎으로 차를 만들어 마시기도 하는데, '귤엽소경차(橘葉蘇梗茶)[6]'가 유명하다. 이는 귤엽 20g, 소경(蘇梗)[7] 20g, 흑설탕(紅糖) 15g 세 가지를 먼저 보온병에 넣은 다음, 끓인 물을 보온병에 부어 15분 정도 우려 차처럼 마시면 되는데 스트레스 해소에 뛰어난 효능을 가진 것으로 알려져 있다.

대중적으로 많이 알려진 것에는 '유자차(柚子茶)'가 있는데, 이는 소유자(小柚子) 껍질을 설탕에 절여서 만든 '등당(橙糖)' 곧, '등정(橙丁)' 또는 소유자청을 뜨거운 물에 우려 마시는 차(茶)이다.

특성이 서로 다른 2가지 이상의 재료를 합친 형태의 차는 이른바 블렌디드 차(blended tea)라고 하는데 다양한 종류의 블렌디드 차를 시중에서 볼 수 있다. 전통적인 방식으로 만드는 블렌디드차 중에서 강귤차(薑橘茶)라는 것이 오래전부터 인기가 있다.

강귤차(薑橘茶)라는 것은 귤피탕(橘皮湯)인데 진피생강차(陳皮生薑茶) 혹은 '귤피생강차'라 부르기도 한다. 강귤차를 만들 때는 대략 귤피 5g, 생강 10g을 끓이는 용기에 넣고 500cc 물을 부어 물이 3/7 정도로 줄어들

---

5   中華養生大辭典 편찬위원회, 1990, 『중화양생대사전(中華養生大辭典)』, 大連出版社, 728쪽.

6   중화양생대사전 편찬위원회, 앞의 책, 728쪽.

7   꿀풀과 1년생 식물인 차즈기(紫蘇; 차조기)의 줄기이다.

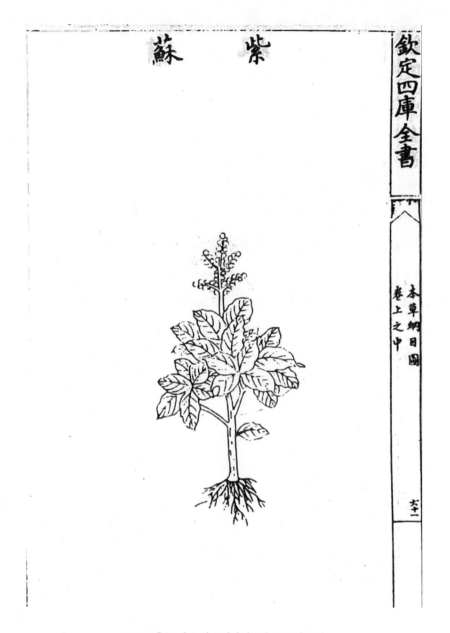

〈사진 48〉『본초강목』에 그려진 차즈기(紫蘇)의 그림.

때까지 달이면 된다. 음용 방법은 달여 낸 강귤액(薑橘液)을 3~4회로 나눠서 따뜻할 때 마시면 된다. 한편 생강 달인 물에 귤피 가루를 타서 마시거나, 귤피만 달인 물에 생강 가루나 설탕을 타서 마시는 경우도 있다. 또는 생강과 귤피를 구워서 가루로 만들고 물에 끓여 찌꺼기는 버리고 달인 물만을 마시기도 한다. 그래서인지 진피 분말과 생강 분말을 합쳐 차로 만든 것도 시중에서 볼 수 있다. 강귤차는 특히 손발이 차가운 경우에 마시면 좋은 것으로 알려져 있다.

또 기혈차[8]라는 것이 있다. 이는 다양한 재료들이 들어가는데 율무차의 재료가 되는 율무를 주재료로 삼아서 4의 비율로 준비한 다음, 산사자(山査子)[9] 1, 연잎[하엽(荷葉)] 1, 귤껍질 1 비율로 혼합하면 되는데, 그 밖에도 조릿대잎[10], 꿀, 황기(黃耆)[11]를 넣기도 한다. 먼저 율무는 노릇하게 볶고, 산사자는 반으로 갈라서 볶아준다. 연잎은 덖은 것을 쓰면 되고, 친환경 귤껍질(진피)은 말리거나 볶은 것을 쓴다. 조릿대잎 덖은 것과 꿀에 볶은 황기를 1:1 비율로 더해도 좋다. 재료를 티백에 넣어 우리거나 끓여 마신다.

---

8   이영득 외, 2018, 『행복한 꽃차 만들기』, 황소걸음, 255쪽.

9   山査나무(아그배나무; *Crataegus pinnatifida*)의 씨를 포함한 열매이다. 씨인 산사핵(山査核)을 제거한 상태를 산사육(山査肉)이라 한다.

10   한약에 사용하는 담죽엽(淡竹葉; *Lophatherum gracile*)은 벼科 기장亞科 제우기테스族 조릿대풀屬에 속하고, 제주조릿대(*Sasa palmata*)는 벼科 대나무亞科 해장죽族 섬조릿대屬에 속하여 서로 다르다. 그렇지만 제주조릿대를 담죽엽으로도 사용하고 있다.

11   단너삼(*Astragalus membranaceus*)의 뿌리이다.

한편 당귀(當歸)[12]와 익모초(益母草)[13]가 주재료가 되는 다은차[14]라는 것도 있다. 당귀 4, 귤껍질 4, 익모초 2, 회향(茴香)[15] 1의 비율로 준비하면 되는데, 청주 역시도 적당량을 함께 마련해준다. 당귀는 몸통만 청주에 담갔다가 잘라내서 찌면 된다. 귤껍질은 말리거나 볶은 걸 쓰고, 익모초 는 자르고 볶아서 쓰면 된다. 이때 회향은 볶아서 쓴다. 이 모든 재료를 같이 섞어서 볶아낸 다음에 우려서 마시면 된다.

워낙 커피가 대중적으로 인기가 높다 보니 커피와 진피를 혼합한 '진 피커피'를 만들어 상품으로 내놓는 경우도 종종 볼 수 있다.

보통, 틀에 집어넣고 눌러서 떡 모양으로 가공한 차가 바로 병차(餠茶) 인데, 틀을 이용하지 않고, 유자를 이용해서 정조의 어머니 혜경궁 홍씨 가 즐겨 마신 '유자병차'[16]를 만들 수 있다. 재료를 보면 먼저 유자 적당 량, 잎차(녹차, 황차[17], 차풀[18] 등) 적당량, 돌배[19] 5, 구기자 1, 모과(木瓜) 1, 박

---

12   승검초(참당귀; *Angelica gigas*)의 뿌리이다.

13   익모초(*Leonurus sibiricus*)의 전초이다.

14   이영득 외, 앞의 책, 259쪽.

15   미나리과에 속하는 회향(*Foeniculum vulgare* Mill.)의 열매로 크기에 따라 대회향(大茴 香), 소회향(小茴香)으로 나눈다. 미나리아재비과 식물 시라(蒔蘿 *Anethum graveolens* L.) 의 열매인 시라자(蒔蘿子)와 소회향이 비슷하여 시라자는 소회향으로도 사용하기도 한 다. 그리고 팔각회향(八角茴香)은 또 다른 목란과(木蘭科) 식물의 열매이다.

16   이영득 외, 앞의 책, 271쪽.

17   黃茶는 채엽한 찻잎을 살청(殺靑; 녹차를 제조할 때 산화의 진행을 정지시키기 위해 덖 는 것)과 아주 약한 유념(柔捻; 부드럽게 잘 비비는 것)을 거친 뒤, 더미로 쌓아 놓고 천 으로 덮어 몇 시간에서 며칠 동안 두는 과정을 거친 것으로, 황차를 우리면 노랗게 우러 난다.

하(薄荷) 1의 비율로 준비한다. 유자는 윗부분을 잘라 뚜껑이 있는 모양으로 만들고 속은 파낸다. 유자의 과육을 다져서 즙을 만든 다음, 잎차와 유자즙을 질퍽하지 않을 정도로 버무려 속을 파낸 유자 속에 담는다. 나머지 재료는 적당히 잘라 즙에 버무리지 않고 따로따로 유자 속에 넣은 다음에 뚜껑을 덮는다. 이것을 4~5분 정도 쪄내 쟁반으로 누르고 무게가 있는 것들을 위에 올린다. 모양이 점차 납작해지면서 자연스럽게 유자의 맛과 향이 스며들게 되는데, 열기가 식은 다음에 실로 묶으면 된다. 이를 갖고서 7일마다 찌고 말리기를 9번 정도 되풀이하는데, 실이 느슨해지면 다시 묶어주어야 한다. 모양이 작아지면 칡의 줄기로 묶어도 좋다. 색깔과 형태가 갈수록 까매지면서 또한 딱딱하게 바뀌게 된다. 수분이 어느 정도 함유되어 있는지 꼼꼼히 살핀 다음에 보관하면 되는데, 수분이 거의 없다면 한지에 싸서 보관해도 좋다. 이렇게 만든 병차는 깨뜨려서 조금씩 우려내서 마시거나, 통째로 달이거나 우려서 마시기도 한다.

유자쌍화차[20]는 유자와 쌍화차(雙和茶) 재료[21]를 더한 것이다. 만드는 법을 보면 우선 유자는 윗부분을 잘라 뚜껑이 있는 모양으로 만들고 속을 파내고 버린 후 쪄낸 다음 말린다. 이렇게 처리한 유자열매 속에 수치한 쌍화차 재료들을 같이 덖은 후 넣고 삶은 무명실로 묶은 다음에 말리

---

18 차풀 *Cassia mimosoides* var. *nomame* Makino. 산편두(山扁豆)로 여름과 가을에 전초를 채집하여 양건 또는 약한 불에 쬐어 말린다. 맛은 달고 性平하여 清熱 消食 生津 止渴한다.

19 배나무의 야생종인 돌배나무의 과실.

20 이영득 외, 앞의 책, 275쪽.

21 백작약, 숙지황, 황기, 당귀, 천궁, 계피, 감초, 생강, 대추를 말한다.

는데, 유자병차와 마찬가지로 실이 느슨해지면 다시 묶는다. 물론 칡의 줄기로 묶어 매달아도 좋다. 잘 말린 후에는 병에 넣어 보관한다. 쌍화차와 마찬가지로 여러 번 달여 마실 수 있다.

요즘에는 과즙에 여러 가지 첨가물을 섞어서 다양한 청량음료를 만들고 있다. 탄산을 넣으면 과즙탄산음료, 감귤주스에 염류를 첨가한 이온음료, 과실·채소류 혼합음료, 헤스페리딘이나 비타민, 칼슘 등을 첨가한 성분강화음료 등이 판매되고 있다. 친환경으로 재배된 감귤의 경우에는 껍질째 갈아서 주스 형태의 음료로 만들어 마시면 아주 좋다.

감귤을 이용한 차나 과즙만을 이용해 만드는 음료 말고, 요즘에는 다양한 종류의 음료들도 시중에서 볼 수 있는데, 특히 풋귤 음료가 인기가 많다. 이는 물과 풋귤청을 5:1 비율, 혹은 개인별로 취향에 맞게 희석한 다음 상온에서 3~5일 발효하면 되는데, 천연탄산음료의 맛이 생기는 것이 특징이다. 한편 숙성[22]이 끝난 풋귤청을 탄산수와 섞어서 풋귤 에이드 (ade)[23]로 만들기도 한다. 재료에 따라서 감귤에이드, 한라봉에이드, 레모네이드 등의 다양한 종류가 가능하다.

잘 알려져 있지는 않지만, 풋귤코디얼(cordial)[24]이란 음료가 있다. '코디얼'이라는 이름은 강장식(強壯食; cordial food)에서 유래한 것이다. 풋귤

22　"熟成은 음식을 자연상태에 그대로 두었을 때, 스스로 분자구조가 작게 분해되는 과정이다. 이때 효소, 세균의 효소 등에 의해 숙성이 되는 과정을 발효라고 하고, 이 과정이 과도하게 진행되면 세균에 의해 부패하게 된다.", 위키백과.

23　「제주대학교 친환경감귤산학연협력단」/ 에이드(ade)는 과육과 즙을 섞어 체로 걸러 밭은 것, 또는 과즙에 설탕, 꿀 따위를 넣어 맛을 낸 음료를 말한다.

24　「풋귤사업단」

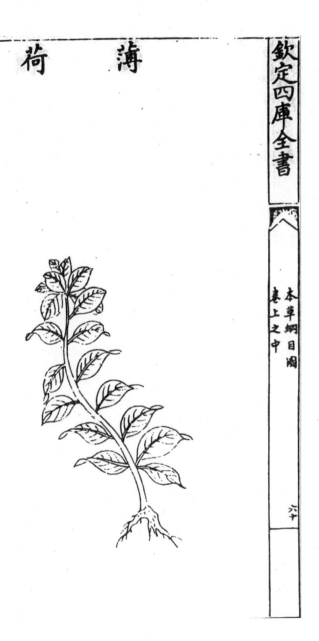

〈사진 49〉『본초강목』에 그려진 박하(薄荷)의 그림.

코디얼을 만드는 방법은 재료로 풋귤 2kg, 물 1L, 설탕 1kg를 준비한다. 먼저 풋귤(1kg)의 껍질을 까고, 나머지 풋귤(1kg)과 껍질을 간 풋귤 알맹이로 풋귤즙을 만든다. 또 껍질과 물, 설탕 800g을 용기에 넣어 중약의 불로 끓여 체로 걸러 시럽을 만든다. 풋귤즙과 풋귤껍질시럽을 섞은 후 설탕 200g을 넣어 중불로 끓여 낸 후 냉장보관해서 두고두고 물에 타 먹으면 '풋귤코디얼'이 된다.

현대적인 감귤음료 말고도 전통적으로 식혜에 감귤을 첨가해서 만드는 감귤식혜(柑橘食醯)가 있고, 서양에서 유래된 것으로는 감귤과즙에 물, 우유, 크림, 설탕 등을 넣고 잘 섞어서 얼린 다음에 굳혀서 만드는 감귤셔벗(柑橘 sherbet)이 있다. 서양에서 유래되었지만 대중적인 인기가 있는 것으로 풋귤모히토(mojito)[25]가 있다. 이는 잘게 찢은 민트(mint)[26]잎에 라임(lime)을 대신해서 풋귤청이나 풋귤즙을 넣고 얼음과 탄산수를 부으면 된다. 무척이나 시원한 맛이 특징이면서 알코올이 들어있지 않은 모히토라고 할 수 있다. 알콜 성분이 필요하다면 여기에 럼(rum)이나 소주를 넣어 풋귤 모히토[27]를 만들어 먹을 수도 있다.

여러 음료 중에서도 유자단지(유자화채; 柚子花菜)라는 것은 우리나라에서 애용해 온 차가운 감귤음료라고 할 수 있는데, 겨울철 임금님께 올리던 귀한 간식으로 알려져 있으며 유자와 더불어 몸에 좋은 대추, 밤, 석이버섯, 석류 등을 넣고 숙성시켜서 먹는 전통 방식의 디저트(후식)라고 할

---

25 「제주대학교 친환경감귤산학연협력단」

26 박하(薄荷 *Mentha haplocalyx*)의 잎으로 서양박하는 'peppermint'라고 부른다.

27 "럼주, 설탕, 라임, 박하, 소다수를 혼합한 칵테일", Daum 영어사전.

수 있다.

'유자단지'를 만들기 위해서는 먼저 유자 1개, 밤 2톨, 대추 2알, 석이 2g, 석류 2작은술, 시럽 적당량을 준비한다. 밤은 채로 썰고, 대추는 씨를 빼고 돌려 깎은 뒤 채 썰어내고, 석이버섯은 물에 불려 소금으로 문질러 씻고, 석류는 알맹이를 그대로 쓰면 된다. 이때 시럽은 용기에 물과 설탕을 1:1의 비율로 넣고 약한 불에 올려 두면 만들어진다. 젓게 되면 설탕물이 되니 젓지 말고 만들어서 식혀야 한다. 유자는 윗부분을 잘라서 뚜껑 있게 만들고 속을 파내 씨를 골라낸 다음 칼로 과육을 다져서 유자즙을 만든다. 밤, 대추, 석이에 유자즙을 넣어 버무리면 되는데, 속을 파낸 유자열매 안에 버무린 재료를 넣고 마지막에 석류를 넣고는 뚜껑을 덮어 삶은 무명실로 묶어 둔다. 이것을 시럽에 담가 상온에서 1~2일 숙성시킨다. 그리고서 시럽에 담근 유자단지를 냉장고에 넣어 7~10일 숙성하면 되는데, 일단 숙성이 되면 유자단지와 시럽을 따로 냉동 보관하도록 한다. 먹을 때는 냉동보관한 시럽에 4~6등분한 유자단지와 물을 적당히 타서 먹으면 된다.

한편으로는 감귤의 꽃을 이용한 '꽃음료[28]'도 알아두면 좋다는 생각을 해본다. 먼저 생꽃 250g, 레몬 3개, 설탕 250g, 물 2L을 준비하면 되는데, 생꽃은 씻어서 물기를 빼주고 레몬은 소금과 베이킹소다로 씻으면 된다. 레몬 2개를 잘라 분량의 물과 설탕을 넣고 끓이는데, 이때 계속 저어 주어야 시럽처럼 되지 않는다. 끓으면 곧 불을 끄면 되는데, 여기에 다시 레

---

28   이영득 외, 앞의 책, 243쪽.

몬 1개를 잘라서 감귤의 꽃과 함께 넣고 저어준다. 적당히 식으면 통째로 냉장고에 넣고 5일 정도 보관하여 숙성을 시키는데, 숙성되면 건더기를 걸러서 물이나 얼음을 넣어 마신다. 일주일 안에 마실 것은 냉장 보관해도 되지만, 오래 두고 마실 것은 냉동 보관을 해야 한다.

한편 요구르트를 만들 때 감귤을 사용하는 감귤요구르트도 인기가 있다. 또 감귤발효액으로 만드는 '밀감 진피드링크'는 피로와 술 해독에 뛰어나 특이한 제품이라고 할 수 있다.

감귤 분말(粉末)

감귤을 가루 형태로 만드는 것은 보존을 높이는 매우 뛰어난 방법 중의 하나이다. 거품건조법(foam-mat) 등으로 과육주스를 건조시켜 분말을 제조하는 게 보통이지만, 분말에 여러 가지 물질을 첨가하여 정제화(tablet)하기도 하고, 제빵이나 제면 등의 식품소재로 이용하기 위하여 껍질을 건조하여 분말화하기도 한다.[29] 한편으로는 열매의 거의 전부를 진공 상태로 건조하여 분말로 만들어 여러 제품의 소재로 활용하기도 한다.

---

29   고정삼, 2007, 『제주감귤』, 제주문화, 403쪽.

귤피 가루 또는
진피 가루

가정에서는 식재와 약재를 겸한 상비재료로 귤피 또는 진피 가루를 만들어 보관한 다음 필요할 때마다 사용하는 것을 추천한다. 감귤 껍질이나 진피 분말을 냉장고에 넣어두었다가 필요할 때마다 꺼내어 향기를 맡으면 정신이 맑아지는 것을 느낄 수 있다. 식욕을 돋우기 위해서 먹는 전채(前菜) 요리나 일반 요리에 사용하면 고급스러운 황금색과 더불어 특이한 향기가 있기 때문에 요리에 품격을 높일 수 있다. 필요에 따라 각종 향료와 조합할 수 있기 때문에 인도요리에 쓰이는 혼합향신료인 '가람 마살라(garam masala)'[30]에 귤피 가루 또는 진피 가루를 넣어 만들거나, 일본 양념인 '칠미당신자' 등 각종 조미료를 만들 수도 있다. 또한 액체 형태인 소스(sauce)도 만들 수 있다.

약재로서의 치료에 대한 예전의 기록을 보면, "곽란토사에 진피 가루 2돈을 끓인 물에 타서 마신다. 만약 의식을 잃어 깨어나지 않는 경우에는 진피 가루 섞은 물을 숟갈로 떠서 입 안에 넣어준다. 그리고는 불에 달구어 벽돌 속의 수분이 증발하여 검게 달구어진 석회석 벽돌에 초(醋)를 붓

---

[30] 인도식 배합 향신료인 '마살라'의 일종이다. '가람'은 '몸을 덥히다.'는 뜻으로 '가람 마살라'는 매운맛이 나는 향신료 배합물을 일컫는다. 재료에는 고수(빈대풀), 카다멈, 정향, 계피, 월계수잎, 육두구, 큐민(cumin), 후추가 들어간다. 카다멈(cardamom)에는 '그린카다멈'인 백두구(白荳蔲; 소두구)와 '블랙카다멈(초과; 草果)'이 있고, 후추 대신에 레드칠리(멕시코의 매운 고추인 chili)를 쓰기도 한다.

고, 천으로 벽돌을 싸서 위(胃) 부위를 찜질하면 곧 깨어난다."[31]고 했다. 여기서 찜질을 위해 뜨겁게 달군 벽돌에 초(醋)를 뿌리면 발열반응이 나면서 벽돌의 열이 오래 지속되고 벽돌이 부서지는 것을 알 수 있는데,[32] 이것은 진피에 들어 있는 미생물작용에 주목하여 찜질로 복부의 온도를 높여 미생물활동에 의한 효과를 높인 것이라고 할 수 있다. 또 벽돌에 초를 뿌리는 방법은 기원전 서양에서 한니발의 군대가 피레네와 알프스산맥을 넘을 때 초(醋)로 석회암석을 부서지도록 하여 로마로 통하는 길을 열었다는 일화에서 사용된 방법과 유사하다.

귤홍 가루(橘紅粉)

껍질이 유독 맛있는 금귤이라든지 껍질이 얇은 감귤이 아닌 경우에 귤피 혹은 유자피를 이용해서 맛을 내는 식재료로 만들려면, 반드시 잘 씻은 후에 써야 하고 떫은맛을 내는 흰 부분을 칼로 벗겨내야 향기로운 맛을 보존할 수 있다. 이렇게 만든 것이 바로 귤홍인데, 이를 잘 말려 병에 담아 보관하면 된다. 보통 1년 정도 보관 저장하면 향기가 없지만 3년

---

[31] "霍亂吐瀉(중략) 聖惠用陳橘皮末二錢湯點服 不省者灌之 仍燒磚沃醋 布裹磚 安心下熨 之 便活", 李時珍, 1590, 『본초강목』; 대성문화사, 앞의 책 권41, 634쪽.

[32] 醋酸이 칼슘을 녹인다. 즉, 석회암은 주성분이 탄산칼슘($CaCO_3$)으로 산성용액과 만나면 부서지면서 연기가 난다. 석회암과 초산이 만나면 초산칼슘이 만들어진다. $CaCO_3$ + CH_3COOH = $Ca(CH_3COO)_2$ + H_2O + CO_2 ↑ 또 석회암이 염산을 만나면 제습제인 염화칼슘이 만들어진다. $CaCO_3$ + HCl = $CaCl_2$ + H_2O + CO_2 ↑ 또 초란(醋卵)을 만드는 과정도 이와 같다. 계란껍질 + 식초 = 醋卵殼液(초산칼슘액) + 물 + 거품.

정도가 지나면 매력적인 독특한 향기를 만들어내게 된다. 이렇게 만들어진 귤홍을 진공건조하거나 분쇄기로 가루 내어 귤홍 가루를 만든 다음, 탕(湯)이나 일종의 조림요리인 루웨이(滷味)[33]에 넣거나, 밀가루에 넣어 빵을 구울 때 사용하면 생각지도 못한 미각 효과를 낼 수 있다. 중국에서는 차(茶) 잎과 계란을 함께 넣어 끓인 '루웨이'에 귤홍 가루를 넣는 것을 자주 볼 수 있다. 귤홍 가루를 약으로 사용할 경우는 가루만을 복용하거나, 물이나 술, 탕약에 충복(沖服)[34]의 방식으로 복용하기도 한다. 한편 청피분(青皮粉)이라는 것 역시도 존재하는데, 이는 사화청피(四花青皮)를 가루 내 사용하는 것이 좋다. [35]

33　국간장을 넣은 육수에 자기가 원하는 식재료를 넣어 끓인 간장조림과 비슷한 요리.

34　烊(구울 양 쇠를 녹일 양)으로 양화(烊化)는 약재를 잘게 부수어 두었다가 뜨거운 탕약에 녹여서 복용하는 것이고, 충복은 타서 복용하는 것을 말함인데, 아교, 이당(飴糖), 서각, 영양각, 삼칠근 등도 충복한다고 한다.

35　"治傷寒呃逆 四花青皮(全者) 研末 每服二錢 白湯下.『의림집요(醫林集要)』", 신대풍출판공사, 앞의 책 中권, 1171쪽.

감귤 젤리화
식품

펙틴[36], 유기산, 당분이 서로 어우러져서
상호작용하면 젤리화가 일어난다. 과일 중에 들어있는 펙틴의 응고성을
이용하여 제조한 제품으로는 젤리, 마멀레이드, 잼, 프리저브, 과일버터
등[37]이 있다.

---

[36]   펙틴은 흡습성이 강해 수화되기 쉬우며, 물에서는 친수성교질용액을 형성하고 점도는
    매우 높다. 적당한 산성조건하에 당류가 존재하면 반고체인 젤을 형성한다. 펙틴의 수분
    유지력은 분자가 클수록 크고, 분자량의 크기는 젤의 형성속도 및 젤의 굳기에 영향을 주
    는데, 일반적으로 분자량이 큰 펙틴은 젤형성속도는 느리나 형성된 젤은 단단하다.

[37]   고정삼, 2007, 『제주감귤』, 제주문화, 406쪽.

감귤 양갱(sweet jelly)과 젤리(jelly), 마멀레이드(marmalade)

감귤양갱은 감귤과육 농축액과 앙금[38], 설탕, 물엿, 젤리화제 등을 이용하여 만든다. 감귤 양갱(柑橘羊羹)보다 젤리화제를 적게 넣어 만들면 감귤 젤리(jelly)가 되는데, 이는 감귤의 과즙에 설탕을 첨가한 후 농축해서도 만들 수 있다.

15세기 후반 영국에서는 감귤류 열매의 껍질을 가지고 잼과 비슷한 과장(果醬)의 일종인 마멀레이드가 만들어진다. '마멀레이드'란 과일에 설탕과 물, 일부 상품에서는 펙틴[39], 한천, 젤라틴[40] 등의 겔화제(gel化劑)를 넣어 달콤하게 만든 보존 식품이다. 프랑스어의 마멜라드(marmelade)에서 차용했지만, 원래는 포르투갈어인 마르멜라다(marmelada)에서 유래했다.[41] 이를 쉽게 설명하자면 껍질을 제거하여 만들면 잼이 되고 얇게 썬 껍질도 함께 넣어서 잼을 만들면 마멜라드가 되는 것이라고 할 수 있다.

---

38 침전물(沈澱物). 물에 가라앉는 부드러운 가루로 양이온과 음이온이 결합해서 만들어지는 물에 잘 녹지 않는 화합물이다.

39 펙틴의 종류에는 펙틴, 펙틴산, 펙티닌산, 프로토펙틴 등이 있고, 감귤류의 껍질과 사과, 사탕수수의 찌꺼기에 다량 함유되어 있다. 익은 과일일수록 펙틴의 함량이 적다. 펙틴분해효소들은 과실과 야채류의 조직에 연화(softening) 현상을 일으키고, 과즙 속의 고체 성분과 물의 분리(syneresis)를 가져온다. 따라서 과즙의 혼탁 제거(clarification)를 위하여 펙틴분해효소를 사용하기도 한다.

40 gelatin(동물의 뼈, 가죽, 힘줄따위 를 장시간 끓여 만든다), sol(콜로이드용액인 膠質溶液)이 '겔화제'를 써서 固化되면 gel(젤리 형태의 膠化体)이 된다.

41 https://en.wikipedia.org/wiki/Marmalade. / '마멀레이드'와 비슷한 한국말로 잘게 썰어서 말려 놓은 것을 뜻하는 '말랭이'가 있다. 무말랭이는 무를 썰어 말린 것이다.

현재 제주에는 이와 비슷한 '감귤머말랭', '땡귤머말랭'이란 제품이 출시되고 있다.

등당(橙糖),
등정(橙丁)

동양에서 유래된 감귤 식품이 서양에 전해져 '마멀레이드' 등으로 만들어지면서 유명해진 것처럼 동양에서도 감귤류의 과육과 껍질을 사용해서 만든 음식이 존재한다. 특히 소유자 껍질을 조각내 자른 절편을 설탕에 담아 재운 것을 당지등편(糖漬橙片)이라 하고, 주사위(깍두기) 모양으로 자른 것을 '등정(橙丁)'이라고 한다. 재료에 따라 명칭이 조금씩 달라지는데, 오렌지 껍질을 사용하면 당지등피정(糖漬橙皮丁), 귤껍질을 사용하면 당지귤피정(糖漬橘皮丁)이라고 한다. 『본초강목』을 보면 "설탕으로 만든 등정(橙丁)은 맛이 달고 좋아 가래를 삭이고 화를 내리며, 가슴과 뱃속을 편안하게 하여 주독을 풀어 준다."[42]고 하였는데, 우리나라에서는 소유자 껍질을 주사위 모양으로 자르지 않고 채로 썰어 설탕에 절였기에 『동의보감』에서는 이것을 등당(橙糖)[43]이라고 하였다.

---

[42] "糖作橙丁 甘美 消痰下氣 利膈寬中 解酒", 李時珍, 1590, 『본초강목』; 대성문화사, 앞의 책 권41, 637쪽.

[43] "橙子皮 (중략) 消食 散腸胃中惡氣 浮風 宿酒未醒 食之速醒(중략) 今之橙糖 即此也", 허준, 1613, 『동의보감』; 대성문화사, 앞의 책 「탕액편」, 187쪽.

잼(Jam), 프리저브(preserve), 과일버터(fruit butter)

잼(Jam)은 과육 분쇄물(fruit pulp)에 설탕을 가하여 끓인 다음 농축한 것으로 알맞은 점조성(粘稠性)을 띠는 것[44]을 말한다. 이미 13세기에 간행된 『사류합벽(事類合璧)』을 보면, "소유자(橙)는 그 열매가 놋쇠밥그릇 크기이고, 꿀로 '밀전(蜜煎)'을, 설탕으로 '등정(橙丁)'을 만들 수 있고, 꿀로 등고(橙膏)를 만들 수 있다"[45]고 했는데 여기에서 등고(橙膏)라는 것이 바로 잼의 일종인 셈이다. 즉 소유자로 잼을 만들었던 것이다. 요즘에도 쉽게 변질되는 감귤의 장기 보관을 위해 감귤잼(柑橘 jam)을 즐겨 만들어 먹는 것을 볼 수 있다. 한편 최근에는 풋귤잼(jam)[46]이 인기를 끌고 있는데, 이는 풋귤 과육과 풋귤 과피를 으깨어 설탕을 많이 넣고 잘 조려 만드는 것이다. 풋귤잼의 경우에는 새콤달콤한 맛을 느낄 수 있고 숙성할수록 맛이 부드러워지기 때문에 인기가 무척 많다. 여기서 말하는 풋귤잼은 사실 '풋귤마멀레이드'이다.

한편 프리저브(preserve)라는 것은 잼과 매우 비슷한 것인데, 진한 설탕 용액에 과일을 조각으로 절단하거나, 그대로 넣고 끓여서 농축한 것으로서 캐러멜화(caramelization)[47]를 방지하여 과일의 형태를 보존하면서도 과

---

44   고정삼, 2007, 『제주감귤』, 제주문화, 406쪽.
45   "橙(중략) 其實大者如盌... 可以蜜煎 可以糖製爲橙丁 可以蜜制爲橙膏", 李時珍, 1590, 『본초강목』, 대성문화사, 앞의 책 권41, 637쪽.
46   「제주대학교 친환경감귤산학연협력단」
47   당류가 일으키는 산화반응 등에 의해 생기는 현상.

일이 본래 갖고 있는 신선한 색깔을 띠도록 한 것[48]을 말한다.

감귤을 과일버터(fruit butter)의 형태로도 만들 수 있는데, 이는 과육을 분쇄하여 체로 친 과즙에 설탕, 향신료 등을 첨가하여 반고체 상태로 농축한 제품[49]으로 과일스프레드(spread)의 일종을 말한다.

귤피장(橘皮醬)

1803년 중국의 진수원(천시우위안, 陳修園)은 『본초경독』에서 귤피와 효능의 측면에서 정반대 혹은 다른 효능을 갖는 약재와 같이 사용하여 끈적끈적한 장(醬)[50]의 형태로 만들어서 병의 치료에 사용하는 것에 대해 비판적인 입장을 보여주었다. 귤피를 이용하여 약된장의 일종인 귤피장(橘皮醬)으로 만드는 것에 대해서 상세하게 소개를 하고는 있으나 시종일관 비판적인 태도를 보여주고 있는 것을 볼 수 있는데, 그 내용을 보면 다음과 같다.

"귤피는 물에 세 번 끓여 매우 흐물흐물하게 하고, 씹었을 때 맵고 쓴 맛이 없으면 햇볕에 말린다. 이렇게 수치한 귤피를 감초(甘草), 맥문동(麥

---

48   고정삼, 2007, 『제주감귤』, 제주문화, 406쪽.

49   고정삼, 2007, 『제주감귤』, 제주문화, 406쪽.

50   풀 또는 반죽 같은 'paste'를 말하는 것 같다.

51   玄明粉이라고도 한다. 이것은 황산나트륨에서 結晶水가 없어진 無水黃酸나트륨(Na2SO4)이다. 純度가 아주 높아 眼耳鼻咽喉질환인 口內炎 咽喉腫痛에 硼砂 氷片과 함께 가루 내어 환부에 뿌린다. 또 Mirabilite라고도 하는데 Mirabilite는 한약에서 芒硝, 朴硝, 馬牙硝, 風化硝, 玄明粉으로 나눈다. 芒硝는 含水황산나트륨(Na2SO4.10H2O)이다.

粉明元

本草備要　金石水土部

▲元明粉

辛甘而冷去胃中之實熱蕩腸中之宿垢潤燥破結。消腫明目血熱去則腫消而目明（昂按）瀉痢不止用大黃元明粉以推蕩之而瀉痢反止蓋宿垢不淨疾終不降。（經）所謂通以通用也朴硝煎化同萊菔煮再用甘草煎入罐火

一八一

〈사진 50〉『본초비요』에 그려진 망초(芒硝)를 가공해 원명분(元明粉)으로 만드는 그림. 芒硝를 통풍이 잘 되는 건조한 곳에서 온도는 32℃ 이상 되지 않게 약한 불로 말려 수분을 없애면 백색 가루인 원명분이 만들어진다. 박초(朴硝)는 정제되지 않아 불순물이 많은 것이고, 망초는 박초보다 더 정제된 것이고, 망초가 자연적으로 풍화되어 더욱 정제되면 풍화초(風化硝)가 된다. 원명분은 풍화초보다 인공적으로 더욱 정제한 것이다.

冬), 청염(青鹽), 오매(烏梅), 원명분(元明粉)[51], 붕사(硼砂)[52]와 같이 오래 달여서 진한 즙을 만든다. 다음으로는 만들어진 진한 즙이 마를 정도까지 불로 계속 졸인다. 그리고는 여기에 인삼(人蔘), 패모(貝母)를 가루 내어 골고루 뒤섞고는 수개월 동안 저장한 다음 사용한다. 말하는 바에 의하면, 귤피장(橘皮醬)은 가래를 삭여 기침을 치료하고, 노기를 진정시키며, 진액을 생성하여 갈증을 해소한다고 한다. 이렇게 말하는 것은 귤피의 효용을 전부 놓치고 알지 못하고 있는 것이다. 귤피는 기침을 치료한다. 그 묘한 작용은 매운맛으로 흩어내는 데 있다. 그런데 지금 오매의 신맛으로 거두어들이니 혼란스럽다. 귤피가 노기를 진정시키는 작용은 쓴맛으로 내리는 데 있으나, 맥문동, 인삼, 감초의 단맛으로 막히게 하니 혼란스럽다. 귤피의 묘미는 따뜻하고 말리는 데 있다. 그러므로 능히 가래를 삭이고 배가 더부룩한 것을 풀어주는데, 맥문동, 패모, 원명분, 붕사, 청염의 짜고 찬 기운을 쓰니 혼란스럽다. 묻건대 귤피의 본색은 어디에 있는 것인가? 내가 일찍이 사람들이 복용하기를 좋아하는 이유를 알아보니, 모두 그 이유가 달고 신맛이 있어 먹자마자 한입 가득 침이 생기고, 짜고

자연산인 芒硝를 더운 물에 녹여 여과하고 냉각시키면 결정이 석출되는데, 위층에서 얻어지는 바늘 모양의 결정을 망초라 하고 밑에서 얻어지는 질박한 결정을 朴硝라 한다. 이때 결정이 馬牙 같은 것은 馬牙硝, 또 망초를 공기 중에 방치하면 결정수를 잃고 풍화작용으로 백색분말로 되는 것을 風化硝라 한다.

52   "Borax. 녹는점 878℃, 끓는점 1575℃, 천연으로는 온천의 침전물, 화산지대의 호수 침전물 등으로 산출되며, 틴카르라는 이름으로 티베트에서 산출되고, 미국 캘리포니아의 염호(鹽湖) 등에서 붕산염의 중요 자원으로 산출된다. 화학식 Na2B4O7·10H2O",[네이버 지식백과] (두산백과).

찬 기운은 오래된 가래도 잠시 삭이게 한다. 짧은 시간에 나타나는 효과는 서로서로에게 알려져, 안 보이게 피해를 입는 자가 적지 않다."[53] 즉, 그는 한의학적인 측면에서 볼 때 효능이 발현되는 기전에 대해 의문이 많다고 한 것이다.

---

53 https://jicheng.tw/tcm/book/神農本草經讀/index.html.에서, "至於以橘皮製造為醬 更屬無知妄作 査其製法: 橘皮用水煮三次極爛 嚼之無辛苦味晒乾 外用甘草麥冬青鹽烏梅元明粉硼砂 熬濃汁浸晒多次 以汁乾為度 又以人參貝母研末拌匀 收貯數月後用之 據云能化痰療嗽 順氣止渴生津 而不知全失橘皮之功用 橘皮治嗽 妙在辛以散之 今以烏梅之酸收亂之 橘皮順氣 妙在苦以降之 今以麥冬人參甘草之甘壅亂之 橘皮妙在溫燥 故能去痰寬脹今以麥冬貝母元明硼砂青鹽之鹹寒亂之 試問橘皮之本色何在乎 余嘗究俗人喜服之由 總由入口之時得甘酸之味則滿口生津 鹹寒之性則堅痰暫化 一時有驗 彼此相傳 而陰被其害者不少也", 『본초경독』.

감귤당과(柑橘糖果)

일반적으로 당과(糖菓, candied peel, candied fruit, fruit confit)는 "과일이나 채소 등을 높은 당 농도를 띨 때까지, 용액 중에 서서히 끓여주어, 과일이나 채소 내의 수분을 빼내고 대신 당분을 침투시켜 보존성을 높인 식품을 말한다."[54] 우리나라의 전통 과자 중 하나인 정과가 대표적인 당과의 일종이다.

감귤로 당과를 만들 때에는 몇 가지 알아두면 좋은 점이 있다. 관련 서적에 나온 내용을 그대로 인용하자면 "과숙과는 과열할 경우 조직이 연화되어 부서지고, 미숙과는 육질이 연화되지 않아 딱딱하게 되어 품질이 떨어진다. 작은 금감을 이용하여 제조하였을 경우는 '건조금감'으로 상품화할 수 있다. 미숙한 문단을 이용한 당과가 일본에서 제품화되었

---

[54]　고정삼, 2007,『제주감귤』, 제주문화, 427쪽.

고, 미국에서는 오렌지 껍질을 이용한 껍질과자(orange peel candy)가 생산되고 있다."[55]는 점이다.

한편 설탕으로 졸여 젤리 모양의 얇은 각형으로 만든 과자를 고(糕)라 하는데, 감귤고(柑橘糕), 산사고(山查糕), 이고(梨糕) 등이 있고, 병(餅)은 우리가 알고 있는 떡뿐만 아니라, 둥글넓적한 모양의 음식도 포함하는데 넓게 보면 당과로 분류될 수 있다. 감귤로 만든 과자류도 모두 당과에 포함시킬 수 있는데, 이미 시중에는 감귤아이스크림, 감귤쿠키, 귤피휘낭시에(financier)[56], 진공동결 건조기를 사용하여 얇게 만든 감귤칩(chip), 감귤건빵 등이 만들어져 유통되고 있다.

감귤당과(柑橘糖果)의 한 종류로 약귤(藥橘)이 있다. 12세기에 간행된 『귤록』을 보면 "시골 사람들은 당(糖)으로 귤을 조리는데, 그것을 두고 일컫기를 '약귤'이라 한다."[57]고 서술하면서 그 이전부터 내려오던 꿀에 조리는 방법 대신 설탕물에 조리는 방법을 제시하고 있다. 감귤을 설탕물에 담가 서서히 조리게 되면, 당액 농도가 60% 이상이 되면서 삼투압이 높아지게 된다. 그러면 당이 조직 내로 침투하게 되면서 과육의 수분은 줄어들고 미생물은 번식이 억제되는 약귤이 만들어진다. 약귤은 귤병(橘餅)의 초기 형태로 볼 수 있다. 감귤당과(柑橘糖果)의 또 다른 종류로는 훈

---

55   고정삼, 2007, 『제주감귤』, 제주문화, 427, 428쪽.

56   휘낭시에(피낭시에, financier); 프랑스의 빵 종류 중 하나로 모양과 크기가 작아 후식용으로 즐긴다. 증권가의 한 빵집에서 한 제빵사가 금괴 모양으로 구운 과자를 팔기 시작하면서 유래되었다. / 'financier'는 재정가, 물주, 금융업자를 뜻하는 단어이다.

57   "鄕人有用糖熬橘者謂之藥橘", 韓彦直, 1178, 『귤록』; 현행복, 앞의 책, 273쪽(원본 영인본 쪽).

감(熏柑)이 있다. 이 또한 약귤과 마찬가지로 『귤록』에 수록되어 있는데, '훈감'을 설탕에 재우는 방법을 보면 "부엌[정간(鼎間)][58]의 아궁이나 부뚜막에서 대껍질을 태운 뭉근한 잿불에 귤을 묻어 구우면, 색은 곧 검어지나 오래 보관할 수 있다. 이로써 귤 품질은 미약한 손실, 곧 껍질이 벗겨지면서 과육[육판(肉瓣)]이 부엌[조간(竈間)]에 겉으로 드러난다. 이렇게 불기운으로 익혀 말린다고 해서 '훈감'이라 한다. 대나무 향이 흡수된 훈감을 설탕 또는 꿀에 재우면 맛도 역시 훌륭하다."[59]고 되어 있다. 이는 훈제(燻製)라는 방법을 귤에 응용한 것인데 훈제라는 것은 나무 연기에 들어있는 강한 향기를 가진 물질이 고기나 생선, 귤의 표면을 감싸는 것을 말한다. 그 효과와 방법을 보면 "기름의 산화를 막거나 부패를 방지해 오랜 시간 보존할 수 있도록 한 것이다. 훈제식품이 보존성이 좋은 것은 수분이 줄어 미생물의 발육이 억제되기 때문이기도 하다. 동시에 음식 재료에도 독특한 풍미가 더해져 맛이 좋아진다. 훈제를 만들려면 우선 소금에 절여둔다. 그리고 향기가 좋은 풀을 잘 무지른 다음 마지막으로 연기로 그을려 완성하면 된다."[60]고 되어 있다.

감귤을 설탕에 절인 당과의 한 종류에는 또한 귤병(橘餅)이 있다. 『본초강목습유』를 보면 귤병은 민(閩) 지역, 곧 복건성(푸젠성, 福建省) 지역의

---

58 부엌을 제주어로 '정지', '정제'라 하고, 경상도에서는 '정지', '정짓간'이라 하는데 이 단어는 정주간(鼎廚間)에서 나온 말이다.

59 "入籬之灰于鼎間 色乃黑 可以將遠 又橘微損 則去皮以肉瓣安竈間 用火熏之 曰熏柑 置之糖蜜中 味亦佳", 韓彥直, 1178, 『귤록』; 현행복, 앞의 책, 273쪽(원본 영인본 쪽).

60 사마키 타케오 외, 2001, 『부엌에서 알 수 있는 과학』; 구성회, 앞의 책, 150쪽.

장주(장조우, 漳州)·천주(취안조우, 泉州)의 것이 좋다고 나와 있다. 즉, "푸젠성 지역의 귤병은 맥아귤병(麥芽橘餠)이라 하거니와, 지름이 4~5치에 이른다. 큰 복귤(福橘)을 골라서 꿀이나 설탕에 절여 만든 것으로 말리면 겉면에 흰 서리 같은 것이 앉아 있음으로 그 이름이 유래했다. 살은 두툼하고 맛은 진하다. 절강성(저장성, 浙江省)의 것은 구주(취저우, 衢州)[61]의 귤로 만들었는데 지름이 3치가 안 되며 껍질의 색이 암흑색이고 살이 엷고 맛이 쓰며 질이 좋지 않고, 당서(塘棲)[62]에서 만든 것은 밀귤병(蜜橘餠)으로서 맛이 좀 좋지만 여전히 민(閩)의 것을 따르지 못한다고 한다."[63]고 되어 있는 것이다. 귤병의 특징과 효능을 보면 "성질이 따뜻하며 맛은 달짝지근하고 혹은 맵기도 하다. 약효는 스트레스를 풀게 하고 마음을 안정시킨다. 체증을 없애 속을 편안하게 하고, 폐를 따뜻하게 하여 열을 내리고 가래를 삭여 기침을 그치게 한다. 설사, 황달에 의한 복부팽만을 치료한다. 또 술을 빨리 깨도록 한다."[64]는 것을 알 수 있다. 『중약대사전』에는 "찬 과일을 먹은 후 설사가 멎지 않을 때, 귤병 한 개를 엷게 썰어서 사발에 넣고 펄펄 끓인 물을 부어 덮개를 덮어 놓고 즙이 우러나오면 그 즙을 마시고 병(餠)도 먹는다. 한 개의 병(餠)으로 여러 차례 복용할 수 있다."[65]는 처방을 볼 수 있는데 이것이 바로 귤병탕(橘餠湯)이다. 또한『행협검비(行

---

61   절강성(저장성, 浙江省)의 지급시(地級市)이다.

62   塘棲鎭으로 浙江省 杭州市 臨平區를 말한다.

63   김창민 외, 앞의 책 권2, 685쪽.

64   김창민 외, 앞의 책 권2, 685쪽.

65   김창민 외, 앞의 책 권2, 685쪽.

篋檢秘)』에 나오는 "용기에 귤병 37g, 원안육(圓眼肉)[66] 18.5g, 빙당(氷糖) 18.5g을 넣고 물 2사발을 붓고 1사발 되게 달여서 하룻밤 밖에 내어 두었다가 따뜻하게 데워서 복용하여 설사를 치료하는"[67] 처방 역시 귤병을 활용한 것이다. 적당량의 귤병을 뜨거운 물에 우려낸 다음에 감귤즙 혹은 배즙을 적당히 섞어서 마시는 귤병즙(橘餅汁)[68]이라는 것도 있는데, 이는 위(胃)를 편안하게 하고 갈증을 줄이는 효과가 있다고 알려져 있다.

귤병과 만드는 방법은 같으나 귤을 대신해 금귤을 사용하면 금귤병(金橘餅)이고 소유자인 등자를 사용하면 등병(橙餅)이 된다. 금귤병은 다른 이름으로 금전귤병(金錢橘餅)[69]이라고도 하는데, 금귤 열매를 꿀에 담가 만든 것이다. 『본초강목습유』에는 금귤병이 "소화를 돕고 기가 치밀어 오르는 것을 치료하며 횡격막 부위를 편하게 하고 술도 빨리 깨게 하는 효능이 있다."고 되어 있다. 한편 등병(橙餅)에 대해서는 제조방법[70]이 1762년에 항천서(쌍톈루이, 項天瑞)가 지은 『동수록(同壽錄)』에 자세히 실려 있다.

등병을 만드는 방법을 살펴보면 우선 지나치게 푸른 것은 억세어 부

66   용안(龍眼)나무(*Euphoria longana*)에 달리는 龍의 눈 모양 열매로 흰색의 투명한 가종피 (假種皮)를 갖고 있으며, 이것을 말리면 황갈색을 띤다. 한약명으로는 원육(元肉) 또는 용안육(龍眼肉)이라 부르고 있고, 현재 학명은 '*Dimocarpus longan*'이라 한다.

67   김창민 외, 앞의 책 권2, 685쪽.

68   중화양생대사전 편찬위원회, 앞의 책, 728쪽.

69   김창민 외, 앞의 책 권2, 774쪽.

70   "製橙餅法方 擇半黃無傷損橙子(太靑者性硬難酥) 將小刀劃成稜 入淨水浸去酸澀水一二天 每日換水 待軟取起 擠去核 再浸一二天 取起 將簪脚插入每縫 觸碎內瓤 然後入鍋 用淸水煮之 勿令焦 約有七八分爛 取出 拌上潔白糖 須乘熱卽拌 卽日曬之 待糖吃進 再摻再曬 令糖吃足 將乾糖再塞入橙肚內 略壓扁 入瓶貯用", 신대풍출판공사, 앞의 책 下권, 2518쪽.

드럽게 만들기 어려우므로 반쯤 누렇게 되고 상처 없는 소유자인 '등자'를 골라, 칼로 모퉁이를 베어버린다. 이를 깨끗한 물에 1~2일 담가서 시큼하고 떫은 물을 제거하는데, 하루에 한 번씩 물을 바꿔주고 연하게 되면 꺼내어 씨를 빼버린다. 이렇게 물에 담갔다가 꺼내는 것을 다시 1~2일간 반복하고 나서 꺼낸 다음 칼로 베어낸 모서리의 틈에 비녀처럼 생긴 잠각(簪脚)이나 꼬챙이를 넣어 속 알맹이를 부순다. 그다음에는 솥에 넣어 맑은 물로 삶는데, 그을리지는 말고, 약 7~8할 정도 알맹이가 문드러지면 솥에서 꺼내면 된다. 그리고 알맹이를 잘 뒤섞고 나서 여기에 깨끗한 흰 설탕을 넣고 반드시 열을 가하면서 섞은 후 곧바로 햇볕에 말린다. 설탕 가루가 흡수되면 재차 섞어 다시 말려 설탕이 충분하게 흡수되게 한다. 충분히 흡수되면 마른 설탕을 등자의 배 속에 다시 쑤셔 넣는다. 약간 납작하게 누르고 보관을 위해 병에 넣어 저장하였다가 쓰면 된다.

1765년 중국의 조학민(자오쉐민, 趙學敏)은 『본초강목습유(本草綱目拾遺)』에서 "등병은 오래된 완고한 완담(頑痰)[71]을 삭이고 화를 가라앉히고 속을 편안하게 하며 식욕을 증진시킨다. 가슴을 펴게 하며 소화기능을 좋게 한다. 물고기와 게의 독을 없애며 술을 빨리 깨게 한다."[72]고 하였는데,

---

71 "울담(鬱痰)으로 七情鬱結로 인해 肺脾의 기가 정체되어 생긴 담이다. 증상은 胸滿飽脹, 九竅閉塞, 懊憹煩悶 혹은 咽中結核, 睡臥不寧 혹은 腸胃가 불편하고 음식을 먹는 데 지장이 있으며 기가 上逆하여 불리고 어깨를 들썩이면서 숨을 헐떡이는 증상이 있다. 梅核氣처럼 잘 뱉어지지 않는 특징도 있다." 한의학용어제정위원회, 앞의 책, 277쪽.

72 "橙餅 消頑痰 降氣 和中 開胃 寬膈 建脾 解魚 蟹毒 醒酒", 김창민 외, 앞의 책 권3, 1472쪽.

73 초피나무(조피나무; Zanthoxylum piperitum)의 익은 열매로 말려서 껍질만 분리하여 갈아서 향신료로 쓴다. 제주에서는 열매를 천초, 제피, 젠피 등으로 부른다.

이를 보면 만드는 방법이 다소 복잡하기는 해도 충분히 그만큼의 가치가 있는 것이라고 할 수 있을 듯하다.

또 감귤당과에는 다소 생소한 달마은(達磨隱)이라는 것이 있다. 이는 일본에서 유래된 것인데, 18세기 초반 데라시마료안(寺島良安)의『화한삼재도회(和漢三才圖會)』를 보면, "유감(乳柑)의 알맹이는 버리고 껍질을 조각내 설탕으로 옷을 입힌 것을 '달마은(達磨隱)'이라고 한다. '달마은'은 달마대사가 9년 동안 벽을 마주하고 숭산(崇山) 소림사(少林寺)에서 수련을 했다는 뜻이 담겨져 있다. 이는 9년간 오래 담근 것이다. 달마은의 제제방법은 산초(山椒)[73], 생강, 귤껍질 같은 것에도 모두 적용된다. 또 밀감, 불수감, 천문동(天門冬)[74], 생강, 동아[75]의 경우도 모두 설탕에 재웠다가 과자를 만들 수 있다. 만일 이들을 오래 둬도 상하지 않게 하려면 석회수에 하룻밤 재워둔 뒤, 붙은 석회가루는 물로 씻어 제거하는 정선과정을 거친 다음, 비로소 설탕에 재거나, 혹은 직접 약간의 석회가루[76]를 뿌려도 된다. 이들 두 가지 방법과 관련해 환자에게 복용케 할 경우에는 잘 헤아

---

74 학명은 *Asparagus cochinchinensis*로 하늘의 문을 연다 하여 명명되었고 덩이뿌리를 사용한다.

75 동아 즉 동과(冬瓜)는 박과에 속하고 *Benincasa hispida* 의 열매로 음식재료로 널리 사용되어 왔다. 종자는 동과자(冬瓜子)라 한다.

76 신선한 오리알을 소금친 석회점토에 묻으면 석회분이 껍질을 뚫고 들어가 흰자위는 투명하고 짙은 초록색 젤리로, 노른자위는 딱딱하고 검은 빛으로 변한다. 그런 후 오리알에 진흙을 묻혀 약한 불에 구우면 1년 이상 부패하지 않는 송화단(松花蛋)이 만들어진다. 이와 같이 석회는 숯과 같이 다공성물질로 습기 제거와 배수 효과가 뛰어나다. 그러나 성분 중 Ca는 이온강도가 세기에 물과 쉽게 반응하여 $Ca(OH)_2$가 만들어지며 강염기성을 띠게 되어 건강에 좋지 않다.

려서 취사선택해야 한다."[77]고 나와 있다. 여기에서 사용된 석회석[78], 생석회(CaO)[79], 소석회, 석회수[80]는 제습살충작용이 있는 것으로 알려져 있지만 건강에는 좋지 않을 것 같다.

일본에서 유래된 또 다른 감귤당과로는 깃빤(喫飯, Kippan; きっぱん)이라는 것이 있다. 이는 약 300년 전에 중국에서 오키나와(沖繩)로 전래되었다고 알려져 있는데, 류큐왕조(琉球王朝) 시대에 왕가에서 즐겨 먹었다고 전해지는 귤병의 한 종류라고 할 수 있다. 깃빤은 오키나와가 일본에 합병된 메이지(明治) 시대 이후에 일반 대중에게 공개되었는데, 시중에 나오자마자 엄청나게 큰 인기를 얻었다고 한다. 현재는 오키나와의 특산품으로 일반인에게 판매되고 있다. 깃빤은 순수한 백설탕으로 싸인 둥근 떡 모양으로 감귤의 껍질을 벗겨 만들며 속은 밝은 노란색인데 자세히

---

77 https://ys.nichibun.ac.jp/kojiruien/index.php?飲食部/菓子 에서, "又用乳柑去瓤切片 以沙糖為衣者 名達磨隱 由九年面壁之義 凡山椒生薑橘皮之類 皆准此製作之 不遑記(중략) 沙糖漬菓子 按蜜柑佛手柑天門冬生薑冬瓜之類 皆漬沙糖 以為果子 然為越數月不敗 一夜漬石灰水 而洒淨 藏沙糖 或有以石灰少許糝撒者 如病人 宜勘辨之".

78 석회석은 탄산칼슘이 주성분이고 미량의 여러 물질이 함유된 석회암이다. 석회수는 경수(硬水)로 맛이 없고 건강에 좋지 않으며 화학식은 $Ca(OH)_2$이다. 따라서 외국에서는 석회수(수산화칼슘)에 이산화탄소 CO_2를 주입하여 난용성염(앙금)인 탄산칼슘 $CaCO_3$을 침전시키면 비교적 물이 깨끗해지므로 이렇게 만든 탄산수(炭酸水)가 인기가 있다.

79 석회석을 가루 내어 태운 다음 탄산가스(CO_2)를 날려 보내고 얻게 되는 生石灰는 산화칼슘이라고도 말한다. 소석회는 생석회가 공기 중 수분을 흡수하여 만들어져 숙석회(熟石灰)라고도 한다. 또 생석회나 소석회가 공기중에 오래 노출되면 탄산가스를 흡수하게 되어 탄산칼슘으로 된다.

80 소석회가 물에 녹은 것이 석회수이다. 그러나 消石灰와 石灰水 모두 화학식은 $Ca(OH)_2$이다.

보면 녹색 껍질도 볼 수 있다. 먹으면 감귤 특유의 강하고 상쾌한 향기가 입 안에 가득하게 된다.

대중적으로 잘 알려진 감귤당과의 한 종류로 감귤정과(正果)[81]가 있다. 감귤정과는 과육 알맹이를 한 갑씩 떼어내거나 껍질이 있는 채로 꿀이나 설탕에 재어두었다가 다시 설탕이나 꿀을 쳐 조려서 만든 것이다. 정과를 다시 꿀로 조리거나, 부쳐 익히거나, 또는 지져 익혀 만들면 밀전과정(蜜煎果飣), 설탕을 사용하면 당전과정(糖煎果飣)이라고 부른다. '정과'는 전과(煎果) 또는 전과(饊果)라 한다. 전(煎)과 전(饊)은 꿀이나 설탕에 재우거나 조리는 것을 말한다. 따라서 꿀을 사용하면 밀전(蜜饊)이라 한다. 요즘 설탕에 재우거나 조린 것을 당과(糖果)라 하는데, 감귤당과는 원료 과일을 높은 당도가 될 때까지 설탕 용액 중에 담그거나 서서히 끓여 감귤 조직 내로 당이 침투되도록 한 다음 건조시켜 탈수시킨 제품이다. 예전부터 금귤(金橘)[82]과 구연(枸櫞)[83]으로도 정과를 만들었다. 이러한 시도들을 통해 예전에 단순히 설탕을 이용해 판에 박아 형상을 만든 향당(饗糖)[84]이 있었다. 최근에 인기를 끈 드라마 '오징어게임'에 나오는 설탕과 베이킹소다를 섞은 후 불로 가열하여 만드는 '달고나'의 기원이 아마도 향당이 아닐까 생각해본다.

81　수삼을 꿀을 이용하여 정과로 만들면 水蔘正果, 水蔘蜜煎이라 한다.

82　"金橘(중략) 糖造蜜煎者佳", 李時珍, 1590, 『본초강목』; 대성문화사, 앞의 책 권41, 639쪽.

83　"枸櫞(중략) 雕鏤花鳥 作蜜煎果 食置几案 可供玩賞", 李時珍, 1590, 『본초강목』; 대성문화사, 앞의 책 권41, 638쪽.

84　향당(饗餹)은 예당(猊餹)이라고도 한다.

감귤당과에는 또한 당전(糖纏)이라는 것이 있다. 이는 "여러 과일 종자의 겉껍질을 벗겨낸 과인(果仁)과 소유자 껍질, 감귤 껍질, 축사인[85], 박하 따위를 합하여 엿과 같은 석밀(石蜜)로 쪄서 둥글넓적한 모양의 덩어리로 만든 설탕절임과자"[86]를 말하는데, 당(糖)으로 휘감는다 하여 당전(餹纏)이라 이름이 붙게 된 것이다. 또한 설탕으로 유감(乳柑)을 쪄서 설탕절임으로 만든 것은 당전감(糖纏柑)이라고 한다.

그 밖에도 꿀로 실을 만들고 꿀로 만든 실타래에 감귤 분말을 넣어 고명으로 쓰는 감귤타래, 감귤 생과에 설탕, 벌꿀, 올리고당 등을 이용해 건조해서 만든 감귤곶감, 생감귤을 슬라이스한 다음 그대로 진공동결건조[87]하여 화이트 밀크 초콜릿을 입히거나 감귤시럽과 초콜릿을 이용하여 만드는 감귤초콜릿, 감귤즙과 밀가루를 이용하여 구운 감귤과자 등이 있다. 예전부터 내려오는 과줄[88] 만드는 방법에 감귤즙을 적절히 가미한 감

---

85 현재 한약재로 사용되고 유통되는 砂仁에는 광동성 양춘현(陽春縣)에 자생하는 양춘사(陽春砂; *Amomum villosum*)와 중국에서 재배하는 축사인(縮砂仁; *Amomum xanthioides*) 그리고 중국이 수입하는 진구사인(進口砂仁)이라 불리는 西砂仁이 있고, 우리나라에서는 일본에서 수입한 공사인(貢砂仁)이라 부르기도 하는 日砂仁이 있다. 여기서 축사인은 공사인과 달리 형태가 타원형으로 수축된 모양을 갖는다. 축사인은 축사(縮砂)의 성숙한 열매 과피를 벗기고 종자를 말린 것이다.

86 "以石蜜和諸果仁及橙橘皮縮砂薄荷之類作成餅塊者爲餹纏", 李時珍, 1590,『본초강목』; 대성문화사, 앞의 책 권41, 695쪽.

87 영하 25~40℃로 동결시킨 후 진공상태에서 동결된 수분을 승화시켜 건조시키는 방식.

88 '과줄'의 옛말은 '과즐'이다. 과줄은 강정, 다식(茶食), 약과(藥果), 정과(正果), 유밀과(油蜜果) 따위를 통틀어 이르는 말이다. 중국에서는 강정(剛飣, 羗飣)이라 표기한다. "비자(榧子) 강정은 비자의 겉껍질을 벗겨서 기름에 볶아 속껍질을 마저 벗긴 뒤에 꿀이나 엿을 바르고 콩가루를 묻힌 과자를 말한다.", Daum 한국어사전.

귤과즙 역시도 빼놓을 수 없는 것이라고 할 수 있다.

감귤의 진피를 이용하여 감귤당과의 한 종류인 진피당(陳皮糖) 혹은 당제진피(糖製陳皮)를 직접 만들어 생활에 이용할 수도 있다. 제조법 또한 어렵지 않으니 잘 익혀두면 두고두고 쓸모가 많을 것이라 생각한다.

진피당을 만들기 위해서는 먼저 질그릇 용기에 깨끗한 물을 넣고 흰 설탕 70g을 넣는다. 그리고 나서 약한 불로 가열해 설탕이 녹아 끈기가 있고 걸쭉해지면 진피 200g을 채로 썰어 넣는다. 중화로 가열하여 설탕물이 진피에 잘 흡수되면 불을 약하게 한다. 이때 진피 표면에 묻은 설탕물이 모두 마르면 약한 불로 계속 볶아 말린다. 다 볶아지면 진피를 용기에서 꺼내어 건조기에 넣고 40도 이하의 온도에서 말린다. 건조기에서 잘 말린 후 꺼내어 다시 한번 더 그늘에서 말린다. 잘 말린 당제진피(糖製陳皮)를 밀봉하고 냉장 보관하였다가 먹으면 된다.

감귤주(柑橘酒)[89]와
감귤 식초(柑橘食醋)

술은 크게 발효주, 증류주, 혼성주로 구분한다. 과일의 과육이나 껍질을 이용한 과실주 또는 약용주(藥用酒)는 원료 성분을 주정에 침출한 혼성주에 속한다. 맥아(malt)나 누룩을 사용하여 만드는 발효주에는 맥주, 청주, 약주, 막걸리(탁주), 과일주(wine) 등이 있다. 발효주를 증류시킨 다음 숙성시킨 증류주에는 곡류를 원료로 한 것으로 위스키(whisky), 진(gin), 보드카(vodka), 럼(rum), 소주(燒酒), 고량주(高粱酒)가 있고, 과일을 원료로 한 것으로 브랜디(brandy)[90]가 있다. 프랑스에선 브랜디에 오렌지 껍질의 향을 첨가한 제품이 오래전부터 시판되어 왔고 이웃나라 일본에서는 감귤을 활용한 브랜디 제품이 출시되고 있다. 한편 영국에서 만든 위스키인 '달모어(Dalmore)'라는 제품은 감귤향이

---

89   고정삼, 2007, 『제주감귤』, 제주문화, 418~420쪽.

90   코냑(cognac)은 브랜디의 한 종류로 프랑스의 코냐크 지방에서 생산되는 고급 브랜디이다.

들어가는 것으로 잘 알려져 있다.

감귤을 활용해 시판되는 술의 종류에는 크게 보아서 감귤발효주와 감귤향맥주가 있다. 감귤을 활용하여 좋은 풍미를 가진 술을 만들려면 저장감귤 농축액을 사용하지 않고, 친환경감귤을 직접 손으로 껍질을 벗긴 후 과육만을 착즙하고 발효할 때 생기는 특유의 냄새를 없애는 것이 필수적이다. 이렇게 과육만을 착즙하는 이유는 감귤의 껍질에 여러 가지 지용성 향기 성분이 들어있기 때문이다. 특히 감귤 껍질에 많이 함유된 정유 성분은 감귤주의 저장 중 산패를 초래하고, 노란색의 색소 성분 (methoxylate flavonoid)은 발효균주의 생육을 억제하여 발효를 지연시키는 것으로 알려져 있다. 한편 껍질에 풍부한 나린긴(naringin) 성분은 술맛을 쓰게 만들기 때문에 이러한 이유를 감안해서 껍질을 벗겨 착즙한 과즙만을 이용하는 것이다.

감귤발효주를 생산함에 있어서 문제로 대두되는 것은 원료인 감귤주스의 당도가 낮아 당분을 추가해주어야 한다는 것 말고도, 마신 후 약간 떫고 텁텁한 후감이 지속되어 소비자들의 기호도가 떨어진다는 점이 크게 작용한다. 그렇기 때문에 감귤로 술을 만드는 것을 꺼려왔던 것이다. 하지만 온주밀감을 이용한 발효주와 증류주 생산에 대한 연구가 지속적으로 이루어지면서 실용화 단계에 이르게 되었고, 이에 따라 감귤주를 산업화할 수 있는 계기 또한 마련하는 과정에 있다.

제주에서 만든 감귤 발효주로는 1999년 '제주샘주'가 귤피와 쌀로 빚은 '니모메', 2006년 '제주와이너리'[91]가 알코올 농도10%의 감귤탁주인 '귤

---

91   winery: wine brewery: 와인을 만드는 양조장.

로만'과 14%의 '귤로와인'을 생산[92]한 바 있다. 그 후 2013년 제주특별자치도개발공사에서 삼다수와 제주보리로 만든 맥주에 감귤향을 넣은 제스피(Jespi)를, 2014년 '시트러스'는 알코올 농도 12%인 '혼디주'와 '감귤와인'을, 2016년 '(주)제주지앵'은 귤피를 이용한 수제맥주[93] '제주지앵'을, 2017년 '제주맥주'는 미네랄이 풍부한 제주 물과 보리, 밀, 유기농 귤껍질을 사용해 알코올 농도 5.3% '제주위트[94]에일[95](Jeju wit ale)'을, 2018년 '제스피'에서 '규리든에일(Gyurriden Ale)'을, 2019년 '제주맥주'는 '제주펠롱에일', '제주슬라이스' 맥주를, 2022년에도 '제주맥주'가 발효·숙성과정을 거친 뒤 알코올을 제거하는 방식으로 알코올 농도 0.5% 비알코올 음료인 '제주누보0.5'를, 2022년에는 더본코리아에서 '감귤오름' 맥주를 각각 생산해서 판매하고 있다.

한편 풋귤와인(wine)[96]이라는 상품도 출시되고 있다. 한국와인생산협회는 풋귤 생과를 4개월간 숙성시켜 2종의 시제품을 만들었는데, 하나는

---

92   고정삼, 2007, 『제주감귤』, 제주문화, 420~422쪽.

93   수제맥주(手製麥酒)를 크래프트맥주(craft beer)라 한다.

94   wheat로 밀(소맥)을 말한다. 보리는 barley, 호밀(胡밀)은 rye, 홉은 hop이다. 홉은 향과
      향균작용이 있어 냉장시설이 없던 식민지 시대, 영국에서 인도로 Ale맥주를 보낼 때, 맥
      주의 변질을 막기 위해 홉을 많이 넣어 보낸 것이 IPA(Indian Pale Ale)의 기원이다.

95   Ale효모로 맥아(Malt)즙을 발효시키면 효모가 위로 떠오르는 상면(上面)발효를 한다.
      벨기에式 에일맥주는 풍부한 ester, 꽃, 과일 등 다양한 향이 난다./ Lager효모로 맥아즙
      을 발효시키면 효모가 아래로 가라앉는 하면(下面)발효를 한다. 라거맥주는 황금색을
      띠고 부드럽고 깔끔하고 청량감이 있는 홉향이 난다./ 맥주는 보리맥아+효모+hop으로
      만든다. 밀맥주(wheat beer)는 보리맥아+밀맥아+효모+hop으로 만들고 상표에 white,
      weiss(흰색), weizen(밀), blanc(하얗다)라 표시한다.

96   「제주대학교 친환경감귤산학연협력단」

100% 풋귤을 이용한 와인이고, 또 다른 하나는 50% 풋귤과 50% 포도를 혼합한 와인이다. 이 와인은 1년 이상 숙성이 필요하다고 한다.

현재 우리나라에는 감귤로 만든 브랜디(brandy)가 최근에야 출시되고 있다. 감귤은 앞서 살펴본 여러 이유로 다른 과일에 비하여 양조용으로 알맞은 원료라고 볼 수 없기 때문이다. 따라서 감귤을 원료로 한 브랜디 중에는 아직까지 세계적으로 알려져 있는 제품은 없는 형편이고 다만 일본에서 만든 감귤브랜디인 '아란시아 세나(Arancia Cena)'[97]가 알려져 있고, 제주에서는 '신례명주', '미상25', '제주탐라주'가 있다.

매실주 등을 만드는 방식을 감귤에 적용하여 감귤혼성주[98]를 만들기도 한다. 감귤혼성주는 보통 밀감 1kg을 기준으로 소주 1.8ℓ를 넣어 한 달 이상 숙성하면 완성된다. 향기가 좋은 금감, 레몬, 유자를 원료로 하는 경우는 껍질을 제거하지 않고 사용하지만, 온주밀감과 하귤 등은 껍질의 쓴맛이 강하여 껍질을 1/3 정도 제거한 다음에 이용한다. 감귤을 절단하여 주정에 우려내는 과정에서 헤스페리딘 성분의 용출로 술의 색상이 탁해지는 현상이 생겨나서 겉보기가 좋지 않을 경우에는 효소제로 처리하는 방법도 필요해 보인다. 한편 풋귤과 소주를 유리병에 넣고 밀봉하여 선선한 곳에 보관한 다음에 술로 마시기도 한다.

전통적인 방식의 감귤주에는 귤홍주(橘紅酒)[99]가 있다. 이는 귤홍 30~50g, 백주 500g를 준비한 다음, 귤홍을 깨끗이 씻고 작은 조각으로 부수

---

97 고정삼, 2007, 『제주감귤』, 제주문화, 424쪽.

98 고정삼, 2007, 『제주감귤』, 제주문화, 424, 425쪽.

99 중화양생대사전 편찬위원회, 앞의 책, 727쪽.

어 가제로 만든 포대에 넣는다. 먼저 용기에 술에 넣고 나서 귤홍을 넣은 포대를 술에 담근 다음에 입구를 밀봉한다. 그렇게 밀봉한 용기에서 7일 정도를 잘 우려내어서 마시는 것이 바로 귤홍주인데, 특히 가래를 삭이고 기침을 멎게 하는 효과가 있는 것으로 잘 알려져 있다.

한편 제주에서는 '감귤쉰다리'라고 하는 것이 있어서 알코올 농도가 매우 낮은 관계로 음료처럼 마시는 것을 볼 수 있다. 이는 밥, 감귤즙, 누룩을 한데 섞어서 하룻밤 정도 보온하여 발효시키면 완성된다. 거품이 일면서 발효되면 베주머니에 걸러서 설탕을 조금 넣어 단맛을 조절해서 마시면 되는데, 여름철에 특히 인기가 많다.

술을 만들어놓고 지나치게 오래 보관하거나 혹은 잘못된 보관 방식을 택한 경우에 식초로 변하는 것을 볼 수 있다.[100] 술과 식초는 발효과정을 거친다는 점에서 유사한 측면이 있으면서 적정한 발효와 과발효의 차이를 보여준다. 하지만 대개의 경우 식초는 술을 만드는 과정의 부산물이 아닌 별도의 식품화 과정이라고 할 수 있다.

천연의 재료를 자연적으로 발효시켜 만드는 것이 바로 양조식초(釀造食醋)[101]이다. 양조식초의 제조는 효모를 이용하여 탄수화물을 발효성이 있는 단당류로 당화시켜 주정발효를 거친 다음에, 주로 호기성(好氣性) 균인 아세토박터(Acetobacter)균을 이용하여 초산발효를 시켜서 만들게 된다. 초산발효가 끝난 다음 3개월 이상 후숙(aging)을 시키는 것이 보통이고,

---

100   한자풀이도 보면 초(醋)는 술(酉)의 오래됨(昔)을 뜻한다.
101   고정삼, 2007, 『제주감귤』, 제주문화, 425, 426쪽.

살균처리는 보통 70℃ 전후의 온도에서 저온살균을 실시한다.

가끔 상온에서 저장한 감귤 중에서 부패가 진행된 것을 껍질을 벗겨 착즙한 다음 용기에 넣어두면, 오염된 미생물에 의해 발효가 일어나는 경우가 있다. 일부 농가에서는 이를 감귤식초가 만들어진 것으로 오인하는 경우가 있는데, 이는 다양한 종류의 미생물이 생육을 하면서 발생한 현상일 뿐이다. 산막효모(産膜酵母)[102] 또는 초산균에 의하여 일부 주정발효와 더불어 초산발효가 일어나는 것으로 여겨지고 있으나, 이를 식품으로 이용하는 일은 바람직하지 않다고 할 수 있다.

감귤초(柑橘酢)는 주정발효나 초산발효를 거치지 않고도 얻을 수 있다. 향기가 좋고 신맛이 강한 레몬, 영귤, 유자, 하귤 등은 식초와 마찬가지로 4~5%의 유기산을 함유하고 있으며, 유리아미노산과 당분을 함유하고 있어 풍미가 좋기 때문이다. 착즙기로 과즙을 착즙한 다음 진공농축 또는 동결농축하여 보존료를 첨가하거나, 20% 식염을 가하여 병포장을 하면 감귤초를 만들 수 있다. 이와 같은 제품은 양조식초와 비교할 때 초산에 의한 자극적인 냄새가 없으며 청량감을 주는 신맛과 감귤의 향미를

---

[102] 발효할 때 시큼하고 맛있는 냄새가 나다가 산막효모가 증식을 시작하면 냄새가 쿰쿰하고 나쁘게 변하며 막이 형성된다. 유산균은 혐기성균으로 통상 표면에 막을 만들지 않는다. 산막효모는 유산균처럼 당을 먹이로 하며 유산균과 같은 시기에 생기므로, 산막효모가 만든 산막(産膜)을 유산균이 만드는 막으로 착각하기도 한다. 산막효모는 호기성균이므로 산소가 풍부한 표면에 주름 모양의 막인 산막효모막(film of yeast)을 만든다. 그래서 막이 생긴다 하여 '산막'이라 명명한 것이다. 산막은 초막같이 보이나 자세히 보면 막 위에 주름이 있는 것이 보인다. 색은 흰색에서 노란색으로 점점 진하게 변한다. 산막효모는 주름효모라 부르기도 한다.

살릴 수 있는 향미식품으로 활용할 수 있는 여지가 충분하다. 감귤초의 제조과정이 간단하여 착즙기, 여과기와 포장기만을 갖추면 간이가공으로 제품화할 수 있다. 물론 착즙액에 빙초산 등을 첨가하여 초산 농도가 5~6%가 되도록 조정한 다음에 감귤 식초로 활용할 수도 있다. 빙초산을 가하면 부패할 우려가 매우 적기 때문에 장기 저장에도 큰 문제가 없다는 것이 장점이다.

감귤떡과
감귤빵 [103]

　　　　　　　　　한자로 병(餠)은 밀가루로 만든 떡을 말
하고 이(餌)는 쌀로 만든 떡을 이른다. 고(餻, 糕)라는 것은 보통 흰떡을 말
하지만 쌀가루나 밀가루에 다른 재료를 넣고 찐 떡을 말하기도 한다. 계
란이 들어가는 단고(蛋糕)는 '카스텔라'의 한자어 이름이다. 요즘 시중에
서는 감귤이나 당근의 원액, 흰팥앙금, 감귤마멀레이드를 넣은 감귤 찹
쌀떡 그리고 감귤 오메기떡, 감귤케이크, 감귤주악[104] 등을 볼 수 있다.

　　그중에서도 등자의 열매를 이용해서 만든 향등병(香橙餠)은 중국에서
인기가 많다. 19세기 왕사웅(왕스슝, 王士雄)은 『수식거음식보(隨息居飮食
譜)』에서 '향등병'은 "침이나 체액 분비를 촉진하고, 스트레스를 잘 풀리게

103　　고정삼, 2007, 『제주감귤』, 제주문화, 428, 429쪽.

104　　웃기떡의 일종으로 찹쌀가루에 대추즙이나 꿀을 넣어 반죽한 후, 소를 넣어 송편처럼 빚
　　　　은 다음 기름에 지져 만든 부꾸미, 화전(花煎)과 같은 지진떡의 일종이다.

한다. 구린 냄새를 없애주며 술을 빨리 깨게 한다. 탁한 가래를 삭이고, 독한 기운을 막아준다. 간(肝)과 위(胃)를 조화롭게 하여 통증을 없애고 구역을 그치게 하는 효능이 있다. 만드는 법은 소유자인 등자의 껍질조각 2근, 흰 설탕 4냥, 오매육(烏梅肉)[105] 2냥을 함께 흐물흐물하게 찧은 후, 감초(甘草) 가루 1냥, 단향(檀香) 가루 5돈을 섞어서 작은 떡을 만들고 말려서 보관해둔다. 끓이거나 데쳐서 차 대신 마시거나 입에 머금어 서서히 녹여 먹는다."[106]고 했다.

한편 향등병과 더불어 향등탕(香橙湯)이라는 것도 있는데, 일단 떡을 만든 다음에 끓는 물에 넣어서 먹었기 때문에 탕이라는 이름이 붙여졌다. 향등탕의 효능은 "속을 편안하게 하고, 기분이 좋아져 즐거워지며, 술독을 없앤다. 만드는 법은 먼저 소유자 껍질인 등피 2근을 조각낸다. 다음으로 생강 5냥을 썰고 불기운에 말린 다음 두드려 뭉그러지게 한다. 구운 감초(甘草)가루 1냥, 단향(檀香) 가루 반 냥 모두를 섞어서 작은 떡을

---

105 오매육은 오매(烏梅)를 물에 불려 살만 발라낸 것이다. "백매(白梅)는 미성숙한 매실 열매를 소금에 담근 것이고, 오매는 5월에 청매(靑梅)를 따서 구워 건조한 것이다. 오매를 만드는 법은 불의 온도를 40도 정도로 하고 60% 가량 껍질이 상하지 않도록 고루 마르게 건조한다. 보통 과육이 황갈색이 되고 주름이 생길 정도로 2~3일 계속 굽는다. 그다음으로 검게 될 때까지 2~3일 덮고 가온하여 만든다.", 김창민 외, 앞의 책 권7, 3953쪽.

106 "生津舒鬱 闢臭解醒 化濁痰 禦嵐瘴 調和肝胃 定痛止嘔 橙皮二斤切片 白砂糖四兩 烏梅肉二兩 同硏爛 入甘草末一兩 檀香末五錢 搗成小餅 收乾藏之 湯淪代茶或嚼化", 신대풍출판공사, 앞의 책 下권, 2519쪽.

107 "香橙湯 寬中快氣 消酒 用橙皮二斤切片 生薑五兩切焙擂爛 入炙甘草末一兩 檀香末半兩 和作小餅 每嚼一餅 沸湯入鹽送下『奇效良方』", 李時珍, 1590,『본초강목』; 대성문화사, 앞의 책 권41, 637쪽.

만든다. 이 떡을 1개씩 먹을 때마다 끓는 물에 소금을 타서 넘긴다."[107]고
되어 있다.

귤병고(橘餅餻)는 우리나라에서 말하는 이른바 꿀떡 종류 중 하나이
다. 떡에 귤병을 썰어 넣고 대추, 밤, 잣 등을 박아서 켜를 만들어 찐 꿀
떡, 또는 귤병만을 많이 썰어 넣어서 만든 꿀떡을 귤병고라 하는 것이다.
주로 귤홍을 이용해서 귤병고를 만들면 귤홍고(橘红糕)[108]라 한다. 귤홍고
는 당귤홍(糖橘紅) 가루 10g, 찹쌀가루 500g, 백설탕 200g으로 떡을 만들
면 된다, 한편 떡에다가 추가로 설탕물에 절인 빨간 장미꽃, 홍국쌀(紅麴
米)로 장식을 해서 멋을 내기도 한다.

일반적으로 빵이라고 말하는 것에는 크게 빵과 케이크의 두 가지가
있다. 빵은 좋은 품질의 강력분 밀가루에다가 효모를 넣어 발효과정을
거쳐 밀단백질의 망상구조를 만들기 때문에 씹히는 식감이 좋은 것이 특
징이다. 이에 비하여 케이크는 박력분을 주체로 계란에서 얻은 난(卵) 단
백질의 기포성과 함기성(含氣性)을 이용하여 스펀지(sponge) 조직을 만들
어 부드러운 식감을 갖는 것이 특징이다. 감귤로 빵이나 케이크를 만들
때에는 감귤마멀레이드를 밀가루 반죽에 혼합하여 사용하거나, 향미가
있는 감귤의 껍질을 저온에서 건조시킨 다음 분쇄한 분말을 밀가루 반죽
에 첨가해서 일반적인 빵 제조와 동일한 방법을 사용하면 된다. 한편으
로는 온주밀감을 미세하게 분쇄한 다음 여타의 제빵 소재와 함께 혼합하
여 이용하기도 한다. 그 밖에도 오렌지향을 첨가하여 제조한 빵 제품 또

---

108   何国樑 외, 앞의 책 권一, 25, 26쪽.

는 통조림용 온주밀감 과육을 사용한 케이크 제품 등도 볼 수 있다. 현재 시중에는 귤피빵, 귤피찐빵, 산물껍질을 이용한 진피빵, 감귤타르트 (tarte)[109], 감귤머핀(muffin)[110], 감귤휘낭시에 등을 볼 수 있다.

---

109 파이(pie)의 하나. 주로 밀가루로 된 반죽을 접시에 얇게 펴서 구운 다음, 달콤하게 찐 과
       일이나 날과일을 그 위에 얹거나 사이에 넣는다. daum 한국어사전.
110 밀가루에 설탕, 유지, 우유, 계란, 베이킹파우더 따위를 넣고 틀을 사용해서 오븐에서 구
       운 빵. daum 한국어사전.

감귤청(柑橘淸)과
감귤 효소

자연 상태의 꿀을 청이라 하고, 인위적으로 곡식으로 제조한 꿀은 조청(造淸)이라 하는데 설탕에 절인 것 역시도 꿀과 마찬가지로 청이라고 지칭한다. 설탕과 감귤이 혼합되면서 발효과정이 발생하기도 하지만 원래 보관을 위해 만드는 것이 청을 만드는 목적이라고 할 수 있다. 청을 만들 때에는 보통의 경우 재료와 설탕의 비율을 1:1로 맞춰서 만든다. 이렇게 만들고 나면 원액의 당도가 100브릭스 정도가 되므로 5~6배의 물 등으로 희석해서 마시게 된다. 감귤청은 조리할 때 설탕대용으로 사용하면 음식의 잡내도 잡아주고 음식의 풍미를 한껏 살려줄 수 있다. 감귤 말고도 한라봉으로 청을 만드는 경우도 있다.

감귤류로 만드는 청 중에서 가장 널리 알려진 것이 바로 '유자청(柚子淸)'이다. 13세기에 간행된 『사류합벽(事類合璧)』에 이미 "소유자(橙)는 그 열매가 놋쇠밥그릇 크기이고, 꿀로 '밀전(蜜煎)'을, 설탕으로 '등정(橙丁)'을 만들 수 있고, 꿀로 잼(jam)의 일종에 해당하는 등고(橙膏)를 만들 수 있다."고 한 것을 볼 수 있다. 원래 유자청은 소유자(*C. junos*)의 껍질을 가지고 만든다. 그런데 지금에 이르러서는 당유자(唐柚子; *C. grandis*)도 설탕에 절여 만들어서 유자차로 마시는 경우도 적지 않다. 하지만 소유자로 만들어야 제대로 된 맛을 즐길 수 있다.

소유자로 청을 만들면 바로 '소유자청(小柚子淸)'이 된다. 소유자청은 소유자의 열매를 껍질째 또는 껍질만으로 설탕이나 꿀에 절여 만든다. 사실 청(淸)이라 하면 껍질을 제거한 형태를 말하지만, 껍질이 같이 있어도 청이라 할 수 있다. 껍질만으로 소유자청을 만들기 위해서는 먼저 소유자 껍질과 같은 무게의 설탕이나 꿀을 준비한다. 껍질을 잘고 얇게 썰어서 유리병에 저며 넣는데, 채로 썬 소유자 껍질 한 켜 깔고 위에 설탕을 한 켜 까는 것을 반복해서 담으면 된다. 이때 설탕이 아닌 꿀을 사용한다면 소유자 껍질이 잠길 만큼 부어주어야 한다. 밀봉 후 한 달 정도 지나면 소유자청이 만들어지는데, 이를 활용해서 차를 만들어 먹을 경우에는 소유자청 한 숟갈에 잣이나 석류알갱이를 띄워 마신다.

한편 최근 들어서는 풋귤을 이용한 청, 즉 풋귤청(淸)[111]의 인기가 높아지고 있다. 풋귤은 수확 후 6~7일 정도 지난 시점부터 엽록소가 파괴되어 푸른빛이 노랗게 변하는 탈색현상이 나타나면서 특성을 잃게 되므로 수확한 다음 서둘러 만드는 것이 좋다.

'풋귤청'을 만드는 순서와 방법은 다음과 같은데, 무엇보다 풋귤은 청을 만들기 전에 신선한 상태로 유지하는 것이 필요하다. 그러기 위해서는 먼저 풋귤을 수확한 다음 흐르는 찬 물에 헹궈내 바로 냉장 보관해야

111　「제주대학교 친환경감귤산학연협력단」

한다. 비교 시험 결과 영상 10도 정도의 저온 혹은 상온에서 비닐로 밀봉한 상태에서는 6일 후에도 변색이 없고 감량률도 적었지만, 박스채로 그냥 보관하면 이내 노랗게 변하는 것을 볼 수 있다.

본격적으로 풋귤청을 만들기 위해서는 먼저 풋귤이 농약을 사용하여 재배된 경우라면 베이킹소다를 녹인 물에 30분 담갔다가 깨끗한 물로 헹군다. 그다음으로 물기를 닦은 후, 꼭지와 꼭지 반대편을 잘라서 버린다. 손질한 풋귤은 두께가 5mm정도 되도록 얇게 썰어주면 되는데, 만약에 오래 숙성시키려면 통째로 사용하거나 반으로 잘라서 사용하면 된다. 풋귤과 설탕(또는 꿀)의 비율은 보통 1:1로 하고, 맨 위쪽으로는 설탕(꿀)이 넉넉하게 채워지게 섞어서 빈 병에 담는다. 꿀을 사용한 경우에는 하루 종일 상온에서 숙성 후 냉장 보관한다. 설탕을 사용할 경우는 설탕이 다 녹을 때까지 2~3일 간격으로 저어주면서 실온에 보관한 다음 냉장 보관을 하면 된다. 두 가지 경우 모두 산소공급을 잘 해주면 발효가 쉽게 일어나기 때문에 적절히 외부의 공기에 노출시키는 것이 또한 중요하다. 그리고 나서 냉장고에 넣고 7~14일 정도 넣어서 숙성하면 되는데 경우에 따라서는 한 달 가량을 우려내기도 한다. 이런 과정을 거쳐 숙성이 끝나면 비로소 풋귤청이 완성되는 것이다. 또 다른 방법으로 풋귤을 착즙하여 풋귤착즙청을 만들기도 한다.

한편으로는 친환경감귤을 깨끗이 씻어 감귤 껍질을 얇게 채로 썰어 설탕에 재워 만드는 귤피청(橘皮清)이 있고, 친환경감귤을 깨끗이 씻어 감귤홍을 만든 다음에 얇게 채로 썰어 설탕에 재워 만드는 귤홍청(橘紅清)도 있다. 귤홍청의 경우에는 1년 이상 숙성시키면 향이 깊고 풍부해져 더욱 맛이 좋은 것으로 알려져 있다.

감귤을 이용해서 청을 만드는 것은 예전부터 해오던 방식이지만 최근 들어서는 효소를 만들어서 먹기도 한다. 풋귤이나 감귤로 에이드를 만들어 먹는 경우에도 청을 사용하지 않고 '효소'를 사용하여 만드는 경우를 종종 찾아볼 수 있다.

　원래 효소(enzyme)라는 것은 발효반응을 일으키는 물질을 말한다. 하지만 요즘 들어서 식품에서 말하는 'ㅇㅇ효소'란 반응을 일으키는 물질로서의 효소뿐만 아니라 발효과정을 거쳐서 만들어진 물질을 말할 때에도 사용한다. 즉 'ㅇㅇ효소'는 액상물질인 발효액을 말할 때에도 사용하는데, 이때 발효액은 설탕과 여타의 물질이 혼합된 것을 효소가 발효시켜서 만들어낸 액체이다. 보통 발효액을 만들 때에는 재료와 설탕의 비율이 1:0.65~0.8 정도가 되도록 해준다. 설탕의 양이 청을 만들 때보다 적은 것은 발효를 원활하게 하도록 해주기 위해서이다. 정상적인 발효과정을 거친 다음 반년이 지나도록 숙성해도 발효액의 당도는 40브릭스 전후로 높은 경우가 많다.

　감귤의 껍질을 이용해서 만드는 효소로 귤피효소(橘皮酵素)가 있는데, 제대로 만들기 위해서는 친환경감귤 껍질을 사용할 필요가 있다. 만약 재배과정에서 농약을 사용하였다면 다른 효소나 미생물의 도움을 받아야 할 필요가 있다. 귤피효소를 만들기 위해서는 먼저 썰거나 쪼개 말린 귤피와 물과 설탕의 비율을 1:1로 섞은 설탕물을 준비한다. 200g 정도의 귤피라면 설탕물은 3,000cc 정도를 사용하는 것이 좋다.

　본격적으로 귤피효소를 만들려면 우선 발효용기에 귤피를 넣고 설탕물을 부어 잠기게 하는데, 이때 용기의 1/3 정도 되는 공간이 남아있으면 좋다. 산소공급을 잘 해주면 발효가 쉽게 이루어지기 때문에 용기의 뚜

껑을 살짝 열어 숨쉴 틈을 놔두고 뚜껑을 덮는다. 귤피와 설탕물의 혼합
용액이 3~4일 정도 지나서 상층부 설탕이 다 녹아 가라앉으면 나무 또는
플라스틱 도구로 15일간 매일 잘 저어서 녹여준다. 이 경우 용기는 상온
에서 햇빛이 들지 않는 곳에 두어 수분이 증발되지 않도록 해야 한다. 발
효가 시작되고 나서 6개월 정도 지나면 찌꺼기를 걸러내는데, 상온이나
혹은 냉장고에서 2주부터 6개월까지 좀 더 숙성시킨다. 귤피효소는 1년
이상을 숙성시키면 향이 깊고 풍부해져 더욱 맛있게 먹을 수 있다. 귤피
대신에 진피를 사용하면 '진피효소(陳皮酵素)'가 된다. 진피효소는 보통 진
피 1kg에 설탕 7.5kg과 물 7.5리터 정도를 사용해서 만든다.

껍질을 사용하지 않고 생귤을 사용해서 효소를 만들면 '감귤효소(柑橘
酵素)'가 된다. 감귤효소를 만들려면 생귤 100g 정도에 설탕 80g 정도의
비율로 섞어준 다음 항아리에 넣고 창호지로 입구를 막는다. 귤피효소
등과 마찬가지로 가끔 입구를 열고 저어주어 곰팡이가 생기지 않도록 해
야 한다. 만약 감귤이 침출액 위로 올라오게 되면 곰팡이가 쉽게 생기므
로 잘 저어서 가라앉혀야 한다. 대개 한 달 정도 지나서 물이 생기면 감귤
알맹이를 제거하고, 우러난 즙(汁)을 100일 정도 상온에서 먼저 보관한
다음 냉장 보관을 하면 된다. 감귤 중에서도 덜 익은 풋귤을 사용하면 '풋
귤효소(酵素)'[112]가 되는데, 이 경우 풋귤을 3개월 정도에 걸쳐서 1차 발효

---

[112] 「제주대학교 친환경감귤산학연협력단」/ 효소(酵素; enzyme)는 "동식물 및 미생물의 생
　　　체세포 내에서 생산되는 화학반응의 촉매로 작용하는 고분자 유기화합물로 생체 안에서
　　　는 물질대사에 관여하고, 식품과 약품제조에도 이용된다. 우리말로는 '뜸씨'라 한다.",
　　　Daum 국어사전.

(醱酵)[113]를 시키고 나서, 건지를 걸러내고 발효액만 담아서 2차 발효를
하면 된다.

---

113   발효(醱酵)란 동식물 및 효모(yeast)를 포함한 미생물이 생산하는 효소가 유기물을 분해
하여 효소를 비롯한 여러 다른 유기물을 만들어 주는 생화학반응을 말한다. / 효모(酵母)
는 酵素의 어머니란 뜻으로 우리말로는 '뜸팡이'라 한다. 비타민B군, 무기질, 핵산(RNA,
DNA), 효소 등이 풍부하여 항암물질, 면역물질 등으로 알려져 있다. 그러나 외부로 배
출되는 효소의 양은 많지 않다. 효모를 섭취한다고 효소섭취와 같은 효과가 나지 않는
다. 이런 이유로 과일을 권하면서도 효소를 따로 권하는 것이다.

감귤 양념과
감귤 요리

감귤은 과육이나 껍질을 이용해서 다양한 식품의 재료로 사용이 가능하지만 감귤 종류에 따라서는 다른 요리의 맛과 향을 더욱 좋게 만드는 일종의 양념 역할을 하는 경우도 있다. 새콤달콤한 맛이 특징인 감귤을 다양한 재료들과 함께 조리해서 다양한 음식을 만들기도 하는 것을 볼 수 있다.

물론 감귤은 종류에 따라서 아예 새로운 용도로 사용되는 경우가 없지 않다. 일례로 생선의 비린내를 제거하기 위해 레몬즙을 뿌려주는 것을 들 수 있다. 비린내를 없애기 위해서는 보통 생선을 우유에 잠시 담그기도 하는데 이는 우유의 단백질이 비린내를 흡착하기 때문이다. 한편으로는 생선 등에 식초를 뿌려주기도 하는데 이때 레몬즙이 대신 사용되기도 하는 것이다.

식초, 레몬즙도 효과적이지만 감귤속 열매의 껍질을 사용해서 비린내를 제거할 수도 있다. 생선의 단백질이 분해될 때에는 일단 아민(amin)이라는 물질이 생성되고 다시 트리메틸아민(trimethylamine)이라는 것이 생성되어 비린내를 만들어내게 된다. 대변의 냄새를 구성하는 것 중 하나이면서 비린내를 내는 주성분인 트리메틸아민은 염기성으로 산성인 식초나 신귤, 레몬즙에 의해 중화되는 특성을 가진다. 특히 민물고기가 바다 생선보다 훨씬 더 비린내가 심한데, 그 이유는 민물고기에서 나는 비린내의 주성분인 아미노산 분해생성물 피페리딘(piperidine)이 더 강력한 비린내를 발생시키기 때문이다. 보통 이러한 비린내를 제거하기 위해 우리나라에서는 미나리 등과 같이 향이 강한 채소나 양념을 사용했는데, 오래전부터 중국에서는 귤의 껍질인 귤피를 사용하여 왔다.

비린내를 제거하는 강한 효과를 가진 감귤이니만큼 양념의 역할도 훌륭하게 수행하는 것을 볼 수 있다. 그러한 이유로 한편으로는 피클(pickle), 김치 등에 감귤을 첨가하여 향미를 증진시킨 가공식품으로 이용하는 것 역시 볼 수 있다. 특히 오이를 사용한 피클 등에 감귤 껍질이나 정유 성분 등을 첨가하면 향기와 맛을 높인 감귤피클 제품을 생산할 수 있다. 그 밖에도 마요네즈, 드레싱, 간장, 된장, 소스 등에 감귤을 첨가하여 제품화한 것을 시중에서 볼 수도 있다.[114]

감귤을 양념처럼 사용하는 것으로는 먼저 '감귤소스'가 있다. 감귤소스는 껍질을 제거한 귤을 곱게 갈아 올리브 오일과 생강 시럽, 소금, 식초, 후추, 파슬리[115] 가루 등을 섞어서 만든다. 소스 종류에는 감귤소스

---

114   고정삼, 2007, 『제주감귤』, 제주문화, 430, 431쪽.

115   파슬리(parsley)의 학명은 *Petroselinum crispum* 으로 '파세리'라고도 부른다.

말고도 감귤을 이용한 드레싱용 소스인 처트니소스[116], 새우칠리소스[117] 등이 있다.

풋귤의 경우에는 소금과 함께 '풋귤피 소금'[118]을 만들 수 있다. 이는 말린 풋귤피를 갈아서 소금과 섞어 사용하면 되는 것인데, 고기나 생선을 구울 때 뿌리면 대부분의 잡내를 잡아주고 향을 더 강하게 해준다. 한편으로는 프라이팬을 청소할 때 써도 효과가 좋다.

일본에서는 '유즈코쑈(柚子胡椒; ゆずこしょう)'라 하여 풋유자인 청유자(靑柚子) 껍질과 청유자 과육즙, 고추, 소금을 이용한 양념을 만들어 후추를 대신하여 우동에 뿌려 넣는 양념이 전해지고 있다. 유즈코쑈(柚子胡椒)는 13세기에 간행된『사류합벽(事類合璧)』에 나와 있는 대로 "놋쇠밥그릇 크기의 소유자 껍질을 향수처럼 옷에 향기를 배게 하거나, 고깃국이나 고기반찬에 나물과 같이 넣어 신선함을 주거나, 절임이나 젓갈에 섞거나, 육장(肉醬)[119]을 만들 때 넣거나, 잘게 다져 조미료[제(虀)][120]를 만드는 등, 각종·각양의 재료로 썼다. 냄새를 맡으면 향기롭고, 먹으면 맛이 좋으니, 참으로 좋은 과일이다."[121]라고 한 것을 응용한 것으로 볼 수 있다.

116　"처트니(chutney)란 인도 음식의 표준 양념으로 매운 카레의 맛을 누그러뜨리거나 밋밋한 음식에 활력을 불어넣는다." Daum 국어사전. / 처트니는 '핥다'라는 힌두어 차트니(chatni)에서 유래한다.

117　붉은 고추와 토마토를 주원료로 만든 소스, Daum 국어사전.

118　「제주대학교 친환경감귤산학연협력단」

119　"잘게 썬 쇠고기를 간장에 넣고 조린 반찬", Daum국어사전.

120　보통 생강, 부추, 마늘 등을 다져 기본 조미료와 혼합하여 만든다.

마찬가지로 일본에서 즐겨 사용해 온 양념 종류에 '칠미당신자(七味唐辛子)'라는 것이 있다. 일식집에서 우동을 먹을 때 뿌리는 향신료가 우리나라에도 시치미라고 잘 알려져 있는 '칠미(七味)'인데 다른 이름으로 '칠미당신자' 혹은 '칠색당신자(七色唐辛子)'라 부르기도 한다. 일본어로 말하면 '시치미(しちみ)', '시치미토오가라시(しちみとうからし)' 또는 '나나이로토오가라시(なないろとうからし)'[122]가 된다. 보통 라면이나 국수를 먹기 전에 국물에 '칠미당신자'를 뿌려서 먹는다. 칠미당신자가 들어간 뜨끈한 국물을 들이켜면 온몸에서 땀이 시원하게 쏟아져 나쁜 기운도 한 번에 제거되는 것 같은 기분을 느끼게 되고 먹자마자 정신이 상쾌해지면서 입에서는 옅은 향기가 휘돌며 음미를 멈출 수 없게 한다. 칠미당신자가 내는 독특하면서도 가장 주요한 향기는 바로 귤피에서 나온 것이다. 시치미, 즉 칠미당신자에 대한 일본 사람들의 설명을 살펴보면 "고추가 주원료이고 일곱 가지 맛과 색이 나는 재료로 만든 양념이다. 물론 꼭 일곱 가지에 국한되는 것은 아니다. 대부분 고추를 주원료로 하고, 여기에 겨자와 대마씨, 귤피, 참깨, 김, 산초, 유채씨 등을 배합해서 만들게 된다. 이 양념의 역사는 적어도 17세기 에도 시대까지 거슬러 올라가는데. 1625년 나카

---

121 "橙(중략) 其實大者如盌(중략) 其皮可以熏衣 可以芼鮮 可以和菹醢 可以爲醬虀(중략) 嗅之則香 食之則美 誠佳果也", 李時珍, 1590, 『본초강목』; 대성문화사, 앞의 책 권41, 637쪽./ 盌(완; 周鉢; 놋쇠로 만든 밥그릇) 芼(모; 고기에 채소를 넣어 끓인 국, 채소를 양념하여 무친 음식) 鮮(익히지 않은 생선) 菹(저; 식초 따위로 절인 채소) 醢(해; 소금으로 절인 젓갈) 虀(제; 버무리다, 무치다) 和羹(양념치기 또는 여러 가지 양념을 하여 간을 맞춘 국).

122 칠(七)을 일본어로 '시치(しち)' 또는 '나나(なな)'라 한다. 味(み), 色(いろ), 唐(とう), 고추(唐辛子; とうからし), 겨자(辛子; からし).

지마 토쿠우에몬(中島德右衛門)이 지금의 동경(東京)에 속하는 료고쿠야겐보리(両国薬研堀)에서 한의약학의 원리를 참고해 특유의 맛과 매운맛이 나는 향신료를 팔기 시작했는데 이것이 시치미의 시초로 여겨진다. 당시에도 사람들의 취향에 맞아 떨어지면서 차츰 명물로 인기를 끌었고, 그 지역인 야겐보리가 이 시치미의 대명사처럼 사용돼 오늘날에 이르고 있다. 시중에 판매되는 삼대 시치미로는 야겐보리(やげん堀)와 시치미야(七味家), 야와타야이소고로우(八幡屋礒五郎)가 꼽히는데, 이들 완제품 형태의 시치미 외에도 여러 가지 향신료를 갖춰두고 손님이 원하는 입맛의 시치미를 직접 배합해 판매하는 상점도 인기를 끌고 있다. 한편 시치미에 대마씨가 들어가는데 해외에 판매되는 제품의 경우 해당국의 대마 관련 법규에 따라 내용물이 달라지기도 한다."[123]고 하는 것을 볼 수 있다.

중국에서 전해지는 대표적인 양념류에는 '팔화제(八和齏)'가 있다. 이는 6세기에 간행된『제민요술(齊民要術)』에도 설명되어 있는 귤피를 포함한 여덟 가지 재료로 만드는 양념의 한 종류이다. 이 양념에 들어가는 여덟 가지 재료에는 염교[124], 생강, 귤피, 흰매실 절인 것, 찐 밤가루, 멥쌀밥, 소금, 장류(醬類)가 있다. 양념을 만들 때에는 귤피가 신선한 경우 직접 사용해도 되지만 오래 묵은 진피는 뜨거운 물로 묵은 먼지를 씻어내어 사용해야 한다. 만약 귤피가 없다면 못생기고 거친 귤을 사용하면 되

123　http://blog.naver.com/vj8689/220633611382. 시치미 토오가라시(七味唐辛子): 네이버 블로그 (naver.com).

124　염교는 한약명으로 해백(薤白)이라 하고, 학명은 *Allium macrostemon* 또는 *Allium chinense* 이라 한다. 일본에서는 랄구(辣韮; ラッキョウ)라 하여 '락교'라 발음한다.

는데, 이때 귤과 생강은 향기를 내기 위한 것이어서 많이 쓰지는 말아야 한다. 많이 사용하면 맛이 써지기 때문이다. 또한 귤피의 양이 많으면 맛이 좋지 않아서 보통 노란 밤을 사용하기도 하는데, 그 경우에는 색깔이 금색을 띠고 맛은 더욱 달게 된다. 5세기의 『식경(食經)』에서 양념을 하는 원칙에 대해 설명한 것을 보면 '겨울에는 귤과 염교로 양념하고, 여름에는 백매(白梅)와 염교[125]로 양념하며, 육회에는 매실을 사용하지 말라.'고 한 것을 볼 수 있다."[126]

충분히 다양한 양념류에도 사용하고 이렇게 쓴 것을 보면 다양한 감귤 요리에 감귤이 사용되는 것 역시도 어색하지 않은 일이다. 프랑스에서는 귤피를 잘게 썰어 시럽을 발라 디저트의 장식으로 써서 요리에 화룡점정의 색과 향미를 나게 해주는 것을 볼 수 있다. 한편 제주에서는 최근 들어 독일의 프랑크푸르트 방식으로 제주돼지고기를 훈제하고 감귤

---

125   달래(蒜)는 학명이 *Allium monanthum*이고, 마늘은 *Allium sativum*으로 대산(大蒜)이라 하며 Garlic이라 부른다. 그러나 여기서 산(蒜)은 염교로 봐야 한다.

126   "八和齏〈初稽反〉第七十三 蒜一, 薑二, 橘三, 白梅四, 熟栗黃五, 粳米飯六, 鹽七, 醬八(중략) 橘皮 新者直用 陳者以湯洗去陳垢. 無橘皮 可用草橘子；馬芹子亦得用. 五升齏, 用一兩. 草橘, 馬芹, 准此為度. 薑, 橘取其香氣, 不須多, 多則味苦. 白梅: 作白梅法, 在《梅杏篇》. 用時合核用. 五升齏, 用八枚足矣. 熟栗黃: 諺曰:「金齏玉膾」, 橘皮多則不美, 故加栗黃, 取其金色, 又益味甜. 五升齏, 用十枚栗. 用黃軟者；硬黑者, 即不中使用也. 秔米飯: 膾齏必須濃, 故諺曰:「倍著齏」, 蒜多則辣, 故加飯, 取其甜美耳. 五升齏, 用飯如雞子許大. 先擣白梅, 薑, 橘皮為末, 貯出之. 次擣栗, 飯使熟；以漸下生蒜(중략)〉春令熟；次下洃蒜. 齏熟, 下鹽復春, 令沫起. 然後下白梅, 薑, 橘末復春, 令相得. 下醋解之(중략)《食經》曰:「冬日橘蒜齏, 夏日白梅蒜齏. 肉膾不用梅」", 齊民要術/卷第八－维基文庫, 自由的图书馆 (wikisource.org).

향미를 가미한 소시지가 만들어지고 판매되는 것을 볼 수 있다.

감귤 요리 중에서 누구나 간편하게 만들 수 있는 것으로 감귤소스 샐러드(柑橘 sauce salad)가 있다. 이는 구운 바나나와 단호박, 양파, 토마토 등의 야채에 감귤소스를 곁들여서 만들어 먹는 것이다. 최근 들어 제주도 전역에 카페가 성업을 이루면서 간단한 요리와 함께 내놓는 샐러드 종류에 감귤소스를 사용하는 것을 많이 볼 수 있다.

풋귤 역시도 요리에 적극적으로 활용되는 것을 볼 수 있다. 제주도에서는 여름철에 된장을 기본양념으로 냉국을 많이 만들어 먹는데, 오이냉국을 만들 때에 설탕 대신에 풋귤청을 넣고 오이, 양파, 풋고추와 함께 풋귤을 슬라이스(slice)로 잘게 썰어 넣으면 매우 향긋한 된장오이냉국[127]이 된다. 예전에는 보기 힘든 음식이었지만 요즘에는 제법 대중화된 것으로 여겨질 만큼 인기가 좋다.

한편 우리나라의 전통요리인 약식에 감귤을 응용하여 '감귤약식(柑橘藥食)'을 만들 수도 있다. 먼저 찹쌀을 썻어 치자(梔子)[128]를 우려낸 물에 하룻밤 담가 찹쌀에 노란색 물이 들게 하고 이를 갖고서 고두밥을 짓는다. 고두밥을 퍼내서 소금물을 조금씩 뿌려가며 섞어주는데, 이를 완전히 식힌 다음 귤피청(橘皮淸)과 귤껍질 건지, 잣 등을 넣고 골고루 섞어서 다시 한 번 찜통에 찐 다음에 식혀서 모양을 내면 된다. 다소 생소하지만 쪽파, 밀가루, 계란, 소금을 넣은 반죽을 지져낸 다음, 그 위에 귤을 얹는 감귤전(柑橘煎)도 감귤 요리의 하나로 충분한 맛을 자랑한다.

---

127 「제주대학교 친환경감귤산학연협력단」
128 산치(山梔)나무 *Gardenia jasminoides*의 열매이다.

우리나라보다는 중국에서 감귤을 이용한 요리가 발달되어 왔는데, 그 중에서도 먼저 자소엽(紫蘇葉)을 활용한 귤피자소죽(橘皮紫蘇粥)[129]이라는 것을 소개해볼까 한다. 귤피자소죽을 만드는 재료로는 진귤피(陳橘皮) 10g, 자소엽 12g, 생강 4조각, 멥쌀 60g을 준비하면 된다. 진피, 소엽, 생강은 깨끗하게 씻은 다음에 물로 달여내서 찌꺼기는 버리고 약즙(藥汁)을 만든다. 그 약즙에 깨끗하게 씻은 멥쌀을 넣고 약한 불로 끓여 죽을 만들어 먹으면, 막힌 기운을 뚫어주고 위(胃)를 편안하게 하고 구역질을 멎게 해주는 귤피자소죽이 되는 것이다.

한편으로는 감귤의 껍질을 이용해서 '귤피죽(橘皮粥)'[130]을 만들어 먹기도 했다. 귤피죽에는 귤피 15g(생귤피의 경우는 30g을 사용한다.), 멥쌀 60g를 주재료로 사용한다. 귤피를 물에 끓여 즙액을 만든 다음, 그 즙액에 멥쌀을 넣고 끓여 죽을 만들어 먹는데, 귤피죽은 특히 위(胃)를 튼튼히 하고 가래를 삭이며 기침을 멎게 하는 효능을 가진 것으로 알려져 있다.

진귤피와 붕어[131]를 활용한 요리로 귤피호초즉어탕(橘皮胡椒鯽魚湯)[132]이라는 것이 널리 알려져 있다. 먼저 재료로 붕어 500g, 후추(胡椒) 6g, 진귤피(陳橘皮) 10g, 생강 30g을 준비한다. 붕어는 깨끗이 손질하고 후추, 진피, 생강은 깨끗하게 씻어 준비한다. 모든 재료를 솥에 넣고 적당량의 물을 부어 센 불로 삶으면 되는데 물이 끓게 되면 약한 불로 바꿔서 1시간

---

129   何国樑 외, 앞의 책 권二, 16쪽.
130   中華養生大辭典 편찬위원회, 앞의 책, 727쪽.
131   한자로는 즉어(鯽魚)라 하고 학명은 *Carassius auratus*이다.
132   何国樑 외, 앞의 책 권二, 72쪽.

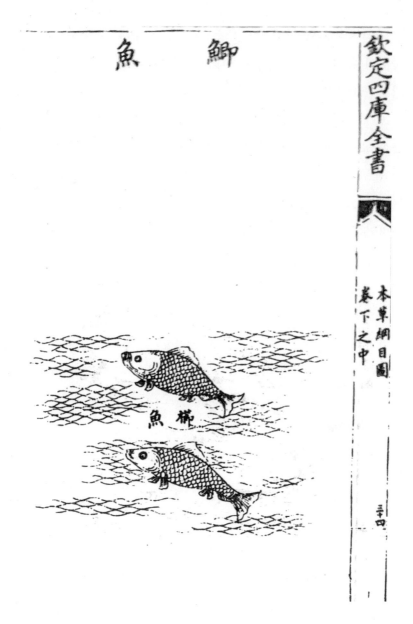

〈사진 51〉『본초강목』에 그려진 붕어(鯽魚)와 납자루(鰤魚)의 그림. 납자루를 붕어보다 날씬하게 그렸다.

정도 더 삶은 다음 다양하게 조미하여 먹으면 된다. 귤피호초즉어탕은 속을 따뜻하게 하여 추위를 몰아내고 허약한 체력을 보충하며 식욕을 돌게 하는 효능이 있다.

중국에서는 물고기회를 먹을 때에 귤피를 재료로 사용했는데, 그러한 음식으로 '금제옥회(金齏玉膾)'가 있다. 6세기에 간행된 『제민요술(齊民要術)』을 보면 귤피를 포함한 여덟 가지 재료로 만든 '팔화제'로 양념한 '물고기회(魚膾)'를 지칭해서 '금제옥회(金齏玉膾)'라 한 것을 알 수 있다. '금제옥회'라는 이름은 썰어진 물고기회가 백옥같이 깨끗하고, 양념의 색깔과 윤기가 황금과 같다 해서 붙여진 것이다. 일종의 야사(野史)로 볼 수도 있겠으나 역사적으로 보면 "수(隋)나라 양제(煬帝; 569~618)가 중국 강남 지역 여러 곳을 살피고 시식하며 돌아다니다가 '팔화제'로 양념한 농어회(鱸魚膾)[133]를 먹었더니 맛이 대단히 좋고 특이하여, '이 요리가 『제민요술』에 나오는 '금제옥회'구나!'라고 칭찬한 후부터 '팔화제'로 양념한 '농어회'가 '금제옥회'라는 이름으로 중국에서 유명한 요리가 되었다."[134]는 이야기가 전해지고 있다.

특이하게도 돼지의 장기 중에서 위를 사용하여 만든 요리로 '기각청피저두탕(枳殼靑皮猪肚湯)'[135]이라는 것도 있다. 만드는 주요 재료로 돼지위

---

133 '농어'는 학명이 *Lateolabrax japonicus*이고 한자로는 '노어(鱸魚)'라 한다.

134 "巡幸江南品尝此菜时 因其味鲜美异常 鱼肉洁白如玉 齑料色泽金黄 连声赞曰"金齏玉脍！"从此"鲈鱼脍"就换了这个新名字(중략) 炀帝曰: '所谓金齏玉脍, 东南佳味也'. 这条记载把金齏玉脍与鲈鱼联系起来 并说明它是地方性菜肴 但没有提起香柔花", https://baike.baidu.com/item/金齏玉脍/9983242

135 何国樑 외, 앞의 책 권二, 54, 55쪽.

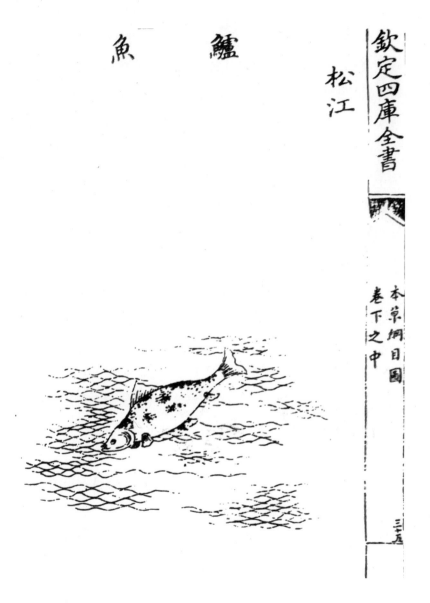

魚　鱸

松江

欽定四庫全書

本草綱目圖

卷下之中

三十五

〈사진 52〉『본초강목』에 그려진 상해(상하이, 上海)시 황포(황푸, 黃浦)강 상류의 송강(쑹장, 松江)에
서 노니는 농어(鱸魚)의 그림. 현재 송강농어(松江鱸魚)라 불리고 있는 물고기는 농어와는 다른 꺽
정이(*Trachidermus fasciatus*)라는 물고기이다.

(猪肚) 1개(약 500g), 기각(枳殼) 12g, 청피(青皮) 6g, 생강 4조각이 필요하다. 이때 '돼지위'는 비계를 걸어내어 굵은소금으로 비비고 깨끗한 물로 반복 하여 깨끗하게 씻어내야 한다. 이를 다시 뜨거운 물에 넣고 비린내를 없 애기 위해 닦아내고는 흰 막을 긁어내야 한다. 기각, 청피, 생강을 깨끗이 씻은 다음에는 준비된 모든 재료를 솥에 넣고 적당량의 물을 부어 센 불 로 일단 끓여낸 다음 약한 불로 바꿔서 2시간 정도 삶고 나서 조미하여 먹으면 된다. 기각청피저두탕은 소화력을 좋게 해주고 위를 튼튼히 해주 는 효능으로 잘 알려져 있는데, 특히 막힌 기운을 뚫어주고 위통을 그치 게 하여 위를 편안하게 해주는 데 특효가 있다고 한다.

감귤 속의 일종인 불수감과 울금(鬱金)[136]을 활용한 불수욱금죽(佛手郁 金粥)[137] 또한 중국에서 즐겨 먹는 요리의 하나이다. 불수울금죽은 불수 (佛手) 15g과 울금(鬱金) 12g, 그리고 멥쌀 66g 정도를 재료로 사용해 만들 게 된다. 재료를 모두 깨끗하게 씻어낸 다음에 솥에 넣고 물을 부어 센 불 로 삶아준 다음, 약한 불로 조금 더 익혀서 죽을 만들어 조미해 먹으면 된 다. 이는 스트레스를 풀어주고, 위를 건강하게 해주는 효능이 있다고 알 려져 있다.

술안주의 하나이면서 그 모양이 우무처럼 반투명하고 아교(阿膠) 같은 풀과 같아서 이름이 붙여진 요리로 '수정회(水晶膾)'[138]라는 것이 있다. 수

---

136 욱(郁)은 울(鬱)의 간자체로 한국에서는 '욱'으로 읽는다. 울금은 학명이 *Curcuma aromatica*이다.

137 何国樑 외, 앞의 책 권二, 125, 126쪽.

138 『거가필용사류전집(居家必用事類全集)』 작가는 佚名. 元代에 만들어 지고 淸代에 널리 읽힘.

정회에는 보통 2가지의 만드는 방식이 있다고 알려져 있다. 첫 번째 방법은 비계를 긁어 제거한 후 깨끗이 씻어낸 돼지 껍질 1근에 물 1말, 파, 후추, 진피를 조금 넣고 약한 불로 고아서 껍질이 연해지면 꺼내어 실처럼 가늘게 썰어 처음 끓이던 그릇에 다시 넣어 끓여서 만드는 것이다. 이때 끓은 물이 짙어지면 면으로 된 헝겊을 대고 걸러낸다. 잘 굳어지면 회처럼 썰고 식초를 뿌려 먹는다.

　수정회를 만드는 두 번째 방법은 돼지 비계 대신에 잉어 껍질과 비늘을 사용한다. 잉어 껍질과 비늘은 사기그릇에 담아 하얗게 될 때까지 문질러 씻는데, 이때 물을 여러 차례 바꾸면서 헹구면 좋다. 약간의 물을 붓고 파, 후추, 진피를 넣고 흐물흐물해져 걸쭉하고 끈적거릴 때까지 끓이면 되는데, 그런 다음에 면헝겊으로 깨끗하게 걸러내고 물고기부레(魚膠)를 조금 넣고 다시 달여 준다. 이를 다시 걸러내어 굳힌 다음 회로 만들면 수정회가 만들어지는 것이다. 실처럼 가늘게 썰어서 온실에서 키운 누런 색의 연한 부추, 상치, 계란, 겨자, 고추, 식초 등을 넣고 양념하여 먹으면 된다.

　유자와 오골계를 이용한 요리로 '유자돈계(柚子炖鷄)[139]'가 있다. 재료로는 유자 1개와 오골계 반 마리(약 250g)를 준비한다. 유자돈계를 만들기 위해서는 먼저 비계기름을 없애 깨끗하게 손질한 오골계 고기를 뜨거운 물로 잘 씻은 다음 물기를 빼준다. 한편 유자 껍질은 뜨거운 물로 씻은 후 꼭 짜서 물기를 없애고 작게 조각을 내주고, 과육은 씨와 근막을 제거

139　何国樑 외, 앞의 책 권二, 44, 45쪽.

하도록 한다. 유자 껍질, 과육, 닭고기가 모두 준비되면 도자기로 만든 솥에 넣고 약한 불로 2시간 중탕으로 푹 삶은 다음에 꺼내서 조미하여 먹으면 된다. 유자돈계는 위를 건강하게 하고 소화불량에 좋은 것으로 알려져 있다.

야생에서 얻은 물오리 고기와 율무[140]를 이용한 요리로 '의미진피압육탕(薏米陳皮鴨肉湯)'[141]이라는 것이 있다. 만드는 재료는 물오리 고기(野鴨肉) 250g, 볶은 율무쌀(炒薏米) 30g, 연자(蓮子)[142] 30g, 진피 6g, 생강 4조각이 필요하다. 만드는 방법을 보면 먼저 물오리 고기는 깨끗하게 손질하고 율무는 잘 볶아준다. 연자는 심(心)을 제거하고, 진피, 생강은 모두 깨끗하게 씻어 준비하면 된다. 준비된 재료를 함께 솥에 넣고 적당량의 물을 부어 센 불로 삶아 끓여낸 다음, 약한 불로 2~3시간 더 삶아주고 나서 조미하여 먹으면 된다. 이는 소화력을 좋게 해주고 위를 튼튼히 해주는 것으로 알려져 있다.

잉어[143]에 구기자(枸杞子)[144]를 넣어서 탕으로 끓이는 요리로 '이어기자탕(鯉魚杞子湯)'이 있다. 원래 구기자를 넣고 끓이는 것인데, 구기자 대신에 팥, 귤껍질, 생강 등을 넣어 만들면 특히 임신 중의 부종에 효과가 좋다고 알려져 있다.

---

140 한약명으로 의이인(薏苡仁) 또는 의이(薏苡), 의미(薏米)라 한다.

141 何国樑 외, 앞의 책 권二, 46, 47쪽.

142 수련과 식물 연(蓮)의 열매 혹은 종자로 연밥이라 하고, 연자(蓮子)의 껍질을 벗긴 것을 연자육(蓮子肉)이라 한다.

143 잉어는 한자명으로 이어(鯉魚)라 한다.

144 구기자를 기자(杞子)라고도 한다.

향신료의 일종인 정향(丁香)을 사용해서 '정향귤피탕(丁香橘皮湯)'[145]을 만들어 먹기도 한다. 정향귤피탕은 정향 3g, 진귤피(陳橘皮) 6g, 생강 4조각을 물에 달인 다음 복용하면 된다. 효능을 보면 속을 따뜻하게 해주고 특히 딸꾹질이 금세 멎도록 해주는 효과가 있다고 한다.

독특하게도 참새 고기에 진피를 활용한 '진피건강마작탕(陳皮乾薑麻雀湯)'[146] 또한 중국에서 인기가 좋다. 재료로는 참새(麻雀)[147] 4마리, 진피 6g, 생강 6g이 각각 필요하다. 만드는 과정을 보면 먼저 깨끗하게 손질한 참새 고기, 진피, 생강 모두를 깨끗하게 씻어 준다. 그다음으로는 솥에 넣고 적당량의 물을 부어 강한 불로 삶아주는데 끓게 되면 약한 불로 1시간 정도 더 삶은 다음에 조미하여 먹으면 된다. 진피건강마작탕에는 손발을 따뜻하게 하고 피로회복을 빨리 해주는 효능이 있다고 알려져 있다.

한편 배추를 이용한 요리로 '진피백채심(陳皮白菜心)'[148]이라는 것도 있는데, 이는 부드러운 배추심(嫩白菜心) 250g, 신선한 귤껍질(鮮橘子皮) 10g, 흰설탕(白糖) 75g, 흰식초(白醋) 50g을 재료로 준비한 다음, 배추심(心)과 귤껍질을 깨끗하게 씻은 후 가늘게 실처럼 썰어 그릇에 넣고 흰설탕, 흰식초를 넣고 고르게 잘 섞어 만들면 된다.

진피와 닭고기를 활용하는 또 다른 요리에 '진피초강민죽사계(陳皮椒

---

145   何国樑 외, 앞의 책 권二, 88쪽.

146   何国樑 외, 앞의 책 권二, 39쪽.

147   참새를 중국어로 마작(麻雀)이라 하는데, 麻雀은 중국놀이인 마장(麻將)과 같은 뜻으로 쓰이기도 한다.

148   李培雨, 1993,『팽임예술채보(烹飪藝術菜譜)』, 藍天出版社, 20쪽.

149   何国樑 외, 앞의 책 권二, 30쪽.

姜燗竹絲鷄)'[149]라는 것도 있다. 먼저 주요 재료로 죽사웅계(竹絲雄鷄)[150] 한 마리, 진피 3g, 고량강(高良薑)[151] 3g, 후추(胡椒) 6g, 초과(草果)[152] 2개를 준비한다. 깨끗하게 손질한 오골계, 중과피를 제거한 진피, 고량강, 초과, 후추 모두를 깨끗하게 씻어준다. 준비된 재료들을 파, 식초, 간장과 잘 섞어 솥에 넣고 약간의 물을 부어 약한 불로 뜸들이듯이[153] 익힌 다음에 조미하여 먹으면 된다. 진피초강민죽사계가 가진 효능은 허약한 것을 보하여 속을 따뜻하게 해줌으로써 소화기능을 좋게 하여 식욕을 증진시키는 것으로 잘 알려져 있다.

그 밖에도 중국에서는 진피를 사용한 다양한 음식들을 만들어서 일상적으로 섭취했다. 진피가 가장 중요한 재료가 되겠지만 계란을 주재료로 사용하는 진피초계단(陳皮炒鷄蛋)[154], 당근[155]과 돼지고기가 주재료인 진피초호나복수육사(陳皮炒胡蘿卜瘦肉絲), 닭날개를 사용하여 만드는 진피계시(陳皮鷄翅), 새우가 사용되는 진피유폭하(陳皮油爆蝦) 등이 있고 그 밖에도 청무[156]와 오리고기를 사용하는 진피청나복노압보(陳皮青蘿卜老鴨煲)[157]

---

150 오골계(烏骨鷄)의 수탉.

151 생강과 고량강(*Alpinia officinarum*)의 뿌리줄기이다.

152 생강과 초과(*Amomum tsaoko*)의 열매이다.

153 뜸들이는 것을 중국어로 민(燗)이라 하고 발음은 [mèn]이다.

154 何国樑 외, 앞의 책 권一, 494쪽.

155 당근(홍당무)을 중국어로 胡蘿卜 또는 紅蘿卜이라 한다.

156 청무우는 무의 일종으로 중국어로는 청나복(青蘿卜)이라 하는데 외부와 내부가 녹색을 많이 띤다.

157 보(煲)는 속이 깊은 냄비나 솥을 말하는데, 여기서는 음식을 속이 깊은 냄비나 솥에 넣고 푹 끓이는 것을 말한다.

정도가 대중적으로 알려진 음식들이라고 할 수 있다.

최근 들어 제주에서 먹어본 감귤을 활용한 음식 중에는 '귤홍초콜릿퐁뒤'가 인상 깊은 것으로 남아있다. 이는 귤홍 가루를 넣어서 초콜릿퐁뒤(fondue)[158]를 끓이고, 얇게 썰어낸 감귤과육이나 마멀레이드(marmalade)를 걸쭉한 초콜릿퐁뒤에 적셔서 먹는 것이다. 식사를 마치고 이를 디저트로 먹으면서 행복감을 느끼고 색다른 맛에 감탄을 금치 못했던 기억이 새롭다. 초콜릿퐁뒤에 감귤을 활용할 수 있는 것처럼 다양한 요리에 감귤이 사용될 가능성은 충분하다고 생각한다.

---

[158] "퐁뒤(fondue)는 버터·치즈를 녹여서 달걀을 풀어 만든 요리이다. '퐁뒤'는 프랑스어로 "녹아서 섞인"이라는 뜻을 가지며, 굳어진 치즈를 불에 녹여 빵을 찍어 먹던 것에서 유래한 '치즈퐁뒤'가 이 요리의 시작이다. 뚝배기 같은 그릇에 우유에 생크림을 더해 가열한 후, 녹인 초콜릿을 넣고, 꼬치 또는 포크에 꽂은 마시멜로와 과일, 빵 등의 음식에 초콜릿을 찍어 먹는 '초콜릿퐁뒤'가 있다.", 위키백과. https://ko.wikipedia.org/wiki/퐁뒤.

감귤 약재와
이를 이용한 처방

감귤과 감귤 껍질을 이용해서 다양한 먹을거리를 만들 수 있지만 무엇보다도 감귤이 지닌 성질을 이용해 약재로 활용하고 다양한 처방에 활용한 것 역시 주목할 필요가 있다.

감귤을 이용해서 약재를 만드는 가장 간단한 방법은 열매를 단순히 말리는 것이다. 그러한 것 중에서 가장 널리 알려진 것으로 '귤홍주(橘紅珠)'가 있다. 이는 "화주유(化州柚; *Citrus grandis* (L.) Osbeck var. *tomentosa* Hort.)의 익지 않은 어린 열매를 말린 것으로 지름이 4~5cm 정도 된다. 맛은 시고 쓰며 성질은 따뜻하고 독이 없다. 3.7~11.1g을 달여 먹으면, 갈증을 해소하고 소화를 도우며 가슴속의 답답함을 풀어준다."[159]고 알려져 있다.

한편으로는 열매를 증류하여 액체 상태로 만들어서 약재로 쓰기도 한

---

159   김창민 외, 앞의 책 권2, 695쪽.

다. 금귤(金橘) 열매를 증류해서 만든 것으로 '금귤로(金橘露)'[160]가 있다. 달면서도 쓴맛을 가진 것이 특징인데, 금귤로(金橘露) 약 37~74g을 약한 불에 천천히 고아 따끈따끈할 때 복용하면 스트레스를 풀리게 하고 식욕을 돋우고 구토를 멎게 하며 가래를 없애준다고 한다.

18세기에 간행된『본초강목습유(本草綱目拾遺)』를 보면 당상(糖霜)으로 가공한 당귤홍(糖橘紅)[161]을 "맑은 향기가 허파로 들어가 기분이 좋아지며 가래를 삭이는 효능이 화주시(화저우시, 化州市)에서 생산된 화귤홍(化橘紅)보다 떨어지지 않고 성질은 강하지 않아 '향금판(香金闆, 香金板)'이라 불리는데 신체가 허약한 남쪽 사람에게 좋다. 그리고 당귤홍은 인화당서진(仁和塘棲鎭)[162] 것이 좋다."[163]라고 서술한 것을 볼 수 있다. '당귤홍'은 맛이 달면서도 매운 특징을 가졌는데, 일반적으로 약성(性)은 따뜻하다고 알려져 있다. 다른 이름으로는 첨귤홍(甛橘紅)이라고도 불린다. 당귤홍이 지닌 약효는 "기운을 다스려 가슴을 편하게 하고 기침 가래를 치료한다."[164]는 것으로 알려져 있다. 당귤홍을 만드는 법은 그다지 어렵지 않은데, "아주 곱게 가루 낸 귤홍 100g, 백설탕 500g을 준비한 다음, 설탕에 물을 약간 넣어 약한 불로 볶아 걸쭉해지면 귤홍 가루를 넣고 잘 섞는다.

---

160 "舒肝 和中 理肝氣 解鬱結 和脾胃 飲食 止嘔吐 除痰水", 김창민 외, 앞의 책 권2, 717쪽.

161 김창민 외, 앞의 책 권3, 1169, 1170쪽.

162 "塘棲鎮 隸屬於浙江省杭州市臨平區 地處臨平區西北部 東連運河街道 臨平街道 南西南臨崇賢街道 西接仁和街道", 百度百科. https://baike.baidu.hk/item/塘棲鎮/135680.

163 "日甜橘紅 清香入肺醒脾 消痰之功 不下化產 而性不峻削 名爲香金板 南人體弱者宜之(중략) 糖橘紅 仁和塘棲鎭者佳", 신대풍출판공사, 앞의 책 下권, 2547쪽.

164 "理氣快膈 治嗽消痰", 김창민 외, 앞의 책 권3, 1170쪽.

계속해서 볶아서 젓가락으로 귤홍설탕액을 끌어 올렸을 때 끈끈하게 실처럼 만들어지면 불을 끄고 식혀서 사용한다.”[165]는 것이 대표적인 가공방법이다. 한편 '진귤홍(陳橘紅)'[166]이라는 약재는 귤피의 흰 부분을 없애고 묵힌 것을 말한다.

감귤을 이용한 약재로 '법제청피(法製青皮)'를 빼놓을 수 없다. 법제청피의 제조방법, 섭취방법, 그리고 효능에 대해서는 12세기 왕석(왕쉬, 王碩)의 『왕씨이간방(王氏易簡方)』[167]에 자세히 서술되어 있다. 아마도 당시에 건강식품으로 활용되었을 가능성이 매우 커 보인다. 그러한 근거로 역사적인 선례가 남아있기도 하다. 송나라 4대 황제가 바로 인종(仁宗)인데, 그 무렵에는 때마침 전란도 없어서 백성은 생업에만 힘써 부유해졌고, 나라의 경제도 활력이 넘치는 상황을 맞이하게 된다. 인종은 중국 황제치고는 매우 드물게 무려 41년(1022년~1063년)이나 재위를 했는데, 13세에 즉위해서 54세에 세상을 떠났다. 당시 평균수명이 40세였던 만큼 일면 장수했다고 볼 여지도 있다는 생각을 해본다.

인종은 매일 식사 후 '박(푸, 璞)'이 진상한 법제청피를 먹었다고 한다.

---

165 중화양생대사전 편찬위원회, 앞의 책, 728쪽.

166 "骨哽在咽 磁石火煅醋淬 陳橘紅焙多年漿水脚炒 等分爲末 別以漿水脚和丸芡子大 每含嚥一丸《聖濟錄》", 李時珍, 1590, 『본초강목』; 대성문화사, 앞의 책 권40, 570쪽.

167 "法製青皮 常服安神調氣消食鮮酒益胃 不拘老人小兒 宋仁宗每食後咀數片 乃邪和璞眞人所獻 名萬年草 劉跂改名延年草 仁宗以賜呂丞相 用青皮一斤 浸去苦味 去瓤 煉净白塩花五兩 炙甘草六兩 舶茴香四兩 甜水一斗煮之 不住攪 勿令著底 候水盡慢火焙乾 勿令焦 去甘草茴香 只取青皮密收用『王氏易簡方』", 李時珍, 1590, 『본초강목』; 대성문화사, 앞의 책 권41, 635쪽.

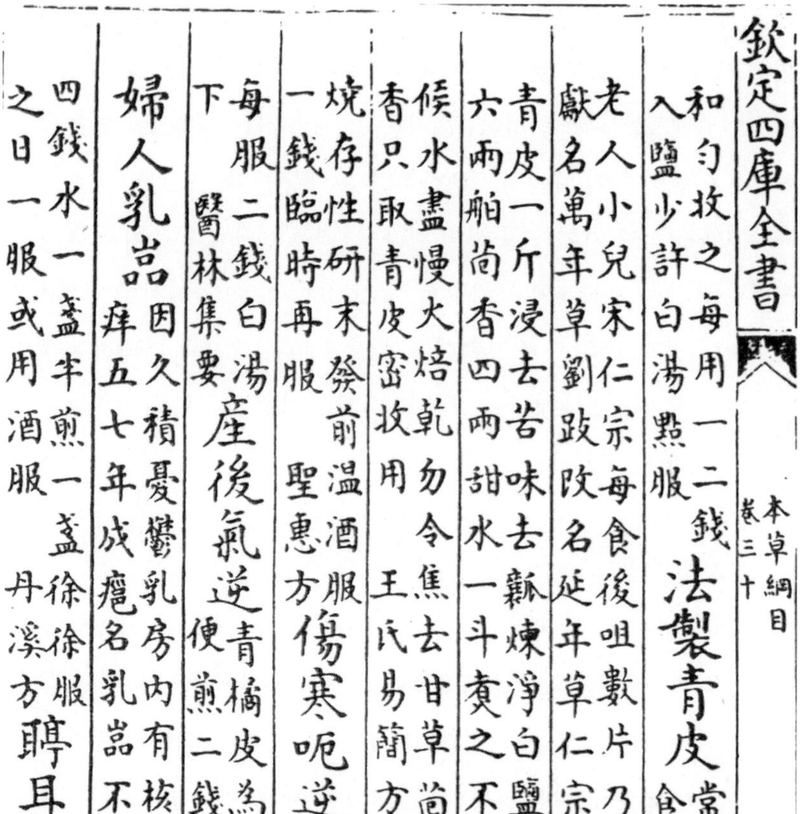

欽定四庫全書 本草綱目 卷三十 二十四

和匀收之每用一二錢入鹽少許白湯點服 法製青皮 常服安神調氣消食解酒益胃不拘老人小兒宋仁宗每食後咀數片乃邢和璞真人所獻名萬年草劉跂改名延年草仁宗以賜呂丞相用青皮一斤浸去苦味去瓤煉淨白鹽花五兩炙甘草六兩舶茴香四兩甜水一斗煮之不住攪勿令著底候水盡慢火焙乾勿令焦去甘草茴香只取青皮密收用 王氏易簡方 瘧疾寒熱 青皮一兩燒存性研末發前溫酒服一錢臨時再服 聖惠方 傷寒呃逆 聲聞四鄰四花青皮全者研末每服二錢白湯下 醫林集要 産後氣逆 青橘皮為末葱白童子小便煎二錢服 經驗後方 婦人乳嵒 因久積憂鬱乳房內有核如指頭不痛不痒五七年成癰名乳嵒不可治也用青皮四錢水一盞半煎一盞徐徐服之日一服或用酒服 丹溪方 聤耳出汁 青皮燒研末綿包塞

〈사진 53〉『본초강목』에서『왕씨이간방(王氏易簡方)』인용의 법제청피 관련 기록.

'박(푸, 璞)'은 '형화(싱허, 邢和)'에 사는 진인(眞人)이었는데, 그의 진상품을 '만년초(萬年草)'라고도 일컫기도 했다. 이는 당시 송나라의 승상(丞相) 려 (뤼, 呂)에게도 하사됐다. 려이간(뤼이젠, 呂夷簡)이라는 이름으로 알려진 려 승상은 인종이 어린 나이에 즉위한 이후 오랫동안 측근으로 보좌했고 국 가발전에도 크게 기여를 한 공이 컸다. 그러한 연유로 인종이 특별히 법 제청피를 려 승상에게 하사해주게 된 것이다. 려 승상 역시도 법제청피 를 먹어서인지, 65세까지 장수했다고 전해진다. 당시의 저명한 학자인 류기(류치, 劉跂)는 법제청피에 대해 그 자체로 만년을 살도록 해주는 약재 라는 의미의 '만년초'라는 특성보다는 사람의 수명을 연장해주는 효과가 있다고 보았고, 이에 따라 법제청피를 '연년초(延年草)'라는 이름으로 고쳐 부르도록 하기도 했다.

법제청피를 만드는 방법은 다소 복잡하기는 해도 이를 자세히 살펴볼 필요가 있다. 현재에도 이를 응용하여 다양한 약재와 식품을 만들 수 있 는 여지가 충분히 있기 때문이다. 법제청피를 만들기 위해서는 먼저 청 피 1근(598.59g)[168]을 끓인 물에 3일간 담가 우려내는데, 매일 물이 식으면 끓인 물로 바꾸어 주길 세 번 하여 쓴맛이 줄어드는 것을 살펴야 한다.[169] 그러다가 쓴맛이 다 없어지면 청피의 중과피에 붙어 있는 짧고 가는 관다 발의 흔적과 아울러, 과립이나 내과피(속껍질)의 찌꺼기를 깨끗이 제거해

---

[168] "宋代는 1근=19.1市兩, 1시량=37.30/1.19=31.34g이다. 곧 1근은 19.1×31.34=598.594g", 중의연구원 외, 앞의 책, 509쪽.

[169] "靑皮一斤湯浸三日各三換候苦味去盡", 吳彥夔, 1180, 『전신적용방(傳信適用方)』; 대성문 화사, 1995, 흠정사고전서(欽定四庫全書) 자부(子部) 오(五) 의가류(醫家類) 권9, 756쪽.

준다. 그리고 나서 손가락만 한 너비의 크기로 칼국수처럼 모나면서 납작
납작하게 잘라 준다.[170] 이렇게 손질한 청피에, 흰소금꽃[白塩花][171]
156.7g, 줄칼[鉎][172]로 잘게 쓸어 가루를 낸 뒤 구운 감초[173] 188.04g, 바로
채집하여 향기가 짙은 팔각회향[174] 125.36g을 함께 배합한 다음에 은으
로 만든 솥[175]에 넣어 특히 맛이 좋은 물인 첨수(甛水) 6.641리터[176]를 부
어 달이면 된다. 이때 솥 바닥에 재료가 눌어붙지 않도록 쉼 없이 계속 저
어주는 것이 필요하다.[177] 그런 다음 뚜껑이 있는 밀폐용기에 넣고 김이
빠지지 않은 상태를 유지하면서 물기가 없어지면 꺼내 은근한 불로 구워
말리되 타지 않도록 해준다. 이때는 근면하고 성실한 자 한 명에게 맡겨
오로지 그 일만을 하게 한다[178]는 주의사항도 덧붙여져 있을 정도로 세심

---

170 "靑皮(중략) 然後去穰切作指面大方片子", 吳彦夔, 1180, 『전신적용방』; 대성문화사, 앞의
     책, 756쪽.

171 "上等白鹽花(五兩 再淋煎用 須要雪白)", 吳彦夔, 1180, 『전신적용방』; 대성문화사, 앞의
     책, 756쪽.

172 "鉎: 某些藥物臨床用量偏小 而且是非常用藥 不宜事先制備 臨用時以鋼鉎將藥物 鉎爲細
     末 便于煎熬", 성도중의학원, 앞의 책, 29쪽.

173 "甘草六兩剉秤炙", 吳彦夔, 1180, 『전신적용방』; 대성문화사, 앞의 책, 756쪽. 다른 책에는
     '剉'가 '鉎'로 표기되기도 했다. 곧, 감초를 작두가 아니고, 줄칼로 쓸어낸다고 되어 있는
     것이다.

174 "新舶上茴香四兩", 吳彦夔, 1180, 『전신적용방』; 대성문화사, 앞의 책, 756쪽/ "팔각회향
     八角茴香 [《本草品彙精要》] [異名] 舶上茴香 [《脚氣治法總要》]", 김창민 외, 앞의 책 권9,
     5813쪽.

175 "右用甛水一斗 同藥入銀鍋內熬", 吳彦夔, 1180, 『전신적용방』; 대성문화사, 앞의 책, 756쪽.

176 "부피단위 1말(斗)은 6.641리터(ℓ)이다.", 중의연구원 외, 1979, 앞의 책, 508쪽.

177 "不住手攪 勿令著底", 吳彦夔, 1180, 『전신적용방』; 대성문화사, 앞의 책, 756쪽.

한 주의가 필요하다. 충분히 말린 다음에 감초와 팔각회향은 버리고 법제된 청피만 밀봉해 보관하면 된다.[179] 이를 복용하는 방법은 매일 조각 낸 법제청피 한 냥(31.34g)을 먹으면 되는데, 특히 노인에게 효능이 더욱 좋은 것으로 알려져 있다.[180] 법제청피가 가진 효능을 보면 날음식, 차가운 음식, 과실, 채소 등을 먹고 체한 경우에 즉시 '법제청피' 여러 조각을 씹어 먹으면 기가 통하게 되어 근심이 없게 된다고 알려져 있다.[181]

　법제청피를 만들 때 사용하는 소금은 반드시 깨끗한 천일염을 펄펄 끓인 물에 우려내고 두 번 걸러낸 맑은 소금물을 은석기(銀石器)에서 졸인 것을 사용하도록 권장하고 있다. 이때 만들어지는 소금을 눈 같다고 해 흰소금꽃(雪花白塩)[182]이라 하는데, 이는 소금물 상층부에 얇게 층을 형성한 소금결정체이다. 그래서 생산량이 결코 많을 수는 없는데, 형태가 가볍고 약하며 치밀하고 투명한 미립자이면서 광물질과 미량원소도 풍부한 것이 특징이다. 짠맛이 적으면서도 혀에서 단맛이 느껴져 맛있는 소금이라는 평을 듣는다. 또한 법제청피를 만들 때 사용하는 물인 첨수(甛水)의 경우는 그 제조법과 특징이 『본초강목』에 나온다. 이는 "물의 성질

178　"置密器中收 不得走氣 候水盡取出 慢火炒令乾 不得有焦氣 選勤謹者一人 專一掌之", 吳彦夔, 1180, 『전신적용방』; 대성문화사, 앞의 책, 756쪽.

179　"去甘草茴香不用 只收貯靑皮", 吳彦夔, 1180, 『전신적용방』; 대성문화사, 앞의 책, 756쪽.

180　"常服一兩片極佳 以其尤宜老人", 吳彦夔, 1180, 『전신적용방』; 대성문화사, 앞의 책, 756쪽.

181　"如傷生冷及果實蔬榮之類 卽嚼數片 氣通卽無恙", 吳彦夔, 1180, 『전신적용방』; 대성문화사, 앞의 책, 756쪽.

182　"用海鹽二斤揀淨 以百沸湯泡 濾取淸汁 於銀石器內熬取雪花白鹽 磁器盛貯", yibian.hopto.org〉線上醫書〉景嶽全書〉雪花白鹽.

이 본래 짜면서 무게가 나가나, 수없이 저어 주면 달고 가벼워진다."[183]라고 얘기하고 있는 것을 볼 수 있다.

만약에 법제청피의 제조와 섭취방법이 올바로 이행된다면 "정신이 맑아지고, 기운도 고르게 해주며 음식소화를 돕고 숙취도 풀어준다. 그래서 비위를 좋게 해준다. 노인과 어린이 모두가 다 쓸 수 있다."[184]는 본연의 효능을 제대로 체험할 수 있게 된다. 법제청피는 송나라 왕실에서 애용한 최고의 기능성 식품이었다. 이는 어찌 보면 요즘의 입가심용 약이나 식품과 비슷하게 사용했으면서도 한층 몸에 좋은 건강식품이라고 할 수 있을 것 같다. 앞으로 제주에서도 자생의 청귤로서 청피 제품을 제조하는 데 관심을 쏟는다면, 최고의 기능성 식품이 탄생할 수 있지 않을까 생각해본다.

한편으로 감귤 중에서도 특이한 모양을 가진 불수감의 열매를 증류해서 만드는 액체인 '불수로(佛手露)' 또한 약재로 활용되고 있다. 불수감 열매의 증류액인 불수로의 효능은 "기의 순환을 촉진시키기 때문에 화가 나고 속이 불편할 때 간기(肝氣)를 완화시켜 울결을 풀어 가슴을 편하게 하며, 식욕과 소화를 증진시킨다. 보통 3~4돈을 물에 넣지 말고 익혀서 복용한다."[185]는 것이 잘 알려져 있다.

---

183 "蓋水性本鹹而體重 勞之則甘而輕 取其不助腎氣而益脾胃也", 李時珍, 1590, 『본초강목』; 대성문화사, 앞의 책 권40, 563쪽.

184 "安神導氣 消酒食 益脾胃 老人小兒皆可服", 吳彦夔, 1180, 『전신적용방』; 대성문화사, 앞의 책, 756쪽.

185 김창민 외, 앞의 책 권5, 2425쪽.

법제청피의 인기가 좋아지면서 이와 비슷한 약재를 다양한 방식으로 만드는 것 역시도 발전해왔는데 그중에서 '연화청피(蓮花靑皮)'가 나름 잘 알려져 있다. 12세기 무렵 장원소(장위안쑤, 張元素)는 청피를 인경약으로 사용하길 많이 권한다. 또, 왕석(왕쒀, 王碩)이 송나라 왕실에서 내려오는 최고의 기능성 식품인 법제청피를 소개한 이후로 인기를 얻게 되면서, 점차 청피 사용이 다양해지게 된다.

이러한 맥락에서 연화청피가 등장하게 된다. 13세기 양사영(양스잉, 楊士瀛)은『인재직지방(仁齋直指方)』에서 숙취를 해소하는 처방인 갈화해정탕(葛花解醒湯)[186]에 '연화청피'를 사용한 기록이 보이는 것이다. 이고(리가오, 李杲) 역시도『난실비장(蘭室秘藏)』에서 같은 처방에 '사화청피(四花靑皮)'를,『비위론(脾胃論)』[187]에서는 '연화청피'를 사용한 것을 볼 수 있다. 또한 이고(李杲)의 제자 나천익(뤄톈이, 羅天益)의 경우에는『위생보감(衛生寶鑑)』에서 연화청피를 그대로 사용하는 것을 볼 수 있다.

연화청피는 약재 모양이 4~5개의 연꽃 꽃받침 조각처럼 보여서, 사화청피(四花靑皮)는 박피된 형태가 네 개의 꽃잎처럼 보여 각각의 이름이 붙여졌지만, 실은 둘 다 같은 것으로 보아야 한다. 15세기에 와서 왕새(왕시, 王璽)는『의림집요(醫林集要)』에서 "가장자리가 보통 안으로 감기게 껍질이

---

186 "葛花解醒湯 白豆寇仁 縮砂仁 葛花已上各五錢 乾薑 神麯炒 澤瀉 白朮已上各二錢 橘皮 去白 猪苓去皮 人蔘去蘆 白茯苓各一錢五分 木香五分 蓮花靑皮去穰三分", 楊士瀛, 1264, 『인재직지』; 대성문화사, 앞의 책, 171, 172쪽.

187 "葛花解醒湯 蓮花靑皮去穰三分 木香五分 橘皮去白 人蔘去蘆 猪苓去黑皮 白茯苓已上各一 錢五分 神麯炒黃 澤瀉 乾生薑 白朮各二錢 白豆寇仁 葛花 砂仁已上各五錢", 李杲, 13세기, 『비위론(脾胃論)』; 대성문화사, 1995, 흠정사고전서 자부 5 의가류 권13「비위론」, 457쪽.

얇다. 겉껍질은 짙은 녹색 또는 청록색으로 주름이 있고, 내면은 황백색으로 맥락(脈絡)의 문양이 있다. 또 단면의 가장자리에는 유점(油點)이 있다. 청량한 냄새가 나고 맛은 쓰고 매우며, 껍질 표면은 짙은 녹색이고 내면은 희고 기름 성질이 풍부한 것이 양품이다."[188]라고 하면서 연화청피 혹은 사화청피가 마땅히 가져야 하는 약재로서의 규격에 대해 정의하는 것을 볼 수 있다.

소금과 진피를 사용하여 만드는 약재로는 '청염진피(靑鹽陳皮)'가 있다. 중국 상하이(上海)에서는 염제진피를 만들 때 정선된 진피를 작고 네모나게 썰어서 조각낸 다음에 자연적으로 만들어진 대청염(大靑鹽)[189]으로 소금물을 만들어 진피를 넣고 문화(文火)로 균등하게 볶은 후 용기에서 꺼내어 서늘한 곳에서 펼쳐놓고 식혀서 사용한다. 진피 100kg에 대청염 3kg을 사용한다. 이것을 청염진피(靑鹽陳皮)라 한다.[190] 대청염을 쓰는 이유는 가공식염은 주성분이 염화나트륨이 대부분이지만, 천일염과 대청염 같은 돌소금은 그 외 여러 유익 성분이 더 많이 있어서 효능이 좋기 때문이다.

또 다른 '청염진피'는 18세기 『본초강목습유』를 지은 조학민(자오쒜민, 趙學敏)의 동생 조곤계(자오쿤지, 趙昆季)가 『백초경(百草鏡)』에서 자세히 소

188　"四花靑皮(《醫林集要》) 形狀不一 裂片多數爲長楕圓形 邊緣多向內捲曲 皮薄 外皮黑綠色 或靑綠色 有皺紋 內面黃白色 有脈絡紋 斷面邊緣有油點 氣淸香 味苦辛 以皮黑綠色 內面 白色 油性足者爲佳", 신대풍출판공사, 앞의 책 中권, 1170쪽.

189　"戎鹽《神農本草經》[異名] (중략) 大靑塩", 김창민 외, 앞의 책 권7, 4382쪽.

190　"鹽制: 取淨陳皮 剪成小方塊 再用大靑鹽化水 倒入 文火炒拌均勻 出鍋 攤開 晾涼. 每陳皮 100kg 用大靑鹽3kg《上海》)", https://baidu.com〉陈皮制作方法.

개하고 있다. 여기서 소개된 청염진피는 감초(甘草), 오매(烏梅), 패모(貝母)[191], 청염, 진피로 제제한 것이다. 특히 담(痰)을 삭이고 기(氣)를 내리며 진액을 생기게 하고 답답하고 엉킨 것을 풀어주는 효능을 가진 것으로 알려져 있다. 그래서 소화기능을 도와주고 독성물질을 해독시켜서 정신적으로 안정을 찾게 해주는 기능이 있다고 여겨진다. 이와 같은 작용으로 인해 청염진피는 20세기에 발간된『중약대사전』에 중요한 약으로 기재되기에 이른다. 만드는 방법을 살펴보면 "진피 2근을 강물에 하루 동안 담갔다가 죽도(竹刀)로 들떠 있는 하얀 층을 슬쩍 긁어 버린 다음에 대광주리에 넣고 끓는 물을 3, 4회 끼얹은 후, 쓴맛이 빠질 때까지 찬물로 씻어준다. 껍질이 반쯤 건조될 때까지 땡볕에 말리는데, 그러면 깨끗한 진피 1근을 얻게 된다. 그렇게 얻어진 진피를 감초, 오매육(烏梅肉) 각 4냥을 진하게 달인 물에 같이 섞어 땡볕에 말리고 밤이슬을 맞게 하여 부드럽고 연하게 되면 콩알 크기로 부순다. 다음으로 패모(貝母)의 심(心)을 제거한 것 4냥, 청염 3냥을 곱게 가루 내어, 부순 진피와 덩어리가 지지 않게 섞어서 밖에서 땡볕에 말려서 저장하면 된다."[192]는 것으로 되어 있다.

별도의 가공을 거치지 않은 풋귤이나 청귤의 껍질인 '청피(靑皮)'도 중요한 약재로 취급된다. 16세기에 간행된『본초강목』에서는 "청귤피는 귤이 아직 노랗게 익지 않고 푸른색을 띤 것"[193]이라 함으로써 중국에서는

---

191 한국에서는 검나리(*Fritillaria roylei*)의 인경(鱗莖; 비늘줄기)을 건조한 것을 사용하고, 중국에서는 보통 천패모(川貝母)를 사용한다.

192 신대풍출판공사, 앞의 책 中권, 1193쪽.

193 "時珍日 靑橘皮乃橘之未黃而靑色者", 李時珍, 1590,『본초강목』; 대성문화사, 앞의 책 권 41, 635쪽.

청귤이라는 고유의 품종이 아닌 풋귤 껍질이 '청피'로 더욱 고착화되어 사용되고 있다. 이는 17세기 이중재(리중쯔, 李中梓)가 『본초통현(本草通玄)』에서 "귤의 작은 것은 청피다."[194]라고 한 것에서 다시금 확인할 수 있다. 그러한 이유로 후대에 이르러서는 크기가 작은 모든 풋귤을 청피라 하게 된 것이다. 19세기 조기광(자오치꽝, 趙其光)은 『본초구원(本草求原)』에서 일반 감귤의 미숙과 껍질을 청감피(青柑皮)라고도 명명했다.[195] 이와 같이 중국은 감귤의 미숙과를 청피로 쓰고 있다.

청피를 이용한 약재로는 '청피사(青皮絲)'가 있다. 9세기에 청피가 책에 기록된 이후 청피의 면모가 변천되면서 확장돼 나아갔고 이에 따라 중국에서는 그때부터 여러 용도에 맞게 가공되어 쓰이기 시작했는데 그러한 과정에서 실처럼 가늘게 자른 청피사가 등장하고 현재에도 청피사라는 약재로 유통되고 있다. 한편으로는 '초청피(醋青皮)'[196]라는 것도 있다. 이는 조각낸 청피를 초에 잘 섞어서 잘 스며들도록 하여 용기에 넣어 약한 불, 즉 문화로 볶아서 노랗게 그을려 만든다. 그런 다음 꺼내서 서늘한 곳에서 말려 약재로 사용하게 된다.

중국에서는 오래전부터 청피를 사용해온 만큼 우리나라 제주에서도

---

194 "橘之小者爲靑皮 功用悉同 但性較猛耳.", 신대풍출판공사, 앞의 책 中권, 1171쪽.

195 "靑皮 又名 靑橘皮《品汇精要》 靑柑皮《本草求原》 为芸香科植物福橘或朱橘等多种橘类的未成热的果皮或幼果 一般在春末夏初时采收", www.sdhgzhongyi.com〉zhongyaocai〉靑柑皮.

196 "醋靑皮: 取靑皮片 用醋拌匀 待醋吸盡 置鍋內以文火炒至微帶焦黃色 取出 晾乾.(每靑皮片 100斤 用醋 15斤).", 신대풍출판공사, 앞의 책 中권, 1171쪽.

고유종인 청귤을 복원하는 한편, 현재에도 적지 않게 배출되는 솎아낸 풋귤을 한약재와 여러 제품으로 잘 활용할 수 있기를 기대해 본다. 물론 제주에 자생하는 청귤의 껍질이 최고의 청피가 될 수 있으니 이에 대한 많은 연구가 뒤따라야 하는 것이 선행되어야 할 것이다. 청피는 감귤 모양의 열매 중에서 인경약으로 가장 많이 사용되고 있다. 그러므로 앞으로 청피 활용의 상품도 다양하게 생각해볼 여지가 있다고 생각한다.

그 외에도 중요한 약재의 하나로 '향연로(香櫞露)'[197]가 있다. 이는 구연(枸櫞) 또는 향원(香圓) 열매를 증류해서 액상으로 만든 것인데 맛은 담담한 것이 특징이다. 향연로는 금귤(金橘)이나 등(橙)으로 만든 증류액과 같은 효능이 있다고 알려져 있다. 주로 담(痰)을 제거하고 적체(積滯)를 제거할 때 사용하는데, 대개의 경우 1~2냥 정도를 데워서 따뜻하게 복용하면 된다.

화귤홍(化橘紅)[198] 또한 약재로 즐겨 사용되는 것인데, 이는 미성숙한 유자(柚子)의 하얀 부분을 제거한 외과피로 만들어진다. 약재로 판매되고 있는 '화귤홍'은 광동성(광둥성, 廣東省) 화주시(화저우시, 化州市)에서 나는 화주유(化州柚; *C. grandis* (L.) Osbeck var. *tomentosa* Hort.)를 사용한다. 보통 7월에서 8월 사이에 너비 11~13cm의 미성숙한 열매를 따서 끓는 물에 살짝 데친 다음, 열매를 5~7쪽으로 갈라서, 알맹이와 가운데 열매 껍질인 중과피를 제거하여 외과피만을 말려 만들어낸다. 화귤홍은 맛이 쓰고 매우며 성질은 따뜻한 것이 특징이다. 화귤홍(化橘紅)을 만들 때에는 화주유(化州

---

197   김창민 외, 앞의 책 권10, 6137쪽.

198   김창민 외, 앞의 책 권10, 6371~6373쪽.

柚)뿐만 아니라 일반 유자를 사용해도 된다. 『본초종신』에서는 "화주진피(化州陳皮)는 가래를 삭이는 효과가 탁월하지만, 그 작용이 매우 격렬하므로 신중히 복용해야 한다"[199]고 주의사항을 당부하고 있다. 한편『본초강목습유(本草綱目拾遺)』에는 "담증(痰症)을 치료하며, 기름기가 많은 음식뿐만 아니라 일반 음식에 의한 체증도 잘 소화시키고, 술 또는 게의 독을 해독한다."[200]고 효능이 서술되어 있다.

이상으로 감귤을 이용한 다양한 약재를 살펴보았는데, 감귤이 주재료가 되는 한약의 처방 또한 다양하게 존재한다. 물론 감귤의 껍질인 귤피혹은 진피는 감초 이상으로 한약의 처방에 많이 사용되지만 보조재료로 사용되는 것이 사실인데 다음에서 소개할 처방들은 감귤이 주재료가 되는 것들이다.

그러한 처방 중에서 빼놓을 수 없는 것이 바로 귤피일물탕(橘皮一物湯)이다. 워낙 유명한 것이어서 앞에서 소개한 바가 있는데, 귤피일물탕은 말 그대로 귤피를 물에 달여서 먹는 것이다. 매우 단순한 처방이지만 체내의 기가 운행이 잘 안 되어 몸의 한곳에 몰리게 되는 기체(氣滯)에 탁월한 효능을 보이는 것으로 알려져 있다. 귤피만을 사용하는 귤피일물탕 말고도 다양한 약재를 같이 사용하여 만드는 처방 또한 많이 볼 수 있다.

감귤을 이용한 처방에는 숙취해소에 특효인 '귤미성주탕(橘味醒酒湯)'[201]이 잘 알려져 있다. 귤미성주탕을 만들기 위해서는 먼저 감귤 1/2 통조림,

---

199   "化州陳皮 消痰至靈 然消伐太峻 不宜輕用", 김창민 외, 앞의 책 권10, 6373쪽.

200   "治痰症 消油膩穀食積 醒酒 寬中 解蟹毒", 김창민 외, 앞의 책 권10, 6373쪽.

201   중화양생대사전 편찬위원회, 앞의 책, 728쪽.

연자(蓮子) 1/2 통조림, 푸른 매실(靑梅) 25g, 붉은 대추(紅棗) 50g, 백설탕 300g, 흰색 식초(白醋) 30g, 계화(桂花)[202] 약간을 준비한다. 대추는 깨끗하게 씻고 씨를 제거한 후 작은 그릇에 넣고 물을 넣고 삶아 주는데, 청매는 깍두기처럼 잘라내어 준비한다. 먼저, 감귤과 연자를 끓여 한꺼번에 솥에 부어준다. 그다음에는 청매, 홍조, 백설탕, 흰 식초, 계화를 넣고, 튀기거나 볶은 다음 물을 넣고 끓이면 된다. 그렇게 해서 만들어진 것을 차게 식힌 다음 복용하면 숙취해소에 매우 뛰어난 효능을 가진 귤미성주탕이 만들어지게 되는 것이다.

또 다른 처방에는 귤여음(橘茹飮)[203]이 있다. 이는 귤피 30g, 죽여(竹茹)[204] 30g, 시병(柿餠)[205] 30g, 생강 3g을 재료로 사용하게 된다. 재료 모두를 잘게 썰어 용기에 넣은 다음 물 1ℓ 정도를 넣고 중간불로 20분간 끓인다. 끓인 다음에 약즙은 거르고 찌꺼기는 다시 재탕하여 처음 걸러낸 약즙과 재탕한 약즙을 합쳐준다. 그리고 나서 거름종이로 걸러내 맑은 약액을 취한 다음 백설탕을 적당히 넣어 골고루 섞어주면 된다. 귤여음은

---

202 "물푸레나무(木犀)과의 식물로 목서(木犀; *Osmanthus fragrans Lour.*)의 꽃이다.", 김창민 외, 앞의 책 권1, 293쪽.

203 중화양생대사전 편찬위원회, 앞의 책, 728쪽.

204 "벼과 식물 담죽(淡竹)의 경간(莖稈) 부위에 겉껍질을 제거하고 긁어낸 중간층이다.", 김창민 외, 앞의 책 권8, 5027쪽.

205 『해동농서(海東農書)』는 이슬을 맞히고 볕에 말린 곶감을 건시(乾柿), 편편하게 손으로 매만진 것을 시병(柿餠) 또는 준시(蹲柿)라 했다. 또 곶감을 거두어서 항아리 속에 넣으면 하얀 가루가 생기는데 이것을 시상(柿霜), 시화(柿花), 시설(柿雪)이라고 소개했다.", 『한국민속대백과사전』, 국립민속박물관. https://folkency.nfm.go.kr/kr/topic/detail/7369.

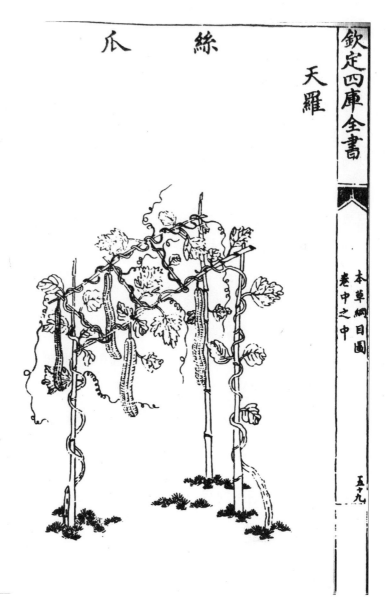

絲 瓜

天羅

欽定四庫全書

本草綱目圖

老中之中

五十九

〈사진 54〉『본초강목』에 그려진 수세미(絲瓜)의 그림. 중국의 강남에서는 수세미외를 천라사과(天羅絲瓜)라고 부르는데 天羅絲瓜는 조생종에 속한다.

구역질과 임신 구토에 즐겨 처방되고 있다.

가래와 기침에 효과가 좋은 처방으로는 '귤피음(橘皮飮)'[206]이 있다. 귤 피음의 재료는 귤홍 10g, 행인(杏仁) 10g, 오래 묵힌 수세미(老絲瓜) 10g, 백설탕을 준비하면 된다. 먼저 귤홍과 수세미[207]를 깨끗이 씻고, 살구씨 의 껍질과 꼭지를 제거한다. 용기에 준비한 세 가지 약재를 모두 넣고 20 분 정도 물로 끓여낸 다음 찌꺼기는 버리고 액은 남긴다. 그 액에 다시 백 설탕을 넣고 잘 섞어서 일종의 차처럼 마시면 되는데 다른 이름으로는 '귤행사과음(橘杏絲瓜飮)'[208]이라 부르기도 한다.

귤홍을 활용한 또 다른 처방에는 감초, 소금을 넣고 만드는 '귤홍탕(橘 紅湯)'이 있다. 『본초강목』을 보면 11세기 무렵에 귤홍탕으로 효과를 본 방작(팡샤오, 方勺)이라는 사람의 장인, 막강중(莫强中)의 생생한 체험 사례 가 나온다. 본문의 내용에는 구체적인 처방과 효능에 대한 묘사가 나오 므로 전체를 인용해 보자면 다음과 같다. 그 내용은 "방작(팡샤오, 方勺)의 『박택편(泊宅編)』에 '귤피는 가슴을 트이게 하여 기를 내리거나, 담음을 삭 이거나 하는 데 매우 남다른 효능이 있다. 다른 약은 새것을 귀하게 여기 지만 이것만은 묵은 것을 귀하게 여긴다. 나의 장인이신 막강중(莫强中)께 서 풍성(豐城)에서 수령(守令)으로 있을 때 병에 걸렸는데, 음식을 먹으면 문득 가슴속이 그득하여 내려가지 않았고, 온갖 약이 효과가 없었으나, 우연히 집안 사람이 만든 귤홍 달인 물이 잘 맞았다. 그래서 귤홍탕을 복

206   중화양생대사전 편찬위원회, 앞의 책, 727쪽.

207   수세미는 한약명으로 사과락(絲瓜絡)이라 하고 학명은 *Luffa cylindrica*이다.

208   중화양생대사전 편찬위원회, 앞의 책, 728쪽.

용하게 하였더니, 증상에 맞은 듯해 날마다 복용케 하였다. 하루는 갑자기 가슴속에서 무언가가 추락하는 느낌을 받아 크게 놀라면서 얼이 빠졌으며, 식은땀이 비 오듯 쏟아졌다. 잠시 뒤에 배가 아프더니 철탄(처란, 鐵彈) 같은 여러 개의 작은 덩어리를 배설하였는데, 악취가 심해 냄새를 맡을 수 없었다. 이때부터 가슴속이 차차 트이더니 그 병이 갑자기 나았는데, 대체로 비(脾)에 냉이 쌓였기 때문이다. 그 처방은 흰 부분을 제거한 귤홍 1근, 감초, 꽃소금 각 4냥에 물 5사발을 넣고 약한 불로 물이 마를 때까지 달인다. 이것을 불기운에 말리고 가루 낸 다음 끓인 물에 타서 복용한다. 약 이름은 이현산(二賢散)으로, 온갖 담을 치료하는 데 특히 효험이 있다. 세상의 의원들은 한갓 반하(半夏)나 남성(南星) 같은 것만 알지 어찌 귤홍탕을 말하겠는가!'라고 하였다. 내 생각에, 이현산(二賢散)을 단계(丹溪)가 변형하여 윤하환(潤下丸)이라 하였는데, 담을 치료하는 데 쓰면 효과가 있다. 오직 기가 실한 사람이 복용해야만 알맞고, 기가 부족한 자는 쓰지 말아야 한다."[209]고 되어 있는 것을 볼 수 있다.

그 밖에도 한의사의 자문을 꼭 구하여 복용하여야만 하는 처방을 소개하고자 하는데 다양한 처방이 있는 것을 알 수 있다. 반변련기실탕(半

---

[209] "按方勺『泊宅編』云 橘皮寬膈降氣 消痰飮 極有殊功 他藥貴新 惟此貴陳 外舅莫强中令豐城時得疾 凡食已輒胸滿不下 百方不效 偶家人合橘紅湯 因取嘗之 似相宜 連日飮之 一日忽覺胸中有物墜下 大驚目瞪 自汗如雨 須臾腹痛 下數塊如鐵彈子 臭不可聞 自此胸次廓然 其疾頓愈 蓋脾之冷積也 其方用橘皮去穰一斤 甘草 鹽花各四兩 水五椀 慢火煮乾 焙研爲末 白湯點服 名二賢散 治一切痰氣特驗 世醫徒知半夏南星之屬 何足以語此哉 珍按 二賢散 丹溪變之爲潤下丸 用治痰氣有效 惟氣實人服之相宜 氣不足者不宜用之也", 李時珍, 1590,『본초강목』; 대성문화사, 앞의 책 권41, 634쪽.

辺蓮枳實湯)[210]은 "반변련(半边蓮)[211] 30g, 금전초(金錢草)[212] 15g, 대황(大黃) 10g, 기실(枳實) 18g을 물에 달여 복용하면, 소변과 대변을 잘 보게 하여 붓기를 없애준다."고 알려져 있다. 하지만 한편으로는 허약한 사람과 임신부는 복용을 하지 말라는 경고 또한 종종 볼 수 있다. '기각산사탕(枳殼山査湯)'[213]은 소기각(蘇枳殼)[214] 15g, 야산사(野山査)[215] 9g, 황기(黃耆) 15g을 물에 달여 만드는 것이다. 이를 복용하면 막힌 기운을 뚫어주고 소화력을 높이는 것으로 알려져 있다. 한편 진피태오음(陳皮台烏飲)[216]은 천태[217] 오약(天臺烏藥) 10g, 진피 6g, 자소엽(紫蘇葉) 6g을 물에 달여서 복용하는 것이다. 막힌 기운을 뚫어주고 통증을 그치게 하는 효능이 있다. 창출진피탕(蒼朮陳皮湯)[218]은 모창출(茅蒼朮)[219] 12g, 진피(陳皮) 6g을 물에 달여 복용하여 비위를 다스리는 약 처방이다. 한편으로는 양귀비꽃과에 속하는

---

210 何国樑 외, 앞의 책 권二, 197쪽.

211 숫잔대과에 속하는 수염가래꽃(*Lobelia chinensis* Lour.)의 전초이다.

212 꿀풀과에 속하는 긴병꽃풀(*Glechoma longituba* (Nakai.) Kupr.)의 전초이다.

213 何国樑 외, 앞의 책 권二, 95쪽.

214 대대화기각(玳玳花枳殼; *C. aurantium* L. var. *amara* Engl.)으로 주산지가 중국 강소성(장쑤성, 江蘇省)이어서 소기각(蘇枳殼)이라고도 한다. 한국에서는 제주에 난다.

215 산사(山楂)의 한 종류인 *Crataegus cuneata*이다.

216 何国樑 외, 앞의 책 권二, 79쪽.

217 절강성(저장성, 浙江省) 천대현(톈타이현, 天臺縣)에 있는 山 이름으로 천태산(天台山)이라 한다.

218 何国樑 외, 앞의 책 권二, 91쪽.

219 국화과 식물인 가는잎삽주(*Atractylodes lancea* (Thunb.) DC.)로 南蒼朮이라 하고, "江蘇省 茅山에서 나고 품질이 제일 좋다고 한다. 茅朮 또는 茅山蒼朮이라 한다.", 중약대사전 8권, 5241쪽.

현호색(玄胡索)의 근경(根莖)을 처방에 사용한 '현호불수차(玄胡佛手茶)'[220]
도 있다. 현호불수차는 "현호색(玄胡索) 6g, 불수감 10g을 뜨거운 물에 불
려 우려 차 대신 마신다."고 처방이 제시되어 있다.

또 감귤을 이용한 약 처방에 '하기탕(下氣湯)'[221]이라는 것도 주목할 필
요가 있다. 이는 반하를 주재료로 사용하여 생강과 귤피를 달여서 마시
는 것이다. 하기탕이 지닌 효능은 다음과 같은 일화를 보면 잘 알 수 있
다. 이를 그대로 인용해 오면, "가슴에 기가 막혀 생기는 기격병(氣鬲病)[222]
에 걸린 사람은 가슴이 답답하여 음식을 목으로 넘기지 못하고 때로는
침 같은 것을 게웁니다. 이 병은 마음에 근심이 있는데 자주 억지로 한숨
쉬면서 음식을 먹은 것이 원인입니다. 저는 나름대로 즉시 그를 위해 '하
기탕'을 만들어 먹였는데, 하루 만에 화가 내려가고 이틀 만에 음식을 먹
을 수 있게 되었으며, 사흘 만에 병은 나았습니다. 이 아이의 병의 원인을
알게 된 것은, 그 맥을 짚으니 심기가 어지러워 안정되지 못하고 맥이 빠
르게 지나는데, 이는 양기가 엉켜서 생겨난 병입니다. 『맥법』에 '맥이 올
때는 빠르고 갈 때는 어려워 고르지 않은 것은 병이 주로 마음에 있는 것

---

220   何国樑 외, 앞의 책 권二, 85쪽.

221   唐代 孫思邈(581~682)의 『(備急)千金要方』에 半夏(독성이 있어 한의사의 진단에 따라야
      하고 처방에 주의를 요함) 生薑 橘皮 각 9g 脾虛氣滯 胸滿腹脹에 사용하였다. 二陳湯을
      참고하면 좋다.

222   "心中鬱, 肝火逆上으로 인해 대변불리, 食入則吐, 胸悶噯氣(가슴이 답답하고 트림하는
      것), 長歎息하는 병증", 한의학용어제정위원회, 앞의 책, 54쪽./《三因》에서는 怒鬲./氣
      鬲病(氣膈病으로 氣聚于胸膈之病)은 膈氣 또는 胸中膈氣라 한다.

이다.'라 하였습니다. 전신에 열이 떠 맥이 빠른 것을 중양(重陽)이라 하며, 이 중양은 심장을 자극합니다. 그런 까닭에 번민하여 음식을 먹지 못하여 낙맥에 고장이 일어난 것이며, 낙맥이 고장으로 피가 치솟고, 피가 치솟아 나오면 죽는 것입니다. 이것은 마음의 우환 끝에 생기는 병으로 근심에서 얻은 것입니다."[223]라는 것에서 어렴풋이나마 하기탕이 가진 특징을 알 수 있을 것이라 생각한다. 이 역시도 한의사의 자문을 구하여 마셔야 한다.

---

223 https.://ctext.org/shiji/bian-que-cang-gong-lie-zhuan/zh에서, "診切其脈 告曰 '氣鬲病 病使人煩懣 食不下 時嘔沫 病得之少憂 數懣食飲' 臣 意 卽爲之作下氣湯以飮之 一日氣下 二日能食 三日卽病愈 所以知小子之病者診其脈心氣也 濁躁而經也 此絡陽病也 脈法曰脈 來數疾去難而不一者 病主在心, 周身熱脈盛者爲重陽 重陽也逃心主 故煩懣食不下則絡脈 有過 絡脈有過則血上出血 上出死 此悲心所生也病得之憂也", 『사기편작창공열전(史記· 扁鵲倉公列傳)』.

감귤과 부산물을 활용한
다양한 제품

우리나라에서 국민과일로 불리는 감귤은 제철인 초겨울부터 비싸지 않은 가격에 구입할 수 있고, 제철이 아니더라도 하우스에서 재배하는 감귤이 있어서 연중 구입이 가능하기 때문에 굳이 통조림 등으로 장기 보관할 필요성이 크지 않지만 외국의 기업들을 중심으로 감귤통조림이 생산되고 있다. 감귤통조림은 원료가 되는 감귤의 껍질을 벗긴 다음 산과 알칼리로 처리하여 속껍질을 제거해서 과육 함량이 60~65%가 되도록 하고, 10% 이상의 당도가 형성되도록 당을 첨가하여 포장재로 양철관 등에 충진하고 살균한 제품[224]을 말한다. 가공과정을 거친 통조림은 일단 건강을 위한 최선의 방법이라고 할 수 없고, 가급적이면 집에서 직접 병조림으로 만들어 냉장고에 저장하는 것이

---

[224]   고정삼, 2007, 『제주감귤』, 제주문화, 403쪽.

좋다. 감귤류의 통조림액에서 흔히 보이는 백탁(白濁) 물질은 헤스페리딘의 작용으로 생긴 것이므로 불순물이 아니기 때문에 크게 걱정할 필요는 없다.

통조림 같은 제품 말고도 감귤에는 인체에 유익한 여러 가지 유용 성분이 다량 함유되어 있기 때문에 감귤기능성 제품이 많이 개발되고 있다. 이러한 제품을 대량으로 상품화하기 위해서는 기업체가 별도의 생산시설을 만들어서 가공해야 하기 때문에 공장설비 등이 필요하다. 복잡한 설비를 통해 특정 성분을 추출하여 가공할 수 있으므로 유용 성분을 종류별로 선택해서 가공에 사용하는 것이 가능하다. 현재 감귤을 이용해 "감귤주스펄프, 감귤당밀, 감귤펙틴, 감귤정유, 감귤플라보노이드 등의 여러 성분을 추출해 사용하는 경우가 늘어나고 있다."[225]

특히 감귤의 펙틴은 팽윤성이 뛰어난 수용성 식이섬유로 인체의 소화효소에 의해 분해가 어려워, 섭취 시 포만감을 주고 칼로리는 매우 낮아서 다이어트식품의 원료로 이용된다. 또한 펙틴은 피부주름 생성을 억제하는 효능을 가지고 있어 기능성펙틴(modified citrus pectin)으로 제조해 화장품의 천연소재로 활용되고 있다. 감귤의 또 다른 유용 성분인 나린긴, 헤스페리딘 등 여러 생리활성 물질들을 첨가하여 기능성음료, 발효제품, 기능성식품을 만들고 있고, 저온살균 또는 막이용 기술이나 초고압기술을 이용하여 대량으로 비살균 주스도 만들고 있다. 그 외로 감귤비타민C, 감귤비타민제, 기타 영양제가 만들어 지고 있다.

---

225   고정삼, 2007, 『제주감귤』, 제주문화, 433~443쪽.

정유 성분이 풍부한 감귤의 껍질은 천연 감귤오일(peel oil)을 만드는 데 사용된다. 감귤류의 껍질로부터 추출되는 오일의 주성분은 디 리모넨(D-limonene)이다. 리모넨은 높은 용해성과 더불어 독특한 감귤향이 있어 여러 가지로 제품에 응용이 가능하여, 음식과 화장품, 향수의 원료로 사용 중이다. 시중에서는 '감귤향수', '감귤비누', '감귤향초', '한라봉향초'도 만들어지고 있다.

또한 감귤입욕제(柑橘入浴劑) 역시도 속속 선을 보이고 있다. 예전 우리나라의 목욕문화에서는 계절별로 제철을 맞아 대량으로 유통되는 식물류를 목욕에 이용한 미용탕(美容湯)이 많았는데, 예를 들면 겨울철에는 유자가 대표적인 미용탕[226]의 원료로 사용되기도 했다. 요즘에는 감귤을 테마로 한 입욕이 인기를 끌고 있다. 감귤원액에서 직접 추출한 감귤효소를 이용한 스파(spa)나 족욕(足浴), 친환경감귤을 욕탕물에 띄우는 감귤탕, 감귤와인을 이용한 감귤 와인탕이 생겨나고 있다. 만약 가정에서 목욕을 하면서 감귤을 이용하고자 한다면, 친환경감귤 10개 정도를 깨끗이 씻어 껍질을 물이 통하는 자루에 담아 따뜻한 욕조에 넣어 입욕제로 사용하면 보온효과가 더 강해지면서 더불어 상쾌함을 느낄 수 있다. 물론 감귤 껍질만이 아니라 다양한 종류의 향기 나는 재료를 같이 사용하면 더욱 좋다. 한편으로는 가정에서 손쉽게 감귤핫팩(柑橘 hot pack)을 만들어 사용할 수도 있다. 이는 장시간 보온의 효과보다는 간편한 찜질 대용품으로 사용이 가능하다. 감귤의 껍질을 비닐 랩으로 여러 겹 말아 전자레

---

226   김남일, 2013, 『한방화장품의 문화사』, 들녘, 103쪽.

인지에 1분 정도 데운 다음, 파우치(pouch)나 천으로 감싸서 찜질을 해주면 된다.

최근 들어서 감귤 바이오겔(biogel)을 활용하려는 시도가 점차 늘어나고 있다. 감귤바이오겔은 감귤 착즙액에 미생물을 배양해 만든 순수한 셀룰로오스를 말하는데, 보습력이 뛰어나고 독성이 없는 특성을 가지고 있다. 특히 천연소재로서 혈관의 생성과 관련된 치료에 탁월한 효능이 있는 것이 알려지면서 이를 이용한 기능성 화장품이나 의약품 개발이 이뤄지고 있다. 농촌진흥청 산하 국립원예특작과학원이 제주대학교와 함께 진행한 연구를 통해서 단백질 성분의 혈관생성물질인 '알파 비 크리스탈린(abc., alpha B crystallin)'을 유전자 재조합 기법으로 감귤에서 추출한 바이오겔과 결합시켜 효능이 매우 우수한 혈관 생성물질을 만들어낸 사례가 있다.[227]

세포, 동물실험을 통해서 안정성과 혈관생성 효과를 확인했는데, 연구팀이 새롭게 만든 혈관생성 물질을 사람 혈관 내피세포에 처리한 결과, 신생 혈관이 무처리군에 비해 3.8배 더 많이 생성된 것으로 나타났다. 혈관의 일부를 제거한 쥐로 실험한 바에 따르면 14일 정도의 관찰기간 동안, 건강한 혈관생성을 촉진하는 단백질인 안지오포이에틴(angiopoietin-1) 분비량이 무처리 비교군보다 31%p, 기존 혈관치료 물질을 처리한 비교군보다 14%p 정도 증가한 것으로 나타났다. 실험용 쥐가 아닌 인체피부 조건(피부온도 36.5℃)에서 감귤바이오겔과 혈관생성물질의

---

227 '감귤'의 재발견…혈관치료 의료용 소재-복지TV부울경방송 (wbcb.co.kr).

융합 정도를 확인한 실험에서도 형태 보존력이 높아 30일 동안 효능이 유지되는 것으로 결과가 나왔다. 감귤바이오겔은 균질한 조직과 입자 사이의 틈(공극)을 갖고 있어서 이러한 특성이 새로운 물질과 결합되면 보습력이 높고 효과가 오래 지속되는 것으로 판명된 것이다. 그래서 기존의 제품으로는 마스크팩이나 크림과 같은 다양한 화장품 종류가 우선적으로 개발되었지만, 현재 개발이 진행되면서 인공피부용 소재로도 활용되고 있다.

하지만 아직 감귤의 제품화는 연구개발을 거쳐 첨단소재로 사용되는 것보다는 소규모의 시설에서 보존기간이 짧은 제철과일 감귤을 다양하게 활용하고자 하는 목적이 강하다. 현재 그러한 제품들로는 시럽(syrup), 냉동밀감, 냉장감귤과립, 감귤국수, 강정, 감귤고추장 등 감귤을 이용한 다양한 제품이 있다.[228] 또한 감귤된장, 감귤라면, 감귤김치, 감귤소, 소를 넣어서 만든 감귤소박이 등이 다양하게 만들어지고 있는 상황이다. 감귤의 활용방법은 현재 먹을거리를 만들거나 유용 성분을 갖고 기능성 제품을 개발하는 것에 그치지만은 않는다. 요즘에는 어린이들의 놀이체험으로 감귤을 가지고 조형물을 만들기도 하고, 양식 어류의 면역력 향상을 위해 발효진피성분[229]을 갖고서 동물용 사료, 어류용 사료로도 활용되고 있기도 하다.

굳이 기업체들이 제품화를 하는 방향이 아니더라도 감귤류의 열매 껍

---

228   고정삼, 2007, 『제주감귤』, 제주문화, 432쪽.

229   오경덕, 2007, 「저분자화된 진피추출물의 제조방법과 제조된 저분자화된 진피추출물 제10-0857003호」, 특허.

질을 일상생활 속에서 다양하게 활용하는 것을 볼 수 있다. 예를 들어 오래된 기름때 청소에 사용하기도 하는데, "전자레인지에 음식 냄새가 심하게 배어있는 경우에 감귤류의 열매 껍질을 넣고 2~3분간 강하게 가열하여 사라지게 하거나"[230], 냄비에 찌든 때가 있는 경우 귤껍질을 넣고 끓여서 껍질이 가진 산성 성분으로 찌든 때를 효과적으로 제거하는 것을 일상에서 쉽게 볼 수 있다. "귤껍질은 안쪽 흰 부분에 왁스와 같은 기능을 하는 성분이 있어서, 유리그릇을 닦는 데 써도 좋다. 나무로 만들어진 가구를 닦을 때에도 귤껍질 달인 물을 거즈 등에 적셔서 닦으면 누렇게 변색되는 것을 막을 수 있으며 제품의 수명도 길어진다. 흰 그릇이 오래돼 누렇게 변한 경우에는 귤껍질로 문지른 뒤 30분 두었다가 뜨거운 물로 헹구면 원래의 색으로 어느 정도 돌아온다. 해물이나 육류를 요리한 뒤 냄새가 스며든 도마도 귤껍질로 문지르면 냄새가 줄어든다. 또 레몬 껍질 속에는 구연산 성분이 많이 포함돼 있어 천연 세정제의 역할을 한다. 가스레인지나 기름이 많은 그릇을 레몬 껍질로 닦으면 구연산이 기름기를 말끔히 분해해준다. 흰 옷을 삶을 때 레몬 껍질을 함께 넣으면 표백을 돕고 향기도 좋다. 구연산 성분은 섬유린스 효과까지 있어 화학 섬유린스 대신 사용하기에 적합하다. 레몬 껍질을 1분 정도만 끓여도 집 안의 잡냄새를 없애줘 천연 방향제로도 사용할 수 있다."[231]

---

230 사마키 타케오 외, 2001, 『부엌에서 알 수 있는 과학』; 구성회, 앞의 책, 109쪽.

231 https://m.health.chosun.com/svc/news_view.html?contid=2022113001582.

신바이오틱스

중국에는 감귤의 생산지마다 널리 알려
진 감귤과 진피 관련 제품이 많이 있으나, 우리나라에서 감귤을 대표하
는 제주에는 감귤은 있지만 마땅한 진피 제품이 없는 것이 매우 안타깝
게 생각되어, 앞으로는 이 책에 기술된 진피를 제대로 가공하는 여러 가
지 방법들을 종합적으로 검토하여 연구개발에 나서서 제주를 대표하는
진피 관련 제품을 다양하게 만들어 나갔으면 좋을 것 같다.

앞으로 만들어야 할 진피 관련 제품은 이왕이면 제주에서 나오는 친
환경감귤을 사용해 만들어 약간의 신맛과 단맛, 감귤향을 느낄 수 있게
했으면 좋을 것이고, 친환경감귤피를 오랜 숙성과정을 거치지 않더라도
좋은 약재인 진피로 쉽게 만들면서, 헤스페리딘을 효과적으로 추출하는
유익균을 넣어 만들어진 균제진피를 사용한다면 최고로 효과가 좋을 것
이라 생각한다. 이러한 제품을 만들려면 오랜 시간에 걸친 개발과정과
검증된 제조방법을 통해야 하겠지만, 이렇게 어렵고도 힘들게 만드는 것

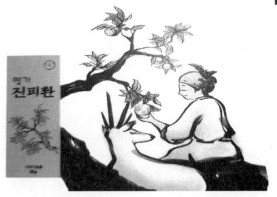

〈**사진 55**〉 친환경귤피와 유산균이 만나 만들어진 명가진피환(名家陳皮丸)

은 보다 많은 사람들이 이를 쉽게 활용하여 더욱 건강해졌으면 하는 바람이다.

　이러한 제품을 만드는 것은 균제진피나 균제진피액을 만드는 것에 다름이 아니라고 할 수 있다. 친환경감귤이나 균제진피, 균제진피액을 만들어내는 과정이 어렵지, 균제진피나 균제진피액을 갖고서 진피 관련 제품을 만드는 것은 여타의 정결한 약을 만드는 것과 다르지 않다. 이처럼 균제진피나 균제진피액으로 만들어진 제품은 신바이오틱스(synbiotics)[232] 로 미생물과 영양성분이 조합된 형태라고 할 수 있다. 또한 약의 형태를 환(丸)으로 만든다면 균이 살아서 위산에 죽지 않고 살아서 장내에서 활

232　synbiotics = probiotics + prebiotics

성화하게 될 것이다. 그래야 친환경감귤에 들어 있는 생리활성 물질들이 장내발효에 의해 새로운 물질로 쉽게 생성된다. 또 복용할 때 굳이 물을 필요로 하지 않게 여러 가지 다양한 방법으로 섭취할 수 있으면 더욱 좋을 것이다. 그렇게 되면 여타의 질병에 처방된 다른 한약과 같이 먹을 때 해당 한약의 효능을 보다 높여주는 효과를 볼 수도 있다.

이러한 제품은 한의약적인 원리에 근거하여 만들면서 약재로서의 가장 큰 특징을 살려야 하는데, 이를 위해 8세기 진장기(천짱치, 陳藏器)가 말한 "귤껍질이 기운이 쌓여서 막힌 것을 고루 퍼줌으로써 열리게 하는 선제(宣劑)에 들어가고, 마르게 하는 성질은 습기를 없앤다."[233]는 약리이론과 귤피를 약방에 감초처럼 "증상에 따라 여러 한약재와 배합하여 모든 병을 치료할 수 있게"[234] 하려면, 귤피의 조열(燥烈)한 성질을 순화시킨 진피로 만들어야 한다는 것에도 크게 주목하여야 한다. 이시진(리스쩐, 李時珍) 역시도 "귤피가 온갖 병을 치료할 수 있는 것은 기를 다스리고 습을 말리는 효력을 취하기 때문"이라 하였다. 기(氣)의 중요성에 대해서는 13세기 장자화(장쯔허, 張子和)가 "모든 병은 다 기(氣)에서 생기고, 모든 통증도 다 기(氣)에서 생긴다."[235] 한 것과 14세기 주진형(주전형, 朱震亨)이 "기

---

233   "宣可去壅 生薑 橘皮之屬(중략) 燥可去濕",『본초습유(本草拾遺)』. https://factpedia.org/wiki/本草拾遺.

234   "其治百病(중략) 但隨所配而補瀉升降也", 李時珍, 1590,『본초강목』; 대성문화사, 앞의 책 권41, 634쪽.

235   "諸病皆生於氣 諸痛皆因於氣", 허준, 1613,『동의보감』; 대성문화사, 앞의 책「내경편」, 136쪽.

(氣)는 온 몸을 두루 돌면서 생을 유지시켜주는 것이다."[236]라고 설파한 것을 긴요하게 참조할 필요가 있다. 한의학에서는 기로 인해 생기는 질병인 기체(氣滯)를 조절해주는 약을 이기약(理氣藥)이라 한다. 인삼은 기운이 모자랄 때 기운을 보할 목적으로 사용한다면, 스트레스로 인한 현대병에 막힌 기를 해소하는 행기(行氣) 약재인 귤피나 진피를 많이 사용한 것은 당연하다고 할 수 있다. 그래서 16세기 이천(리찬, 李梴)은 "너무 기(氣)가 편안하고 잘 먹고 움직이지 않아서 기혈이 막혀 오는 증상에 가벼울 경우는 운동하여 치료하나 심할 경우는 귤피일물탕으로 치료하라."[237]고 하여 비만원인인 습(濕)[238]을 말리는 작용이 있는 귤피와 진피를 비만치료에 사용하라 한 것이다. 이러한 한의학의 원리들은 현대의 과학으로 충분히 그 타당성을 분석해볼 수 있다. 귤피의 주요 성분은 바이오 플라보노이드(Bio-flavonoids), 비타민 등과 같은 생리활성 물질과 펙틴, 섬유소 같은 분해되기 어려운 성분으로 구성되어 있다. 그중에서 비타민C는 추위를 막아주도록 신진대사를 원활히 하여 체온이 내려가는 것을 막아주고, 피부와 점막을 튼튼히 해주며 특히 겨울철 감기예방에

---

236 "周流乎一身以爲生者 氣也", 허준, 1613, 『동의보감』; 대성문화사, 앞의 책「내경편」, 135쪽.

237 "逸則氣滯 亦令氣結 輕者行動卽愈 重者橘皮一物湯", 허준, 1613, 『동의보감』; 대성문화사, 앞의 책「내경편」, 136쪽.

238 한의학에서는 濕은 陰에 속하는 邪氣로 오랫동안 머물러 있게 되면 陽氣가 상하여 비만이 된다. 따라서 비만은 습을 없애면 된다. 보통 습이 상초에 맺혀 있을 때는 芳香性 약물로 습을 없애는 방법(芳香化濕), 중초를 막고 있을 때는 쓰고 더운 약물로 습을 말리는 방법(苦溫燥濕), 하초에 왕성할 때는 담담한 약물로 습기가 스며나가게 하는 방법(淡滲利濕)을 쓴다.

좋다. 한편 플라보노이드는 비타민C의 효과를 더욱 높여주는데, 특히 플라보노이드[239]의 하나인 헤스페리딘은 독성이 거의 없고, 항균, 항알러지, 항암, 항산화작용이 있어 노화를 지연시키고 거의 모든 질병의 예방과 치료에 요긴하게 쓰인다. 특히 헤스페리딘은 좋은 콜레스테롤[240]을 상승시키고, 나쁜 콜레스테롤[241]은 내려주는 역할을 하는데, 더구나 모세혈관강화에 효과가 뛰어나서 자반증, 치질, 동맥경화와 고혈압의 예방, 폐출혈, 동상에 효과가 있다. 항혈소판응집작용도 있어 국소빈혈증을 비롯해서 중풍과 같은 심혈관병의 치료에 도움을 준다. 이와 같이 감귤의 주요 성분인 헤스페리딘은 현대 의학의 눈으로 볼 때도 다양한 질병의 치료와 예방에 도움이 되는 물질로 판명된 것이다. 아울러 귤피에 들어 있는 일부 성분들은 발모와 비만치료에 도움이 된다는 점을 참고할 필요가 있다.

이러한 주장들을 이론적 기초로 받아들여서 만들어질 새로운 제품의 한 알 한 알에는 이와 같이 수천 년을 이어온, 그러면서 현대의 과학적인 분석을 통해서도 효과가 입증된 감귤의 한의학적 지식이 오롯이 담겨 있어야 할 것이다.

---

[239] 플라보노이드는 식물의 색소로 물에 잘 용해되고 비타민처럼 인체 내에서 합성할 수 없어 음식물로 반드시 섭취하여야 한다.

[240] HDL(고밀도지단백질; high density lipoprotein).

[241] LDL(저밀도지단백질; low density lipoprotein).

8장

제주감귤산업의 발전을
위한 제언

고품질의 제주감귤과 제주귤피 생산
최상품의 귤피와 진피를 만들어야 한다
진피의 재발견을 통해 제주 감귤산업의 발전을 모색해야 한다
과학적인 기반 위에서 다양한 도전을 해야 한다

고품질의 제주감귤과
제주귤피 생산

세계적인 도지약재로
키워야 한다

예전에는 그다지 자주 사용되지 않았으나 수입농산물 등의 먹거리에 대한 불신이 팽배해지면서 자주 사용되는 단어가 바로 '신토불이(身土不二)'이다. 글자 그대로 보자면 '몸과 땅은 둘이 아니고 하나'라는 것이지만, 담고 있는 구체적인 내용은 다름이 아니라 무릇 사람은 자기가 사는 땅에서 생산되는 농산물이 본시 체질에 잘 맞으니 이를 즐겨 먹어야 한다는 것이다.

한의학에서도 이와 유사한 뜻을 가진 단어가 있으니 바로 '도지약재(道地藥材)'라는 것이다. 특정 지역에서 생산되어 타 지역의 것보다 품질 좋은 농산물을 특산물이라고 지칭하는 것과 마찬가지로, 한약재를 구함에 있어서 특정 지역에서 생산되어서 다른 지역의 것보다 훨씬 훌륭한 최상의 약성(藥性)을 함유한 약재를 바로 '도지약재(道地藥材)'라고 부른다. 이는 약재가 식물성인 경우에 알맞은 토양과 적절한 기후에서 자랐다는 것을 뜻하는데, 한의학의 출발이 비록 중국이라 하지만 한의학 서적에 나오는 수많은 약재들의 원산지를 중국으로 고집할 필요가 전혀 없다는 의미를 가진다. 그렇다고 국산의 약재를 무조건적으로 고집해야 한다는 것과는 거리가 있는데, 다만 최상의 약효를 위해서 효능이 뛰어난 약재를 써야 한다는 전제 위에서 그러한 조건을 충족하는 약재로서 도지약재를 선별해 쓸 필요가 있는 것이다.

모든 만물은 시간과 공간에 따라 변하는 속성을 가지고 있어서 같은 동식물의 종(種)일지라도 서식환경에 따라 성질이 달라지는 것은 아주 흔한 일이다. 따라서 "시간과 공간은 약물을 포함한 사물에 직접적 영향을 미쳐 그 효능과 작용을 결정하게 된다."[1]는 말을 새겨들을 필요가 있다.

같은 속(屬)이지만 종(種)이 다른 경우는 더욱 모양과 효능에 차이가 많다. 예를 들어 한국의 고려인삼(*Panax ginseng* C. A. Meyer)과 일본에 나는 죽절삼(竹節蔘; *Panax japonicus* C. A. Meyer), 미국과 캐나다에서 나는 화기삼(花旗蔘, *Panax quinquefolium* L.), 그리고 중국에서 나는 전칠삼(田七蔘, *Panax notoginseng* F. H. Chen)이 같은 인삼속(屬)으로 분류가 되기는 하지만, 종이 달라 모양도 달라지고 효능도 다르게 된다. 그래서 외국에서 자란 인삼들은 우리나라 고려인삼의 약효에 이르지 못하는 경우가 많다.

또한 '귤화위지'의 예와 같이 같은 종을 다른 곳에 심어서 그 성질이

---

1   주춘재(周春材), 2002, 『中醫藥食圖典』; 정창현 외, 앞의 책, 66쪽.

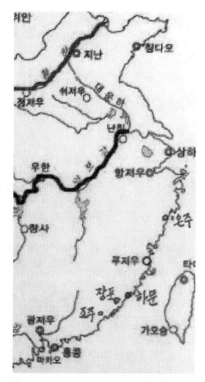

〈사진 56〉 중국대륙의 북쪽에서 남쪽으로 내려오며 해안선에 위치한 감귤 생산지. (온주-복주-하문-장포-조주)

달라지는 경우도 너무 흔하다. 제주에서 한라산 남쪽과 북쪽에 나는 귤의 맛이 미묘하게 다르고, 중국대륙의 해안선을 따라 위치한 온주(원저우, 溫州), 복주(푸저우, 福州), 하문(샤먼, 廈門), 장포(장푸, 漳浦), 조주(차오저우, 潮州)에서 생산된 감귤이 또한 다르다. 감귤류는 적도에 가까이 갈수록 당도가 높아지는 특징이 있다. 그러한 경우는 감초에서도 발견되는데, 중국 감초를 한국에서 재배하면 성분이 다소 모자란 감초가 된다. 따라서 우리가 도지약재(道地藥材) 또는 지도약재(地道藥材)라고 부를 만한 가치가 있는 것은, 특정 지역에서 해당 지역의 기운을 받고 자라서 다른 지역에서 생산된 약물보다 순수한 기운을 띠면서 다른 지역에서 생산된 동일한 품종의 효능을 능가하는 약효가 우수한 것이라고 할 수 있다. 현재 우리나라에서는 우리 땅에서 자라는 인삼이나 제주도에서 나는 귤피야말로 명실상부한 도지약재라고 할 수 있을 것이라고 생각한다. 기후온난화 등으로 인해 앞으로 감귤 재배는 전국으로 확대되어서 귤피 역시도

전국적으로 생산될 가능성이 충분히 있다. 하지만 도지약재의 측면으로 볼 때, 귤피가 가진 약효는 당분간 제주산을 따르지 못할 것이라는 점 또한 분명해 보인다. 제주특별자치도는 이것에 만족하지 말고 고려인삼처럼 세계적인 도지약재로서 제주감귤을 키워야 한다.

달콤 새콤 국민과일 제주감귤의 명성을 이어가야 한다

누가 뭐라 해도 겨울에 접어들 무렵이면 사람들의 손길은 제주에서 건너온 감귤로 가게 마련이다. 새콤달콤한 과육의 맛이야말로 손이 저절로 가게 하는 매력이 있으면서 가격도 크게 부담이 없어서 말 그대로 국민과일로 대접받게 되는 것이다.

감귤이란 달기만 해서도 뭔가 부족하고, 조금 시게 느껴진다면 입에 가져가기가 부담스러워진다. 그래서 맛있는 감귤의 조건은 신맛과 단맛이 적절히 조화를 이룬 것이라고 할 수 있다. 예전에는 감귤 열매가 맛이 시면 건강에 좋지 않다는 의견도 있었는데, 현재 제주에서 생산되고 유통되는 감귤이 가지는 당산비, 즉 당도와 산도의 비율 정도면 괜찮을 것이라고 생각한다.

5세기 도홍경(타오훙징, 陶弘景)은 알맹이를 "많이 먹으면 담이 생겨 건강에 도움이 안 될까 두렵다."[2]고 하기도 했고, 11세기 소송(쑤송, 蘇頌) 역

2　　"陶隱居云(중략) 其肉味甘酸, 食之多痰, 恐非益也", 唐慎微, 1082, 『증류본초』; 대성문화사, 앞의 책, 939쪽.

시도 "과육은 많이 먹기에 적당치 않고 체내에 담이 생겨 정상 흐름을 막히게 한다."[3]고 쓴소리를 했다. 이들은 감귤의 과육을 많이 먹지 말라고 경계하고 있는 것이다. 이는 아마도 귤에 신맛이 반드시 곁들여 있음으로 인해 담이 잘 생기는 한편, 단것을 과식하면 혈액에 당분이 많이 스며들어 혈액이 탁해지기 때문일 것이다.

그런데 감귤 열매의 과육이 가지는 당도가 높다고 꼭 건강에 나쁘게 볼 것만은 아니다. 물론 『동의보감』을 보더라도 "껍질은 약으로 뛰어난데, 알맹이는 사람에게 그리 좋다고 할 수 없다."[4]는 기록이 나온다. 다만 이는 8세기 중국의 의학서 『본초습유』에 나오는 내용을 거두절미하면서 잘못 옮겨온 것에서 비롯된 것이다. 오히려 『본초습유』를 찬찬히 보면, "귤과 유자는 본래 약효가 바깥 껍질에 있고, 가운데 과육은 성질이 찬데, 신맛은 온 몸 곳곳에 미세한 비정상 체액을 취합해 덩어리 형태의 담(痰)[5]을 만드나, 아주 단맛은 폐를 촉촉이 적셔 건강에 도움을 준다. 껍질은 약으로 뛰어난데, 씨는 사람에게 그리 좋다고 할 수 없다. 이들 감귤(Citrus)속 열매의 껍질은 모두 나쁜 기운을 없애고 속을 편하게 한다. 열매는 모

---

3 "肉不宜多食 令人痰滯", 唐愼微, 1082, 『증류본초』; 대성문화사, 앞의 책, 940쪽.

4 "皮堪入藥 肉非宜人", 허준, 1613, 『동의보감』; 대성문화사, 앞의 책 「탕액편」, 182쪽.

5 "담(痰) [병리] 담음(痰飮), 수음(水飮): 속발성 병인의 하나. 진액이 정상적으로 운화되지 못해 체내에 머물러 쌓여 있는 병리산물. 이것은 2차적으로 다른 질병을 일으키는 원인이 되기도 한다. 체질과 질병의 성질에 따라 열화(熱化)하거나 한화(寒化)하게 되고, 형태상 점조(粘稠)와 청희(淸稀)의 구분이 있으며, 병증과 발병 부위도 각기 편중되는 것이 있기 때문에 병의 범위가 비교적 넓다. 음(飮)은 대부분 흉강, 복강과 위장 중에 정체되어 있으며, 담(痰)은 기를 따라 다니면서 도달하지 못하는 곳이 없기 때문에 온 몸에 퍼질 수 있다.", 한의학용어제정위원회, 앞의 책, 81쪽.

두 먹기에 아주 좋다."[6]라고 되어 있는 것을 확인할 수 있다. 『동의보감』의 저자 허준은 본문의 내용 중에서 중간 부분만을 인용하여 수록하는 한편, '子'(자)를 '肉'(육)으로 잘못 표기하고 있는 것도 알 수 있다. 그렇기 때문에 감귤의 과육이 몸에 안 좋을 수 있다는 것은 많은 부분 오해로 인한 것이라고 하기에 충분해 보인다.

물론 『본초습유』의 본문에서 보듯이, 감귤의 과육을 약으로 사용하려면 당도가 높아야 했다. 당도가 높으면 산 함량이 적기 때문에 당산비가 높아서 일단 맛이 좋기도 하지만 그래야만 약이 된다고 했다. 『본초습유』에 나오는 문장 중에서 "아주 단 것은 폐를 촉촉이 적신다."[7]고 한 것에 주목할 필요가 있다. 그래서 감귤을 더 달게 먹기 위해서 채취 시기를 최대한 익을 때까지 늦추는 것이 바람직하게 여겨지게 되었다. 소송(쑤송, 蘇頌)은 "양력 11월에 채취하라."[8]고 했는데, 12세기에 간행된 『귤록』을 보면 설탕을 사용해 귤을 조려 '약귤(藥橘)'을 만들었다는 점에서 약성과의 상관관계를 연결 지을 수 있다. 최근에 진행된 여러 연구를 통해서 감귤에는 항암 및 항염증작용을 하는 생리활성 물질이 많이 함유되어 있음이 밝혀졌다. 특히 "감귤 과육에 포함되어 있는 카로티노이드는 엡스타인-바르 바이러스(EBV)[9]의 활성화 억제시험에서 발암 억제 효력이 카로티

---

6   "陳藏器云 橘柚本功外 中實冷 酸者聚痰 甜者潤肺 皮堪入藥 子非宜人(중략) 此輩皮皆去 氣調中 實總堪食", 唐愼微, 1082, 『증류본초』; 대성문화사, 앞의 책, 939쪽.

7   "陳藏器云 橘柚本功外 中實冷 酸者聚痰 甜者潤肺", 唐愼微, 1082, 『증류본초』; 대성문화 사, 앞의 책, 939쪽.

8   "十月採 都是今黃橘也", 唐愼微, 1082, 『증류본초』; 대성문화사, 앞의 책, 940쪽.

9   *Epstein-Barr* virus는 인간에게 흔히 발견되고 인간의 갖가지 암에 관계한다고 알려짐.

노이드류 중에서 가장 강력한 것으로 나타났다. 또, 오리프텐은 발암물질의 제거를 촉진하고 활성산소의 발생 그 자체를 억제하는 복합적 작용을 갖고 있는 것으로 밝혀져 암의 발생을 억제할 수 있다."[10]고 한 것에 주목할 필요가 있다.

감귤 열매 과육(果肉)은 쉽게 상하는 성질이 있기 때문에 포장과 저장에 많은 주의를 기울여야 한다. 아주 오래전부터 감귤의 과육도 긴요한 약으로 사용해 왔던지라, '상하기 쉬운 귤유(橘柚)는 싸서 바치라.'고 한 것에서 보듯이 적정한 포장, 저장기술이 필요했다. 귤은 상하기 쉬우므로 포장을 잘해야 한다는 것은 오랫동안 지켜온 원칙이었다. 그래서 부딪혀 상하지 않도록 쿠션 역할을 할 수 있으면서 또한 열로 인한 피해를 줄여주는 찬 성질의 녹두[11]나 대나무[12], 마른 솔잎[13], 무[14] 등을 포장재로 널리 사용하게 되었다. 이들 중에서 녹두는 주로 집 안에 저장할 때 사용

---

10 『새로운 제주농업』제79호, 17쪽. 2006년 11월.

11 https://zh.wikisource.org/wiki/汝南圃史/卷之四#橘.에서, "《歸田錄》云 金橘產於江西 以遠難致 都人初不識 明道景佑初 始與竹子俱至京師 竹子太酸 人不甚喜 後遂不至 唯金橘清香味美 置之樽俎間 光彩之爍如金彈丸 誠珍果也 都人初不甚貴 後因溫成皇后尤好食之 由是價重京師 或欲久留 藏之菉豆中 可經時不變 云「橘性熱而豆性涼 故能久也」又有一種牛妳金柑 出廣東 浙江 今吾郡最多 形長如牛乳 故名 香味比圓者稍劣 圓者又名金豆 出太倉沙頭者佳"./ 竹子는 山竹子를 말하는 것 같다.

12 "죽여(竹茹), 죽엽(竹葉) 모두 성질이 차다.", 김창민 외, 앞의 책 권8, 5027~5030쪽./ 커다란 생대나무[生竹]에 구멍을 뚫고 열매를 그 속에 집어넣고 막아 두면 빛깔과 맛이 잘 변하지 않는다.

13 솔잎은 성질이 따뜻하여 그 기운이 죽은 마른 솔잎을 쓰는 것이다.

14 "내복(萊蔍)은 성질이 서늘하다.", 김창민 외, 앞의 책 권2, 927~931쪽./ 꼭지가 단단하게 붙은 감귤꼭지를 생무[蘿蔔, 萊蔍]에 꽂고 종이로 싸서 냉암소에 두면 잘 상하지 않는다.

했고, 대나무 껍질은 유통할 때에 썼던 것이다. 『귤록』에도 "아궁이나 부뚜막에서 대겹질[15]을 태운 뭉근한 잿불에 귤을 넣어두면 색이 곧 검어지나 오래 저장할 수 있다."는 것이 나온다. 1702년에 당시 제주목사가 제주의 각 마을의 상황을 살피고자 순회하면서 해당 내용을 화폭으로 옮긴 화첩인 『탐라순력도(耽羅巡歷圖)』를 보면 그러한 대나무 사용의 정황을 엿볼 수 있다. 그중에서도 '귤림풍악(橘林風樂)'이라는 그림을 보면 대나무가 과원(果園) 주변에 방풍림으로 심어져 있는 것을 확인할 수 있다. 이는 귤을 포장, 저장하기 위해 대나무를 사용했던 역사적인 사실과도 연관 지을 수 있는 점이라고 할 수 있다. 이처럼 감귤을 오랫동안 저장하려면 찬 성질의 물질을 이용하거나, 대나무 숲과 같이 차갑고 어두운 장소에 저장해야 한다. 요즘은 소금물을 사용하거나, 신문지로 하나씩 싸서 보관하거나, 감귤과 마른 솔잎을 켜켜이 펴 놓아 귤이 서로 닿지 않게 간격을 두어 보관하는 방법을 사용하기도 한다. 물론 기술의 발달과 더불어 저온창고에서 플라즈마 발생기를 활용하여 신선도를 2배 이상 유지하기도 한다.

다만 감귤의 저장장소로 피해야 할 곳은 따뜻하여 발효가 일어날 수 있는 곳이다. 그래서인지 "햅쌀(新粳米)을 보관한 곳과 가까운 데에는 잠시라도 두지 말아야 한다."[16]는 말이 나오기도 했다. 감귤의 저장기술이

---

15   댓잎, 잎 달린 상태의 조릿대 또는 죽순의 겉껍질 등 대나무에서 나온 물질.

16   "북방에서 나는 메벼는 서늘하고, 남방에서 나는 메벼는 따뜻하고, 빨간 메벼는 덥고, 흰 메벼는 서늘하며, 만백갱(晩白粳)은 차고, 신갱(新粳)은 덥고, 진갱(陳粳)은 서늘하다.", 김창민 외, 앞의 책 권1, 152, 153쪽.

좋아지면 적절한 당산비를 유지할 수 있고, 또 쉽게 물러지지 않아 상품성이 좋아지면서 감귤소비의 저해요인을 없애주는 효과를 보게 된다. 국민소득이 높아지고 소비자들의 눈높이가 높아지면서 점차 농축액주스시장은 침체되고 착즙주스시장이 확대되고 있는 것을 볼 수 있다. 따라서 우수한 감귤 품종의 보급 그리고 감귤의 저장과 유통기술을 한층 발달시켜서 관광객은 물론이고 전 국민을 대상으로 다양한 가공제품들을 선보일 필요성이 있다.

체계적으로 재배[17]해야 고품질의 친환경 청정 감귤이 생산된다

일단 감귤나무의 번식부터 신경을 써서 진행하고, 감귤밭의 경우에도 신경을 써서 제대로 관리할 필요가 있다. 감귤류의 번식방법은 씨앗을 갈무리해서 심는 종자번식과 병충해와 추위에 강한 나무들 위에 접붙이는 접목번식의 두 가지가 모두 가능하다.

종자번식을 위해 씨앗을 심을 때에는 절기상 입춘에서 경칩 사이에 파종하면 된다. 이보다는 접목번식이 더 많이 사용되는 것이 사실인데, 대목으로 사용하는 나무들은 보통 구귤(枸橘)이나 유자(柚子)가 된다. 2년에서 3년 정도 키운 구귤이나 유자의 실생묘에 접목하면 되는데, 주로 가을에 싹이나 가지를 붙이면 번식이 쉽고 빨라진다. 일반적으로 가지붙이

---

17   (사)우리한약재되살리기운동본부, 앞의 책, 146, 147쪽.

기를 하는 경우에는 접목 후 1~2년이 지난 봄 또는 가을에 옮겨 심으면 된다.

제주에는 워낙 감귤 과수원이 많기 때문에 감귤이 자라는 본밭관리 방법에 대해서는 잘 알려져 있는 편이다. 농부마다 조금씩 관리방법을 달리 하고는 있지만 다음과 같이 하는 것이 원칙이라고 보면 된다.

우선 일상적인 감귤밭 관리에는 비료 주기(施肥)가 중요하다. 감귤나무를 이식한 후 열매가 맺기 전에 매년 3회 정도는 밭을 갈아주고 2회 정도 추비(追肥)[18]를 해야 한다. 열매를 수확하기 전후나 봄철에 가지치기하기 전, 열매가 작은 시기인 유과기(幼果期), 그리고 여름을 지나 열매의 본격적인 성장기에 각각 인축비(人畜肥), 녹비(綠肥)[19] 및 질소, 인산, 칼리, 고토, 붕소 등이 알맞게 함유된 복합비료를 한 차례씩 줘야 한다. 그러나 생산을 늘리기 위해 "과다한 화학비료 사용은 토양이 산성화되어 좋지 않다. 토양산도 적정 범위가 pH 5.5~6.5인데 제주 전역의 감귤원에서 토양 산성화가 진행되어 2022년도에는 토양 산도가 평균 pH 4.9로 조사됐다. 또 토양 산도에 가장 큰 영향을 미치는 교환성 칼슘 함량도 적정 범위가 5.0~6.0인데 4.81로 낮게 나타났다. 이렇게 토양의 산도가 낮아지면 감귤나무의 뿌리활력이 감소하여 특히 양분을 흡수하기 어려워지면서 비료의 이용효율이 낮아져 품질 좋은 감귤을 생산하지 못하는 악순환으로 이어질 수 있다. 따라서 감귤원의 토양 산도를 높일 수 있도록 토양개

---

18   "추비-농작물에 첫 번 거름을 준 뒤에 밑거름을 보충하기 위하여 다시 한 번 주는 비료", Daum. 한국어.

19   "녹비-충분히 썩히지 않은 생풀이나 생나무의 잎으로 만든 거름", Daum. 한국어.

량제[20] 사용을 강화해야 한다."[21, 22]

귤을 수확한 다음에는 전정이라고 하는 가지치기와 비료 주기를 통해 감귤나무의 모양이 적절할 수 있게끔 수세(樹勢)를 좋게 하여야 한다. 정식 후에 가지치기를 할 때에는 주로 이른 봄에 해야 열매가 잘 자라고, 또한 나중에 수확을 할 때 편리하도록 나무의 형태는 가장자리는 둥글게 하되 안쪽이 비어 있도록 하는 것이 좋다.

이러한 기본적인 재배 방법 외로 고품질의 청정감귤을 생산하기 위한 스마트팜 조성에 대한 투자도 중요하다. 그래야 노동인건비를 절감할 수 있을 뿐만 아니라, 이를 통한 빅데이터를 구축하고 미래영농을 준비할 수 있다.

약재가 아닌 식용 목적이라면
단순 감귤피로 가공해도 좋다

약재로 혹은 약재가 아니더라도 약성을 활용하고자 한다면 섬세하면서도 복잡한 과정을 거쳐서 진피로 가공하는 것이 절대적으로 필요하다. 하지만 음식의 재료로 사용하든가 혹은 가정 내에서 귤피차를 만들어 먹을 목적 정도로 사용하고자 한다면 오히려 진피를 만드는 경우에 소요되는 노력보다는 조금 적은 노력을 투여해서 적절한 목적에 맞도록 가공할

---

20   퇴비(두엄), 고토석회, 석회질비료, 토양개량용 복합미생물제제, 활착토 등이 있다.
21   『뉴제주일보』 2022년 11월 6일.
22   『동아일보』 2022년 11월 8일.

수도 있다. 하지만 이 경우에도 진피에 비해 비교적 노력이 덜 들어간다는 점 말고는 신경 써야 할 부분이 적지 않다. 감귤피로 가공하기 위해서라 할지라도 다음과 같은 과정이 필요하다. 가장 차이가 나는 점은 진피 가공을 위해서라면 재배단계부터 유기농 내지는 무농약임을 확인하는 것이 필요하기 때문에 감귤밭을 직접적으로 확인하는 과정을 거쳐야 하겠으나, 감귤피로 가공하려 하는 경우에는 감귤을 구입한 후 약간의 가공과정을 거치거나 시중에서 판매되는 감귤의 껍질을 사용하면 된다.

그렇다고 할지라도 좋은 감귤피를 선별(選別)하는 것은 매우 중요한 일이다. 시중에 건조한 상태로 유통되는 감귤피나 진피는 모두 감귤피로 보면 된다. 보통 감귤피(진피)라는 상품은 '대한민국약전'에 나온 규격을 따르고, 표기 내용에는 중량, 원산지, 검사 날짜, 검사 기관, 사용기한, 제조번호 등의 세부사항이 기재되어 유통된다. 만약 포장에 표기된 상품명이 진피라면 보통 '온주밀감'이나 '산물'의 익은 열매 껍질이다. 보통 약재의 유통기한은 3년이고, 검사 날짜로부터 3년이 지났다면 감귤을 채취하여 3년이 지난 감귤피라고 보면 된다. 농약을 안 친 감귤피를 구하려면 세부사항에 '(유기농, 무농약, 친환경)'이라 표기된 것을 구하면 된다. 원산지는 대부분 '제주'로 표기되어 있다.

다음으로 구입한 감귤이 친환경 감귤이 아닌 경우 감귤피로 가공하려면 반드시 정선(淨選)을 해야 한다. 가공공장에서 신선도를 유지하기 위해 사용된 피막제, 불순물, 농약을 제거하기 위해, 소금이나 약품을 사용하여 고압으로 세척하고 고온스팀으로 살균한 후에 다시금 건조과정을 거쳐서 사용하여야 한다. 정선설비가 없는 가정에서는 다음과 같은 증쇄(蒸晒) 과정을 거칠 필요가 있다. 보통 감귤피의 부피보다 두 배 되게 깨끗

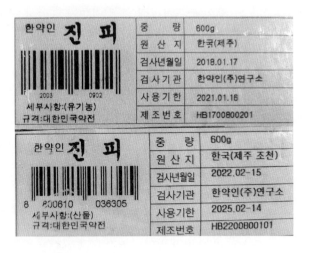

〈사진 57〉 귤피 포장 규격(대한민국약전). 세부사항에 '유기농(온주감귤)' 또는 '산물'이라 표시되어 있고, 품종은 다르지만 약재명은 '진피'로 모두 같다.

한 물을 끓이는데, 물이 끓으면 감귤피를 넣고 5~10분 정도 더 끓인다. 그 후에는 감귤피를 건져내고 물만 버린다. 이런 과정을 거치게 되면 불순물이 제거되고 쓴맛 역시 사라지는 것을 알 수 있는데, 나쁜 정유 성분이 줄어들고 감귤피는 더욱 부드러워지게 된다. 다음으로는 하얀 부분인 중과피가 위로 가게 하여 햇빛에 말린다. 이렇게 세 차례 끓이고 말리면 쓴맛이 사라지고 감귤피의 색이 진피와 비슷하게 변해간다. 그런 후에는 저장(貯藏)을 하게 되는데, 적당한 습도와 저온에 저장하여 신선도를 유지하면 된다.

감귤피를 용도에 맞게 사용하려면 원하는 목적에 맞도록 잘라내는 절피(切皮) 과정이 필요하다. 감귤피를 자르는 방법에는 가루(粉末), 사(絲), 조(條), 편(片), 정(丁), 포(脯)의 여섯 가지 방법이 있다. 사(絲)는 실처럼 가늘게 써는 것이고, 조(條)는 감귤피를 면발 또는 채처럼 써는 것이다. 편(片)은 작게 조각을 내는 것이다. 그리고 정(丁)은 깍두기처럼 사각으로 써는 것을 말하고, 포(脯)는 얇게 하얀 부분만 떠내는 방법으로 포를 뜨는 것을 말한다.

감귤피는 또한 반건조(半乾燥) 과정을 거칠 필요가 있다. 이는 건조실에서 온도 30~35℃ 정도, 그리고 습도 40~60%로 저장 보관하여 겉만 마르는 반건조(半乾燥) 상태를 유지하면서 사용하기 위한 준비 상태로 두는 것을 말한다. 이러한 방식으로 숙성을 시키면 발효가 서서히 진행되면서 여러 가지 성분이 생겨나게 된다.

그리고 감귤피의 풍미와 효능을 향상시키기 위해 배합할 재료를 선정하고 일정한 비율로 골고루 섞어주는 배합(配合)도 필요하다. 보통의 경우에 감귤피가 배합액을 잘 흡수하도록 하룻밤 정도를 재워두면 된다. 그리고 배합이 잘 이뤄져서 다양한 재료들의 흡수가 잘 이뤄지면 다시 건조기에서 넣어 반건조 상태가 되게 건조(乾燥)하면 된다. 그리고 나서 포장(包裝) 과정을 거쳐 냉장 보관하거나 간식거리가 주된 목적이 되는 식품으로 유통하면 된다.

그런데 이렇게 만든 감귤피 또한 여러 단계의 복잡한 과정을 거치지만 한약재로 사용되는 묵힌 진피만은 못한 것이 사실이다. 위에서 제시한 감귤피의 가공 방법은 제주감귤을 갖고서 다양한 가공제품을 만들고자 하는 상품화 사업을 진행하기 위해서는 꼭 필요한 것이라고 할 수 있다. 묵힌 진피는 묵힌 진피대로, 상대적으로 간소한 과정을 거친 감귤피는 감귤피대로 목적에 맞게끔 응용할 수 있을 것이다.

친환경이 아닌 감귤피도
효능을 최대한 향상시켜야 한다

진피 혹은 감귤피를 고르는 과정에서부터 최고의 품질을 위해 친환경 감귤을 사용하는 것이 필요하겠으나, 관리가 어려우면서도 대량으로 구매하기에 힘들다는 단점이 있다. 유기농, 무농약 감귤의 경우에는 일반 소비자들의 선호가 높아서 비싼 가격에 판매되기 때문이다. 물론 요즘에는 감귤의 수확철이 다가오면 일정 기간 이상 농약 사용을 자제하는 것이 일반적이어서 농약에 대한 걱정을 다소 덜어도 되는 상황이지만, 껍질 자체를 사용하는 감귤피, 진피 가공을 위해서는 근본적으로 깨끗한 감귤 껍질을 확보하는 것이 필요하다. 따라서 불가피하게 농약을 사용한 감귤을 감귤피 가공에 사용하려면 먼저 잔류 가능한 농약을 제거하는 것이 필수적이다.

잔류 농약을 제거하는 방법 중의 하나는 조개류의 껍데기 등을 고온에서 가열 분해하여 만든 이온화된 산화칼슘(CaO) 제재를 물에 혼합한 다음 5분 정도 담가서 헹궈내는 것이다. 보통 산화칼슘 제재는 강알칼리로 물에 희석된 산화칼슘의 이온화 작용을 통해 농약을 제거하게 된다. 다른 방법으로는 이온화된 칼륨, 나트륨, 칼슘 등이 들어 있는 알칼리성 미네랄 이온수로 씻는 방법이 있다. 만약에 소금물로 처음부터 씻을 경우라면 농약이 같이 침투할 수 있기 때문에 우선 흐르는 물에 한 번 헹구고 연한 농도의 소금물을 사용해 1~2분 정도 담가 씻는 것이 필요하다. 만일 밀가루나 베이킹소다를 뿌리고 흐르는 물에 씻어내는 경우라면 밀가루나 베이킹소다가 떨어질 때 잔류 농약도 함께 떨어지게 된다. 또한 왁스를 제거하려 한다면 소주를 이용해 감귤 껍질을 닦고 흐르는 물에 헹궈서 씻어야 한다. 감귤피의 효능을 최대한 향상시키려면, 이렇게 잔류 농약을 제거한 다음에 증쇄 과정을 거칠 필요가 있다.

감귤피를 가공하는 과정에서 주의를 기울이지 않으면 껍질이 변색되는 갈변(褐變) 현상이 생기는 것을 볼 수 있다. 아무래도 소비자의 선호가 떨어지기 때문에 적절하게 감귤피의 변색을 방지하는 방법을 사용할 필요가 있다.

보통 갈변에는 효소적 갈변과 비효소적 갈변[23]이 있다. 비효소적 갈변은 가열하면 일어나는 현상을 말하는데, 식품가공에서는 메일라드 반응[24]과 캐러멜화[25]에 의해 진행되는 것이 보통이다. 반면에 효소적 갈변은 말 그대로 효소에 의해 색이 변하는 것을 말하는데, 흔히 야채, 감자, 사과를 자르고 그대로 놔두면, 이들 물질 속의 폴리페놀과 그 유도체가 '폴리페놀 옥시다아제(polyphenol oxidase)'에 의해 미네랄, 특히 철분과 산소와 반응하여 색이 변하게 되는 것과 같은 상황을 말한다.

---

23 효소가 관여하지 않고 화학반응만으로 일어나는 갈변현상을 말한다.

24 maillard reaction은 아미노산과 포도당, 과당, 맥아당 등이 작용하여 갈색의 중합체인 melanoidin을 만드는 반응으로 가공식품의 인공향료 생산에 중요하다. 반응을 포함하는 아미노산의 유형은 최종 제품의 풍미를 결정한다. 커피의 원두를 볶을 때 메일라드 반응이 일어나 커피향이 난다.

25 캐러멜化(caramelization)는 당류가 일으키는 산화반응 등에 의해 생기는 현상으로, 고소한 풍미와 갈색을 얻기 위한 요리에 이용되고, 이 과정에서 휘발성 화학물질이 방출되어 특유의 카라멜향이 생성된다. 예로 빵이나 쿠키를 만들 때 나타나는 갈색과 향기는 메일라드 반응과 캐러멜화에 의한다.

감귤피의 변색 방지를 위해서 폴리페놀 산화효소의 특성을 알 필요가 있다. 산화효소는 보통 구리나 철에 의하여 활성화되고, 염소이온에 의하여 억제되며, 가열하거나 산소를 차단하면 반응하지 않는 특성을 갖는다. 그러므로 감귤을 가공하는 경우에는 구리나 철로 만든 칼의 사용을 피해야 한다. 그리고 감귤 껍질을 묽은 소금물에 담가두면 공기와의 접촉이 차단되어 변색이 잘 일어나지 않게 된다는 것도 알아둘 필요가 있다. 이것은 잎채소를 데칠 때에 소금을 약간 넣어주면 엽록소의 일부가 나트륨과 결합되어 색이 쉽게 변하지 않아 선명해지는 것[26]과 같은 원리인 것이다.

또한 폴리페놀 산화효소는 일반적으로 최적의 수소이온농도지수(pH)가 5~6이므로, 수소이온농도지수를 3 이하로 낮추거나 아예 낮은 온도(영하 10도 이하)로 유지하면 갈변을 충분히 막을 수 있다. 한편 육진양약(六陳良藥)에 들어가지 않는 청피는 약효를 상승시키기 위해 식초에 담가두면 산화를 막을 수 있어 색과 맛이 그대로 유지된다. 이처럼 식초나 소금을 넣는 것만으로도 충분히 효과를 볼 수 있다.

그런데 귤 알맹이에는 비타민C 함량이 매우 많기 때문에 거의 갈변이 일어나지 않는다. 이는 감의 경우에도 마찬가지로 갈변 현상을 거의 볼 수 없는데, 그 이유는 산화효소가 감의 떫은맛 성분인 탄닌(tannin)과 결합하여 불활성이 되기 때문이다. 보통 산화, 즉 변색을 막는 가장 쉬운 방법으로 물에 헹궈 폴리페놀산화효소를 씻어 내거나, 흔히 과실류나 채소류

---

26   사마키 타케오 외, 2001, 『부엌에서 알 수 있는 과학』; 구성회, 앞의 책, 059쪽.

를 가공할 경우에 미리 예비가열처리를 하여 효소를 불활성화시키는 것을 볼 수 있다.

이와 같이 약물을 세척하거나 가열처리하면 해충 또한 없어지고 미생물의 작용이 억제되어 저장하기에도 유리하다. 한편으로 산화를 막기 위해서는 열에 약한 산화효소를 제거하기 위해 볶거나 찌는 것도 좋은 방법이 될 수 있다. 그렇지 않으면 산화효소에 산화되어 녹차가 우롱차, 홍차로 변하듯이 새로운 성분이 생성되는 것을 볼 수 있다. 따라서 글루코사이드(배당체, glucoside)류의 유효성분을 함유한 약재는 적당한 시기에 열을 가하는 포제(炮製) 방법을 거침으로써 공존하는 효소의 활성을 적절한 시기에 억제시킬 필요가 있다. 그렇게 해야만 정작 필요한 유효성분이 분해되면서 변화되어 감귤피, 진피로서의 치료효과가 상실되거나 약화되는 것을 미리 방지할 수 있게 된다.

최상품의 귤피와
진피를 만들어야 한다

현재 대부분의 농가가 온주밀감을 재배하는 제주의 상황에서는 열매 중심의 소비는 불가피할 수밖에 없다. 하지만 제주 감귤산업의 발전을 위해서는 항상 감귤 껍질의 활용을 염두에 두고 있어야 한다.

열매는 최고의 단맛을 갖추어야 하고 귤피 껍질은 맵고 써야한다는 것은 잘 알려진 사실이다. 그래서 각 시대별·지역별로 최고로 여기는 감귤의 종류는 각각 달랐다. 8세기 진장기(천짱치, 陳藏器)는 주귤(朱橘)을, 12세기 한언직(한옌즈, 韓彥直)은 황귤을 각각 최고의 감귤로 언급한다. 한편 16세기 이시진(리스쩐, 李時珍)은 황귤, 주귤의 순서로 등급을 매기면서도 익은 귤은 모두 황귤이라 하여 귤피로 사용하였다.

그런데 우리나라의 경우에는 황귤이나 주귤을 상품으로 치는 기록은 찾아볼 수 없고, 그 대신 동정귤을 최고의 감귤로 여겼다. 20세기 『중약대사전』에서는 제주에 존재했고 이건(李健)도 말한 황귤이라는 품종은 제외하고, "복귤(福橘, *C. tangerina*), 동정귤인 주귤(*C. erythrosa*), 온주밀귤(*C. unshiu*), 유귤(乳橘, *C. kinokuni*) 순으로 거론하며 모두 황귤"이라 하고 있는 것을 볼 수 있다.

중국의 옛 문헌에서 지역적인 구분을 자세히 살펴보면 도홍경(타오홍징, 陶弘景)은 "귤은 장강(창장, 長江)의 서쪽보다 동쪽이 좋다."고 했고, 한언직(한옌즈, 韓彦直)은 "온주(원저우, 溫州) 귤이 최고다."라고 한 바 있다. 이시진 역시도 "귤피는 광시, 광둥성의 것이 장시성보다 낫다."고 했다. 이는 오래전부터 전해져 온 '귤화위지(橘化爲枳)'라는 고사성어를 통해서도 유추할 수 있는 사실이다.

결국 우리나라의 허준과 중국의 이시진은 각각 자신이 구할 수 있었던 산물(産物) 중 알맹이가 가장 맛있는 귤을 택해 귤피의 최상품으로 쳤을 것이라 생각한다. 물론 '좋은 귤피'는 알맹이가 맛있는 잘 익은 감과 귤의 껍질 중 맵고 쓴 걸 최상품으로 내세웠다고 하는 원칙을 가급적 지키고자 했을 것이고 그러한 측면에서 각자가 최선의 선택을 한 것이다.

현재에도 제주감귤농협에서는 과육의 당도를 높이는 품질개선작업을 지속적으로 하고 있다. 그리고 당도를 기준으로 감귤의 품질을 나누고, 불로초(당도 12.5도 이상, 산도 1% 미만)나 귤림원(당도 11도 이상, 산도 1% 미만)과 같은 품질등급의 감귤을 분류하여 독자적인 브랜드를 만들어 유통에 나서고 있는 것을 볼 수 있다. 그러한 노력이 계속되어 당도 높은 감귤이 지속적으로 생산된다면 이는 진피의 생산을 위해서도 바람직한 측면이다.

좋은 진피를 만들기 위해서는 색(色), 형태(形態), 향(香)의 적합성도 함께 살필 필요가 있다. 그렇게 좋은 귤피와 좋은 진피는 외형적인 특징 역시도 바람직한 조건 중에 하나인 것이다. 보통 감귤이 노랗게 익다가 보다 잘 익으면 붉은색인 홍색을 띤다. 그래서 13세기 왕호고(왕하오꾸, 王好古)는 『탕액본초(湯液本草)』에서 귤피는 "색이 홍색이라 홍피(紅皮)라 한다."[27]고 말한 것이다. 16세기 이시진은 "귤피는 겉껍질의 무늬가 가는 그물 같고, 색은 붉다. 껍질 두께는 얇고, 안쪽에는 짧고 가는 관다발의 흔적이 많다."[28]고 더욱 자세하게 말한 바가 있다. 이러한 점으로 볼 때, 귤피는 홍색을 띠는 잘 익은 귤이 좋다고 예전부터 생각한 것을 알 수 있다.

한편 중국에는 광진피(廣陳皮)[29]라는 이름의 진피가 전해져 온다. 광진피가 가지는 외형적 특징에 대해서는 17세기 무희옹(먀오시용, 繆希雍)이 "귤피, 진짜 광진피에서 보이는 무늬는 '저종문(豬鬃紋)'과 비슷하고, 향기 또한 특이하다."[30]고 한 바 있다. 한편으로는 "이러한 특징은 '다지감(茶枝柑)'에서만 보이고, 다른 감귤나무 열매 껍질에서는 보이지 않는다."[31]고 여타의 감귤과 다른 점을 강조하는 기록도 확인된다. 또한 광진피가 갖

---

27 "液云(중략) 色紅故名紅皮 日久者佳 故名陳皮", 王好古, 1280, 『탕액본초』; 대성문화사, 앞의 책, 992쪽.

28 "時珍曰 橘皮紋細色紅而薄 內多筋脈 其味苦辛", 李時珍, 1590, 『본초강목』; 대성문화사, 앞의 책 권41, 633쪽.

29 "광진피란 명칭은 사람 이름에서 유래했다. 1229년경 남송(南宋) 때 황광한(황광한, 黃廣漢)의 부인이 진피를 직접 만들어 황태후의 병을 고쳤다. 이후 황태후는 자신의 병을 낫게 한 진피를 광진피라 명명했거니와, 현재도 그렇게 불린다.", 제주한의약연구원, 2017, 「공무 출장 결과보고 자료」.

30 "橘皮 眞廣陳皮 猪鬃紋 香氣異常", 繆希雍, 1622, 『선성재광필기』; 대성문화사, 앞의 책, 273쪽.

31 "不是茶枝柑種植的 就不顯猪鬃紋", https://kknews.cc/agriculture/j4b6bgp.html.

는 냄새의 특징은 "내뿜는 향기가 코를 찌른다."[32]고 한 것을 볼 수 있다. 이러한 이유로 중국에서는 오래전부터 광진피를 최고의 진피로 여겨왔다. 이렇게 된 데에는 18세기 "청대(淸代)의 대의사(大醫師)인 엽천사(예티엔스, 葉天士)가 처방전을 쓸 때 반드시 광진피를 사용해야 한다고 특별히 명시했다."[33]고 한 것이 톡톡히 한 몫을 했을 것이라고 생각한다. 이러한 중국 광진피의 사례를 볼 때, 향후 제주의 동정귤로 만든 귤피와 온주밀감의 귤피, 동정귤 진피, 온주밀감 진피와 중국의 유명한 진피인 신후이 진피(광진피)와의 비교연구 역시도 필요하게 될 것이라는 생각을 해본다.

감귤의 껍질을 좋은 약으로 쓰려면 오래 묵혀야 한다. 귤피는 '동정귤' 뿐만 아니라 '온주밀감', '산물' 등을 포함한 모든 감귤나무의 익은 열매 껍질을 뜻한다. 감귤의 껍질은 제대로만 가공하면 오래 묵혀야 더 효능이 좋아지기 때문에 귤피보다 더 높게 치는 '진피(陳皮)'의 정의와도 연결이 된다. 기원전에 간행된 『신농본초경(神農本草經)』에는 '녹용'보다 좋은 상품(上品)으로 귤피를 거론했다.[34] 8세기 맹선(멍셴, 孟詵)은 귤피 단독으로 환(丸)도 만들었다. 11세기 소송(쑤송, 蘇頌)도 오래 묵힌 좋은 진피로 환을 만든다. 특히, 이시진(리스쩐, 李時珍)의 시대에 와서는 귤피가 "온갖 병을

---

32 "新会陈皮散发芳香扑鼻的香味 是其独有品质", https://baike.baidu.com〉item〉新会陈皮.

33 "清代大医师叶天士所开的中药二陈汤 特别写明新会皮", https://baike.baidu.com〉item〉新会陈皮.

34 『신농본초경』에서 귤피(橘皮), 인삼(人蔘), 우황(牛黃), 사향(麝香)은 상품(上品), 녹용(鹿茸), 건강(乾薑), 당귀(當歸), 작약(芍藥)은 중품(中品), 부자(附子), 반하(半夏), 대황(大黃), 길경(桔梗)은 하약(下藥)으로 분류했다.

치료한다."고 하여, 마치 만병통치의 약재인 것과 같이 거론할 정도에 이르렀다.

귤피를 약으로 쓰는 데 있어, 농약의 과다 사용은 아쉬운 점이 적지 않다. 또한 엄격한 품질기준에 따라 가공하기보다는 주먹구구식으로 대충 가공하는 시늉을 하는 것도 종종 볼 수 있을 정도다. 그렇기 때문에 지금의 상황에서는 재배환경과 가공과정이 모두 좋지 않아 약효가 뛰어난 귤피, 진피를 만드는 것에 적지 않은 한계가 있다. 다양한 병을 치료하는 것은 물론이고 몸에 좋은 건강식품으로도 두루두루 활용을 하려면 약효 성분이 좋은 귤피의 생산이 절대적으로 필요하다. 감귤재배농가와 이를 활용하여 제품화하려는 전문가들이 힘을 합쳐 극복해야 할 과제라고 생각한다.

효능 좋은 진피를 만들려면
기본을 충실히 지켜야 한다[35]

원래는 효능이 좋은 귤피, 진피를 만들기 위한 감귤의 종류가 정해져 있었다. 『귤록』을 보면 "껍질은 얇고, 과육의 맛은 아주 좋으며 껍질 안쪽의 섬유질은 갑에 달라붙지 않아 먹으면 찌꺼기가 남지 않고, 한 열매에 씨가 1, 2개 또는 전혀 없는 것도 있다."[36]고 한 '진감(眞柑)'이라 불리는 '유

---

35   제주한의약연구원, 2017, 「공무 출장 결과보고 자료」.

36   "皮薄而味珍 脈不黏瓤 食不留滓 一顆之核 纔一二間 有全無者", 韓彦直, 1178, 『귤록』; 현행복, 앞의 책, 290쪽(원본 영인본 쪽).

감(乳柑)' 또는 『동의보감』에 언급된 '동정귤'을 사용하면 좋겠으나 이러한 종류는 요즘 보기 드물기 때문에, 현재 상황에서는 제주에서 생산되는 맛있는 감귤을 사용하면 될 것이라 생각한다. 하지만 좋은 귤피, 명품 진피를 만들려면 다음과 같은 기본과정이 꼭 필요하다.

우선 제대로 감별(鑑別)을 해야 한다. 반드시 '시트루스 레티쿨라타 블랑코(Citrus reticulata Blanco)'라는 학명을 가진 감귤나무의 익은 열매를 선택해야 한다. 이때 감귤피는 자연상태에 가깝도록 친환경으로 재배한 감귤의 껍질을 사용하는 것이 좋다. 농약을 사용해 재배한 감귤을 사용해야 한다면 보다 철저한 세척과정을 통해 나쁜 성분을 제거하고 사용할 수 있지만 이 경우에는 약효가 매우 떨어진다는 것을 알아두어야 한다.

다음으로 채취(採取)인데 나무의 나이와 채취 시기를 엄격히 지켜야 한다. 감귤나무의 경우 수령이 최소 3년이 지난 나무에 달린 열매를 채취한다. 감귤은 채취 시기에 따라 색(色), 성미(性味), 향(香)이 다르고 약효 또한 다르므로 사용목적과 방법에 맞춰 제때에 채취해야 한다. 보통 채취하는 시기에 따라 청귤피, 황귤피로 나누는데, 잘 익어 껍질이 붉게 될 때 딴 황귤피[37]도 중국에서는 10~11월에 채취하면 미홍피(微紅皮), 11~1월에 수확하면 대홍피(大紅皮)라 하여 유통한다. 그러나 감귤피는 일단 알맹이가 잘 익었으면서도 껍질은 약간 쓰고 매운맛이 나며 껍질색이 붉어지는 11월에는 채취하는 것이 좋다. 이는 열매가 익은 후 오랫동안 나무

---

37 "黃橘皮(중략) 好古曰 橘皮以色紅(중략) 故曰紅皮", 李時珍, 1590, 『본초강목』; 대성문화사, 앞의 책 권41, 633쪽.

가 비나 눈을 맞으면 귤피의 습도가 올라갈 수 있고, 따라서 껍질이 부풀어 오르는 부피과(浮皮果)가 되기 쉬우며, 신맛이 줄어들어 부패 가능성이 높아지기 때문이다.

채취할 때에도 선별(選別)에 특히 유의할 필요가 있다. 벌레나 곰팡이 등에 의해 품질이 안 좋은 것은 미련 없이 버리는 이른바 적과(摘果)를 해버리고, 좋은 것만을 따낸 다음 다시금 채취 과정에서 손상되지 않은 탱탱한 것을 고른다. 만약에 껍질이 파손되면 귤은 갈변(褐變) 현상이 나타나 약효가 떨어지고, 또한 껍질 속 정유 성분이 산화하면서 나쁜 냄새가 나기 때문이다. 바로 가공을 거치지 않고 오랫동안 저장해둔 감귤은 과육에서 수분이 나와 펙틴 결합이 느슨해져 부피과가 되기 쉽고, 신맛이 줄어들어 부패 가능성이 높아진다.

다음으로는 잘 고른 감귤을 잘 손질하는 정선(淨選)이 중요하다. 감귤 열매를 솔(刷)과 깨끗한 물 또는 오존수, 소금물이나 바닷물을 사용해 잘 털고 헹궈서, 껍질 표면에 부착된 흙, 모래, 벌레 등의 이물질을 제거해야 한다. 이런 과정을 거치면 감귤에서 미세하게 방출된 효소와 폴리페놀, 정유가 있다 하더라도 물로 인해 세척이 되면서 감귤의 향과 신선도가 좋아지고 변색도 방지된다.

다음 과정은 풍건(風乾)인데, 감귤을 상온에서 껍질에 물기가 없을 때까지 바람에 말리는 것이다. 그 후에는 박피(剝皮)를 해야 한다. 이는 깨끗한 도구를 사용하여 껍질과 과육으로 분리하여 벗기는 과정이다. 보통의 경우에는 삼화(三花)귤피로 만들기 위해 대칭이도법(對稱二刀法), 정삼도법(正三刀法)을 사용하는 경우가 많다. 하지만 이화(二花), 사화(四花)귤피를 만들기 위해 껍질을 벗기기도 한다. 껍질을 벗긴 다음에 필요한 것은 거양(去瓤)이다. 이는 필요에 의해서 껍질 안쪽에 붙어 있는 귤락인 섬유질과 과육인 알맹이를 없애는 과정을 말한다. 보통 귤백(橘白)까지 없앤 것을 귤홍(橘紅)이라 한다. 거양을 한 다음에는 가볍게 세척하여 이물질이 제거될 수 있도록 해야 한다.

깨끗해진 귤피는 폭건(曝乾) 과정을 거쳐야 한다. 이는 햇볕이 강할 때 3일 정도 감귤 껍질을 바싹 말리는 과정이다. 감귤의 과육은 비타민C 함량이 많기 때문에 거의 갈변이 일어나지 않지만, 감귤의 껍질에 있는 폴리페놀 산화효소는 갈변을 잘 일으킨다. 산화효소는 단백질로 구성되어 있고, 40℃ 이상으로 가열하면 쉽게 불활성화되므로 감귤피를 가공하기 전에 예비가열처리를 하는 것이다. 중국에서는 햇빛이 좋을 때 1년에 두 번 폭건하는데, 이렇게 3년을 하면 곰팡이가 잘 생기지 않는다고 한다. 또, 건조기를 사용하여 약 45℃의 온도에서 14시간 정도 건조하고 있다.

다음 과정은 껍질을 부드럽게 해주는 연화(軟化) 과정이다. 폭건을 마친 후에 감귤 껍질의 습도가 10~13% 정도로 떨어지면, 온도 30℃, 습도 80%의 창고에 보관해 둔다. 그리하면 감귤 껍질이 부드러워지게 된다.

연화 이후에 필요한 것은 서늘한 곳에서 말리는 양건(晾乾) 과정이다. 보통 습도가 80%로 유지되는 창고에 보관하여 껍질이 충분히 연화(軟化)되었으면 낱개로 혹은 여러 개를 끈으로 결박하여 물기가 마를 때까지 바람이 잘 통하고 습기가 없는 그늘진 곳에서 말린다. 건조기를 이용해서 말려야 하는 경우가 있는데, 그때 효소는 35~40℃에서 가장 활발하므로, 30~35℃의 건조기에서 밤낮으로 3일간 건조시킨다. 양건해야 하는 이유는 수분 제거, 주요 성분 보존, 부패 방지와 갈변 방지이다. 양건을 잘 하면 약재의 색이나 맛이 변하는 것을 방지할 수 있고 방향(芳香)도 유지된다. 또, 그늘에서 천천히 말리면 정유 성분의 손실 또한 줄어든다.

다음으로는 저장(貯藏) 단계이다. 중국에서는 아주 오래전에는 감귤의 포장재로 잉어 껍질을 이용해서 서늘하고 어두운 곳에 저장하는 방법을 사용하였다. 하지만 중국조차도 요즘에는 온도가 30~35℃ 되고, 습도는 80% 정도를 유지하는 창고에서 저장, 보관하는 것이 일반적이다. 이렇듯 현대적 기술을 적용해 보관을 하는 것은 저장 기간 동안에 자연발효가 일어나기 때문이다. 귤피를 부패시키는 유해균들은 보통 28℃ 근처에서 많이 번식하지만, 그 이상의 온도인 30℃를 넘게 되면 유해균의 번식력은 떨어지면서 귤피 자체가 갖고 있는 유익균은 활성화되어 다양한 약용성분이 생기는 동시에 부패균의 번식을 막을 수 있게 된다. 만약에 수개월에 한 번씩 전체를 햇볕에 말리는 일광소독을 해준다면 부패균의 번식을 보다 억제할 수 있다. 이렇듯 부패를 방지하는 데에 크게 신경을 쓰는 것은 귤피를 썩지 않게 오래 동안 보존해야 진정 좋은 품질의 진피가 만들어지기 때문이다. 이와 같은 원칙을 지킨 상태에서 보관 기간이 3년 이상 된 진피는 시간이 지날수록 껍질 색이 점점 검어지고 향기와 맛은 더욱 농후해지는 것을 볼 수 있다.

저장이 제대로 되어 있는 상태를 유지한다면 가공(加工)이나 포장(包裝)을 거쳐 다양한 용도로 응용(應用)하면 된다. 가공(加工)은 약재로서 치료 목적에 부합되도록 여러 가지 모양으로 자르고, 감귤피에 기타 물질을 배합는 과정을 말하는데, 이러한 가공을 거쳐 다양한 용도의 진피를 만들면 된다. 포장(包裝)의 경우에는 모든 절차가 끝나고 습도가 13% 이하로 가공된 진피를 방습제인 실리카겔 등으로 포장하는 것을 말하는데, 그렇게 포장을 하면 저온 저장을 해도 좋고 혹은 30℃ 이하에서 실온 저장을 해도 좋다. 왜냐하면 부패나 발효도 일어나지 않기 때문에 오래 보관할 수 있는 것이다. 이렇게 제대로 만들어진 진피나 귤피를 이용하여 여러 가지 약재 혹은 식재료에 응용(應用)하면 된다.

진피의 재발견을 통해 제주 감귤산업의
발전을 모색해야 한다

　　　　　　　　　본격적으로 제주에 감귤산업이 시작된 후부터 지금까지 제주의 감귤산업은 과육을 중심으로 눈부신 성장을 거듭해왔다. 그런데 최근의 경향을 보면 노지에서 키우는 감귤은 예외겠으나, 한라봉이나 천혜향 같은 만감류의 경우에는 전라남도 해안 지방은 물론이고 충청북도와 같은 내륙이나 강원도와 같은 고위도 지방에서도 재배를 시작해서 상품화하는 것을 볼 수 있다. 아마도 기후변화의 영향 때문인 것으로 보이는 이러한 경향은 앞으로도 지속될 수밖에 없을 것으로 보인다. 그렇다면 앞으로 제주의 감귤산업은 과피를 신동력의 자원으로 발전시켜 나아갈 필요가 있다. 이는 새로운 길을 모색하는 것인 동시에 과거로 눈을 돌려서 새로운 성장의 지혜를 찾는 것이라고 할 수 있다. 예전부터 한의학에서는 과육보다 껍질을 약재로서 중요하게 여겼다. 고대부터 근대까지는 과피 중심의 활용이 더 일반적이었던 것이다. 그러한 역사적 사실을 되돌아보면서 제주의 감귤산업도 다시금 과피로 눈을 돌려 적극적인 사업화에 나설 필요가 있다. 그렇다면 과피를 사용해서 산업화를 한다고 했을 때에는 과육 중심의 감귤산업 진흥과정에서 생겨난 각종 제도적 미비점을 먼저 바로잡을 필요가 있어 보인다. 이는 법, 제도적인 측면의 개선과 더불어 가공, 포장, 유통을 전부 포괄하는 것이라고 할 수 있다.

진피 유통의
개선

약재로서 인기가 좋은 진피가 필요한 사람들에게 제때에 공급되려면 무엇보다 중요한 것이 보관과 유통이라고 할 수 있다. 하지만 예전부터 진피의 유통에는 문제점이 적지 않았던 듯하다. 이미 5세기경에 『본초경집주』의 머리말을 보면 "많은 의사들이 모두 약을 모르고 오직 상인이 하는 대로 내버려둔다. 상인은 또 따지고 연구하지 않고, 모두 유통업자에게 맡기고, 유통업자들은 서로 전수받아 익히어 조작하니 진짜와 가짜, 좋고 나쁨을 헤아릴 수 없다."[38]고 주먹구구로 이루어지는 유통의 문제점을 말한 바 있다. 12세기에 이르러 『본초연의』에서는 "요즘 사람들이 대부분 유감자(乳柑子) 껍질을 귤피로 만들어 팔아 유통을 어지럽히니 잘 고르지 않으면 안 된다."[39]고 하여 가짜 귤피 유통을 경계하고 있는 것을 볼

---

38 "衆醫都不識藥 唯聽市人 市人又不辨究 皆委采送之家 采送之家 傳習造作 眞僞好惡莫測", 蔡炎璋, 앞의 책, 1쪽.

39 "宗奭曰 (중략) 今人 又多 以乳柑皮 亂之 不可不擇也", 李時珍, 1590, 『본초강목』; 대성문화사, 앞의 책 권41, 633쪽.

수 있으며, 또, 『신농본초경』에 귤유(橘柚)가 같은 한조에 실려 잘못 전해짐으로 인해서, 유자 껍질이 귤피로 인식되고 있는 것이 무궁한 근심을 남긴다."[40]고 하면서 한번 책에 잘못 기록된 것이 후대에 두고두고 미치는 나쁜 영향에 대해 말하고 있다. 20세기 들어서 우리나라에서도 "귤피(橘皮)가 이삼 년을 묵어야 진피(陳皮)가 되는 것인데, 감자피(柑子皮)를 쓰레기 같은 것을 넣는 상자에서 보관하였다가 꺼내고는 그해 가을에 약으로 사용하고 있다."[41]고 유통의 난맥상을 고발하는 기사를 볼 수 있다.

그런데 이러한 유통의 문제를 해결하는 데 있어서 무엇보다 먼저 해결해야 하는 과제가 있는데, 그것은 바로 귤피를 어느 정도로 건조시켜야 되는지와 관련이 있다. 공식적인 관련 규정이 어찌 보면 유통의 곤란함을 가중시키는 측면이 없지 않아 보인다.

『대한민국약전』을 보면 귤껍질의 건조 감량[42]은 12% 이하로 규정되어 있다. 그러나 이러한 기준에 맞춰 말린다면 쉽게 부패할 여지가 있으니 그 규정에서 정한 기준을 높일 필요가 있다. 예를 들어 현재 유통되는 중간 크기(M)[43]의 온주밀감(152g)은 대략적으로 껍질(38g)과 과육(114g)으

---

40 "宗奭曰 本草橘柚作一條 蓋傳誤也 後世不知 以柚皮爲橘皮 是貽無窮之患矣", 李時珍,1590,『본초강목』; 대성문화사, 앞의 책 권41, 633쪽.

41 "橘皮가 二三年을 묵어야 陳皮가 되는 것을 柑子皮를 塵芥箱에서 取出하야 當秋에 使用하고",『동아일보』, 1923. 11. 16.

42 건조에 의해 분석 시료의 원래 질량에서 그것을 건조한 후의 질량을 뺀 값으로, 대부분의 경우 건조에 의해 상실된 수분의 량이 해당된다.

43 감귤 크기는 예전엔 0번果, 1번果(47~51mm)~10번과로 나눴으나, 요즘은 2S(49~54mm) 1S(55~58) M(59~62) 1L(63~66) 2L(67~70)의 5개로 구분한다.

로 이루어진다. 껍질(38g)을 직접 잘 말리면 수분이 사라지면서 4~5g 정도가 된다. 보통 생과의 껍질 무게는 감귤 열매 무게의 1/4~1/5 정도이고, 이 생감귤 껍질을 다시 건조하면 껍질 무게의 10.5~13.1% 정도로 줄어드는 것이다. 즉, 건조 감량은 원래 감귤 껍질의 86.9~89.5%인 것이다. 따라서 20kg 생과를 채취한 후 과육을 제거하면 생귤피가 5kg 만들어지고, 다시 5kg의 생껍질을 잘 건조시키면 525~655g의 말린 귤피가 만들어질 뿐이다. 그런데 "중국에서는 10만 톤의 감귤로 대략 진피 1만 톤을 만든다고 한다."[44]는 자료가 있는데, 이를 보면 중국의 건조감량은 50%인 것이다. 이것은 진피로 만들기 위해 자연발효를 유도해야 하므로 습도 40~80%의 창고에 귤피를 저장 보관하기에 그렇게 되는 것이라 본다. 이렇게 만든 진피도 습도13% 이하로 다시 가공을 하여야 한다. 이러한 점을 추후 관련 규정의 개정에 참고할 필요가 있다.

명칭과 법·제도적 규제의 해결

다양하게 쓰이고 있는 귤피, 진피의 명칭 문제도 해결할 필요가 있다. 현재 한국에서는 감귤 껍질의 명칭이 참으로 다양하다. 말리지 않은 감귤 껍질을 생귤피(生橘皮), 말린 상태를 '귤피' 또는 '진피', 수확한 해의 감귤 껍질 말린 것을 '햇귤피' 또는 '햇진피'라 하고, 산귤(山橘) 껍질은 '산물

---

44   『제주일보』, 2017년 8월 14일.

귤피', '산물진피'라고 한다. 또 감귤 껍질을 묵힌 것은 '묵진피', 3년 이상 묵히면 '발효진피'라 하고 있다. 가만 보면 귤피와 진피를 엄격하게 구별하지 않고 사용하는 것을 볼 수 있다. 분명히 귤피와 진피는 효능과 용법이 다르기 때문에 같은 명칭을 사용하는 것을 지양할 필요가 있다. 처음에는 약간의 혼란이 있을 수도 있으나 장기적으로 볼 때 감귤산업의 발전을 위해서 필요한 일이다.

한편으로는 감귤가공제품의 표시 방법과 관련해서 잘못된 규제를 지적할 수 있다. 감귤가공제품을 비롯한 다양한 약재의 표기사항은『대한민국약전』에 있는 규격에 따라 표기되어 있으며, 보통 약재의 유통기한이 3년이므로, 3년 이내에 채취한 귤피가 포장되어 있는 것이다. 그런데 문제는 보관이 아무리 잘 되어 있더라도 3년이 지나면 폐기해야 하고 유통할 수 없다는 것이다. 정작 감귤피를 활용하여 효능이 더 좋은 진피로 사용할 수 있는 것을 근본적으로 막고 있는 규정이라고 할 수 있다. 이러한 문제점은 분명히 개선되어야 한다. 한약재에는 오래될수록 약효가 좋아지는 육진양약(六陳良藥)이라는 것이 있다. 그러한 육진에는 특히 제주 자생의 특산품인 귤피, 반하(半夏), 기실(枳實), 기각(枳殼)이 들어간다. 따라서 포장 및 저장방법의 현대화를 통해 충분히 위생적으로 보관될 수 있다면 3년이라고 규정된 유통기한의 제한을 과감하게 풀 필요가 있다.

가공 형태와 포장의
현대화

　여전히 중국산 식품이나 약재에 대해 가공과 포장 과정의 엄격함에 대해 의문을 갖는 사람들이 많다. 하지만 최근 들어 중국은 오히려 우리보다 더 엄격하게 식품류를 비롯해서 한약재에 이르기까지 가공 형태와 포장 저장법의 현대화를 추구하고 있는 것을 볼 수 있다. 그와 관련된 언론보도를 보면 "현대적인 공정과 과학적인 보관 시스템을 도입함으로써 안전성과 신뢰성을 높이면서 상황이 달라졌다. 생산된 진피는 반영구의 위생적인 용기에 보관되며 각 보관 용기마다 QR코드가 찍혀 해당 상품의 이력이 기록된다. 이 이력에는 생산자, 생산지, 생산연도, 생산나무의 연령, 건조 상태 등 자세한 정보가 기록된다."[45]는 것을 알 수 있다. 이미 중국에서는 정보통신 IT기술을 한약재의 유통에 도입해서 사용하고 있는 것이다. 우리나라도 가공기술을 현대화하여 감귤원자재뿐만 아니라, 제형 변경을 통한 가루나 액상 또는 고체 등 다양한 형태로 유통시킬 수 있어야 할 것이다. 그래야 의료인들이 과학적이고 합리적인 처방을 하는 데 있어 자유스럽게 제품을 활용할 수 있으므로 생산과 판매가 촉진될 수 있다. 또한 감귤의 껍질을 진피와 같은 약재로 만들려면 질병에 따른 수치 방법을 다양화하고, 변색을 최대한 막으면서, 오래 묵혀 좋은 미생물의 증식을 돕고, 좋은 성분을 많이 저분자하는 방법 등에 대해 연구개

45　『제주일보』, 2017년 8월 14일.

발을 지속적으로 진행하면서 한편으로는 포장, 저장, 유통을 현대화하는 것이 필요하다.

약효성분의 강화를 통한
수출 활성화

현재 한의원에서 사용하는 진피는 적지 않은 양을 중국에서 수입하고 있다. 중국산 진피의 경우에는 약간의 차이는 있으나 약효성분 등에 있어서 어느 정도 품질이 균일한 편이다. 제주산 감귤을 이용하여 진피를 만들 때에는 약효성분을 보다 강화할 필요가 있다.

보통 약을 달일 때, 먼저 찬물에 15분 정도 담가두어 약재조직이 부풀면서 유효성분이 흘러나오도록 하거나, 문화로 약을 달여 단백질 성분이 천천히 우러나오게 하면 약성은 해치지 않고 다른 성분도 잘 우러나며 물도 빨리 졸아들지 않는다. 특히 귤피의 경우에는 성분 중 헤스페리딘의 함량이 4% 이상이어야 최소한의 품질인증기준을 통과하게 되는데, 해당 성분이 많으면 많을수록 약효가 더욱 좋아지는 것을 볼 수 있다. 따라서 재배의 과정에서부터 한약재로의 사용을 염두에 두고 껍질의 헤스페리딘 함량이 높아지도록 할 필요가 있으며, 가공과 보관 과정에서도 유효성분을 유지할 수 있도록 연구개발을 해나갈 필요가 있다.

제주감귤을 이용해서 귤피 가공제품을 만들어 수출까지 한다면 현재 우리나라의 화장품이 전 세계적으로 인기를 끌고 있는 것에서 보듯이 세계시장에서 각광을 받을 수 있다. 그러므로 적극적으로 수출을 활성화할 필요가 있다.

1323년 당시 원(元)나라의 도시 영파(닝보, 寧波)[46]를 출발하여 일본 하카타(博多)로 가던 배가 신안 앞바다에 침몰하였는데, 해당 무역선에는 국제적 교역품으로 진피[47]가 있었다. [48] 이 사건은 국제적으로 진피 무역이 활발히 이루어지고 있었다는 것을 말해준다. 이는 당시 중국의 진피가 고려의 홍삼이나 신라의 미역처럼 약리적 효과의 측면에서 국제적인 명성을 얻었기 때문이나, 당시 일본에는 귤이 존재하기는 했으나 이를 진피로 만드는 기술은 갖고 있지 않았다. 이와 같은 사례는 우리나라에서도 볼 수 있었다. 1894년에 실시된 갑오개혁 이후에 제주산 감귤의 중앙정부로의 진상이 불필요해지면서 전국적으로 귤피를 구하기가 힘들어진 사례가 있는 것이다. 이러한 까닭에 1940년에 진피를 일본 와카야마(和歌山) 또는 시즈오카(靜岡)에서 수입해야만 했는데, 이러한 사정은 해방이후에도 계속되는 것을 볼 수 있다. 1973년의 경우에 진피 83,500kg을 당시 9,600달러에 원풍 등 4개사가 수입했다는 기록을 볼 수 있다. 이와 관련해서 현재 제주에서 국내 소비에 충분한 진피를 공급하지 못함으로써 수입 의존은 여전한 것으로 보인다. 2022년 4월의 언론보도를 보면, "제주도는 국내 진피 시장 규모를 연간 2,460t에 240억 원 가량으로 보고

---

46 원나라 당시 명칭으로는 '경원(慶元)'으로 현재는 저장성에 있는 영파(닝보, 寧波)다./ 고려 시대에 중국과 일본을 잇는 국제해상교역로(중국-제주-개성(예성강)-일본)가 존재했다. 이러한 사실은 1983년 해녀에 의해 발견된 한경면 신창리 남송(南宋) 때 수중 유적에서도 확인되었다.

47 『뉴제주일보』, 2016년. 12월 28일. "陳皮卅七斤正悟"과 "甘草口朗"이란 목간(木簡)이 발견되었다.

48 1976년 발견된 신안해저유물(新安海底遺物)을 통해 알려졌다.

있는데, 도내 생산량이 매년 600~1,000t 수준임을 감안하면 중국산 진피의 점유율이 60%에 달할 것으로 추정하고 있다."[49]고 한 것을 볼 수 있다. 뒤늦게나마 제주도는 과육에서 눈을 돌려 귤피로 감귤산업의 방향전환을 시도하고 있기는 하다. 이미 제주감귤의 생산규모가 워낙 크기 때문에 진피의 자급은 그다지 어려운 일이 아니다. 하지만 정작 부가가치가 높은 것은 진피라기보다는 이를 활용한 가공제품이라고 할 수 있다. 외국으로의 수출을 염두에 두고서 진피뿐만이 아닌 다양한 가공제품을 개발할 필요가 있다.

귤 파치의
적절한 활용

현재 제주도 행정 당국에서는 유통 가능한 감귤의 크기를 정해놓고 있다. 너무 작거나 큰 감귤은 아예 유통되지 못하도록 하고 있는데, 이러한 비상품감귤을 제주도에서는 파치(破치)라고 부른다. 감귤의 파치는 제값을 받지 못해서 버려지는 경우가 많은 것을 볼 수 있다. 만약 감귤농가에서 적잖이 발생하는 귤 파치를 갖고서 다음과 같은 가공처리방법을 사용한다면 버리는 감귤을 최소화하면서 소득 증대도 가능할 것으로 보인다. 이는 농약, 무농약, 유기농을 구분하지 않고 귤 파치(waster)를 가공처리하여 창조적으로 재활용하는 방안이라고 할 수 있다. 다만 이는 각종

---

49   『제민일보』, 2022년. 4월 13일.

관련 논문과 이에 기반한 특허사항이 결합되어 있는 관계로 제주한의약연구원, 제주감귤연구소, 제주테크노파크 등의 공적인 기관에서 공동의 공익사업으로 추진할 필요가 있다. 특허와 논문에 의거하여 기술제공업체에 향후 일정한 권한을 부여하면서 제주도 행정 당국에서 보조금 등을 지원한다면 점차 많은 감귤농가가 참여할 수 있을 것이다.

귤 파치를 이용한 재활용의 기본적인 원리는 귤을 수확한 다음 파치귤만을 세척기에서 세척한 후 파쇄기에서 넣고 잘게 부순 다음에 온도, 습도, pH, 용존산소농도, 광선, 영양원, 염류농도, 당류농도, 압력 등의 조건들을 감안하여 미생물을 적절하게 투입하는 것이다. 그런 다음에 일정기간이 지나서 이를 음료, 식초, 술, 약 등의 여러 제품으로 만들면 된다.

가공 과정에서 감귤 말고도 현미, 원당(原糖) 등의 재료가 필요한데, 끓이는 과정에서는 한약재전탕용 면 자루 포대가 필요하고 추후 가공과정에서는 플라스틱 용기가 필요하다. 이때에도 발암물질을 생성하는 염소를 포함하는 피브이시(PVC)는 사용하지 않고, 비교적 안전한 폴리에틸렌(PE)이나 폴리프로필렌(PP)를 사용할 필요가 있다.

가공방법은 그다지 어렵지 않다. 감귤의 수분 함량은 처음에는 85% 이상을 보이지만 시간이 지나면서 50% 이하로 감소한다. 이러한 것을 감안하여 미생물을 투입하기 쉽도록 파쇄한 귤을 한약재전탕용 면 자루 포대에 소분 포장한 다음 현미, 원당, 미생물을 투입한다. 그런 후 플라스틱 용기에 파치와 미생물 등이 들어 있는 포대를 담은 후에 1년 이상 지나면 발효된 용액만을 수거한다. 이때 부산물로 나오는 조박(糟粕)은 과수원에 퇴비로 또는 기타 자재로 사용하면 되고, 발효용액만 따로 정제가공하고 또한 상품화하여 판매하면 된다.

현재에도 지속적으로 감귤과 관련된 다양한 논문이 발표되고 있는데, 이미 나온 논문을 우선 참고하고 필요하다면 추가적인 연구를 진행할 필요가 있다. 감귤 껍질 파치를 이용하여 다양한 용도로 활용하고자 한다면 아마도 다음과 같은 분야에 대한 연구 결과에 대해 관심을 가질 필요가 있다.

　　이는 만들어진 발효액이 시간이 경과하면서 성분이 변화하는 것을 조사하고 만들어진 제품들을 기존 제품(감귤주, 감귤식초, 감귤류음료, 약재, 화장품) 등과 비교하는 작업, 액상 또는 분말로 처리하여 기존 제품과 비교하는 작업, 부산물로 생성되는 조박을 비료나 기타 자재(pulp, pellet 등)로 활용하는 방법, 감귤박 및 미숙과의 유용물질 효능 분석과 미생물발효를 통한 한의약품 개발, 플라스틱과 비닐을 만드는 석유의 대체재로 활용하여 바이오플라스틱과 바이오비닐로 만드는 방법, 그리고 보조연료로 가능한 바이오(Bio) 에탄올이나 발효가스(Gas)로의 활용 가능성 등을 포함할 수 있을 것이라 생각한다. 무엇보다도 먼저 환경 문제를 포함하여 전반적인 생산물의 유통 방향에 대한 조사를 실시할 필요성도 있다.

　　이는 실제로 농가마다 최소한의 시설장비를 설치하면 되기 때문에 쉽게 보급이 이루어질 것이라 생각한다. 세척시설, 건조시설, 저장시설, 파쇄시설, 그리고 추출장비와 온도측정설비 등이 포함된 발효시설이 있으면 되기 때문이다. 초기에는 3~4곳의 농가에서 시범적으로 운용할 필요가 있는데, 이 경우에 관련 기관에서 기술지원과 지도감독을 겸하고 발효액의 성분분석 등의 세밀한 부분까지 신경써서 진행한다면 더 좋을 것이라고 생각한다. 농가에서 발효액을 만들 때 효과가 좋은 미생물에 대해서는 추가적인 연구가 지속적으로 이루어질 필요가 있다. 이러한 시도가 성공한다면, 감귤가공을 연중 처리할 수 있는 대형식품가공시설을 만들고 새로운 식품산업으로 육성해야 한다.

신품종 변이종의 확보

감귤은 나무줄기는 물론이고 특정 가지에서도 어렵지 않게 변이가 일어나는 것을 볼 수 있다. 제주도에서는 신품종 개발을 위해 유전자원의 확보와 품종 보존에 힘쓰고 있을 뿐만 아니라, 농업 관련 기관이 주도해서 주기적으로 변이종을 수집하는 사업을 진행하고 있다. 수확을 하다가 보니 당도가 매우 높다거나, 감귤나무에 발생하기 쉬운 각종 질병에 강한 변이종이 주된 대상이다.

변이종인 희귀한 귤을 높이 평가하여 상을 내리는 것은 예전에도 있었던 일이다. 조선 후기만 보더라도 "헌종 13년(1847) 9월 제주목 다호촌(多好村, 지금의 제주공항 부근)에 사는 문명호(文明浩)의 집안에 있던 큰 귤나무가 당시에 없던 희귀한 품종이어서, 문명호에게 복호(復戶, 세금이나 부역을 면제해주는 일)의 혜택과 상을 주었다."[50]는 것을 볼 수 있다. 또한 "최근 열매와 줄기, 잎이 황금색을 띠는 감귤 변이종인 황금빛 관상용 감귤나무가 탄생하여 화제다."[51]라는 기사를 찾아볼 수도 있겠다.

지금까지 제주에서는 하례조생, 윈터프린스, 미니향, 탐나는 봉, 무봉

---

50 『한라일보』 2020년 5월 4일.
51 『제주신보』 2017년 7월 10일.

등 여러 국산품종이 개발되었지만, 앞으로도 더욱 다양하게 품종이 개발되어야 할 것이다. 이렇게 개발된 국산품종은 우리 기후 환경에 맞게 개량되어 있어 경쟁력이 있고 로얄티 부담도 줄일 수 있다.

만약 감귤 껍질을 활용한 관련 산업이 활성화된다면 유효 성분이 많이 함유된 진피를 위한 변이종을 개발하여 이용하는 것과 같이, 다양한 방법으로 활용하는 것을 생각해 볼 수 있겠다.

과학적인 기반 위에서
다양한 도전을 해야 한다

기후변화와 더불어 감귤재배의 북한계
선은 앞으로 계속 한반도 위쪽으로 올라가는 것이 불가피해 보인다. 현
재는 한반도 내륙에서 노지감귤을 재배하는 것이 쉽지 않지만 더 시간이
흐른다면 아예 불가능한 일은 아니라는 생각이 든다. 우리나라 감귤산업
의 중심지인 제주도가 앞으로도 그러한 명성을 유지하기 위해서는 지금
부터 감귤을 제대로 활용하는 다양한 방안을 모색해야 한다.

한의학적 관점에서 바라본 귤피와 과육의 활용은 예전부터 있었다.
16세기 이시진(리스쩐, 李時珍)은 『본초강목』의 '발명(發明)'이란 항목에서
"요즘 사람은 꿀로 조린 귤을 과일 대신, 곧 주전부리로 먹는데 맛이 아주
좋다. 또한 귤로 장(간장·된장·고추장)이나 김치도 담근다."[52]고 했다. 20세

---

52 "今人以蜜煎橘充果食甚佳 亦可醬菹也", 李時珍, 1590, 『본초강목』; 대성문화사, 앞의 책
    41권, 633쪽.

기에 들어와서 중국의 신회진피는 정책적인 지원을 받아 국가특산품으로 선정되었고, 현재의 상황을 보면 "1단계로 진피촌(陳皮村) 완성에 이어, 2단계로 진피의 금융상품화를 모색하고 있다. 또한 '스타벅스' 같은 프랜차이즈로 진피의 세계화 전략을 구상하고 있다."[53]는 거대한 계획을 볼 수 있다.

제주는 다소 늦은 감이 있지만, 제주관광공사에서 2016년부터 6차산업화의 일환으로 감귤 융복합지구 허브센터를 서귀포시 하효 마을에 설치한 바 있다. 그 외에도 다양한 지역에 감귤체험장인 감귤테마하우스, 감귤푸드음식점, 감귤가공식품기업을 운영하여 제주감귤을 활용한 체험프로그램 및 가공제품을 안내하고 판매하여 수익을 창출하고 있다. 감귤산업을 발전시키겠다는 목적에 부합하는 사업이지만 아쉬운 것은 여전히 과육 중심으로 되어 있다는 점이다.

안목을 넓혀서 앞으로는 과일로서의 감귤에만 머물 것이 아니라, 귤피를 감귤의 가공물이 아닌, 약재를 비롯해서 식품, 사료, 가공재료로 나누어 활용해 나갈 필요가 있다. 또 감귤나무를 활용한 다양한 축제를 개발하고, 감귤나무를 화분과 분재 또는 조경수로 판매하는 소비도 생각해 볼 만하다. 한편으로는 철저한 품질관리체계와 인증과정을 거치도록 해서 지정된 곳에서만 감귤이 약과(藥果) 또는 약재로서 보호받으면서 명품으로 여겨져서 한정 판매될 수 있도록 하는 구체적인 지원방안도 강구하여야 한다.

---

53   『제주일보』 2017년 8월 14일.

2021년부터 무농약, 유기농 우수 한약재로 지정된 품질 좋은 귤피도 생산되고 있다. 하지만 생산방식을 효율적으로 개선하고 식품안전관리인증기준(해썹, HACCP)[54], 제주품질관리기준(GMP)[55]에 준하는 가공시설을 서둘러 도입해서 지속적인 품질 향상을 도모해야 한다. 그리고 현대인의 관심이 특히 많은 비만, 아토피 등을 포함한 난치병 치료에 우수한 효능을 보이는 감귤도 생산하여 의료서비스업과 한방 관광산업을 지원해야 할 것이다. 그래야 미래의 고부가가치 산업인 한의약 관련 산업이 발전하여 세계 시장으로 진출할 수 있는 기반이 마련될 것이다.

사람의 몸에 이로운 효능이 있는 한약은 무엇보다 청정약재를 통해서 만들 수 있다. 자연환경이 청정할수록 사람에게 유효한 미생물이나 기타 유효성분이 많이 존재한다. 만약 청정 약재를 확보하기 곤란하다면 건강을 위해서 유효미생물 섭취와 유효성분을 추출하는 기술이 별도로 있어야 한다. 제주의 경우에는 아직은 세계적으로도 훌륭한 청정 자연환경을 갖고 있으니, 이를 제대로 활용하면서 기술의 측면에서도 선도해나갈 필요가 있다. 물론 감귤과 이를 활용한 진피가 한약재로써 더욱 좋은 효과를 발휘하려면, 감귤나무마이크로바이옴(Microbiome)[56] 군집구조를 밝혀내고 표준화하여야 한다. 그리고 이를 활용한 각종 치료법에 대해 환자를 비롯한 소비자들의 신뢰가 바탕이 되어야 하고, 이와 더불어 약재의 활용에 대해 다양한 경험과 깊이 있는 지식을 갖추고 있으면서 이를 지

---

54   HACCP(Hazard Analysis and Critical Control Points: 위해요소중점관리기준).

55   GMP(Good Manufacturing Practice; 우수건강기능식품제조기준).

56   미생물(microbe) + 생태계(Biome).

혜롭고도 능수능란하게 활용할 수 있는 의료인의 역할도 절대적으로 필요하다.

현재 제주한의약연구원이 주도하여 제주귤피명품화사업뿐만 아니라, 한의약자원 고부가가치화 및 한의의료 과학화 등을 제주에서 추진할 수 있는 미래의 성장동력 산업으로 제시하고 있다. 이를 위해 제주 특화 한약재 육성, 제주한의약자원 연구개발, 제주한의약산업 인프라 구축 등의 관련 핵심사업을 추진하고는 있으나 다소 진행이 더딘 상황이다. 이는 제주도의 역량만을 갖고서 진행하기에는 적지 않은 한계가 있기 때문이다. 따라서 제주도만이 아닌 중앙정부가 주도하는 국가적인 차원에서 당도가 높아서 인기가 많은 감귤품종의 국산화를 추진할 필요가 있다. 한편으로 누누이 강조한 바와 같이 복합적이면서 약리적인 성분이 가미된 기능성감귤과 그러한 효능이 뛰어난 감귤의 진피를 활용한 다양한 제품들에 대한 연구와 개발, 그리고 생산이 이어질 필요가 있다. 이는 다만 제주의 감귤산업 경쟁력으로 머무는 것이 아니라 미래의 성장산업인 건강산업으로 이어져 국가적인 발전의 한 축을 충분히 맡아갈 수 있을 것이다.

부록
감귤과 비슷한 이름의 약재들
감귤 관련 서적과 인명 연대표

참고 문헌

감귤과 비슷한
이름의 약재들

한약재 이름에 감귤(柑橘), 유(柚), 등(橙)이란 명칭이 들어가나, 귤아과(橘亞科)에 속하지 않는 식물, 또는 감(柑) 또는 귤(橘)이란 명칭이 들어가면서도 hesperidium에 속하지 않는 귤아과식물, 그 외 hesperidium에 속하는 식물은 다음과 같은 것들이 있다.

동풍귤근(東風橘根): 운향과(芸香科; Rutaceae) 귤아과(橘亞科; Aurantiodeae) Atalantia속(屬)에 들어가는 주병륵(酒餠朸; *Atalantia buxifolia* (Poir.) Oliv.)의 뿌리이다. 주병륵의 열매는 설 때는 푸른색을 띠나, 익으면 작고 둥글며 검은색을 띤다.[1]

밀감초(蜜柑草)[2]: 대극과(大戟科; Euphorbiaceae) 식물로 '*Phyllanthus matsumurae* Hayata'란 학명을 가지고 전초(全草)를 약으로 쓴다.

사당목(沙塘木)[3]: 운향과(芸香科; Rutaceae) 식물로 Acronychia속(屬)에 들어가는 산유감(山油柑; *Acronychia pedunculata* (L.) Miq.)의 심재(心材) 또는 뿌리를 약으로 쓴다.

---

1   김창민 외, 앞의 책 권3, 1430, 1431쪽.
2   김창민 외, 앞의 책 권4, 1900쪽.
3   김창민 외, 앞의 책 권5, 2529쪽.

산귤엽(山橘葉)[4]: 운향과(芸香科; Rutaceae) 식물로 산귤(山橘; *Fortunella hindsii* (Champ.) Swingle.)의 잎이다.

산등(山橙)[5]: 협죽도과(夾竹桃科; Apocynaceae) 식물인 산등(山橙; *Melodinus suaveolens* Champ. ex Benth.)의 열매이다.

산소귤(山小橘)[6]: 야사감(野沙柑) 또는 산귤(山橘)이라고도 하는데, 운향과(芸香科; Rutaceae) 식물로 산소귤(山小橘; *Glycosmic citrifolia* (Willd) Lindl.)의 뿌리와 잎을 약으로 쓴다. 학명에서 보듯이 잎이 귤잎과 유사하며 열매는 공 모양이고 지름이 약 1cm이며 익으면 귤홍색이 되며 반투명하다.

산유감과실(山油柑果實)[7]: 산유감(山油柑; *Acronychia pedunculata* (L.) Miq.)의 열매이다.

산유감엽(山油柑葉)[8]: 산유감(山油柑; *Acronychia pedunculata* (L.) Miq.)의 잎이다.

산유자(山柚子)**나무**: 산유자나무과(Flacourtiaceae) 산유자나무속(Xylosma)에 들어가는 산유자나무(*Xylosma congesta* (Lour.) Merr.)를 말하고, 한약명은 작목(柞木; *Xylosma japonicum* (Walp.) A. Gray.)이다. 작목(柞木)은 나무껍질[9]뿐만 아니라 뿌리[10]와 잎[11]을 약으로 사용한다.

---

4   김창민 외, 앞의 책 권5, 2616쪽.

5   김창민 외, 앞의 책 권5, 2632쪽.

6   김창민 외, 앞의 책 권5, 2666쪽.

7   김창민 외, 앞의 책 권5, 2688쪽.

8   김창민 외, 앞의 책 권5, 2689쪽.

9   "작목피(柞木皮)", 김창민 외, 앞의 책 권8, 4700쪽.

10   "작목근(柞木根)", 김창민 외, 앞의 책 권8, 4699쪽.

11   "작목엽(柞木葉)", 김창민 외, 앞의 책 권8, 4699쪽.

월귤과(越橘果)[12]: 철쭉과(Ericaceae) 식물로 월귤(越橘; *Vaccinium vitisidaea* L.)의 열매이다.

월귤엽(越橘葉)[13]: 철쭉과(Ericaceae) 식물로 월귤(越橘; *Vaccinium vitisidaea* L.)의 잎이다.

유감근(油柑根)[14]: 대극과(大戟科; Euphorbiaceae) 식물로 유감(油柑; *Phyllanthus emblica* L.)의 뿌리 혹은 뿌리껍질이다.

유감목피(油柑木皮)[15]: 대극과 식물로 유감(油柑)의 나무껍질이다.

유감엽(油柑葉)[16]: 대극과 식물로 유감(油柑)의 잎이다.

유감충절(油柑蟲節)[17]: 대극과 식물로 유감(油柑)의 나뭇가지에 있는 충영(蟲癭)이다.

---

12 김창민 외, 앞의 책 권7, 4283쪽.

13 김창민 외, 앞의 책 권7, 4283쪽.

14 김창민 외, 앞의 책 권7, 4301쪽.

15 김창민 외, 앞의 책 권7, 4301쪽.

16 김창민 외, 앞의 책 권7, 4301쪽.

17 김창민 외, 앞의 책 권7, 4302쪽.

감귤 관련 서적과
인명(人名) 연대표(年代表)

선진(先秦) 시대(B.C. 21세기~B.C. 221)

○『산해경(山海經)』은 先秦시대인 B.C. 12세기부터 저술되었다고 추정되는 작자 미상의 대표적 신화집 및 지리서이다. 유흠(류신, 劉歆; B.C. 46~A.D. 23)이 최초로 산해경을 정리하고, 곽박(꿔푸, 郭璞; A.D. 276~324)은 기존의 자료를 모아 편찬하여 註를 달았다. 이 책에서 헤스페리디움을 橘欒와 枳로 나눈다.

춘추 시대(B.C. 770~453)

○ B.C. 7세기 『涅槃經』은 부처(B.C. 624~544)의 열반 전후 이야기로 귤이 나온다.

○ B.C. 6세기 『안자춘추(晏子春秋)』는 작자 미상으로 안자(옌쯔, 晏子, 晏嬰; B.C. 578~501)가 '橘化爲枳'를 말한다.

○ B.C. 6~5C 『春秋』, 『書經』을 공자(콩쯔, 孔子; B.C. 551~479)가 著作한다.

전국 시대(B.C. 476~221)

○ B.C. 4세기 『열자(列子)』에서 열자(리에쯔, 列子; B.C. 450~375)는 '유(欒)'를 귤과 따로 분류한다.

○ B.C. 300년경 『주례(周禮)』는 『주관(周官)』이라고도 한다. 예부터 주공

(周公B.C. 12세기)의 저술로 간주되어 왔으나, 현대 학자들은 이 책이 B.C. 300년경에 무명의 이상주의자가 휘찬(彙撰)한 것이라고 추측한다. 『주례』「고공기(考工記)」에 "橘逾淮而北化爲枳 此地氣然也"라는 말이 전한다.

○ B.C. 3세기『五十二病方』은 작자 미상으로, 1974년 마왕퇴3호한묘(馬王堆3號漢墓)에서 출토된 백서(帛書)의 하나로 모두 52종의 질병치료방법이 기술되었다.

○ B.C. 239『여씨춘추(呂氏春秋)』는 진(秦)나라 재상인 여불위(루뿌웨이, 呂不韋; B.C. 290~235)가 주도하여 편집한 백과사전으로, "果之美者 江浦之橘 雲夢之柚"라는 말을 남긴다.

○ B.C. 3세기『귤송(橘頌)』에 굴원(취위안, 屈原, 屈平; B.C. 340~278)은 동정귤인 朱橘을 노래하고, 『구가(九歌)』, 『어부사(漁父辭)』를 지은 초나라 정치가이자 시인이다.

秦나라(B.C. 221~207), **漢**(B.C. 202~A.D. 220) **西漢**(前漢 B.C. 202~A.D. 8)

○ 『이아(爾雅)』는 중국에서 가장 오래된 유의어 사전이자 언어 해석 사전이다. 유교에서는 주공(周公) 제작설이 있지만 춘추전국 시대 이후에 행해진 고전의 의미 해석을 한초(漢初)의 학자가 정리 보충한 것이라고 생각된다.

○ 기원전 200년경, 『황제내경소문영추(黃帝內經素問靈樞)』는 작자 미상으로 『영추』가 『소문』보다 앞서 성서된 것으로 추정된다. 枳實이란 문구가 보인다.

○ B.C. 2세기『신농본초경(神農本草經)』은 작자 미상으로, 橘柚, 橘皮, 枳

實이 나온다.

○ B.C. 2세기 『춘추공양전(春秋公羊傳)』은 漢 景帝(B.C. 188~141) 때 공양고(공양까오, 公羊高)가 지은 춘추주석서이다. 여기에 柑이 등재되나 여기서 柑은 나무로 만든 겸(鉗)을 말한다.

○ B.C. 90년경 사마천(쓰마첸, 司馬遷; B.C.145~86)은 『사기(史記)』의 「화식열전(貨殖列傳)」에서 "蜀漢江陵千樹橘"이라 하고, 「사마상여열전(司馬相如列傳)」에서 "於是乎盧橘夏孰黃甘橙榛"라 하여, 당시 야생귤의 대단위 재배와 '盧橘, 黃甘, 橙, 榛'라는 품종이 나오기 시작함을 엿볼 수 있다. 그러나 야생귤의 변이종을 黃甘이라 하고 柑이라 하지 않고 있다.

○ 景帝의 아들인 漢武帝(B.C. 156~87) 때 공안국(콩안꿔, 孔安國; B.C. 156~74)은 귤과 유자를 모두 감(柑)이라 하여, 柑을 모든 *Citrus*屬 열매를 통칭하는 용어로 사용한다. 또, 그는 최고의 역사서인 『고문상서(古文尚書)』를 전한다. 이 『상서(尚書; 書經)』「우공편(禹貢篇)」에 기록된 "厥包橘柚"는 *Citrus* 의 어원의 유래가 된다.

後漢(東漢 A.D. 25~220) **신라**(B.C. 57~A.D. 935)

○ A.D. 70년 『일본서기(日本書紀)』에 "신라에서 일본으로 귀화한 다찌마모리가 상세국(常世國)에서 비시향과(非時香果)를 구해가지고 왔다."라고 기록한다.

○ A.D. 100년(永元 12년) 『설문(說文)』 또는 『설문해자(說文解字)』라는 책에서 허신(쉬선, 許愼)은 "枳木似橘"이라 한다.

2세기

○ 『뇌공약대(雷公藥對)』 작자 미상으로 원서는 남아 있지 않다.

○ 화타(華佗)(?~208) 東漢末의 뛰어난 외과의사이다.

3세기

○ 『석명(釋名)』에서 동한(東漢) 유희(류씨, 劉熙)가 柑을 목노(木奴)라 한다.

○ 『금궤요략(金匱要略)』과 『상한론(傷寒論)』이란 한의서를 장기(장찌, 張機, 張仲景; 150~219)가 저술한다.

중국 삼국 시대 魏(220~265) 蜀(221~263) 吳(229~280)

○ 『광아(廣雅)』라는 백과사전은 魏 明帝(227~232) 때 장읍(장이, 張揖)이 지은 것이다.

○ 『이물지(異物志)』에서 後漢末 魏의 정치가 양부(양푸, 楊孚 ?~235)가 枸櫞을 소개한다.

○ 『오보본초(吳普本草)』 또는 『오씨본초(吳氏本草)』는 화타(華佗)의 제자 위(魏)나라 오보(우푸, 吳普)가 지은 것이다.

○ 『이씨약록(李氏藥錄)』을 화타의 제자인 이당지(리당즈, 李當之)가 쓴다.

○ A.D. 254년 吳나라 때 이형(리형, 李衡)은 단맛 나는 귤 나무 천 그루를 심고 木奴라 한다.

○ 『양주이물지(涼州異物志)』는 吳나라 때 만진(완전, 萬震)이 쓴다.

서진(西晉: 265~317)과 동진(東晉: 317~420)

○ 『귤부(橘賦)』를 지은 晉初 문학가인 부현(푸쉬안, 傅玄; 217~278)은 "詩人

覯王雎而咏后妃之德 屈平見朱橘而申直臣之志"이라 읊는다.

○『명의별록(名醫別錄)』은 작자 미상으로 서진(西晉)과 동진(東晉) 때 成書 됐다고 보이며 지금은 사라지고 없다.

○ 晉이 吳를 멸하고 중국을 통일한 후 5년이 되는 285년에 진수(천소우, 陳壽; 233~297)가『삼국지(三國志)』를 짓는다.

4세기

○『남방초목상(南方草木狀)』은 晉나라 혜함(지한, 嵇含; 263~307)이 304년에 刊行하였고, 柑은 橘에 屬한다 하여 柑을 만다린類에 분류하였다.

○『광주지(廣州志)』는 晉代 배연(페이위안, 裴淵)이 撰하고 금귤을 말한다.

○『광지(廣誌)』는 西晉 때 곽의공(꿔이공, 郭義恭)이 쓴다.

○『산해경』을 西晉末~東晉初의 학자이며 시인인 곽박(꿔푸, 郭璞; 276~324) 이 註를 달았다.

○『주후방(肘後方)』은 晉代 江蘇省 句容人 갈홍(거홍, 葛洪; 284~364)이 저술 한다. 그는 廣東省 增城縣 羅浮山에서 수도하고 包公(鮑靚)의 사위가 된다.

○『등나산소(登羅山疏)』는 동진(東晉) 때 원굉(위안훙, 袁宏; 328~376)이 羅浮 山을 오르고 임금에게 올린 글이다.

○『양양기(襄陽記)』를 東晉 때 습착치(시짜오츠, 習鑿齒; ?~383)가 刊한다.

○『양생요집(養生要集)』은 北魏(后魏; 386~535) 때 장담(장잔, 張湛)이 저술 한다.

5세기 백제(B.C. 18~A.D. 660) 탐라(?~1404년)

○『형주도경(荊州圖經)』은 작자 미상으로『형주도부(荊州圖副)』라고도 한다.

○『뇌공포자론(雷公炮炙論)』은 남조(南朝)에 劉宋(420~479)의 製藥專門家였던 뇌공(레이궁, 雷公, 雷斆)이 지은 것으로 橘皮는 "年深者最妙"라 하고 "凡使勿用柚皮皺子皮"라 하였다.

○『식경(食經)』은 북위(北魏; 386~535)의 최호(추이하오, 崔浩; 381~450)가 지었으나 已佚되었다.

○A.D. 465년『탁라국서(乇羅國書)』에 "劉宋 泰始(465년 12월~471년 12월) 초에 탁라가 처음으로 신라를 통하여 방물을 바쳤다."라 기록한다.

○『삼국사기』「백제본기」에 A.D. 476년인 백제 문주왕 2년 4월에 탐라국으로부터 공물을 받았다.

○『본초경집주(本草經集注 또는 神農本草經集注)』7卷을 도홍경(타오훙징, 陶弘景, 陶隱居; 456~536)이 5세기 말에 저술한다. 그는 太湖에 있는 西洞庭山을 "包公(鮑靚)이 일찍이 은거하였고, 四面이 물로 에워싸여 있어 一名 包山이라 한다."고 하였다.

○『남중팔군지(南中八郡志)』는 6세기 이전 간행됐을 것이다.

6세기 南北朝 시대(386~589), 隋代(581~618)

○ 서지재(쉬즈차이, 徐之才; 505~572)가『뇌공약대(雷公藥對)』를 수정 보완한다.

○ 6세기 초『수경주(水經注)』라는 지리서에 "서산도(西山島)에는 둥산(洞山)과 팅산(庭山)이 있어 둥팅산(洞庭山)이라 한다."고 한다.

○『제민요술(齊民要術)』은 東魏(534~550)의 가사협(지아스셰, 賈思勰)이 완성

한다.

○ 550년경 『위왕화목지(魏王花木志)』를 원흔(위안신, 元欣)이 撰한다.

○ 南朝 梁(502~557)나라 유소(류자오, 劉昭)가 『후한서(後漢書)』에 주를 달고, "백당을 졸여 녹인 다음, 형상의 틀에 찍어 만든 것을 향당(饗餹)이라 하고, 사자형상의 틀에 찍어 만든 것은 예당(猊餹)이다."라 한다.

○ 554년 소역(샤오이, 蕭繹)의 『금루자(金樓子)』에 "上嘗冬月啖柑 歎其形味並劣 義康在坐曰 '今年柑殊有佳者'."

7세기 隋代(581~618), 唐(618~907), 唐五代(621~960), 통일신라(676~935)

○ 7세기 초반 隋代(581~618) 때 최우석(추이위시, 崔禹錫)은 『최씨식경(崔氏食經)』 중 「藥性論(약성론)」에서 "橘皮 味苦辛"이라 한다.

○ 『약성론(藥性論)』은 唐代 견권(전취안, 甄權; 541~643)이 쓰고 亡佚되었다.

○ 7세기 중반 『천금방(千金方)』을 손사막(쑨쓰먀오, 孫思邈; 581~682)이 쓴다.

○ 659년 『신수본초(新修本草, 唐本草)』를 소공(쑤공, 蘇恭, 蘇敬), 공지약(콩쯔웨, 孔志約) 등이 간행한다.

○ 696년 『비후국사(肥後國史)』에 우리나라에서 일본으로 귤나무를 가져갔다.

8세기 唐五代(621~960)

○ 『식료본초(食療本草)』는 맹선(멍셴, 孟詵; 621~713)이 짓는다. 그는 橘皮로 진피를 만들고, '陳皮'란 용어를 처음 사용하며, '橘皮로 丸'을 만든다.

○ 『당운(唐韻)』은 732년(唐玄宗 開元 20년) 후에 손면(쑨미엔, 孫愐)이 펴낸 音韻서적이다.

○『자모비록(子母祕錄)』은 허인칙(쉬런거, 許仁則)이 지었으나 佚失되었다.

○『외대비요(外臺秘要)』는 752년 왕도(왕다오, 王燾)가 짓는다.

○『본초습유(本草拾遺)』는 진장기(천짱치, 陳藏器; 681~757)가 짓고, 10종의 감귤을 柑과 橘로 나누어 분류하나 청귤과 비슷한 종을 언급한 내용은 없다.

○『위소주집(韋蘇州集)』은 789년부터 3년간 蘇州守令在職時 위응물(웨이잉우, 韋應物)이 짓는다.

9세기 唐五代(621~960)

○ 800년경『단방경원(丹房鏡源)』을 독고도(두구따오, 獨孤滔)가 저술한다.

○ 백거이(바이쥐이, 白居易; 772~846)는 시인이며 정치가이다.

○『이상속단방(理傷續斷方)』은 唐代인 846년 前後로 린도인(린다오런, 藺道人)이 지었으며,『선수리상속단비방(仙授理傷續斷秘方)』이라고도 하는데, 靑皮가 처음 기재된다.

○『식의심경(食醫心鏡)』은 850년 구단(쥬똰, 咎段)이 지었고,『식의심감(食醫心鑑)』이라고도 한다.

○『북호록(北戶錄)』은 함통(860~874) 12년인 871년에 단공로(똰꿍루, 段公路)가 쓰고 變柑을 알린다.

○『영표록이(嶺表錄異)』는 唐나라 소종(昭宗; 867~904) 때 廣州司馬 류순(류쉰, 劉恂)이 편찬한 책으로서 嶺南의 특이한 풍물, 기후, 문화에 대한 기록으로 그는 금감을 山橘子라 한다.

10세기 五代10國(902~979), **唐五代**(621~960), **後唐**(923~937), **宋**(960~1279)

○ 後唐(923~937) 末에 펴낸『사시찬요(四時纂要)』는 당나라 시인 한악(한어, 韓鄂)이 펴낸 農書이다.

○ 934년『식성본초(食性本草)』를 진사량(천스량, 陳士良)이 쓴다.

○ 973년『개보본초(開寶本草)』또는『개보신상정본초(開寶新詳定本草)』는 宋代 마지(마즈, 馬志) 등이 편찬하였고 青柑을 기술한다.

○ 968~975년에『일화자제가본초(日華子諸家本草)』를 일화자(르화즈, 日華子)가 成書한다. 日華子는 姓이 大이고 名이 明이라서『대명본초(大明本草)』라고도 한다.

○ 992년 宋代에『태평성혜방(太平聖惠方)』또는『성혜방(聖惠方)』이 편찬된다.

11세기 宋(960~1279) **고려**(918~1392)

○ 1037년(仁宗 景祐 4년)에 고대 音韻學사전인『집운(集韻)』이 편찬된다.

○ 1052년 고려 문종왕 6년 탐라에서 歲貢하는 橘子 수량을 1백 포로 개정한다.

○ 1053년(皇祐五年)에『운계집(鄆溪集)』에서 정해(찡셰, 鄭獬; 1022~1072)는 동정귤의 크기를 "赤金三寸圓"이라 한다.

○ 1061년『본초도경(本草圖經)』에 宋代 소송(쑤송, 蘇頌)은 청귤에 대한 언급을 하며 陳皮로 丸을 만든다.

○ 1078년 송대 의학교육을 전문적으로 담당한 太醫局에 소속된 약국의 처방을 모아 간행한『태평혜민화제국방(太平惠民和劑局方)』에서 청피가 많이 보인다.

○ 1082년『증류본초(證類本草)』또는『경사증류비급본초(經史證類備急本

草)』를 당신미(탕선웨이, 唐愼微)가 편찬한다.

○ 1086~1093년에『몽계필담(夢溪筆談)』을 심괄(선쿠오, 沈括; 1031~1095)이 撰하고『보필담(補筆談)』과『속필담(續筆談)』도 撰한다.

○ 神宗 즉위(1086년) 때 항주로 좌천되고, 1094년『동정춘색부(洞庭春色賦)』를 지은 소동파(쑤동포, 蘇東坡, 蘇軾; 1037~1101)는『물류상감지(物類相感志)』,『동다송(東茶頌)』등을 남겼다.

○ 『박택편(泊宅編)』은 北宋 때 泊宅村翁인 방작(팡사오, 方勺; 1066~1142)이 저술한 소설이다. 그는 婺州(今浙江金華) 人이다. 장인(外舅)은 莫强中으로 豐城에서 令을 지냈다.

12세기 北宋(960~1127), 南宋(1127~1279), 金(1115~1234), 고려(918~1392)

○ 1108년 주굉(주공, 朱肱)이 지은『남양활인서(南陽活人書)』를『유증활인서(類證活人書)』라 하기도 한다.

○ 1116년『본초연의(本草衍義)』는 구종석(코우쫑스, 寇宗奭)이 刊한다.

○ 1111~1117년『성제총록(聖濟總錄)』을 간행한다.

○ 1118년 간행된『성제경(聖濟經)』에서 去白 또는 留白을 기술하기 시작한다.

○ 1125년(宣和7年)에『비아(埤雅)』는 北宋의 육전(루디엔, 陸佃)이 편집한 사전으로 육전이 죽은 후 그의 아들이 책을 만들고 序를 쓴다.

○ 12세기 初『전생지미방(全生指迷方)』을 왕황(왕쾅, 王貺)이 짓는다.

○ 1154년『당상보(糖霜譜)』를 왕작(왕줘, 王灼)이 쓴다.

○ 1178년『귤록(橘錄)』또는『귤보(橘譜)』에서 한언직(한옌즈, 韓彦直)은 감귤류 27종을 감 8, 귤 14로 분류하고, "씨앗을 취해 재배할 시에는 먼저

말끔히 씻어내고서 비옥한 흙속에 파종한다(核洗淨下肥土中)."고 한다.

○ 1180년『전신적용방(傳信適用方)』을 오언기(우옌쿠이, 吳彦夔)가 쓰고 靑皮수치법을 자세히 기록한다.

○ 1186년『진주낭(珍珠囊)』을 지은 號가 易老인 장원소(장위안쑤, 張元素, 潔古; 1151~1234)는 金代 易州人(易州: 지금 河北省 易縣)이다. 引經報使說을 주창하고『의학계원(醫學啓源)』,『활법기요(活法機要)』도 편찬하며, 易水學派의 대표로 李東垣의 스승이다.

○ 1186년(金 大定 26년)에 河北 河間人인 류완소(류완쑤, 劉完素)는『소문병기기의보명집(素問病機氣宜保命集)』「해수론 제21(欬嗽論 第21)」에서 靑皮를 去白하여 사용한다. 凉劑를 애용하여 寒凉派이다.

○ 범성대(판청다, 范成大; 1126~1193)는 南宋의 정치가, 시인, 지리학자로『계해지(桂海志)』를 지었다.

○ 1196년에『집험배저방(集驗背疽方)』을 지은 이신(리쉰, 李迅)은 당시 가짜 귤피가 많기에 잘 감별하여 眞橘皮만을 사용하라고 한다.

○ 1196년에 송나라 왕석(왕쉬, 王碩)은『왕씨이간방(王氏易簡方)』을 간행하고 法製靑皮를 만든다.

○ 1196년에『시재백일선방(是齋百一选方)』을 號가 是齋인 왕구(왕치우, 王璆)가 저술한다.

13세기 南宋(1127~1279), **金**(1115~1234), **元**(1271~1368), **고려**(918~1392)

○ 1220년 이인로(1152~1220)는 죽기 직전 쓴 글에 귤(橘)과 정(棖)이 보이고, 사후에『파한집(破閑集)』이 1260년 刊行된다.

○ 장자화(장쯔허, 張子和; 1156~1228)는 金代 1221년 太醫를 사퇴하고 후학

들이『유문사친(儒門事親)』40권을 편성했는데, 앞쪽 3권은 張의 親撰으로 본다. 그는 攻下劑를 애용하여 攻下派라 한다.

○ 1236년 고려『향약구급방(鄕藥救急方)』에는 귤류 약재 중 '只沙里'만 보인다.

○ 1237년『부인양방(婦人良方)』을 宋나라 진자명(천쯔밍, 陳自明)이 짓는다.

○ 1234~1239년 제주판관으로 부임했던 金坵(1211~1278)는 제주를 橘柚之鄕이라 하고, 당시 제주는 청귤, 등(橙), 유자, 동정귤 4종을 재배하고 있다고 한다.

○ 1234~1241년에 제주수령으로 봉직한 최자(崔滋, 崔安; 1188~1260)는 이규보에게 청귤, 동정귤을 보낸다.

○ 1240년경 유홍개(庾弘盖)가 제주수령으로 떠날 때, 이규보는 제주를 '橘橙의 땅'이라 한다.

○ 1241년『동국이상국집(東國李相國集)』에 이규보(李奎報; 1169~1241)는 금귤, 청귤, 동정귤을 수록하고, 최자가 보낸 청귤, 동정귤에 대한 보답 차원의 詩도 수록한다.

○ 金代 이고(리가오, 李杲, 李東垣; 1180~1251)는 補土派로 北醫이다. 그는 王好古, 羅天益에 의술을 傳하고 귤피, 청피, 진피 등 귤 관련 약재를 많이 사용한다.『내외상변혹론(內外傷辨惑論)』,『비위론(脾胃論)』,『진주낭약성부(珍珠囊藥性賦)』,『약류법상(藥類法象)』,『용약심법(用藥心法)』을 지었고, 그는『난실비장(蘭室秘藏)』에서 葛花解醒湯에 四花靑皮를 사용한다.

○ 1238~1248년에 號가 海藏인 왕호고(왕하오꾸, 王好古; 1200~?)는『탕액본초(湯液本草)』를 撰하고 元代인 1280년 補完한다. 여기서 紅皮를 처음 언급하고, 황귤과 청귤, 靑皮와 陳皮를 정의한다.

○ 1257년 사유신(셰웨이신, 謝維新)은 『사류합벽(事類合璧)』, 즉 『고금합벽 사류비요(古今合璧事類備要)』에서 "가지는 많고 알맹이는 여러 갑(쪽)으로 이루어지고 갑 속에는 씨가 있다(枝多(중략) 瓤數瓣 瓣中着核)."고, 일반적 귤의 특징을 기술한다.

○ 1260년 『파한집(破閑集)』은 李仁老의 아들 李世黃이 수집하여 간행하나 전하지 않고, 그 후 1659년에 다시 간행되어 전해진다.

○ 1264년 『인재직지방(仁齋直指方)』, 즉 『직지방(直指方)』에 양사영(양스잉, 楊士瀛)은 "청피는 땀을 흘리는 사람에게 쓰지 말라(有汗者不可)."고 한다.

○ 1280년 고려 충렬왕 때, 임정기(林貞紀)가 감귤 두 그루를 왕에게 바쳤으나 말라 죽는다.

○ 1281년 『위생보감(衛生寶鑑)』에 나천익(뤄텐이, 羅天益)은 법제진피를 소개한다.

○ 1282년 충렬왕 8년경에 곽예(郭預 1232~1286)가 「詠橘樹」를 지어 바친다. 그 시에는 洞庭香, 千奴가 나오고, 이 시는 『파한집(破閑集)』에 기록된다.

○ 13세기 후반에 『약성부(藥性賦)』가 발간된다.

14세기 元(1271~1368), **明**(1368~1644), **고려**(918~1392)

○ 1300년 元代 왕정(왕전, 王禎)의 『왕씨농서(王氏農書)』

○ 1321년 元代 손윤현(쑨윤셴, 孫允賢)의 『의방대성(醫方大成)』

○ 1323년 신안 해저의 무역선 침몰

○ 1329년 오서(우루이, 吳瑞)의 『일용본초(日用本草)』

○ 1345년 위역림(웨이이린, 危亦林)의 『세의득효방(世醫得效方)』은 『득효방

『得效方)』또는『득효(得效)』라 한다.

○ 元代 주진형(주전형, 朱震亨, 朱丹溪; 1281~1358)은 南醫로 羅知悌로 부터 의학을 배웠으며 劉完素, 王好古와 李東垣의 영향을 받고 明代의 劉純, 徐彦純에게 의술을 전하였다. 그는 청피를 그대로 쓰면 氣分에 들어가고 炒黑하면 血分에 들어간다고 했다. 1481년에 제자들이 『단계심법(丹溪心法)』을 刊한다. 滋陰降火를 主로 하여 養陰派라 한다.

○ 1368년(明 건국) 때 서언순(쉬얜춘, 徐彦純)은 『의학절충(醫學折衷 또는 玉機微義)』과 『본초발휘(本草發揮)』를 저술하고 편찬한다.

○ 14세기 후반 元明 교체기를 거치고 明 중심의 동아시아 국제질서가 수립되어 무역이 활발해진다.

○ 1375년(明太祖 洪武 8년)에 『정운(正韻)』또는 『홍무정운(洪武正韻)』을 발간한다.

○ 1396년 유순(류춘, 劉純)은 徐彦純의 『의학절충』에 增益을 加하여 『옥기미의(玉機微義)』를 편찬한다.

○ 1399년(2대 정종)에 나온 『향약제생집성방(鄕藥濟生集成方)』은 『성혜방』, 『화제국방』, 『성제총록』을 인용하여 陳橘皮(湯浸去白焙)가 나오나 靑皮는 없다.

15세기 明(1368~1644), **조선**(1392~1897)

○ 1406년에 『보제방(普濟方)』을 출간한다.

○ 1418년 조선 세종(1418~1450)은 의약전문가를 중국에 파견하여 한약을 연구한다.

○ 1425년 明나라 왕자로 號가 구선(臞仙)인 주권(주취안, 朱權)은 『신기비

보(神奇秘譜)』와『활인심방(活人心方)』을 펴낸다.

○ 1428년『향약채취월령(鄕藥採取月令)』을 발간한다.

○ 1433년『향약집성방(鄕藥集成方)』에 청피가 실린다.

○ 1445년『의방유취(醫方類聚)』를 발간한다.

○ 1446년『훈민정음(訓民正音)』,『훈민정음해례본(訓民正音解例本)』을 발간
한다.

○ 1450~1452년 조선 제5대 왕 문종이 재위한다.

○ 1454년(단종 2년)에 발간된『세종실록지리지(世宗實錄地理志)』에 진피와
청피가 기재된다.

○ 1455~1468년『세조실록』에는 세조의 재위 13년간의 기록을 실었다.

○ 15세기 중반『전남본초(滇南本草)』를 지은 난무(란마오, 蘭茂; 1396~1476)는
윈난(雲南)에 甛橙이 난다고 한다.

○ 1480년 왕새(왕시, 王璽)의『의림류증집요(醫林類證集要; 醫林集要; 醫林類
證)』에 四花靑皮의 품질규격을 정의한다.

○ 1481년 성종(1469~1494) 때『동국여지승람』을 편찬한다.

○ 1488년『언해간이향약본초(諺解簡易鄕藥本草)』을 편찬한다.

16세기 明(1368~1644), **조선**(1392~1897)

○ 1505년『본초품회정요(本草品匯精要)』를 유문태(류원타이, 劉文泰)가 출간
하는데,『본초품휘정요(本草品彙精要)』라고도 한다.

○ 1515년『의학정전(醫學正傳)』을 刊한 우단(위퇀, 虞摶)은 여러 학설을 익
혀 證治는 丹溪학설을 本으로 하고, 傷寒은 仲景, 內傷은 李杲, 소아병
은 錢乙을 따랐다.

○ 1517년 최세진(崔世珍)이『번역박통사(飜譯朴通事)』를 간행했다고 전해
진다.

○ 1520년 김정(金淨; 1486~1521)의『제주풍토록(濟州風土錄)』

○ 1525년 진가모(천쟈모, 陳嘉謨)의『본초몽전(本草蒙筌)』

○ 1527년(중종 22년)에『훈몽자회(訓蒙字會)』를 최세진(崔世珍)이 짓는다.

○ 16세기 전반 이몽양(리멍양, 李夢陽; 李空同; 1472~1529)

○ 1531년『신증동국여지승람』

○ 1550년『섭생중묘방(攝生衆妙方)』을 장시철(장스처, 張時徹)이 출간한다.
이 책은『섭생방(攝生方)』이라고도 한다.

○ 1554년『묵재일기(默齋日記)』를 이문건(李文楗; 1494~1567)이 쓴다.

○ 1564년 黃柑製를 명종(1545~1567년 재위)이 시행하여 300년간 지속된다.

○ 嘉靖(1522~1566) 때『식감본초(食鑑本草)』는 丹徒京口(지금의 江苏镇江) 사
람인 영원(닝위안, 寧原; 寧源, 號는 山臞)이 集成한 것으로, 책의 끝에「양
생식기(養生食忌), 양생도인법(養生導引法)」을 싣고 있다.『본초강목』에
原日은 寧原을 말한다.

○ 1572년(明代 隆慶)에 양공(양공, 楊珙)이『의방적요(醫方摘要)』를 쓴다.

○ 1575년『의학입문(醫學入門)』에서 이천(리찬, 李梴)은 진피가 약효가 나타
나려면 최소 1년 이상은 묵혀야 한다고 진피의 품질규격을 정의한다.

○ 1578년 선조 때 임제(林悌)(1549~1587)의『남명소승(南溟小乘)』

○ 1587년 간행된 공정현(공팅셴, 龔廷賢)의『만병회춘(萬病回春)』

○ 1590년 이시진(리스쩐, 李時珍)은『본초강목(本草綱目)』에서 귤피를 만병
통치약재로 거론한다.

17세기 明(1368~1644), 淸(1636~1912), 조선(1392~1897)

○ 1602년『남사록(南槎錄)』을 淸陰 金尙憲(1570~1652)이 쓴다.

○ 1608년 許浚의『언해구급방(諺解救急方)』,『언해태산집요(諺解胎産集要)』

○ 1611년 허준의『동의보감(東醫寶鑑)』

○ 1615년 공정현(공팅셴, 龔廷賢)의『수세보원(壽世保元)』

○ 1622년 무희옹(먀오시융, 繆希雍)의『선성재광필기(先醒齋廣筆記)』,

○ 1624년 예주모(니주모, 倪朱謨)의『본초회언(本草滙言)』

○ 1625년 무희옹(먀오시융, 繆希雍)의『본초경소(神農本草經疏)』

○ 1628~1635 유배기간 중 이건(李健)이『제주풍토기(濟州風土記)』를 쓴다.

○ 1636년 손문윤(쑨원인, 孫文胤)의『단대옥안(丹臺玉案)』에 靑橘葉이 나온다.

○ 1644년 가구여(지아지우루, 賈九如)의『약품화의(藥品化義)』

○ 1653년 효종(1649~1659 재위) 때 이원진(李元鎭)(1594~1665)의『탐라지(耽
　羅志)』

○ 1655년 곽패란(꾸오페이란, 郭佩蘭)의『본초회(本草匯)』

○ 1667년 이중재(리중쯔, 李中梓)의『본초통현(本草通玄)』에 "橘之小者爲靑皮"

○ 17세기 淸代 장은암(장인안, 張隱庵, 張志聰; 1610~1674)

○ 1694년 왕앙(왕앙, 王昂)의『증비본초비요(增批本草備要)』

○ 1695년 장로(장루, 張璐)의『본경봉원(本經逢原)』

18세기 淸(1636~1912), 조선(1392~1897)

○ 18세기에 오렌지 + 유자 = 자몽이 출현

○ 1700년 유약금(류뤄진, 劉若金, 劉潛江)의『본초술(本草述)』

○ 1702년 이형상(李衡祥;1653~1733)의『탐라순력도(耽羅巡歷圖)』

○ 1704년 이형상의『남환박물(南宦博物)』

○ 1712년 이건(李健; 1614~1663)의『제주풍토기(濟州風土記)』

○ 1712년 데라시마 료안(寺島良安)의『화한삼재도회(和漢三才圖會)』

○ 1716(康熙 55년)에『강희자전(康熙字典)』출판

○ 1724년 엽천사(예티엔스, 葉天士, 葉桂; 1667~1746)의『본초경해(本草經解)』

○ 1726년『고금도서집성(古今圖書集成)』출판

○ 1732년 정운경(鄭運經; 1699~1753)의『탐라귤보(耽羅橘譜, 濟州橘譜)』

○ 1736년 서영태(쉬링타이, 徐靈胎, 徐大椿; 1693~1771)의『신농본초경백종록 (神農本草經百種錄)』

○ 1754년 황원어(황위안위, 黃元御)의『옥추약해(玉楸藥解)』

○ 1757년 오의락(우이뤄, 吳儀洛)의『본초종신(本草從新)』

○ 1758년 왕불(왕푸, 汪紱)의『의림찬요(醫林纂要(探源)』

○ 1762년 항천서(쌍톈루이, 項天瑞)의『동수록(同壽錄)』

○ 1765년 조학민(자오쉐민, 趙學敏)은『본초강목습유(本草綱目拾遺)』을 짓는 다. 한편, 동생 조곤계(자오쿤지, 趙昆季)는『백초경(百草鏡)』을 지었으나 전하지 않는다.

○ 1767년『본초숭원(本草崇原)』은 장은암(장인안, 張隱庵)이 지었으나, 장은 암이 죽은 후 고세식(가오스스, 高世栻)이 편집하여 간행한다.

○ 1769년 황궁수(황꽁시우, 黃宮綉)의『본초구진(本草求眞)』에 "寒痰薑汁製"

○ 1771(영조 47년)에 서명응(徐命膺; 1716~1787)이『고사신서(攷事新書)』를 짓 는다.

○ 1790년 정조(1776~1800) 때『광제비급(廣濟秘笈)』을 이경화(李景華)가 짓 는다.

○ 1798년(정조 22년) 이만영(李晚永; 1789~1828)은 『재물보(才物譜)』에서 "靑橘皮 醫方謂之靑皮 乃橘之未黃有靑色者"라 하여 귤의 미숙과 껍질을 청피라 한다.

○ 1799년(정조 23년)에 서호수(徐浩修)가 『해동농서(海東農書)』를 짓는다. 徐浩修는 徐命膺의 아들이고, 서유구(徐有榘)의 生父이다.

19세기 淸(1636~1912), 조선(1392~1897)

○ 1803년 진수원(천시우위안, 陳修園, 陳念祖; 1753~1823)의 『본초경독(本草經讀)』은 『신농본초경독(神農本草經讀)』이라고도 한다. 그 책에는 『본초강목』, 『본초숭원』, 『본초경해』의 내용이 나온다.

○ 1805년 유럽에 중국산 감귤 재배가 시작된다.

○ 1807년에 집필이 완성되고, 1815년 5월에 출판된 단옥재(뚜안위차이, 段玉裁)의 『설문해자주(說文解字注)』가 조선에 유입된 시기는 金正喜의 「여이월정장욱(與李月汀璋煜)」을 통해서 확인할 수 있다.

○ 1819년 정약용의 제자 이강회(李鋼會; 1789~?)는 『탐라직방설(耽羅職方說)』에서 "청귤이 청피이다(靑橘爲靑皮)", 동정귤은 "酸不堪食"이라 한다.

○ 1822년 與猶堂 정다산(丁茶山, 丁若鏞; 1762~1836)은 『여유당전서(與猶堂全書)』의 집필을 끝낸다. 그는 「탁라공귤송(乇羅貢橘頌)」에서 "그곳의 공물은 보잘것없으니 오직 귤과 유자뿐이다. 구연, 가, 등, 잡감, 주뿐이다(厥苞不腆 唯橘櫞兮 枸櫞椵橙 雜柑樧兮)."라고 여러 종류의 귤속 식물들을 소개하고 있다. 『여유당전서』는 丁茶山이 죽은 후 1934~1938년에 간행된다.

○ 1824년 조정철(趙貞喆; 1751~1831)의 『정헌영해처감록(靜軒瀛海處坎錄)』

「귤유품제(橘柚品題)」에 귤속나무가 15종으로 확인된다.

○ 1827년 서유구(徐有榘)가 쓴 백과사전인『임원십육지(林園十六志)』에 당전감방(糖纏柑方)이 나온다.

○ 1832년 추수(쪼우수, 鄒澍)는『본경소증(本經疏證)』에서 귤을 "枝多刺 其葉兩頭尖綠靑色 面大寸餘 長二寸許 四月著小白花甚香 結實至冬黃熟 包中有瓣 相向橫砌 瓣中有核 圓白而微尖 種類不一 以不接而種成者 爲上"라고 한다.

○ 1842년 양시태(양스타이, 楊時泰)는『본초술구원(本草述鉤元)』에서 "去白者 恐甘緩其辛也"이라 한다.

○ 1843년 이원조(李源祚; 1792~1872)는『탐라지초본(耽羅誌草本)』에서 "청귤(중략) 이것이 청피가 된다(靑橘…是爲靑皮)."고 한다.

○ 1848년 조기광(자오치꽝, 趙其光)은『본초구원(本草求原)』에 靑柑皮를 소개한다.

○ 1849년 추사(秋史) 김정희(金正喜; 1786~1856)의『완당전집(阮堂全集)』

○ 조선 후기 실학자 이규경(李圭景; 1788~1856)은 號가 오주(五洲)로 19세기 최고의 백과사전인 '오주연문장전산고(五洲衍文長箋散稿)'를 출간한다.

○ 19세기 淸代 황본기(황번지, 黃本驥; 1780~1856)의『황본기집(黃本驥集)』

○ 19세기 咸豊年間(1851~1861년)에 능환(링환, 凌奐)의『본초해리(本草害利)』

○ 1861년 왕사웅(왕스슝, 王士雄)의『수식거음식보(隨息居飮食譜)』

○ 1868년 황도연(黃度淵)의『의종손익(醫宗損益)』에 引劑 가운데서 생강 3片 대조 2枚는 세속에서 흔히 薑三棗二로 사용되고 있다고 나온다.

○ 1878년 일본산 감귤이 싸쯔마(Satsuma)라 불린다.

○ 타나카(田中芳男, Yoshio Tanaka; 1838~1916)가 식물학에 대한 책을 출판한다.

○ 1884년 황도연의 유작『방약합편(方藥合編)』을 황필수(黃泌秀)가 출간한다.

○ 1887년 장병성(장빙청, 張秉成)은『본초편독(本草便讀)』에서 "橘皮…味苦 辛 性溫 氣香 質燥…燥濕理氣 散逆和中…用鹽水炒極能治痰 以其能 燥濕理氣 亦治痰之本也"라 한다.

○ 1892년(고종 29년) 김희정(金羲正; 1844~1916) 등 제주 유생들이 중심이 되어 귤림서원(橘林書院) 자리에 김정, 김상헌 등 오현의 위패로 조두석 (俎豆石) 5개를 마련하여 오현단(五賢檀)을 조성한다.

20세기 淸(1636~1912), **대한제국**(1897~1910), **일제 강점기**(1910~1945)

○ 1902년 남만리(南萬里)는 대정군수에 임명되고『탐라지』를 편찬한다.

○ 1911년 해봉(海峰) 김태현(金台現; 1880~1945)이 제주도 제주시에 인수당 (仁壽堂)을 창업한다.

○ 1911년 엄탁가 신부가 일본으로부터 온주밀감을 들여온다.

○ 1914년『의가비결(醫家秘訣)』을 김우선(金宇善)이 쓴다.

○ 1914년 김의정(1843년 1월 11일生)이 면허(No.4652)를 취득하였고, 의생 면허 개시일은 1914년 8월 4일이다.

○ 1914년 "최치경, 장한규, 김규배, 김의정, 강기조가 제주도에서 최초로 의생면허를 획득하고, 그중에 김의정은 73세로 가장 나이가 많았고, 김희정(金羲正; 1844~1916)과 한자 이름과 나이가 비슷하여 같은 사람이 아닌지 모르겠다."(2010년 6월 26일자「민족의학신문」에 한의사 황연규가 기고한다.)

○ 1927년 한국에서는 작자미상의『별초단방(別抄單方)』

○ 1928년『양무신편(兩無神編)』을 한국의 남재철(南載喆)이 짓는다.

○ 1928년『동의사상신편(東醫四象新編)』을 한국의 원지상(元持常; 1885~1962)
  이 펴낸다.

○ 1930년 「약가(藥價)」는 김희정(金羲正; 1844~1916)家에서 당시 판매하는
  한약재 가격을 쓴 내용으로 마지막 처방 날짜가 庚午라고 쓰여 있어
  1930년까지 유통된 한약재 가격을 기록한 것임을 알 수 있다. 그 책에
  는 "只實(七八月采 暴乾 去瓤夫炒), 南星, 木通, 香薷, 香附, 獨活, 荊芥는 一分
  이고, 半夏, 半夏曲, 細辛, 羌活, 白芷, 澤瀉, 陳皮(十月採)는 二分, 藁本,
  靑皮(暴乾), 陳皮紅(去白爲紅)은 三分"이라고 기록되어 있어 진피와 청
  피가 다른 약재에 비해 고가임을 알 수 있다.

○ 1937년 일본에서 흥진(興津)온주밀감이 만들어진다.

○ 1963년『광동중약(廣東中藥)』이 중국에서 출간된다.

○ 1966년 온주계 감귤이 중국에 들어가 대량 재배된다.

○ 1967년 일본에서 흥진(興津)온주밀감이 한국으로 도입된다.

○ 1973년 이가원(李家源)·장삼식(張三植)의『상해한자대전(詳解漢字大典)』

○ 1974년 최용태(崔容泰)·이수호(李秀鎬)의『정해침구학(精解鍼灸學)』

○ 1975년 이상인(李尙仁)의『본초학(本草學)』

○ 1976년 심상룡(沈相龍)의『한방식료해전(漢方食療解典)』

○ 1977년『중약대사전(中藥大辭典)』이 중국에서 출간된다.

○ 1977년 김현제(金賢濟)의『동양의학개요(東洋醫學槪要)』

○ 1978년 송병기(宋炳基)의『한방부인과학(漢方婦人科學)』

○ 1980년 성도중의학원(成都中醫學院)의『중약포제학(中藥炮製學)』

○ 1985년 '한의학대사전편찬위원회'의『한의학대사전(漢醫學大辭典)』

○ 1989년 이창복(李昌福)의『대한식물도감(大韓植物圖鑑)』

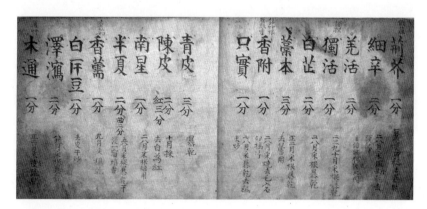

〈사진 58〉 당시 진피(陳皮)와 반하(半夏)의 가격이 같고, 청피(靑皮)와 귤홍(橘紅)의 가격은 고가로 유통되고 있음을 알 수 있다. 김기홍家(이도1동) 자료.

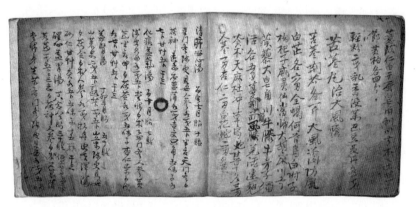

〈사진 59〉 1926(丙寅)년 7월, 10월 그리고 1927(丁卯)년 3월, 6월에 유통하였던 처방에 모두 진피가 주요하게 사용되고 있으며, 처방약의 가격을 표시하고 있다. 김기홍家(이도 1동) 자료.

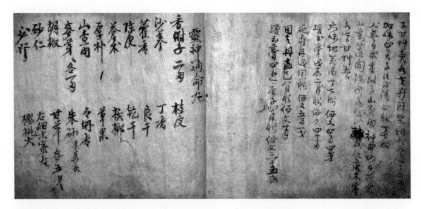

〈사진 60〉 1927년(丁卯) 7월부터, 1928년(戊辰), 1929년(己巳), 1930(庚午)년 4월까지 제주에서 유통하였던 처방약의 가격을 표시하고 있다. 김기홍家(이도1동) 자료.

○ 1990년 왕자열(왕저웨, 王者悅)의 『중화양생대사전(中華養生大辭典)』

○ 1991년 신재용(申載鏞)의 『방약합편해설(方藥合編解說)』

○ 1993년 이배우(리페이위, 李培雨)의 『팽임예술채보(烹飪藝術菜譜)』

○ 1993년 하국량(허꿔량, 何國樑) 외 『질병음식요법(疾病飮食療法)』(一)(二)

○ 1994년 나가사와 모토오(長澤元夫)의 『한방의 제문제(漢方の諸問題)』

○ 1998년 김태정의 『한국의 자원식물』

21세기

○ 2000년 이규준(李圭晙)의 『의감중마(醫鑑重磨)』「의문입식(醫門入式)」

○ 2004년 고정삼의 『식품생물산업』

○ 2004년 '사마키 타케오'·'이나야마 마스미'의 『부엌에서 알 수 있는 거의 모든 것의 과학』

○ 2006년 '한의학용어제정위원회' 편 『표준한의학용어집』

○ 2006년 주춘재(조우춘차이, 周春才)의 『한의약식(韓醫藥食)』

○ 2007년 고정삼의 『제주감귤』

○ 2013년 김남일(金南一)의 『한방화장품의 문화사』

○ 2018년 김시한(金時漢)의 『내 손으로 만드는 산야초차』

○ 2018년 이영득·고찬균의 『행복한 꽃차 만들기』

참고 문헌

저서류

1. 한국

『동국이상국후집(東國李相國後集)』,『세조실록(世祖實錄)』,『영조실록(英祖實錄)』,『승정
　　원일기(承政院日記)』,『재물보(才物譜)』,『오주연문장전산고(五洲衍文長箋散稿)』.

대성문화사, 1995, 흠정사고전서(欽定四庫全書) 자부(子部) 五 의가류(醫家類).

　　孫思邈, 7세기,『비급천금요방(備急千金要方)』, 唐愼微, 1082,『증류본초(證類本
　　草)』, 吳彦夔, 1180,『전신적용방(傳信適用方)』, 王貺, 12세기 초,『전생지미방(全生
　　指迷方)』, 楊士瀛, 1264,『인재직지방(仁齋直指方)』, 李杲, 13세기,『비위론(脾胃論)』,
　　王好古, 1280,『탕액본초(湯液本草)』, 李杲, 1336,『난실비장(蘭室秘藏)』, 朱橚 외,
　　15세기 초,『보제방(普濟方)』, 李時珍, 1590,『본초강목(本草綱目)』, 繆希雍, 1622,
　　『선성재광필기(先醒齋廣筆記)』.

현행복, 2016,『귤록(橘錄)』, 민속원.

　　김정, 1520,『제주풍토록(濟州風土錄)』, 임제, 1578,『남명소승(南溟小乘)』, 김상헌,
　　1602,『남사록(南槎錄)』, 이원진, 1655,『탐라지(耽羅志)』, 이형상, 1704,『남환박물
　　(南宦博物)』, 정운경, 1732,『제주귤보(濟州橘譜)』, 이강회, 1819,『탐라직방설(耽羅
　　職方說)』, 조정철, 1824,『정헌영해처감록(靜軒瀛海處坎錄)』, 이원조, 1843,『탐라지
　　초본(耽羅誌草本)』, 김정희, 1849,『완당전집(阮堂全集)』.

『서경(書經)』, 조선도서주식회사(朝鮮圖書株式會社), 1943년,『원본비지 서전집주(原本
　　備旨 書傳集註)』.

이가원·장삼식, 1973년,『상해한자대전(詳解漢字大典)』, 유강출판사.

최용태 외, 1974,『정해침구학(精解鍼灸學)』, 행림서원.

이상인, 1975,『본초학(本草學)』, 의약사.

심상룡, 1976,『한방식료해전(漢方食療解典)』, 창조사.

김현제, 1977,『동양의학개요』, 동양의학연구원 출판부.

송병기, 1978,『한방부인과학(漢方婦人科學)』, 행림출판사.

북경중서의학연구총회, 1979,『황제내경소문영추(黃帝內經素問靈樞)합편』, 서원당.

대성문화사, 1981,『원본동의보감(原本東醫寶鑑)』.

한성사, 1982,『교정의학입문(校精醫學入門)』.

남산당, 1985,『대역증맥 방약합편(對譯證脈 方藥合編)』.

한의학대사전편찬위원회, 1985,『한의학대사전』「醫史文獻編」, 동양의학연구원출판부.

이창복, 1989,『대한식물도감』, 향문사.

신재용, 1991,『방약합편해설(方藥合編解說)』, 성보사.

정재서, 1993,『산해경(山海經)』, 민음사.

김창민 외, 1997,『완역 중약대사전』, 정담.

유덕선, 1998,『훈몽자회』, 동방인.

김은하 외, 1998,『한방의 제문제』, 전파과학사.

김태정, 1998,『한국의 자원식물 II』, 서울대학교출판부.

이규준, 2000,『의감중마(醫鑑重磨)』「의문입식(醫門入式)』, 대성의학사.

김일우, 2000,『고려시대 탐라사 연구』, 신서원.

식품의약품안전청, 2002,『대한약전외한약(생약)규격집』.

고정삼, 2004,『식품생물산업』, 유한문화사.

구성회, 2004,『부엌에서 알 수 있는 과학』, 휘슬러.

한의학용어제정위원회, 2006,『표준한의학 용어집』, 함춘한학.

정창현 외, 2006,『한의약식』, 청홍.

제주문화원, 2007,『역주제주고기문집(譯註濟州古記文集)』, 경신인쇄사.

고정삼, 2007,『제주감귤』, 제주문화.

제주특별자치도 제주문화예술재단, 2009,『화산섬, 제주문화재탐방』, 광문당.

김남일, 2013,『한방화장품의 문화사』, 들녘.

이영득 외, 2018,『행복한 꽃차 만들기』, 황소걸음.

2. 중국

大方出版社, 1975,『증비본초비요(增批本草備要)』, 원대인쇄창(遠大印刷廠).

孫星衍 외, 1976,『신농본초경(神農本草經)』, 오주출판사(五洲出版社).

集文書局, 1978,『중경전서(仲景全書)』.

江蘇新醫學院, 1979,『중약대사전(中藥大辭典)』, 상무인서관향항인쇄창(常務印書館香港印刷廠).

中醫研究院 외, 1979, 중의명사술어사전(中醫名詞術語詞典), 常務印書館香港印刷廠.

成都中醫學院, 1980,『중약포제학(中藥炮制学)』, 상해과학기술출판사(上海科学技术出版社).

新大豊出版公司, 1982년,『신편중약대사전(新編中藥大辭典)』.

潘綱, 1987,『이혼효적중약재감별(易混淆的中藥材鑑別)』, 江蘇科學技術出版社.

中華養生大辭典 편찬위원회, 1990,『중화양생대사전(中華養生大辭典)』, 大連出版社.

張鼎(增補), 吳受琚 외,1992,『식료본초(食療本草)』, 중국상업출판사(中國商業出版社).

何国樑 외, 1993,『질병음식요법(疾病飮食療法)』권 一, 二, 廣東科技出版社.

李培雨, 1993,『팽임예술채보(烹飪藝術菜譜)』, 藍天出版社.

蔡季芳, 2016,『阿芳老師手做美食全紀錄2: 媽媽的小吃店』, 商周出版.

자료집

1. 한국

김희정(1844~1916), 「약가(藥價)」.

(사)우리한약재되살리기운동본부, 2004, 「한약품질인증연구」, 보건복지부.

『새로운 제주농업』, 2006, 제79호.

김일우 외, 2007, 『역주 제주고기문집(譯註 濟州古記文集)』, 제주문화원.

김태윤, 2008, 「微生物의 韓醫學的 應用方法에 對한 小考」, 『대한한의미생물학회』.

김태윤, 2010, 「제주산 감귤을 이용한 한약재로의 제형변경 및 활용방안」, 제주미래전략
　　　산업연구회.

제주한의약연구원, 2017, 「공무 출장 결과보고 자료」.

제주특별자치도, 2021, 『제주』 겨울 Vol. 25.

사단법인 제주학회, 2021년 8월, 『제주도연구』 제56집, 선진인쇄사.

『경향신문』, 『국제신문』, 『뉴제주일보』, 『동아일보』, 복지TV부울경방송(wbcb.co.kr),
　　　『서귀포신문』, 『제민일보』, 『제주신보』, 『제주일보』, 『조선일보』, 『한라일보』, 『한의
　　　신문』.

「제주대학교 친환경감귤산학연협력단」, 「풋귤사업단」.

2. 중국

每日頭條(kknews.cc).

논문, 특허

1. 한국

송동근 등, 1995, 「시네프린을 유효성분으로 함유하는 우울증 치료제」, 특허.

복성해 외, 1997, 「감귤류를 이용한 첨단산업개발전망」, 논문.

송은영 등, 1998, 「제주산 감귤류의 Hesperidin 함량의 채취 시기별 변화」, 한국식품과학
회지.

김세재 외, 2004, 「발효감귤(C. unshiu)의 지방간 사멸효과」, 한국식품과학회지.

김한주, 2004, 「제주도 약용자원식물에 관한 조사연구」, 제주대학교 대학원 생명과학과
박사학위논문.

김인락, 2004, 「약효동등성을 위해 기원에 주의해야할 한약재」, 동의대학교 본초학교실.

오경덕, 2007, 「저분자화된 진피추출물의 제조방법과 제조된 저분자화된 진피추출물 제
10-0857003호」, 특허.

박덕배 외, 2007, 「발효진피(C. sunki)의 지방간 사멸효과」, Food Sci. Biotechnol., 16(2).

부영근, 2007, 『조선시대 제주관련 한시(漢詩)의 연구』, 영남대학교대학원, 박사학위논문.

김태윤, 이영종, 2007, 「귤피와 발효귤피의 Hesperidin 양의 비교」, 경원한의학연구소논
문집.

장윤희, 2008, 「조선후기 제주도 진상에 관한 연구」, 제주대학교 대학원 석사학위 논문.

신용욱, 2012, 「진피의 저장기간에 따른 항알러지효과 비교」, 대한본초학회지, 논문.

김기중, 2016, 「미숙감귤의 지표성분과 항비만 생리활성 연구」, 세명대학교 대학원 한방
식품영양학과 석사힉위논문.

박성진 외, 2017, 「귤홍의 함유성분 분석과 항산화 활성」, 한국조리학회지 V.23 no.3.
논문.

김기옥, 2017. 「귤피의 연구개발 동향 및 산업화전략」, 제주한의약연구원.

2. 중국

許增謙, 1995, 「Research on Essential Oil Constituents of Leaves of Citrus sunki Hort.

Ex Tanaka」, 대만 중원대학 석사학위논문.

陳帥華 외, 2011,「橘白與橘絡揮發油成分的比較」, 中國現代應用藥學, 第28卷 第4期, 논문.

蔡炎璋, 2013,「枳實與其混淆藥材之鑑別及品質評估」.

楊艶, 2015,「橘絡和橘核的化學成分硏究」, 雲南中醫學院, 논문.

3. 일본

Harumi Takei et al., 1999,「Analysis of Synephrine in the Peel of Citrus Fruit, Immature Citrus Fruit and Decoctions of Chinese Medicinal Prescriptions Containing These Crude Drugs by Capillary Electrophoresis」, Analytical Science. Vol. 15.

인터넷베이스 DB

『열반경』

　https://ko.wikipedia.org/wiki/열반경.

　https://kabc.dongguk.edu/content/view?itemId=ABC_IT&cate=bookName&dept

　　h=3&upPath=Z&dataId=ABC_IT_K0105_T_005.

　https://kabc.dongguk.edu/content/view?dataId=ABC_IT_K0105_T_028.

『사기(史記)』

　「화식열전(貨殖列傳)」,

　　https://ctext.org/wiki.pl?if=gb&chapter=136056.

　　https://kchistory.tistory.com/8050685.

　　https://ja.wikisource.org/wiki/史記/卷117.

　「사마상여열전(司馬相如列傳)」,

　　https://kchistory.tistory.com/8050672.

　「사기편작창공열전(史記·扁鵲倉公列傳)」,

　　https.://ctext.org/shiji/bian-que-cang-gong-lie-zhuan/zh.

인도귤,

　https://ko.wikipedia.org/wiki/인도귤.

『귤송(橘頌)』,

　https://baike.baidu.com/item/九章·橘頌.

『구가(九歌)』,

　https://baike.baidu.com/item/九歌/67994.

『주례(周禮)』「고공기(考工記)」,

　https://cidian.qianp.com/ci/淮橘为枳.

『괄지지(括地志)』,

　https://fo.ifeng.com/chaosheng/200909/0911_19_57990.shtml.

『안자춘추(晏子春秋)』,

https://quidnunc.tistory.com/490.

당도현,

https://baike.baidu.com/item/当涂县/3339723.

단양군,

https://www.wikiwand.com/zh-tw/丹楊郡.

손휴(쑨씨우, 孙休),

https://www.baike.com/wikiid/8372964858670533529?prd=relation&view_id=40

hy1ogylco000.

이형(李衡),

https://www.sohu.com/a/472551865_150958.

무릉,

https://zh.wikipedia.org/wiki/龍陽縣_(武陵).

『양양기』,

http://agri-history.ihns.ac.cn/books/qmysxu.htm.

이형(李衡),

http://www.guoxue123.com/shibu/0101/00sgz/047.htm.

『삼국지』,

https://zh.wikipedia.org/wiki/三國志.

『정운(正韻)』,

https://zidian.bi0.cn/6A58__kx.html.

『설문(說文)』,

https://www.zdic.net/hans/%F0%A3%A0%A1.

『설문해자(說文解字)』,

http://shuowen.chaziwang.com/shuowen-477.html.

https//www.zdic.net/hans/枳.

『설문해자주(說文解字注)』,

https://www.cidianwang.com/shuowenjiezi/jia6665.htm.

http://shuowen.chaziwang.com/shuowen-2628.html.

Daum 한국어사전, 중국어사전, 일본어사전.

훈민정음,

　　https://ko.wikisource.org/wiki/훈민정음.

『열자(列子)』,

　　https://www.qiongtui.com/book47/109156.html.

『재선한어자전(在線漢語字典)』,

　　http://xh.5156edu.com/kx/a99b20c12394.html.

『강희자전(康熙字典)』,

　　http://hy.httpcn.com/html/kangxi/27/PWTBILTBUYTBMETBCQ/.

　　https://www.zdic.net/hans/枳.

『광아(廣雅)』,

　　https://m.xuite.net/blog/oscarsun72/twblog/133322056.

　　https://zidian.qianp.com/zi/麩.

『고금도서집성』,

　　https://zh.wikisource.org/wiki/欽定古今圖書集成/博物彙編/草木典/第286卷.

田道間守,

　　https://db.history.go.kr/item/compareViewer.do?levelId=jm_001r_0030_0040.

常世國,

　　https://db.history.go.kr/item/compareViewer.do?levelId=jm_001r_0030_0040.

대마도리폐약조(對馬島釐弊約條),

　　https://sillok.history.go.kr/id/kwa_10911015_002.

『박통사(朴通事)』,

　　https://thewiki.kr/w/번역박통사.

효근,

　　https://akorn.bab2min.pe.kr/doc/57?p=15.

　　https://wordrow.kr/의미/효근풍류/.

『물류상감지(物類相感志)』,

    https://baike.baidu.hk/item/物類相感志/907132.

    https://dl.ndl.go.jp/info:ndljp/pid/2209061.

『사류합벽』,

    https://zh.m.wikisource.org/zh-hans/古今合璧事類備要_(四庫全書本)/別集卷46.

『본경소증(本經疏證)』,

    https://jicheng.tw/tcm/book/本經疏證/index.html.

    https://ctext.org/wiki.pl?if=gb&res=399881.

유감(乳柑),

    https://kknews.cc/history/y38oak.html.

변감(變柑),

    https://www.easyatm.com.tw/wiki/變柑.

『남방초목상(南方草木狀)』,

    https://zh.wikisource.org/wiki/南方草木狀/卷下.

wikipedia.

위키백과.

「모군혜온감려지이절(毛君惠溫柑荔支二絶)」,

    https://www.baike.com/wikiid/毛君惠溫柑荔支二絶.

동정귤,

    https://baike.baidu.com/item/洞庭紅橘.

『감추육수(感秋六首)』,

    https://www.cidianwang.com/mingju/6/642b61116930.htm.

「영귤(詠橘)」,

    cafe.daum.net/heartwings/Jztq/803.

동정호,

    https://baike.baidu.com/item/洞庭湖.

군산(君山),

https://ctext.org/taiping-yulan/49/zh.

동정산(洞庭山),

http://baike.baidu.com/item/洞庭山/3818272.

『위소주집(韋蘇州集)』,

http://www.haoshici.com/zh-tw/541clm.html.

「유목시팔수(有木詩八首)」,

http://www.chinakongzi.org/kzsf/wxxs/zuozhe/baijuyi/200705/t20070525_420

75.htm.

이공동시집(李空同詩集),

http:::/www.kanripo.org/text/KR4e0150/034.

「파한집(破閑集)」,

http://encykorea.aks.ac.kr. (『한국민족문화대백과사전』)

https://ko.wikisource.org/wiki/파한집/권하.

https://leeza.tistory.com/archive/20201230.

晉傅玄《橘賦》,

http://www.zdic.net/hant/朱橘.

『필원잡기(筆苑雜記)』,

https://m.blog.naver.com/PostView.naver?isHttpsRedirect=true&blogId=wonpa

5&logNo=220239159535.

청귤,

http://jeju.grandculture.net/jeju/toc.

https://blog.naver.com/happyjejudo.

『묵재일기(黙齋日記)』,

https://www.ycg.kr/open.content/ko/participate/free.bulletin/?i=85493&p=3.

산물,

https://sjw.history.go.kr.

재갈(柑),

https://iccie.tw/q/柑馬.

우주(宇宙),

http://encykorea.aks.ac.kr/Contents/Item/E0040119.

음식조리법,

https://jhealthmedia.joins.com/_inc/pop_print.asp?pno=5311.

https://m.health.chosun.com/svc/news_view.html?contid=2010073001436.

정해(정쎄, 鄭獬),

http://ctext.org 〉維基 〉鄖溪集卷二十三.

『본초편독(本草便讀)』,

https://jicheng.tw/tcm/book/本草便讀/index.html.

『기축제일(己丑除日)』,

https://cidian.qianp.com/ci/橘红.

『본초술구원(本草述鉤元)』 권17 山果部,

https://jicheng.tw/tcm/book/本草述鉤元/index.html.

『본초숭원(本草崇原)』,

https://jicheng.tw/tcm/book/本草崇原/index.html.

『본초경독』,

https://jicheng.tw/tcm/book/神農本草經讀/index.html.

『본초숭원』,

https://jicheng.tw/tcm/book/本草崇原/index.html.

「동정춘색부(洞庭春色賦)」,

https://baike.baidu.hk/item/洞庭春色賦.

「변식수제약물법도(辯識修製藥物法度)」,

https://jicheng.tw/tcm/book/婦人大全良方/index.html.

『본초경해』,

https://jicheng.tw/tcm/book/本草經解/index.html.

『신농본초경백종록(神農本草經百種錄)』,

https://jicheng.tw/tcm/book/神農本草經百種錄/index.html.

『약성부』 권2,

https://jicheng.tw/tcm/book/珍珠囊補遺藥性賦/index.html.

『본초발휘』,

https://jicheng.tw/tcm/book/本草發揮/index.html.

『언해태산집요(諺解胎産集要)』,

www.davincimap.co.kr/davBase/Source/davSource.jsp?Job=Body&SourID=SOU
R002372.

『성제총록』,

https://jicheng.tw/tcm/book/聖濟總錄/index.html.

『언해구급방(諺解救急方)』,

http://www.lampcook.com/food/food_medi_view.php?idx_no=203.

『광제비급(廣濟秘笈)』,

https://m.blog.naver.com/imaginehan.

『향약집성방(鄕藥集成方)』,

https://mediclassics.kr/search/result?book_id=93&search=小橘皮湯.

『부인양방(婦人良方)』,

https://ctext.org/wiki.pl?if=gb&chapter=620085.

『태평혜민화제국방(太平惠民和劑局方)』,

https://ctext.org/wiki.pl?if=gb&chapter=265603.

https://jicheng.tw/tcm/book/太平惠民和劑局方/index.html.

『본초경소(神農本草經疏)』卷二十三,

https://ctext.org/wiki.pl?if=gb&chapter=334776&searchu=.

『집험배저방(集驗背疽方)』,

https://www.kanripo.org/text/KR3e0042/001.

『선수리상속단비방(仙授理傷續斷秘方)』,

https://zh.wikisource.org＞zh-hant＞仙授理傷續斷秘方.

『도문대작(屠門大嚼)』,

　　m.blog.daum.net＞靑橘, 皮靑而味甘.

『소문병기기의보명집』,

　　https://jicheng.tw/tcm/book/素問病機氣宜保命集_1/index.html.

『본초발휘(本草發揮)』卷三 果部,

　　https://jicheng.tw/tcm/book/本草發揮/index.html.

『Phytochemistry 8』, 1969,

　　https://link.springer.com/chapter/10.1007/978-3-642-61830-7_3.

칼라만시,

　　https://ko.wikipedia.org/wiki/칼라만시.

자바라,

　　https://ko.wikipedia.org/wiki/자바라_(식물).

『경국대전(經國大典)』,

　　https://ko.wikisource.org/wiki/조선왕조실록/세종장헌대왕실록/21년.

『향약구급방』,

　　https://namu.wiki/w/향약구급방.

『난경(難經)』,

　　https://ctext.org/nan-jing.

『태평성혜방(太平圣惠方)』,

　　https://baike.baidu.com/item/橘香散.

『약성부(藥性賦)』,

　　https://yibian.hopto.org/shu/?sid=75884.

녹두,

　　https://zh.wikisource.org/wiki/遊宦紀聞/卷02.

　　https://zh.wikisource.org/wiki/汝南圃史/卷之四#橘.

가공온도,

　　www.xms.tmu.edu.tw/xms/.

『본초몽전(本草蒙荃)』,

    www.xms.tmu.edu.tw/xms/.

만진(萬震),

    https://baike.baidu.com＞item＞萬震.

양주(涼州),

    https://zh.wikipedia＞wiki＞涼州.

향당(饗糖),

    https://blog.naver.com/blisskim47/220687207786.

달마은(達磨隱),

    https://namu.wiki/Search?q=達磨隱.

    https://ys.nichibun.ac.jp/kojiruien/index.php?飮食部/菓子.

『임원십육지』,

    edu.itkc.or.kr.

『석명(釋名)』,

    https://baike.baidu.com/item/苦酒/10288608.

『양생요집(養生要集)』,

    https://www.cdstm.cn/gallery/media/mkjx/xgbnysdw_6456/201907/t20190717_9

    19785.html.

『신수본초(新修本草)』卷第十九,

    https://www.theqi.com/cmed/oldbook/book27/b27_19.html.

팅크제제,

    https://kotobank.jp＞word＞苦味チンキ_56040.

주제진피,

    http://fanwencheng.com/zh-hk/fbsh/changshi/q5xj7v.html.

『본초구진(本草求眞)』,

    https://jicheng.tw/tcm/book/本草求真_1/index.html.

백거이(바이쥐이, 白居易),

https://www.poetrynook.com/poem/題施山人野居.

굴피효능,

https://patents.google.com/patent/CN103636832A/zh.

산감,

https://baike.baidu.com/item/酸柑/6031084.

『위생보감(衛生寶鑑)』,

https://www.theqi.com/cmed/oldbook/book47/b47_05.html.

마멜레이드,

https://en.wikipedia.org/wiki/Marmalade.

[네이버 지식백과] (두산백과).

시치미,

http://blog.naver.com/vj8689/220633611382. : 네이버 블로그 (naver.com).

『제민요술(齊民要術)』卷第八, 维基文库,

自由的图书馆 (wikisource.org).

『거가필용사류전집(居家必用事類全集)』,

https://ctext.org/wiki.pl?if=gb&res=482245.

퐁뒤,

https://ko.wikipedia.org/wiki/퐁뒤.

당서진(塘棲鎮),

https://baike.baidu.hk/item/塘棲鎮/135680.

설화백염(雪花白鹽),

yibian.hopto.org＞線上醫書＞景嶽全書＞雪花白鹽.

청염진피(靑鹽陳皮),

https://baidu.com＞陈皮制作方法.

청감피(靑柑皮),

www.sdhgzhongyi.com＞zhongyaocai＞ 靑柑皮.

『한국민속대백과사전』, 국립민속박물관,

https://folkency.nfm.go.kr/kr/topic/detail/7369.

레몬활용,

https://m.health.chosun.com/svc/news_view.html?contid=2022113001582.

『본초습유(本草拾遺)』,

https://factpedia.org/wiki/本草拾遗.

다지감(茶枝柑),

https://kknews.cc/agriculture/j4b6bgp.html.

신회진피(新会陈皮),

https://baike.baidu.com＞item＞新会陈皮.